高等医药院校创新教材

供医学影像技术及相关专业使用

影像电子学基础

主　编　何　文

副主编　贺德春　常淑香　李文静

编　委　（以姓氏汉语拼音为序）

常淑香　南阳医学高等专科学校

常耀敏　白城医学高等专科学校

陈夏玲　河西学院医学院

何　文　河西学院医学院

贺德春　河西学院物理与机电工程学院

李文静　商丘医学高等专科学校

马　侦　河西学院医学院

科学出版社

北　京

内 容 简 介

本书由电工学基础、模拟电路基础和数字电路基础三大部分组成，其内容包括直流电路、正弦交流电路、变压器与电动机、常用控制电器、半导体器件、交流放大电路、反馈和振荡、集成运算放大电路、直流稳压电源、门电路及逻辑电路、触发电路及时序逻辑电路、模数与数模转换器等。

本书注重培养学生的基本理论和基本技能，突出基础性，强调实用性，为培养学生的职业技能奠定良好的基础，是医学影像技术专业学生的基础教材之一。本书可作为高校医学影像技术专业的教学用书，也可作为从事医疗影像技术专业人员的参考书。

图书在版编目（CIP）数据

影像电子学基础/ 何文主编. —北京：科学出版社，2017.1
高等医药院校创新教材
ISBN 978-7-03-050906-2

Ⅰ. 影…　Ⅱ. 何…　Ⅲ. 影像诊断-医用电子学-医学院校-教材　Ⅳ. R445

中国版本图书馆 CIP 数据核字(2016)第 287151 号

责任编辑：丁海燕 / 责任校对：张怡君
责任印制：赵　博 / 封面设计：铭轩堂

科 学 出 版 社 出版
北京东黄城根北街 16 号
邮政编码：100717
http://www.sciencep.com

北京虎彩文化传播有限公司 印刷
科学出版社发行　各地新华书店经销
*

2017 年 1 月第 一 版　开本：787×1092　1/16
2024 年 1 月第四次印刷　印张：23
字数：545 000
定价：**69.80 元**
（如有印装质量问题，我社负责调换）

前　言

党的二十大报告指出"人民健康是民族昌盛和国家强盛的重要标志。把保障人民健康放在优先发展的战略位置，完善人民健康促进政策。"贯彻落实党的二十大决策部署，积极推动健康事业发展，离不开人才队伍建设。"培养造就大批德才兼备的高素质人才，是国家和民族长远发展大计。"教材是教学内容的重要载体，是教学的重要依据、培养人才的重要保障。

本书是医学影像技术专业的规划教材，主要供高等职业院校影像技术专业学生使用。为了高质量地编写本教材，编写人员认真学习贯彻编委会议精神，深入研究培养目标，科学规划课程体系，紧紧围绕医学影像技术专业培养任务，密切联系我国医学技术发展和职业教育改革的形势，按照行业要求和职业教育发展的实际需要完成此书。

本书注重基本知识、基本理论、基本技能的培养和训练，把理论和实践紧密联系起来，运用具体的例题加深对理论知识的理解，使抽象问题具体化，便于读者理解掌握。在每章后附有练习题，有助于读者巩固所学的知识。重点理论都有相应的实验配合，使知识的理解和掌握更加直观。教材合理把握深度和广度，坚持理论知识实用为主、够用为度，难易适中，以适应和满足各院校的教学需要。本书深入浅出，重点突出，文字叙述简洁，具有一定的先进性、实用性和可读性。

本书第一、二、五章由何文编写，第三章由常耀敏编写，第四章由李文静编写，第六章由陈夏玲编写，第七章由马侦编写，第八、十章由常淑香编写，第九、十二章及实验部分由贺德春编写。

由于编者水平有限，不妥之处恳请读者批评指正。

编　者

2024 年 1 月

目　　录

第一章　直流电路……………………………………………………………………1
　　第一节　电路的基本概念…………………………………………………………1
　　第二节　电路的基本定律…………………………………………………………7
　　第三节　电路的等效变换…………………………………………………………10
　　第四节　电路的基本分析方法……………………………………………………16
　　第五节　电路的基本定理…………………………………………………………18
　　第六节　电容器……………………………………………………………………22

第二章　正弦交流电路………………………………………………………………30
　　第一节　正弦交流电的基本概念…………………………………………………30
　　第二节　单相正弦交流电路………………………………………………………38
　　第三节　电阻、电容、电感串并联交流电路及谐振电路………………………46
　　第四节　三相交流电路……………………………………………………………54
　　第五节　安全用电常识……………………………………………………………58

第三章　变压器与电动机……………………………………………………………62
　　第一节　磁路………………………………………………………………………62
　　第二节　铁芯线圈和电磁铁………………………………………………………68
　　第三节　变压器……………………………………………………………………73
　　第四节　三相异步电动机…………………………………………………………79
　　第五节　单相异步电动机…………………………………………………………85
　　第六节　直流电动机………………………………………………………………88
　　第七节　控制微电机………………………………………………………………90

第四章　常用控制电器………………………………………………………………93

第五章　半导体器件…………………………………………………………………108
　　第一节　半导体基本知识…………………………………………………………108
　　第二节　半导体二极管……………………………………………………………114
　　第三节　晶体三极管………………………………………………………………119
　　第四节　场效应管…………………………………………………………………125
　　第五节　单结晶体管和晶闸管……………………………………………………132

第六章　交流放大电路………………………………………………………………137
　　第一节　基本交流放大电路………………………………………………………137
　　第二节　放大电路的静态分析……………………………………………………141

第三节　放大电路的动态分析 …… 144
第四节　静态工作点的稳定 …… 151
第五节　射极输出器 …… 154
第六节　多级放大电路及耦合方式 …… 157
第七节　功率放大电路 …… 160

第七章　反馈和振荡 …… 169
第一节　反馈电路 …… 169
第二节　振荡电路 …… 181

第八章　集成运算放大电路 …… 197
第一节　差动放大电路 …… 197
第二节　集成运算放大器 …… 200
第三节　集成运算放大器的应用电路 …… 204
第四节　集成运算放大器使用常识 …… 209

第九章　直流稳压电源 …… 213
第一节　整流电路 …… 213
第二节　滤波电路 …… 219
第三节　稳压电路 …… 223
第四节　开关电源 …… 228
第五节　逆变电路 …… 230

第十章　门电路及逻辑电路 …… 235
第一节　数字电路基础 …… 235
第二节　逻辑代数 …… 238
第三节　基本逻辑门电路 …… 253
第四节　集成门电路 …… 258
第五节　组合逻辑电路 …… 261

第十一章　触发电路及时序逻辑电路 …… 281
第一节　触发器 …… 281
第二节　常用时序逻辑电路 …… 290

第十二章　模数与数模转换器 …… 304
第一节　D/A 转换器 …… 304
第二节　A/D 转换器 …… 308

影像电子学基础实验 …… 311
实验一　几种常用仪器仪表的使用 …… 311
实验二　万用表的使用 …… 313

实验三　电阻元件伏安特性测试 ···········318

实验四　直流电路中电位的测量 ···········320

实验五　叠加定理的验证 ···········321

实验六　常用电器元件 ···········324

实验七　电烙铁的使用 ···········328

实验八　*RLC* 串联谐振电路 ···········331

实验九　三相异步电动机及其控制电路 ···········333

实验十　变压器测试 ···········334

实验十一　继电器的测试 ···········336

实验十二　晶体管的简单测试 ···········339

实验十三　共发射极单管交流放大电路 ···········341

实验十四　集成运算放大器的应用 ···········346

实验十五　直流稳压电源电路测试 ···········348

实验十六　门电路和组合逻辑电路 ···········351

实验十七　计数译码和显示 ···········354

第一章　直流电路

随着科学技术的飞速发展，现代电子设备种类日益增多，规模和结构日新月异，其应用渗透到了各行各业。在医疗行业中先进医疗仪器已被广泛使用，各种现代医学影像设备已普及到各级医疗单位，但无论电器设备怎样制造和更新，每一种电器设备几乎都是由各种基本电路组成的，各种电路都遵循电路的基本规律。因此，学习电路的基础知识，掌握分析电路的规律与方法，是学习电工、电子学的重要内容，也是进一步学习电机、电器和电子技术的基础。对一个未来使用与维护大型医学影像成像设备的高级专业技术人员，更有必要掌握基本的电工、电子学基础知识。本章学习的重点是掌握电路的一些基本概念、基本元件特性和电路遵循的基本定律、定理。

第一节　电路的基本概念

一、电路和电路模型

1. **电路**　电路是电流的通路，是由一些电气设备和元器件按一定的方式连接而构成的整体，它提供了电流流通的路径。实际电路的组成方式多种多样，但通常由电源、负载和中间环节三部分组成。电源是向电路提供电能的装置，它可以将其他形式的能量，如化学能、热能、机械能、原子能等转换为电能。负载是消耗电能的装置，其作用是把电能转换为其他形式的能(如机械能、热能、光能等)。通常在生产与生活中经常用到的电灯、电动机、电炉、扬声器等用电设备，都是电路中的负载。中间环节在电路中起着传递电能、分配电能和控制整个电路的作用。最简单的中间环节即开关和连接导线；一个实用电路的中间环节通常还有一些保护和检测装置。复杂的中间环节可以是由许多电路元件组成的网络系统。如果某个电路元器件数很多且电路结构较为复杂，通常又把这些电路称为电路网络。在图 1-1 所示的手电筒照明电路中，电池作电源，灯作负载，导线和开关作为中间环节将灯和电池连接起来。

实际应用电路，按照功能的不同可概括为两大类：一是完成能量的传输、分配和转换的电路。如图 1-1 中，电池通过导线将电能传递给灯，灯将电能转化为光能和热能。这类电路的特点是大功率、大电流；二是实现对电信号的传递、转换、储存和处理的电路，如图 1-2 是一个扩音机的工作过程。话筒将声音的振动信号转换为电信号即相应的电压和电流，经过放大处理后，通过电路传递给扬声器，再由扬声器还原为声音。这类电路特点是小功率、小电流。

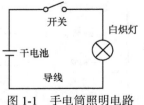

图 1-1　手电筒照明电路

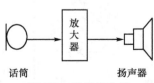

图 1-2　扩音机电路

2. **电路模型** 实际电路由各种电路元件组成，每一种电器元件的性能和作用往往是多方面的。在电路理论研究中，为了便于实际电路的分析和计算，通常在实际允许的条件下对实际电路进行模型化(理想化)处理，即突出其主要电磁性能，忽略其次要因素，将实际电路器件抽象为一个只具有某种单一电磁性质的理想电器元件。

例如，白炽灯泡的主要性能是电阻性，即电流通过灯泡，将电能转化为光能和热能，但电流通过灯丝又会产生磁场，因此灯丝同时有电感性；电容器的主要性能是电容性，但同时又有漏电电阻和分布电感；电感线圈的主要性能是电感性，同时又具有电阻性和电容性等。我们在研究和分析问题时，要抓住其主要因素，忽略其他次要的电磁特性，对整个电路进行分析和运算。例如，忽略白炽灯泡的电感性，把它看成只有电阻特性的理想电阻元件，即纯电阻元件；实际电容器忽略漏电电阻和分布电感，即可看成是只有电容特性的纯电容元件；实际电感线圈忽略电阻性和电容性，即可看成是一个只有电感特性的纯电感线圈。

将实际电路器件理想化而得到的元件，称为理想电路元件，简称为电路元件。显然理想电路元件只有单一的电磁性能。常用的有表示将电能转换为热能的电阻元件、表示电场性质的电容元件、表示磁场性质的电感元件及电压源元件和电流源元件等，其电路符号如表 1-1 所示。表 1-2 列出了部分电器图形符号。

表 1-1　部分理想电路元件的图形符号

名称	符号	名称	符号	名称	符号
理想导线		电阻		电感	
连接的导线		可变电阻			
电位参考点		电容		受控电压源	
开关		电流源		二端元件	
开路		受控电流源		理想变压器耦合电感	
短路		电压源			

表 1-2　部分电路图形符号

名称	符号	名称	符号	名称	符号
导线		电阻		可变电阻	
连接的导线		传声器		电池	
接地		熔断器		电容	
接机壳		二极管		稳压二极管	
开关		隧道二极管		线圈	
灯泡		电流表		三极管	
直流发电机		电压表		变压器	

续表

名称	符号	名称	符号	名称	符号
交流发电机	—Ⓖ—	三相发电机	—③Ⓜ—	铁芯变压器	⌇⌇⌇
直流电动机	—Ⓜ—	交流电动机	—Ⓜ—	扬声器	◁

我们把由各种理想电路元件连接组成的电路称为实际电路的电路模型。一个实际电路元件不能简化为理想元件，但可以用理想元件画出等效电路。如图 1-1 中的电池对外提供电压的同时，内部也有内电阻消耗能量，所以电池可用电动势为 E 的理想电压源和内阻 R_0 串联表示。图 1-3 是图 1-1 的电路模型。

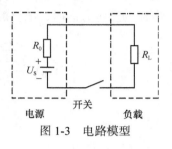

图 1-3 电路模型

3. **电路工作状态** 一般来说，电路有三种状态，第一种是电路处处相通形成回路，此时称为通路；第二种是电路某处断开，负载或电阻没有接入电路，电路中没有电流，称为开路或断路；第三种是电路某一部分原来存在电压的两端意外导通，叫做短路。其中短路可能损坏电源装置和元器件，是很危险的状态，必须加以避免。

二、电路的基本物理量

(一) 电流

1. **电流** 电荷的定向移动形成电流。电流的大小用电流强度来表示，电流强度简称为电流。电流强度的大小定义为：单位时间内通过导体横截面的电荷量，规定正电荷移动的方向为电流的方向。

方向不随时间变化的电流称为直流电流，常用 DC 或 dc 表示；大小和方向都不随时间变化的电流称为稳恒电流。电流强度的符号用大写字母 I 表示。设在时间 t 内通过某导体横截面的电量为 Q，则电流

$$I = \frac{Q}{t} \tag{1-1}$$

如果电流的大小和方向都随时间而变化，则称为交变电流，简称交流，通常用 AC 或 ac 表示，其电流强度的符号用小写字母 i 表示。设在时间 t 内通过某导体横截面的电量为 dq，则有

$$i = \frac{dq}{dt} \tag{1-2}$$

其中，i 表示随时间变化的电流，dq 表示在 dt 时间内通过导体横截面的电荷量。

在国际制单位中，电量的单位是库仑，用符号 C 表示；时间的单位是秒，用符号 s 表示；电流的单位是安培，简称安，用符号 A 表示，常用的电流单位还有毫安(mA)、微安(μA)。它们之间的换算关系是

$$1A = 10^3 mA = 10^6 \mu A$$

在本章的理论分析中都以直流电流为例来讨论。

2. **电流的参考方向** 在一个简单的电路中，电流从电源正极流出，经过负载，回到电

源负极，电流的方向很容易判断；在分析复杂电路时，一般难于判断出电流的实际方向，而列方程、进行定量计算时需要对电流有一个约定的方向；对于交变电流，电流的方向随时间改变，无法确定电流的方向。为此，在分析电路时引入电流的"参考方向"这一概念。电流的参考方向就是在分析电路之前对一段电路中的电流任意假定的正方向，这个方向称为电流的参考方向。某段电路中可用一个箭头表示某电流的参考方向。当电流的实际方向与参考方向一致时，电流的数值就为正值(即 $I>0$)，如图1-4(a)所示；当电流的实际方向与参考方向相反时，电流的数值就为负值(即 $I<0$)，如图1-4(b)所示。需要注意的是，未规定电流的参考方向时，电流的正负没有任何意义，如图1-4(c)所示。

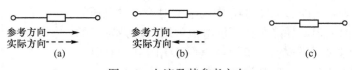

图 1-4　电流及其参考方向

(二) 电压

1. **电压**　电场力把单位正电荷从 a 点经外电路(电源以外的电路)移送到 b 点所做的功，叫做 a、b 两点之间的电压，记作 U_{ab}。因此，电压是衡量电场力做功本领大小的物理量。如图 1-5 所示的闭合电路，在电场力的作用下，正电荷要从电源正极 a 经过导线和负载流向负极 b(实际上是带负电的电子由负极 b 经负载流向正极 a)，形成电流，而电场力就对电荷做了功。

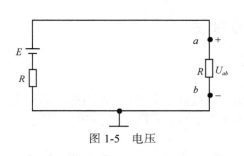

图 1-5　电压

　　若电场力将正电荷 q 从 a 点经外电路移送到 b 点所做的功是 W，则 a、b 两点间的电压为

$$U = \frac{W}{q} \tag{1-3}$$

在国际制单位中，电压的单位为伏特，简称伏(V)。实际应用中，常用的电压的单位还有千伏(kV)、毫伏(mV)、微伏(μV)。它们的换算关系是

$$1kV=10^3V=10^6mV=10^9\mu V$$

　　电压也分直流电压与交流电压，直流电压用大写字母 U 表示，交流电压用小写字母 u 表示。

　　2. **电压的参考方向**　电压的方向规定为正电荷在电场力作用下移动的方向，即电压降低的方向，因此电压也常称为电压降。在比较复杂的电路中，往往不能事先知道电路中任意两点间的电压，为了分析和计算的方便，与电流的方向规定类似，在分析计算电路时，先任意假定电路中两点间电压的方向，这个方向就称为电压的参考方向。通常电压的参考方向可以用实线箭头表示，也可以用正负极性表示，还可以用双下标表示，如图 1-6 所示。如果采用双下标标记，元件两端电压记作 U_{AB}，即表示电压的参考方向从 A 指向 B；若电压参考方向选 B 点指向 A 点，则应写成 U_{BA}，两者仅差一个负号，即

$$U_{AB}=-U_{BA}$$

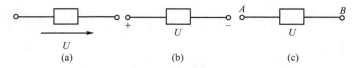

图 1-6 电压及其参考方向

当电压的参考方向选定时，若两点间电压 $U_{AB}>0$，表示电压的实际方向与电压参考方向相同，即电压值为正；若两点间电压 $U_{AB}<0$，表示电压的实际方向与参考方向相反，即电压值为负。电压的参考方向可以任意选取，但电压的实际方向是客观存在的，它不会因为参考方向的改变而改变。

原则上同一支路(或某一元件)电压的参考方向和电流的参考方向可以任意选定，但为了方便起见，一般都将电压的参考方向与电流的参考方向取为一致，通常将这种参考方向称为关联参考方向，反之称为非关联参考方向，如图 1-7 所示。本书的各项公式定理若无特殊说明，都默认为关联参考方向。

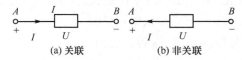

图 1-7 电压和电流的方向

3. 电位及其分析计算 为了分析问题方便，常在电路中指定一点作为参考点，假定该点的电位为零，用符号"⊥"表示。在实际中，把地球作为零电位点，凡是机壳接地的设备，机壳电位即为零电位。有些设备或装置，机壳并不接地，这时把许多元件的公共点作为零电位点，用符号"⊥"表示。

电路中某点相对于参考点的电压即是该点的电位，因此，任意两点间的电压等于这两点的电位之差，我们可以用电位的高低来衡量电路中某点电场能量的大小。

电路中各点电位的高低是相对的，参考点不同，各点电位的高低也不同，但是电路中任意两点之间的电压与参考点的选择无关。电路中，凡是比参考点电位高的点，电位是正值；比参考点电位低的点，电位是负值。

例 1-1 电路如图 1-8 所示，求开关 S 断开和闭合时 A、B 两点的电位 U_A、U_B。

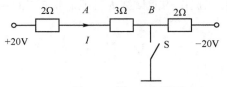

图 1-8 例 1-1 电路图

解 设电路中电流为 I，如图 1-8 所示。
开关 S 断开时

$$I = \frac{20-(-20)}{2+3+2} = \frac{40}{7}(A)$$

因为 $20-U_A=2I$，所以

$$U_A = 20-2I = 20-2\times\frac{40}{7} = \frac{60}{7}(V)$$

$$U_B = 20 - (2+3)I = 20 - 5 \times \frac{40}{7} = -\frac{60}{7}(\text{V})$$

开关 S 闭合时

$$I = \frac{20-0}{2+3} = 4(\text{A})$$
$$U_A = 3I = 3 \times 4 = 12(\text{V})$$
$$U_B = 0\text{V}$$

(三) 电功率

电流通过电路时传输或转换电能的速率，即单位时间内电场力所做的功，称为电功率，简称功率。数学描述为

$$p = \frac{\mathrm{d}w}{\mathrm{d}t} \tag{1-4}$$

其中，p 表示功率。国际单位制中，功率的单位是瓦特(W)。常用的功率单位还有千瓦(kW)。

$$1\text{kW} = 10^3\text{W}$$

将式(1-4)等号右边分子、分母同乘以 $\mathrm{d}q$ 后，变为

$$p = \frac{\mathrm{d}w}{\mathrm{d}t} = \frac{\mathrm{d}w}{\mathrm{d}q} \times \frac{\mathrm{d}q}{\mathrm{d}t} = ui \tag{1-5}$$

可见，电路元件的功率等于元件上的电压乘以电流。电流电压无论是否选取关联方向，只要 $p>0$，则该元件就是在吸收功率，即消耗功率，该元件为负载；若 $p<0$，则该元件是在发出功率，即产生功率，该元件为电源。

实际电路中，电阻元件的电压与电流的实际方向总是一致的，说明电阻总在消耗能量；而电源则不然，其功率可能正也可能为负，这说明它可以作为电源提供电能，也可能被充电，吸收功率。

根据能量守恒定律，对于一个完整的电路，发出功率的总和应正好等于吸收功率的总和。

(四) 电能

电路在一段时间内消耗或提供的能量称为电能。根据式(1-4)，电路元件在 t_0 到 t 时间内消耗或提供的能量为

$$W = \int_{t_0}^{t} p\mathrm{d}t \tag{1-6a}$$

直流时

$$W = p(t - t_0) \tag{1-6b}$$

在国际单位制中，电能的单位是焦耳(J)。1J 等于 1W 的用电设备在 1s 内消耗的电能。通常电业部门用"度"作为单位测量用户消耗的电能，"度"是千瓦时(kW·h)的简称。1 度（或 1 千瓦时）等于功率为 1 千瓦的元件在 1 小时内消耗的电能。

$$1 \text{度} = 1\text{kW·h} = 3.6 \times 10^6\text{J}$$

如果通过实际元件的电流过大，会由于温度升高使元件的绝缘材料损坏，甚至使导体熔化；如果电压过大，会使绝缘击穿，所以必须加以限制。

电气设备或元件长期正常运行的电流允许值称为额定电流，其长期正常运行的电压允许值称为额定电压；额定电压和额定电流的乘积为额定功率。通常电气设备或元件的额定值标在产品的铭牌上。如一白炽灯标有"220V，40W"，表示它的额定电压为220V，额定功率为40W。

第二节　电路的基本定律

一、欧 姆 定 律

（一）部分电路欧姆定律

在对电路某一支路进行分析时，电路中某个元件上的电压和电流的关系遵循欧姆定律。欧姆定律的内容为：流过导体的电流与这段导体两端的电压成正比，与这段导体的电阻成反比。假设有一段电路的电阻为R，加在其两端的电压为U，则该段电路中的电流I为

$$I = \frac{U}{R} \tag{1-7}$$

这一规律只适用于一段不含电源的电阻电路，称为部分电路的欧姆定律。

（二）闭合电路欧姆定律

对于一个完整的闭合电路一定含有电源，假设该电路电源的电动势为E，内阻为R_0，外电路电阻为R，则该电路中的电流I为

$$I = \frac{E}{R + R_0} \tag{1-8}$$

上式称为闭合电路欧姆定律。式中，电阻R或$(R+R_0)$反映了电阻元件阻碍电流的能力，其单位为欧姆，符号Ω。电阻越大，表示导体对电流的阻碍作用越大，导体的导电能力越小。为了表示导体导电能力的大小，引入了电导这个概念，规定电阻的倒数为电导，符号G。

$$G = \frac{1}{R} \tag{1-9}$$

电导反映了电阻元件允许电流通过的能力，电导的单位是西门子，符号S，$1S = \frac{1}{1\Omega}$。这样欧姆定律又可以表示成

$$I = GU \tag{1-10}$$

（三）电阻分类

随着电子技术的发展和电路分析的需要，电阻元件的广义定义为：如果一个二端元件在任一时刻的电压U与其电流I的关系，可由U-I平面上的一条曲线确定，则此二端元件被称为电阻元件，其数学表达式是

$$f(U, I) = 0 \tag{1-11}$$

这条曲线称为电阻的伏安特性曲线。这样电阻元件按曲线又可分为线性时变电阻、线性非时变电阻、非线性非时变电阻和非线性时变电阻四种，如图1-9所示。在不作特别声明的

情况下，本书所指的电阻为线性非时变电阻。

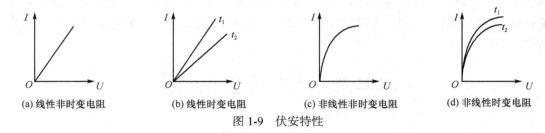

(a) 线性非时变电阻　　(b) 线性时变电阻　　(c) 非线性非时变电阻　　(d) 非线性时变电阻

图 1-9　伏安特性

二、基尔霍夫定律

基尔霍夫定律包括基尔霍夫电流定律(KCL)和基尔霍夫电压定律(KVL)，它反映了电路中所有各支路电压和电流所遵循的基本规律，是电路分析的基础。

(一) 常用电路名词

基尔霍夫定律是与电路结构有关的定律，在研究基尔霍夫定律之前，先介绍几个有关的常用电路名词。

1. **支路**　任意两个节点之间无分支的电路称为支路。同一支路中电流处处相等。如图 1-10 中的 *bafe* 支路，*be* 支路，*bcde* 支路。含有电源的支路称为有源支路，如 *bafe* 支路为有源支路；没有电源的支路称为无源支路，如 *bcde* 支路为无源支路。

2. **节点**　电路中，三条或三条以上支路的连接点称为节点。如图 1-10 中的 *b* 点、*e* 点。

3. **回路**　电路中任一闭合路径称为回路。如图 1-10 中的 *abefa* 回路、*bcdeb* 回路、*abcdefa* 回路。

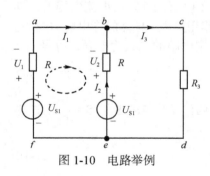

图 1-10　电路举例

4. **网孔**　不含支路的回路称为网孔。如图 1-10 中 *abefa* 回路和 *bcdeb* 回路都是网孔，而 *abcdefa* 回路不是网孔。网孔一定是回路，回路不一定是网孔。

(二) 基尔霍夫电流定律

基尔霍夫电流定律确定了电路中任意节点上各支路电流之间的关系。根据电流的连续性原理，在任意时刻电路中的任何一点，都不可能发生电荷堆积，所以基尔霍夫电流定律指出：对于任何电路中的任意节点，在任意时刻，流入该节点的电流之和恒等于流出该节点的电流之和。

其数学表达式为

$$\sum I_{\text{入}} = \sum I_{\text{出}} \tag{1-12}$$

如图 1-10 中的 *b* 节点，则有

$$I_1 + I_2 = I_3$$

这一规律又称为基尔霍夫第一定律，又叫做节点电流定律。如果规定流入节点电流为正，流出节点电流为负，则电路中某个节点所有支路电流的代数和恒为零。

$$\sum I = 0 \qquad\qquad\qquad\qquad (1\text{-}13)$$

如图 1-11 所示，对于节点 O 则有

$$I_1 + I_2 = I_3 + I_4$$

或

$$I_1 + I_2 - I_3 - I_4 = 0$$

基尔霍夫电流定律不仅适用于电路中的任一节点，也可推广应用于广义节点，即包围部分电路的虚拟的封闭面。无论虚拟的封闭面内有多少个元件，电路如何连接，流入封闭面内的电流之和恒等于流出封闭面的电流之和。

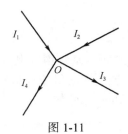

图 1-11

在图 1-12 中，对于虚线所包围的封闭面，可以证明有如下关系

$$I_a - I_b - I_c = 0$$

在图 1-10 中，对于节点 b、c 可写出电流方程：

$$-I_1 - I_2 + I_3 = 0$$
$$I_1 + I_2 - I_3 = 0$$

显然上面两个方程只有一个是独立的，一般来说，电路中有 n 个节点，只能写出 $(n-1)$ 个独立的节点电流方程。

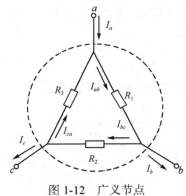

图 1-12　广义节点

例 1-2　在图 1-11 中已知 $I_1 = 2A$，$I_2 = -1A$，$I_3 = 5A$，求电流 $I_4 = ?$

解　本题可以用基尔霍夫电流定律解出，首先，假定所求电流的参考方向，并在电路中用箭头标出，如图所示，然后对节点 A 列出 KCL 方程：

$$I_1 + I_2 = I_3 + I_4$$

将已知数据代入上式得

$$2 + (-1) = 5 + I_4$$

解得 $I_4 = -4A$。

答案为负值，说明 I_4 的实际方向与参考方向相反。

(三) 基尔霍夫电压定律

1. **基尔霍夫电压定律的内容**　基尔霍夫电压定律反映电路中任一闭合回路中各支路电压之间的关系。如果从回路中某一点出发，沿回路绕行一周再回到出发点，回路中有的地方电位升，有的地方电位降，但其升降的总和为零。因此基尔霍夫电压定律的内容为：对于任何电路中任一回路，在任一时刻，沿着回路绕行一周(顺时针方向或逆时针方向)，各段电压的代数和恒为零。其数学表达式为

$$\sum U = 0 \qquad\qquad\qquad (1\text{-}14a)$$
$$\sum U_升 = \sum U_降 \qquad\qquad (1\text{-}14b)$$

这一定律又称为基尔霍夫第二定律或回路电压定律。

2. **基尔霍夫电压定律的应用**　在应用基尔霍夫电压定律分析电路时，首先要假设回路的绕行方向及电压的参考方向，当某段电路电压的参考方向与回路绕行方向一致时，该段电路的电压取正值；当某段电路电压的参考方向与回路绕行方向相反时，该段电路的电压

取负值。一般电流电压取关联参考方向。

如图 1-10 所示的闭合回路中，电压参考方向如图所示，沿 *abefa* 顺时针绕行一周，则有

$$-U_{S1}+U_1-U_2+U_{S2}=0$$

由于 $U_1=R_1I_1$ 和 $U_2=R_2I_2$，代入上式有

$$-U_{S1}+R_1I_1-R_2I_2+U_{S2}=0$$

或

$$R_1I_1+R_2I_2=U_{S1}-U_{S2}$$

这时，基尔霍夫电压定律可表述为：对于电路中任一回路，在任一时刻，沿着一定的绕行方向(顺时针方向或逆时针方向)绕行一周，电阻元件上电压降之和恒等于电源电压升之和。其表达式为

$$\sum RI = \sum U_S \qquad\qquad (1\text{-}15)$$

KVL 不仅适用于闭合回路，也适用于虚拟回路。在图 1-13 中，有

$$U=2I+4$$

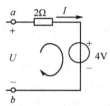

图 1-13　虚拟回路

例 1-3　在图 1-14 中，$I_1 = 3mA$，$I_2 = 1mA$。试确定电路元件 3 中的电流 I_3 和其两端电压 U_{ab}，并说明它是电源还是负载。

解　电流参考方向如图所示，根据 KCL，对于节点 *a* 有

$$I_1-I_2+I_3=0$$

代入数值得

$$(3-1)+I_3=0, \qquad I_3= -2mA$$

根据 KCL 和图 1-14 右侧网孔所示绕行方向，可列出回路的电压平衡方程式为

$$-U_{ab}-20I_2+80=0$$

代入 $I_2=1mA$ 数值，得

$$U_{ab}=60V$$

显然，元件 3 两端电压和流过它的电流实际方向相反，是产生功率的元件，即元件 3 是电源。

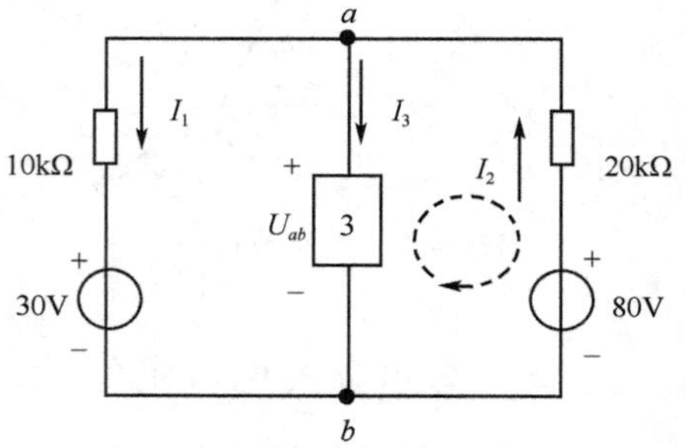

图 1-14　例 1-3 图

第三节　电路的等效变换

等效变换是电路分析的一种基本方法，即将复杂的电路部分用一个简单的电路代替，或者将一个复杂电路化简为一个简单电路，使电路分析变得简单化，这种分析电路的方法叫做等效变换。

一、电阻的串联、并联、混联及等效变换

(一) 电阻的串联

1. **电阻的串联**　当电阻与电阻首尾相连时称电阻串联，图 1-15(a)所示为 R_1、R_2、R_3 三个电阻组成的串联电路。R_1、R_2、R_3 的串联总电阻可以用一个电阻 R 来等效代替，如图 1-15(b)所示。

2. 串联电路的特点

(1) 串联电路中流过各电阻的电流相同。在图 1-15(a)中，流过 R_1、R_2、R_3 的电流都是 I。

(2) 串联电路两端的总电压等于串联电路中各个电阻两端的分电压之和。

$$U=U_1+U_2+U_3 \qquad (1\text{-}16)$$

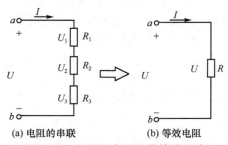

(a) 电阻的串联　　　　(b) 等效电阻

图 1-15　电阻的串联及其等效电路

(3) 串联电路的总电阻等于串联电路中各个分电阻之和。

$$R = R_1 + R_2 + R_3 \qquad (1\text{-}17a)$$

若有 n 个电阻串联，则有

$$R = \sum_{k=1}^{n} R_k \qquad (1\text{-}17b)$$

当电路中只有两个电阻串联时，各个电阻分担的电压分别是

$$U_1 = IR_1 = \frac{R_1}{R_1 + R_2} U$$

$$U_2 = IR_2 = \frac{R_2}{R_1 + R_2} U$$

(4) 各个电阻两端分担的电压与其电阻成正比。

$$\frac{U_1}{R_1} = \frac{U_2}{R_2} = \frac{U_3}{R_3} = I$$

$$U_1 : U_2 : U_3 = R_1 : R_2 : R_3 \qquad (1\text{-}18)$$

(5) 串联电路中各个电阻消耗的功率与其电阻成正比。

$$\frac{P_1}{R_1} = \frac{P_2}{R_2} = \frac{P_3}{R_3} = I^2 \qquad (1\text{-}19)$$

(6) 串联电路消耗的总电功率等于各个电阻消耗的功率之和。

$$P=P_1+P_2+P_3 \qquad (1\text{-}20)$$

电路的串联用途非常广泛。在图 1-16(a)中，利用 R_1 的分压作用可以把额定电压较低的用电器(如灯泡)接到电压较高的电源上使用；也可以用串联电阻的分压作用扩大电压表的量程。在图 1-16(b)中，利用可变电阻 R_1 的变化调节流过负载 R_2 的电流，这种作用称为串联电阻的限流作用。在图 1-16(c)中，通过可变电阻 R_2 的调节，可以控制输出电压 U_0 的大小。

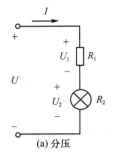
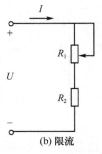
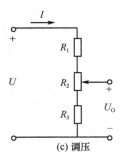

(a) 分压　　　　　　　　(b) 限流　　　　　　　　(c) 调压

图 1-16　电阻串联的应用

例 1-4　在图 1-16(a)中，若某小灯泡上标有"6V，3W"的字样，则当电源电压 U=9V 时，要使该小灯泡正常发光，则该串联多大的分压电阻？

解　小灯泡的电阻

$$R_2 = \frac{U^2}{P} = \frac{6^2}{3} = 12(\Omega)$$

小灯泡如果正常发光，则

$$U_2 = 6V$$
$$U_1 = U - U_2 = (9-6)V = 3V$$

则分压电阻的阻值 R_1 为

$$R_1 = \frac{U_1}{U_2} R_2 = \frac{3}{6} \times 12 = 6(\Omega)$$

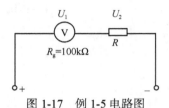

图 1-17　例 1-5 电路图

例 1-5　电路如图 1-17 所示，一个量程为 50V 的电压表，其内阻为 R_g=100kΩ，现将该电压表的量程扩大至 250V，需要串联多大的分压电阻？

解　当把电压表量程扩大至 250V 时，表头 R_g 分担的电压为 50V，另外 200V 的电压由分压电阻 R 分担，所以

$$\frac{R_g}{R} = \frac{U_1}{U_2} = \frac{50}{200}$$

$$R = \frac{200}{50} R_g = 4R_g = 4 \times 100 = 400(\text{k}\Omega)$$

即扩大电压表量程需要串联 400kΩ 的电阻。

(二) 电阻的并联

1. **电阻的并联**　两个或两个以上的电阻连接在两个公共节点之间的连接方式称为电阻的并联。几个电阻的并联电阻可用一个等效电阻 R 来代替，如图 1-18 所示。

2. **并联电路的特点**

(1) 并联电路中各个电阻两端的电压相等。

(2) 并联电路的总电流等于各支路电流之和。

$$I = I_1 + I_2 + I_3 \tag{1-21}$$

(3) 并联电路总电阻的倒数等于各支路电阻的倒数之和，即

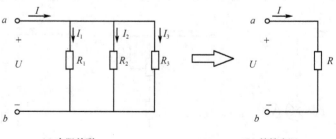

(a) 电阻并联　　　　　　　　　　(b) 等效电阻

图 1-18　电阻的并联及其等效电路

$$\frac{1}{R} = \frac{1}{R_1} + \frac{1}{R_2} + \frac{1}{R_3} \tag{1-22a}$$

或

$$G = G_1 + G_2 + G_3 \tag{1-22b}$$

若有 n 个电阻并联，则有

$$\frac{1}{R} = \sum_{k=1}^{n} \frac{1}{R_k} \quad 或 \quad G = \sum_{k=1}^{n} G_k \tag{1-22c}$$

(4) 并联电路中各支路的电流与各支路的电阻成反比，即

$$U = IR = I_1 R_1 = I_2 R_2 = I_3 R_3$$

或

$$I_1 : I_2 : I_3 = \frac{1}{R_1} : \frac{1}{R_2} : \frac{1}{R_3} = G_1 : G_2 : G_3 \tag{1-23}$$

(5) 并联电路消耗的总功率等于各支路消耗的功率之和，即

$$P = P_1 + P_2 + P_3 \tag{1-24}$$

(6) 并联电路中各支路消耗的功率与该支路的电阻成反比，即

$$P_1 R_1 = P_2 R_2 = P_3 R_3 = U^2 \tag{1-25}$$

例 1-6 如图 1-19 所示，一毫安表量程为 10mA，表头内阻 $R_g = 1\text{k}\Omega$，现在要用该表测量最大量程为 1A 的电流，则应该给该表并联多大的分流电阻 R_x？

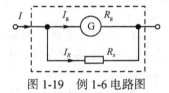

图 1-19　例 1-6 电路图

解 总电流为 1A 时，电流表表头流过电流为 10mA，则分流电阻上流过的电流是 990mA，根据并联电路特点

$$\frac{R_x}{R_g} = \frac{I_g}{I_R}$$

$$R_x = \frac{I_g}{I_R} R_g = \frac{10}{990} \times 1000 = 10.1(\Omega)$$

应该在表头并联 10.1 Ω 的分流电阻，才能将电流表量程由 10mA 扩大为 1A。

(三) 电阻的混联及其等效变换

既有电阻串联，又有电阻并联的电路，称为电阻的混联。对混联电路进行分析计算时，首先要明确计算分析的是哪两个节点间的等效电阻，并正确判断各电阻之间的串、并联关系，然后对电路进行等效分析、化简。

例 1-7 电路如图 1-20(a) 所示，电阻 $R_1 = R_2 = R_3 = R_4 = R_5 = 10\Omega$，计算 a、b 的等效电阻 R_{ab}。

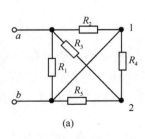

(a)

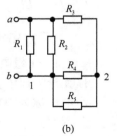

(b)

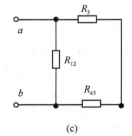

(c)

图 1-20　例 1-7 图

解 电路中 1 和 b 点之间通过一条导线短路，即 1 和 b 点之间是等电位点，电阻 R_1 和 R_2 是并联关系，R_4 和 R_5 也是并联，电路图 1-20(a)可以等效变换为图 1-20(b)，图 1-20(b) 又可以等效化简为图 1-20(c)。

$$R_{12} = \frac{10 \times 10}{10 + 10} = 5(\Omega)$$

$$R_{45} = \frac{10 \times 10}{10 + 10} = 5(\Omega)$$

$$R_{ab} = R_{12} \mathbin{/\mkern-5mu/} (R_3 + R_{45}) = 5 \mathbin{/\mkern-5mu/} 15 = \frac{5 \times 15}{5 + 15} = 3.75(\Omega)$$

二、电压源、电流源及其等效变换

电路中常用的电源有干电池、蓄电池、直流发电机、交流发电机及各种稳压电源。用电压形式表示的电源称为电压源；用电流形式表示的称为电流源。为了建立各种实际电源的电路模型，在电路理论中定义了两个电路模型——恒压源和恒流源。

(一) 电压源

1. **理想电压源** 如果一个电源的输出电流无论为何值，电源两端的电压始终保持不变，则这个电源称为理想电压源，又称为恒压源。如图 1-21(a)所示，其伏安特性如图 1-21(b)所示。

2. **实际电压源** 实际电压源的输出电压往往会随着输出电流的增大而降低，这是因为电源内阻的存在，电流通过电源内阻时产生了电压降，因此一个实际电压源可以等效为一个理想电压源和一个内阻串联的电路模型。图 1-22 所示为一个实际电压源的等效电路及其输出端口的伏安特性曲线。

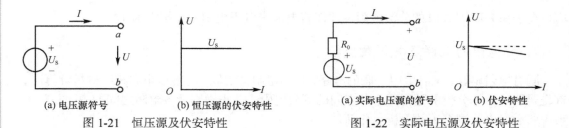

(a) 电压源符号　　(b) 恒压源的伏安特性
图 1-21　恒压源及伏安特性

(a) 实际电压源的符号　　(b) 伏安特性
图 1-22　实际电压源及伏安特性

从图中可看出，随着外电阻的增加，电源端口输出电压增加。

$$U = U_S - IR_0 \qquad\qquad (1\text{-}26)$$

(二) 电流源

1. **理想电流源** 如果一个电源的端口输出电压无论为何值，其输出电流始终保持一定值，则这个电源称为理想电流源，又称为恒流源，如图 1-23 所示。

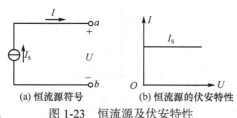

(a) 恒流源符号　　(b) 恒流源的伏安特性
图 1-23　恒流源及伏安特性

2. **实际电流源** 实际电流源的输出电压往往会

随外电阻的变化而变化，这是由于电源内阻分流的原因。如图 1-24(a)所示，一个实际电流源可以等效为一个理想电流源和一个内电阻并联的电路模型。图 1-24(b)所示为一个实际电流源的等效电路及其输出端口伏安特性曲线。

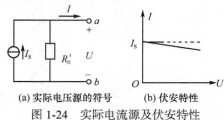

(a) 实际电压源的符号　　(b) 伏安特性

图 1-24　实际电流源及伏安特性

从图中可看出，随着外电阻的增加，电源端口输出电压增加。

$$U = (I_S - I)R_0' = I_S R_0' - IR_0' \tag{1-27}$$

(三) 电压源和电流源的等效变换

1. **电压源和电流源的等效变换**　在电路分析中，常将实际电压源等效变换为实际电流源或将实际电流源等效变换为实际电压源，等效变换后电源端口的输出电压、电流关系不变，如图 1-25 所示。

2. **等效条件**　实际电压源和实际电流源等效变换的条件是

$$U_S = I_S R_0, \quad R_0 = R_0' \tag{1-28}$$

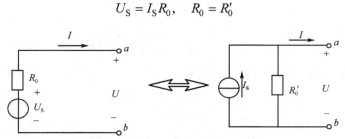

图 1-25　实际电源之间的等效变换

3. **注意事项**

(1) 电压源与电流源的等效变换仅是对电源外部电路而言的，对电源内部电路而言是不等效的；

(2) 理想电压源与理想电流源之间不能等效变换；

(3) 进行等效变换时还应注意电压源的电源极性及电流源的电流方向。

例 1-8　试用电源等效的方法，计算图 1-26(a)中各支路电流。已知 $U_{S1} = 6V$，$U_{S2} = 4V$，$R_1 = 6\Omega$，$R_2 = 5\Omega$，$R_3 = 30\Omega$。

解　先将图中的两个电压源分别等效为电流源，如图 1-26(b)所示，再将 I_{S1}、I_{S2}、R_1 与 R_2 分别合并，化成一个简单电路，如图 1-26(c)所示。

根据电压源与电流源变换公式可得

$$I_{S1} = \frac{U_{S1}}{R_1} = \frac{6}{6} = 1(A)$$

$$I_{S2} = \frac{U_{S2}}{R_1} = \frac{4}{5} = 0.8(A)$$

I_{S1} 与 I_{S2} 并联，因此可将 I_{S1} 与 I_{S2} 合并得

$$I_S = I_{S1} + I_{S2} = 1.8(A)$$

R_1 与 R_2 并联，则

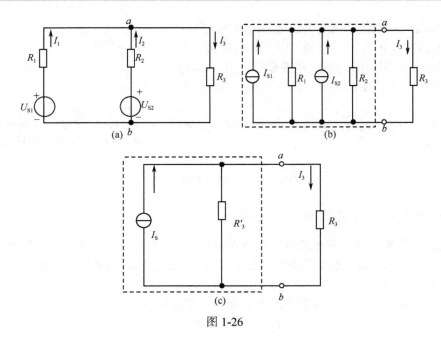

图 1-26

$$R_{12} = \frac{R_1 R_2}{R_1 + R_2} = \frac{6 \times 5}{6 + 5} = \frac{30}{11}(\Omega)$$

进一步将 R_{12} 与 R_3 并联，应用分流公式可得

$$I_3 = \frac{R_{12}}{R_{12} + R_3} I_S = \frac{3}{20}(A)$$

$$U_{ab} = I_3 R_3 = \frac{3}{20} \times 30 = 4.5(V)$$

由图 1-26(a)，可求得

$$I_1 = \frac{U_{S1} - U_{ab}}{R_1} = \frac{6 - 4.5}{6} = 0.25(A)$$

$$I_2 = \frac{U_{S2} - U_{ab}}{R_1} = \frac{4 - 4.5}{5} = -0.1(A)$$

第四节　电路的基本分析方法

在电路分析中，对于复杂电路的分析方法有多种，而最常用、最基本的分析方法有支路电流法和节点电压法。不论哪一种方法，都是建立在基尔霍夫电压定律和基尔霍夫电流定律基础之上。

一、支路电流法

1. 支路电流法　支路电流法以支路电流为未知量，应用基尔霍夫电压定律和基尔霍夫电流定律列出独立节点的电流方程和独立回路的电压方程，然后建立方程组求解出各支路电流。

2. 用支路电流法解题的步骤

(1) 任意标定各支路电流的参考方向和网孔(回路)绕行方向。

(2) 用基尔霍夫电流定律列出节点电流方程。有 n 个节点，则有 $n-1$ 个独立的节点，可以列出 $n-1$ 个独立的节点电流方程。

(3) 用基尔霍夫电压定律列出 $L=m-(n-1)$ 个网孔电压方程。说明：L 指的是网孔数，m 指的是支路数，n 指的是节点数。

(4) 代入已知数据求解方程组，解出各支路电流及方向。

例 1-9　在图 1-27 中，已知直流电压源的电压 $U_{S1}=12V$，电阻 $R_1=6\Omega$，电压 $U_{S2}=8V$，电阻 $R_2=5\Omega$，电阻 $R_3=3\Omega$，用支路电流法求各支路电流。

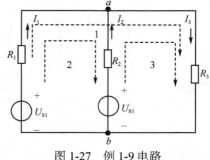

图 1-27　例 1-9 电路

分析　(1) 电路中有三条支路 I_1、I_2、I_3，三个网孔（$m=3$），两个节点 a 和 b（$n=2$），但独立的节点只有一个。

(2) 对节点 a 列出节点电流方程：

$$I_1+I_2-I_3=0$$

(3) 应用基尔霍夫电压定律(KVL)对回路可以列出 $m-(n-1)$ 个独立的回路电压方程，该电路中 $m=3$，$n=2$，则独立回路方程数有 2 个。

对网孔 2：$U_{S1}+U_{S2}=I_1R_1-I_2R_2$

对网孔 3：$U_{S2}=I_2R_2+I_3R_3$

联立方程组，求解出各支路电流。

解　将已知量代入三个独立的方程，可得

$$\left.\begin{array}{r}I_1+I_2-I_3=0\\12-8=6I_1-5I_2\\8=5I_2+3I_3\end{array}\right\}$$

解方程组，得

$$I_1=\frac{8}{7}\text{A}, \quad I_2=-\frac{4}{7}\text{A}, \quad I_3=\frac{12}{7}\text{A}$$

I_1、I_3 为正值，表示它们的实际方向与参考方向相同，I_2 为负值表示实际方向与参考方向相反。

二、节点电压法

支路电流法是求解复杂电路的基本方法，优点是它能求解任何复杂电路，对未知支路电流可以直接求解，但联立方程数过多，计算较繁，容易出现错误。能否克服支路电流法的缺点，减少联立方程的个数而简化计算呢？节点电压法便是常用的一种方法。

1. **节点电压法**　所谓节点电压，是指在电路的 n 个节点中，任选一个为参考点，以它的电位为零作为参考电位，把其余 $n-1$ 个节点对参考点的电压叫做该节点的节点电压。电路中所有支路电压都可以用节点电压来表示。以 $n-1$ 个节点电压为未知量，对每个独立节点列出一个 KCL 方程，称为节点方程。联立求解 $n-1$ 个节点方程构成的方程组，便可求

出 $n-1$ 个节点电压。

2. 节点电压法解题步骤

(1) 在 n 个节点的电路中，任选一节点为参考点。

(2) 应用 KCL 列出其余 $n-1$ 个节点的电流方程。

(3) 应用 KCL 和欧姆定律，列出支路电流与节点电压的关系式，并将其代入节点电流方程，得出 $n-1$ 个节点电压方程。

(4) 联立求解方程组，得各节点电压。

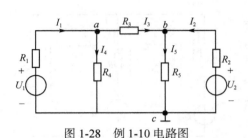

图 1-28　例 1-10 电路图

(5) 利用节点电压与支路电流的关系，求各支路电流及其他待求量。

例 1-10　如图 1-28 所示电路，已知 $U_1 = 12\text{V}$，$U_2 = -12\text{V}$，$R_1 = 2\text{k}\Omega$，$R_2 = 4\text{k}\Omega$，$R_3 = 1\text{k}\Omega$，$R_4 = 4\text{k}\Omega$，$R_5 = 2\text{k}\Omega$，试用节点电压法求各支路电流。

解　电路中有 3 个节点，5 条支路，选节点 c 为参考点，a 点电位为 U_a，b 点电位为 U_b，各支路电流的参考方向已标出，对节点 a、b 分别列出电流方程如下

$$\text{节点 } a：I_1 - I_3 - I_4 = 0$$
$$\text{节点 } b：I_2 + I_3 - I_5 = 0$$

各支路电流可用各节点电压表示如下

$$I_1 = -\frac{U_a - U_1}{R_1},\ I_2 = -\frac{U_b - U_2}{R_2},\ I_3 = \frac{U_a - U_b}{R_3},\ I_4 = \frac{U_a}{R_4},\ I_5 = \frac{U_b}{R_5}$$

节点 a：$I_1 - I_3 - I_4 = 0$，将上式依次代入得

$$\left(\frac{1}{R_1} + \frac{1}{R_3} + \frac{1}{R_4}\right)U_a - \frac{1}{R_3}U_b = \frac{U_1}{R_1}$$

节点 b：$I_2 + I_3 - I_5 = 0$，将上式依次代入得

$$-\frac{1}{R_3}U_a + \left(\frac{1}{R_1} + \frac{1}{R_3} + \frac{1}{R_4}\right)U_b = \frac{U_2}{R_2}$$

解得 $U_a = 3.64\text{V}$，$U_b = 0.363\text{V}$。

利用节点电压与支路电流的关系可求出各支路电流：

$$I_1 = 4.18\text{mA}，\ I_2 = -3.09\text{mA}，\ I_3 = 3.28\text{mA}，\ I_4 = 0.91\text{mA}，\ I_5 = 0.183\text{mA}$$

第五节　电路的基本定理

电路分析中经常利用一些基本定理对电路进行简化计算，本节介绍最基本最常用的叠加定理和戴维南定理。

一、叠 加 定 理

1. 叠加定理　叠加定理是线性电路的一个重要定理，定理的内容为：在线性电路中，任一元件的电压或电流都可以看成是电路中各个电源单独作用于电路时，在该元件上产生

的电压或电流的代数和。

2. **叠加定理的证明** 以图 1-29(a)为例进行简单的证明。图 1-29(a)中两个电压源 U_{S1}、U_{S2} 共同作用，电路中电流的参考方向如图所示，根据欧姆定律可得出

$$I = \frac{U_{S1} - U_{S2}}{R_1 + R_2} = \frac{U_{S1}}{R_1 + R_2} - \frac{U_{S2}}{R_1 + R_2}$$

当电压源 U_{S1} 单独作用时，如图 1-29(b)所示，电路中的电流为

$$I' = \frac{U_{S1}}{R_1 + R_2}$$

当电压源 U_{S2} 单独作用时，如图 1-29(c)所示，电路中的电流为

$$I'' = \frac{U_{S2}}{R_1 + R_2}$$

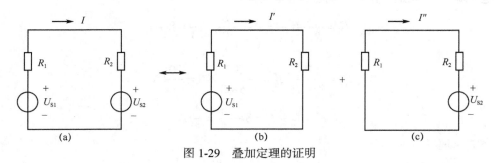

图 1-29 叠加定理的证明

于是可得出

$$I = I' + I'' \tag{1-29}$$

即图(a)中电流 I 等效于图(b)中电流和图(c)中电流的叠加。

3. **使用叠加定理要注意以下几个问题**

(1) 叠加定理适用于线性电路，不适用于非线性电路。

(2) 在应用叠加时，所谓电源单独作用，就是将除此电源以外的其他电源视为零，电压源不作用时，电压源所在处用短路线替代；电流源不作用时，电流源所在处用开路替代；电路中电阻及电源的内阻不能变动。

(3) 叠加时注意各分量的方向，总电压(或电流)是各分量的代数和。

(4) 功率不能叠加，即电路的功率不等于由各分电路计算的功率之和，因为功率等于电压电流的乘积，或电压(电流)的二次函数。

例1-11 试用叠加定理计算图 1-30(a)中各支路的电流。已知 $U_{S1} = 12\text{V}, U_{S2} = 8\text{V}$，$R_1 = 0.6\Omega, R_2 = 0.5\Omega, R_3 = 3\Omega$。

解 电压源 U_{S1} 单独作用时，如图 1-30(b)所示

$$I_1' = \frac{U_{S1}}{R_1 + R_{23}} = \frac{12}{0.6 + \dfrac{0.5 \times 3}{0.5 + 3}} = \frac{35}{3}(\text{A})$$

$$I_2' = \frac{R_3}{R_2 + R_3} I_1' = \frac{3}{0.5 + 3} \times \frac{35}{3} = 10(\text{A})$$

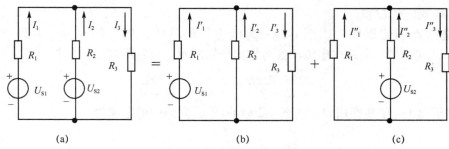

图 1-30 例 1-11 电路图

$$I_3' = I_1' - I_2' = \frac{35}{3} - 10 = \frac{5}{3}(\mathrm{A})$$

电压源 U_{S2} 单独作用时，如图 1-30 (c)所示

$$I_2'' = \frac{U_{S2}}{R_2 + R_{13}} = \frac{8}{0.5 + \dfrac{0.6 \times 3}{0.6 + 3}} = 8(\mathrm{A})$$

$$I_1'' = \frac{R_3}{R_1 + R_3} I_2'' = \frac{3}{0.6 + 3} \times 8 = \frac{20}{3}(\mathrm{A})$$

$$I_3'' = I_2'' - I_1'' = 8 - \frac{20}{3} = \frac{4}{3}(\mathrm{A})$$

运用叠加原理

$$I_1 = I_1' - I_1'' = \frac{35}{3} - \frac{20}{3} = 5(\mathrm{A})$$

$$I_2 = I_2'' - I_2' = 8 - 10 = -2(\mathrm{A})$$

$$I_3 = I_3' + I_3'' = \frac{5}{3} + \frac{4}{3} = 3(\mathrm{A})$$

解得答案与例 1-9 用基尔霍夫定律解得的结果一样，但解题步骤及计算简单多了。

4. 应用叠加原理的基本解题步骤

(1) 画出每个电源单独作用时的等效电路(电流源不作用视为开路,电压源不作用视为短路)。

(2) 求出各等效电路中待求电压或电流的分量。

(3) 将各电压或电流分量进行代数运算，解出各待求电压或电流。

二、戴维南定理

1. 戴维南定理　　戴维南定理(又译为戴维宁定理)又称等效电压源定律,是由法国科学家 L.C.戴维南于 1883 年提出的一个电学定理。其内容为：任一含源线性二端网络,对其端口特性而言可以等效为一个电压源与一个电阻串联的模型,此电压源的电压等于二端网络的开路电压 U_{OC},此电阻 R_0 约等于二端网络内部电源为零时,二端网络的入端电阻(图 1-31)。

所谓有源二端网络即内部含有电源,而且只有两个端口的电路,不管网络的内部结构如何,它总是相当于一个电源,为所求支路供电。

在电路分析中,若只需计算某一支路的电流和电压,应用戴维南定理十分方便,只需要将该支路划出,其余电路看做一个有源二端网络,根据戴维南定理等效为一个电压源(U_S)和内阻(R_0)串联的电路,则待求支路的电流为

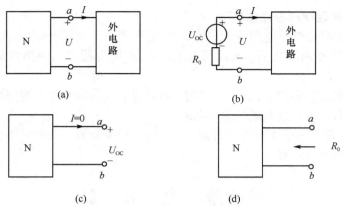

图 1-31　戴维南定理

$$I = \frac{U_S}{R_0 + R_L} \tag{1-30}$$

例 1-12　电路如图 1-32(a)所示，$U_{S1} = 200\text{V}, I_{S2} = 3\text{A}, R_1 = R_2 = R_3 = R_4 = R_5 = 100\Omega$，$R_6 = 5\Omega$，试求电路电流 I。

解　在图(a)中，电阻 R_2、R_3、R_4、R_5 均并联，其并联值为 25Ω，根据戴维南定律可将图(a)等效为图(b)和(c)，并进一步等效为图(d)。

由图(b)可解得

$$U_0 = 80\text{V}$$

由图(c)可得

$$R_0 = R_1 \mathbin{/\mkern-5mu/} R_2 \mathbin{/\mkern-5mu/} R_3 \mathbin{/\mkern-5mu/} R_4 \mathbin{/\mkern-5mu/} R_5 = 20\Omega$$

则

$$I = \frac{U_0}{R_0 + R_6} = \frac{80}{20 + 100} = \frac{2}{3}(\text{A})$$

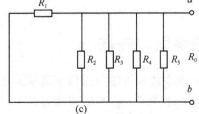
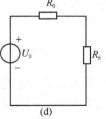

图 1-32　例 1-12 电路图

2. 应用戴维南定理解题注意事项

(1) 戴维南定理只对外电路等效，对内电路不等效。也就是说，不能应用该定理求出等效电源电动势和内阻之后，又返回来求原电路(即有源二端网络内部电路)的电流和功率。

(2) 应用戴维南定理进行分析和计算时，如果待求支路后有源二端网络仍为复杂电路，可再次运用戴维南定理，直至成为简单电路。

(3) 戴维南定理只适用于线性的有源二端网络。如果有源二端网络中含有非线性元件，则不能应用戴维南定理求解。

第六节 电 容 器

一、电容器及电容

1. 电容器 电容器是储存电荷的元件，是广泛使用的电器元件之一。电容器由彼此靠近、中间用绝缘材料隔开的两块导体构成。这两块导体就是电容器的两个电极(又称为极板)。如果在两个极板上施加一定的电压，两极板上就会出现等量异号的电荷，从而在两极间建立起一个电场，并储存了电场能。因此，电容器又是一种储能元件。

理论和实验证明，电容器每个极板上所带电荷量 Q 与两极间的电压 U 成正比，即

$$Q = CU \quad \text{或} \quad C = \frac{Q}{U} \tag{1-31}$$

式中，C 为比例系数，其大小反映电容器储存电荷的能力，称为电容器的电容量，简称电容。国际单位中电荷的单位是库仑(C)，电压的单位是伏特(V)，则电容的单位规定为法拉，符号为 F。"法拉"这一单位比较大，实际中常用微法(μF)和皮法(pF)，它们之间的换算关系为

$$1F = 10^6 \mu F = 10^{12} pF$$

2. 电容器的分类 电容器的种类很多，按其电容值的变化情况，可分为固定电容器、可变电容器和半可变电容器(又称微调电容器)三类；按所用介质的不同，又可分为纸介电容器、陶瓷电容器、云母电容器、电解电容器和油质电容器等。注意，电解电容器有正、负极之分，使用时正极应接在电路中电位较高的一端，负极应接在电位较低的一端，不能接反。各种常用电容器的外形如图 1-33 所示。电容器有两个重要参数：电容量和耐压值。其中，耐压值是指电容器工作时，允许加在其两极上的最高瞬时电压。使用时要选用合适容量和耐压值的电容器。

二、电容器的串联和并联

在实际使用电容器时，常会遇到单个电容器的电容值或耐压值不能满足要求的情况。这就需要把几个电容器按一定的方式连接起来组合使用，基本的连接方式有两种：串联和并联。

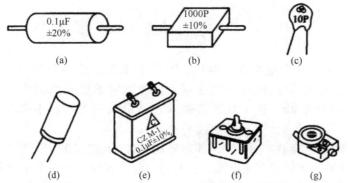

图 1-33 几种常用电容器的外形图

(a)纸介电容器；(b)云母电容器；(c)陶瓷电容器；(d)电解电容器；
(e)油质电容器；(f)可变电容器；(g)微调电容器

(一) 电容器的串联

1. 电容器的串联 几个电容器首尾相连，这种连接方式称为电容器的串联。图1-34所示即为两个电容器的串联电路及其等效电路图。

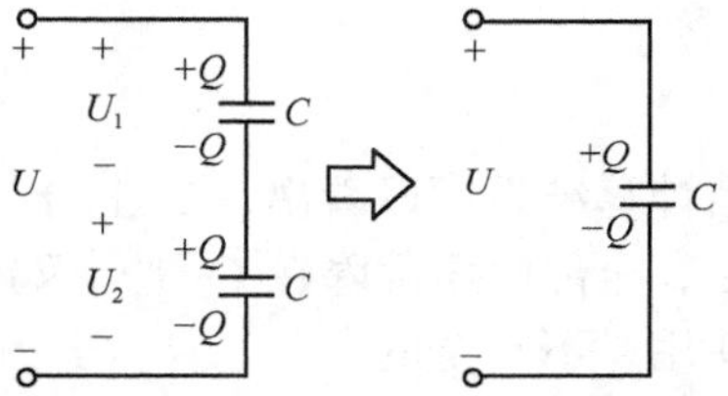

2. 电容器串联时的特点

(1) 各电容器上所带电荷都相等。由于外加电压是加在串联电容器最外面的两个极板上，所以这两个极板上便分别聚集了等量、异号的电荷。由于静电作用，这两个带电极板又分别在里侧的两个极板上感应出等量、异号的电荷，从而每个电容器都带上等量的电荷，即

图 1-34 电容器的串联及等效电路

$$Q = Q_1 = Q_2 \tag{1-32}$$

(2) 同电阻的串联一样，总电压等于各电容器上的分电压之和，即

$$U = U_1 + U_2 \tag{1-33}$$

各电容器上电荷相等，由 $Q=CU$，得

$$U_1 = \frac{Q}{C_1} = \frac{C}{C_1}U$$

$$U_2 = \frac{Q}{C_2} = \frac{C}{C_2}U \tag{1-34}$$

显然，各电容器上的分压与其电容值成反比，即容量越小的电容器，串联时分得的电压越多。

(3) 总电容的倒数等于各分电容的倒数之和。因为

$$U = U_1 + U_2 = \frac{Q}{C_1} + \frac{Q}{C_2} = \left(\frac{1}{C_1} + \frac{1}{C_2}\right)Q = \frac{Q}{C}$$

所以

$$\frac{1}{C} = \frac{1}{C_1} + \frac{1}{C_2} \tag{1-35a}$$

或

$$C = \frac{C_1 C_2}{C_1 + C_2} \qquad\qquad (1\text{-}35b)$$

由式(1-35)可以看出，几个电容器串联后，其等效电容值比串联电路中的任何一个分电容都小；但由于总电压分担在各个电容器上，故能够承受较高的电压。实践中，如现有的电容器耐压值都较低，达不到所需要求，就可采用电容器串联的方法来满足电路对耐压的要求。

例 1-13 有两个电容器 C_1 和 C_2，其上分别标有"6μF，100V"和"12μF，200V"，将它们串联起来，接在 300V 的直流电路上，求：(1)总电容值；(2)每个电容器上分得的电压；(3)由计算结果分析，这样使用是否安全？这个电路的安全电压应是多少？

解 两个电容器串联后的总电容值为

$$C = \frac{C_1 C_2}{C_1 + C_2} = \frac{6 \times 12}{6 + 12}\mu F = 4\mu F$$

根据分压公式，可得

$$U_1 = \frac{C}{C_1} U = \frac{4}{6} \times 300V = 200V$$

$$U_2 = \frac{C}{C_2} U = \frac{4}{12} \times 300V = 100V$$

由计算结果可以看出，C_1 上分得的电压超出其耐压值的一倍，故 C_1 将被击穿。C_1 被击穿后，全部电压都降在 C_2 上，又超过了 C_2 的耐压值，C_2 也可能相继被击穿。所以，这样的使用是不安全的。

为保证这两个串联电容器的安全使用，首先应使 C_1 上分得的电压不得超过其耐压值(100V)。由分压公式 $U_1 = \frac{C_1}{C} U$，可得

$$U = \frac{C_1}{C} U_1 = \frac{6 \times 100}{4}V = 150V$$

即这个电路的安全使用电压不能超过 150V。由本题可知，串联电容器的总耐压值不一定高于每一个分电容器的耐压值。

(二) 电容器的并联

几个电容器首端和首端、尾端和尾端分别连在一起，这种连接方式称为电容器的并联。图 1-35 所示即是两个电容器的并联电路及其等效电路。

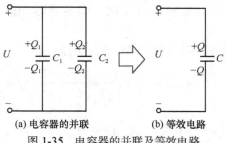

(a) 电容器的并联   (b) 等效电路

图 1-35 电容器的并联及等效电路

电容器并联的电路，有如下几个特点：

(1) 各电容器两端的电压都相等，为同一个电压，即

$$U = U_1 = U_2 \qquad (1\text{-}36)$$

(2) 电荷等于各分电容器所带电荷之和，即

$$Q = Q_1 + Q_2 \qquad (1\text{-}37)$$

由于电压相等，所以有

$$Q_1 = C_1 U$$
$$Q_2 = C_2 U$$

即电荷的分配和电容器的电容值成正比。

(3) 总电容等于各分电容之和。

由于 $Q = Q_1 + Q_2$，所以 $CU = C_1 U_1 + C_2 U_2$，即

$$C = C_1 + C_2 \qquad (1\text{-}38)$$

几个电容器并联之后，总电容增大了。但应注意，如果是几个不同耐压值的电容器并联，总耐压值应以耐压值最低的分电容为准。在实际工作中，如果所用电容器的耐压值符合要求，而电容量偏小，可选用电容器并联的方法以达到要求。

三、电容器的充电、放电和时间常数

(一) 电容器的充电

使电容器带电的过程称为电容器的充电。在图 1-36(a)中，当把开关 S 扳至 A 的一瞬间，电容器上还没有电荷，其两端的电压 u_C 为零，电源电压全部降在电阻 R 上，所以刚开始时，充电电流最大，为

$$i = I_0 = \frac{U}{R} \qquad (1\text{-}39)$$

通电后，电容器极板上开始积聚电荷，并逐渐增加，电容器上的电压 u_C 也由零逐渐增加，而电阻上分得的电压则越来越小，使充电电流越来越小，即

$$i = \frac{U - u_C}{R} \qquad (1\text{-}40)$$

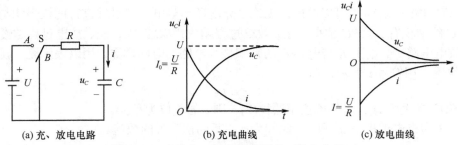

(a) 充、放电电路 (b) 充电曲线 (c) 放电曲线

图 1-36 电容充、放电电路及充、放电曲线

在充电过程中，电容器上的电压 u_C 和充电电流 i 都随时间而变，且相互影响。随着充电过程的进行，电容器两端电压 u_C 越来越大，i 越来越小；而 i 越小，u_C 增加得越慢；直到 u_C 与电源电压趋于相等时，充电电流趋于零，充电过程也就基本结束。图 1-36(b)反映

了充电过程中，电容器两端电压 u_C 和充电电流 i 随时间变化的情况。

理论和实验证明，充电过程中，电容器两端电压随时间变化的规律为

$$u_C = U(1 - e^{-\frac{t}{RC}})$$ (1-41)

充电电流随时间变化的规律为

$$i = \frac{U}{R} e^{-\frac{t}{RC}}$$ (1-42)

由上述充电过程的分析，可得出如下两个结论：

(1) 当电路刚接通的瞬间，电容器相当于短路；当充电结束后，电容器相当于断路。

(2) 充电过程需要一定的时间，即电容器两端的电压和充电电流不能突变。这个过程一般不会太长，故将其称为暂态。在不专门研究暂态的情况下，可认为直流电不能通过电容器。

(二) 电容器的放电

如图 1-36(a)所示，电容器充电结束后，迅速把开关由 A 扳至 B，电容器即通过 R 开始放电。

由放电电路可知，电容器两极板间的电压 u_C 全部加在电阻 R 上。所以，当放电开始时，电容器极板上电荷最多，电压 u_C 最高，故放电电流 i 也最大。以后随着放电过程的进行，电容器极板上电荷逐渐减少，放电电压也逐渐减小，使放电电流也逐渐减小。当电容器上的电荷减为零时，放电过程也就结束了。放电过程中 u_C 和 i 随时间的变化曲线如图 1-36(c)所示。注意，图中的放电电流和充电电流反向，故放电电流应为负值。

理论和实验证明：放电过程中，电容器两端的电压 u_C 和放电电流 i 随时间的变化规律，可用下式表示

$$u_C = U e^{-\frac{t}{RC}}$$ (1-43)

$$i = -\frac{U}{R} e^{-\frac{t}{RC}}$$ (1-44)

(三) 时间常数

由式(1-40)~式(1-43)可以看出，无论是充电还是放电，其过程进行的快慢均与电阻 R 和电容 C 的乘积有关。RC 越小，充、放电过程越快；RC 越大，充、放电过程越慢。电容器充、放电电路中，电阻 R 与电容 C 的乘积称为电路的时间常数，用以表示充、放电过程进行的快慢，用符号 τ 表示，即

$$\tau = RC$$ (1-45)

若 R 的单位用欧姆(Ω)，C 的单位用法拉(F)，则 τ 的单位为秒(s)。

表 1-3 为充电过程中 u_C 和 i 在时间为 τ 的不同倍数时的数值。

表 1-3 电容器充电过程中，各时刻的 u_C 和 i 的值

t	0	τ	2τ	3τ	4τ	5τ	...	∞
u_C	00	$0.632U$	$0.865U$	$0.95U$	$0.982U$	$0.993U$	...	U
i	$\frac{U}{R}$	$0.368\frac{U}{R}$	$0.135\frac{U}{R}$	$0.05\frac{U}{R}$	$0.018\frac{U}{R}$	$0.007\frac{U}{R}$	...	0

从理论上讲，只有当 $t \to \infty$ 时，才有 $u_C = u$，即要经过无限长的时间，充电过程才能结束。但从表 1-3 中可以看出，当 $t=(4\sim5)\tau$ 时，电容器上的电压已达到最大值 U 的 0.982～0.993 倍，此时，通常就可以认为充电过程基本结束。同理，放电时间 $t=(4\sim5)\tau$ 时，电容器两端的电压(或电流)也已降至初值的 1.8%～0.7%，此时，同样可以认为放电过程已基本结束。

通过以上对充、放电过程的分析可知：

(1) 只要电容器上储存的电荷发生改变，就会引起电容器上电压的变化，电路中就有电流产生，但该电流并未通过电容器两板间的介质。

(2) 电容器两端的电压和充、放电的电流相互影响。当把电容器接入交流电路时，由于交流电压的大小和方向不断随时间改变，电容器被反复充、放电，电路中就持续有电流通过。因此，可以说电容器是允许交流电"通过"的，但不允许直流电通过，故电容器在电路中的作用可概括为"隔直流、通交流"。

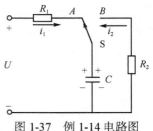

图 1-37 例 1-14 电路图

例 1-14 如图 1-37 所示，已知 $U=200\text{V}$，$C=20\mu\text{F}$，$R_1=50\text{k}\Omega$，$R_2=100\text{k}\Omega$，求充、放电起始电流的大小及充、放电电路的时间常数。

解 充电时，将开关拨至 A，充电结束后，将开关拨至 B，即开始放电。

充电：$i_1 = I_{01} = \dfrac{U}{R_1} = \dfrac{200}{50}\text{mA} = 4\text{mA} = 4\times10^{-3}\text{A}$

$$\tau_1 = R_1 C = 50\times10^3 \times 20\times10^{-6}\text{s} = 1\text{s}$$

放电：$i_2 = I_{02} = -\dfrac{U}{R_2} = -\dfrac{200}{100}\text{mA} = -2\text{mA} = -2\times10^{-3}\text{A}$

$$\tau_2 = R_2 C = 100\times10^3 \times 20\times10^{-6}\text{s} = 2\text{s}$$

习 题 一

1-1 一个完整的电路是由_____、_____和_____三部分组成的。各部分的主要作用分别是_____、_____和_____。

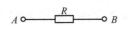

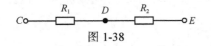

图 1-38

1-2 在图 1-38 所示的电路中，
(1) $I_{AB}=-4\text{A}$，指出其实际方向；
(2) $U_{AB}=-6\text{V}$，A、B 两点中，哪一点的电位高？
(3) $U_{CD}=7\text{V}$，$U_{ED}=-6\text{V}$，求 U_{CE}。

1-3 指出图 1-39 所示的电路中，有几条支路、几个节点、几个回路和几个网孔。

1-4 在图 1-40 所示的电路中，已知 $R=24\Omega$，当开关 S_1、S_2、S_3 相继闭合时，输出电压分别为输入电压的 1/2、1/3、1/4，求 R_1、R_2、R_3。

1-5 在图 1-41 所示的电路中，已知 $E=40\text{V}$，$R_1=8\Omega$，$R_2=R_3=R_4=5\Omega$，求 R_4 两端的电压。

1-6 计算图 1-42 所示每个电路的等效电阻 R_{AB}。

1-7 在图 1-41 所示电路中，已知 $E=6\text{V}$，$R_1=4\Omega$，$R_2=2\Omega$，$R_3=R_4=4\Omega$，求电流 I_4。

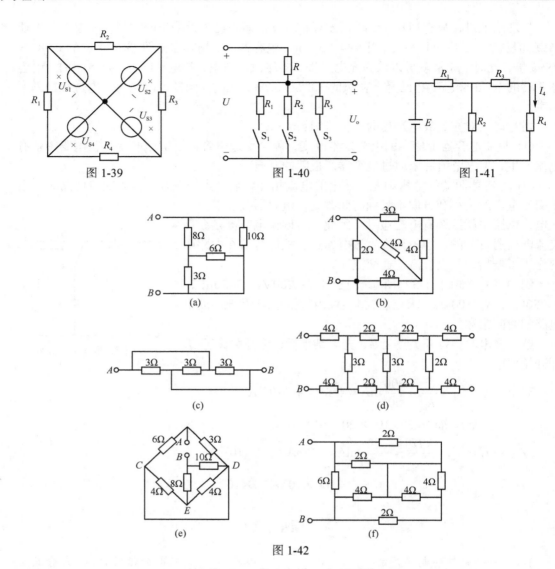

图 1-42

1-8　在图 1-43 所示电路中，已知 U_{S1}=22V，U_{S2}=16V，R_1=R_2=1Ω，R_3=6Ω，试用支路电流法计算各支路的电流。

1-9　在图 1-44 所示的电路中，已知 U_{S1}=U_{S2}=U_{S3}=6V，R_1=10kΩ，R_2=20kΩ，R_3=30kΩ，计算各支路的电流 I_1、I_2。

1-10　在图 1-45 所示的电路中，已知 U_{S1}=18V，U_{S2}=9V，U_{S3}=6V，R_1=R_2=R_3=R_4=6Ω，试分别用支路电流法和节点电压法计算支路的电流。

1-11　关于电压源和电流源的说法，下列说法正确的是(　　)

A. 电压源输出的电压不变　　　　　　　　　　B. 电流源输出的电流不变

C. 理想电压源输出的电压不变　　　　　　　　D. 理想电压源等效于理想电流源

1-12　对于理想电流源，其外接电阻越大，它的(　　)

A. 输出电流越大　　　　　　　　　　　　　　B. 输出电流越小

C. 输出电压越大　　　　　　　　　　　　　　D. 输出电压越小

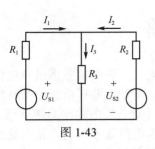
图 1-43

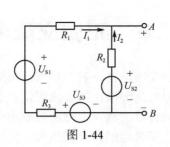
图 1-44

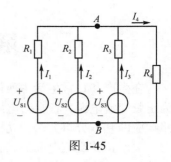
图 1-45

1-13 在图 1-46 所示电路中，分别计算开关断开与闭合时 A、B 两点的电位。

1-14 电路及元件参数如图 1-47 所示。

(1) 在图 1-47(a)中，当开关 S 闭合时，求充电的起始电流、此电路的时间常数及充电结束时电容器两端的电压。

(2) 在图 1-47(b)中，当开关 S 闭合时，求充电的起始电流和结束时电容器两端的电压。

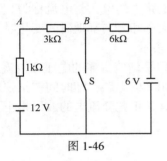
图 1-46

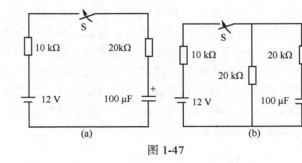
图 1-47

1-15 电路如图 1-48 所示，U_{S1}=200V，I_{S2}=3A，R_1=R_2=R_3=R_4=R_5=100Ω，R_6=5Ω，试用叠加定理及节点电压法求 I。

1-16 试用戴维南定理，计算图 1-49 中通过 R 的电流 I。

1-17 电路如图 1-50 所示，试用戴维南定理和叠加定理求电流 I。

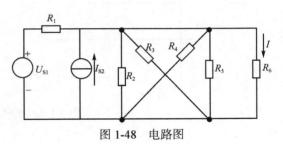
图 1-48 电路图

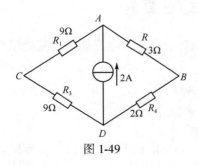
图 1-49

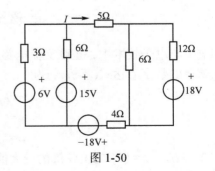
图 1-50

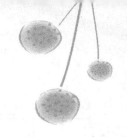

第二章　正弦交流电路

　　在生产和日常生活中所用的交流电，一般都是指正弦交流电。正弦交流电路是指电源为正弦交流电源，各支路电压与电流都按正弦规律变化的电路。本章主要讨论正弦交流电路响应的基本分析方法，功率的计算方法及电路的频率响应，并对三相电路作简单介绍。

　　关于正弦交流电和三相正弦交流电的介绍概括为：正弦交流电的基本概念，正弦交流电的表示方法，单相正弦交流电路，三相电源，三相负载的连接及安全常识。

第一节　正弦交流电的基本概念

　　在第一章所分析的电路中，电源是直流电源，电路中电压与电流的大小和方向都不随时间改变，这种电路称为直流电路，如图 2-1(a)所示。直流电路中的电压与电流称为直流电压与直流电流，用大写符号 U、I 表示。当电压与电流的大小和方向都随时间变化时，该电压、电流就称为交流电压、交流电流，用小写符号 u、i 表示。

　　本章要研究大小和方向都随时间作周期性变化，且周期内平均值为零的电压和电流，分别称为交流电压和交流电流，统称为交流电。在交流电作用下的电路，随时间按正弦规律变化的交流电，称为正弦交流电，简称正弦量，用示波器观察正弦交流电的波形是正弦曲线，如图 2-1(b)所示。

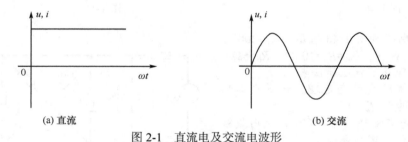

图 2-1　直流电及交流电波形

一、正弦交流电的三要素

　　在电工与电子技术中，正弦交流电路中的电动势、电压和电流都按正弦规律变化，它们的正弦量的数字表达式(解析式)为

$$\left. \begin{array}{l} e=E_{\mathrm{m}}\sin(\omega t+\varphi_e) \\ u=U_{\mathrm{m}}\sin(\omega t+\varphi_u) \\ i=I_{\mathrm{m}}\sin(\omega t+\varphi_i) \end{array} \right\} \tag{2-1}$$

式中，E_{m}、U_{m}、I_{m} 为相应正弦量的最大值或幅值；ω 为角频率；φ_e、φ_u、φ_i 为相应变量的初相位。对确定的正弦交流电路而言，已知最大值、角频率和初相位，则正弦量就能确定下来。这三方面称为正弦量的"三要素"，即最大值、角频率和初相位。

1. **瞬时值、最大值和有效值**　正弦量在任一时刻的大小称为瞬时值，瞬时值用小写字母表示，如式(2-1)中的 e、u、i 分别表示电动势、电压和电流的瞬时值。交流电在变化过程中出现的最大瞬时值称为最大值，可用来表示交流电的强弱和高低，用大写字母并加下标"m"表示，如上述式中 E_m、U_m 和 I_m 等。但最大值不能直接反映正弦交流电做功能力的大小，为此，在电工学中引入有效值来表示正弦交流电的大小及衡量交流电做功的能力。有效值是根据电流的热效应来规定的。

若一个电阻 R 分别通以直流电流 I 和正弦交流电流 i，如果二者在相同的时间内产生的热量相等，那么这两个电流的热效应是相同的，这一直流电流 I 就称为正弦交流电流 i 的有效值，如图 2-2 所示。

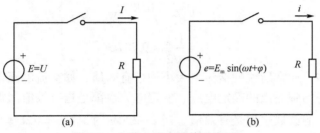

图 2-2　电路电流有效值示意图

有效值的定义及它与瞬时值的上述关系不仅适用于正弦交流电，也适用于任何其他周期性变化的电流。

正弦交流电的电动势、电压和电流的有效值分别用大写字母 E、U 和 I 来表示。

当周期性电流通过电阻 R 时，在一个周期 T 内消耗的能量为

$$W_i = \int_0^T i^2 R \mathrm{d}t$$

而直流电流，通过相同电阻 R，在同一时间 T 内消耗的能量为

$$W_I = I^2 RT$$

根据有效值的定义有

$$\int_0^T i^2 R \mathrm{d}t = I^2 RT$$

得到周期性电流的有效值为

$$I = \sqrt{\frac{1}{T}\int_0^T i^2 \mathrm{d}t}$$

上式说明正弦交流电流的有效值等于它的瞬时值的平方在一个周期内的平均值的平方根，因此有效值又称为方均根值。该式适用于任何周期性的电压、电流，但不能用于非周期量。

设电流为正弦交流电流

$$i = I_m \sin(\omega t + \varphi_i)$$

有效值为

$$I = \sqrt{\frac{1}{T}\int_0^T I_m^2 \sin^2(\omega t + \varphi_i)\mathrm{d}t}$$

由于

$$\int_0^T \sin^2(\omega t + \varphi_i)\mathrm{d}t = \int_0^T \frac{1-\cos 2(\omega t + \varphi_i)}{2}\mathrm{d}t$$

$$= \frac{1}{2}\int_0^T \mathrm{d}t - \frac{1}{2}\int_0^T \cos^2(\omega t + \varphi_i)\mathrm{d}t = \frac{T}{2}$$

$$I = \sqrt{\frac{1}{T} \cdot I_m^2 \cdot \frac{T}{2}} = \frac{I_m}{\sqrt{2}}$$

由此可得，正弦交流电的有效值 E、U、I 和最大值 E_m、U_m、I_m 之间有如下关系

$$\left. \begin{aligned} E &= \frac{E_m}{\sqrt{2}} \approx 0.707E_m \\[2mm] I &= \frac{I_m}{\sqrt{2}} \approx 0.707I_m \\[2mm] U &= \frac{U_m}{\sqrt{2}} \approx 0.707U_m \end{aligned} \right\} \tag{2-2}$$

在电工技术中，通常所说的交流电大小均指有效值，如交流电压 220V 或 380V 等。各种交流电气设备铭牌标出的额定电压、额定电流也都是指有效值。常用的交流电压表、交流电流表所测得的读数也都是有效值。当 U=220V 时，$U_m = \sqrt{2}U = 311\mathrm{V}$。

2. 周期、频率和角频率

(1) 周期：正弦交流电完成一次周期性变化所需的时间称为周期，用 T 表示，单位是秒(s)。周期越短，正弦交流电变化越快；周期越长，正弦交流电变化越慢。

(2) 频率：交流电在 1s 内完成周期性变化的次数称为频率，用 f 表示，单位是赫兹(Hz)。常用的频率单位还有千赫(kHz)和兆赫(MHz)，其换算关系为

$$1\mathrm{kHz} = 10^3\mathrm{Hz}$$

$$1\mathrm{MHz} = 10^6\mathrm{Hz}$$

根据周期和频率的定义可知，周期和频率互为倒数，即

$$f = \frac{1}{T} \quad 或 \quad T = \frac{1}{f} \tag{2-3}$$

我国工农业及生产中使用的交流电频率为 50Hz，周期为 0.02s，通常称为工频。一般把频率为 400Hz～20kHz 的电流叫中频电流，把频率大于 20kHz 的电流叫高频电流。

(3) 角频率：正弦交流电在一个周期 T 内变化 2π 弧度。将正弦交流电每秒变化的弧度数称为正弦交流电的角频率，用 ω 表示，单位是弧度/秒(rad/s)。因此，角频率为

$$\omega = \frac{2\pi}{T} = 2\pi f \tag{2-4}$$

由式(2-4)知，周期 T、频率 f 和角频率 ω 是反映正弦交流电随时间作周期性变化快慢和程度的物理量，该式描述了三者之间的关系。

3. 相位、初相位和相位差

(1) 相位：正弦交流电的数学表达式(2-1)中的角度 $(\omega t + \varphi_e)$、$(\omega t + \varphi_u)$、$(\omega t + \varphi_i)$ 均称为正弦交流电在某一瞬时 t 的相位角，简称相位，单位是弧度。

相位是表示正弦交流电在任意时刻所处状态的物理量，同时能反映正弦交流电变化的进程。当相位角随时间连续变化时，正弦交流电的瞬时值也随之变化。

(2) 初相位：t=0 时的相位角称为初相角(又称初相位或初相)，式(2-1)中的 φ_e、φ_u、φ_i

分别表示 e、u、i 的初相位。初相位决定正弦交流电的初始状态。

(3) 相位差：两个同频率的正弦交流电的相位之差称为相位角差或相位差，常用 $\Delta\varphi$ 表示。相位差表示两正弦交流电到达最大值的先后差距。

例如，已知电压 u 和电流 i 的表达式分别为

$$u = U_{\mathrm{m}}\sin(\omega t + \varphi_u)$$
$$i = I_{\mathrm{m}}\sin(\omega t + \varphi_i)$$

则

$$\Delta\varphi = (\omega t - \varphi_u) - (\omega t - \varphi_i) = \varphi_u - \varphi_i \tag{2-5}$$

可见两个同频率的交流电在任意瞬时的相位差等于它们的初相位之差，而与时间 t 无关。必须注意的是，只有同频率的两个正弦量才能比较其相位。

(1) 如图 2-3(a)所示。当 $\varphi_u = \varphi_i$，即 $\Delta\varphi = \varphi_u - \varphi_i = 0$ 时，u 与 i 同时到达正的最大值和负的最大值，称 u 与 i 同相位。

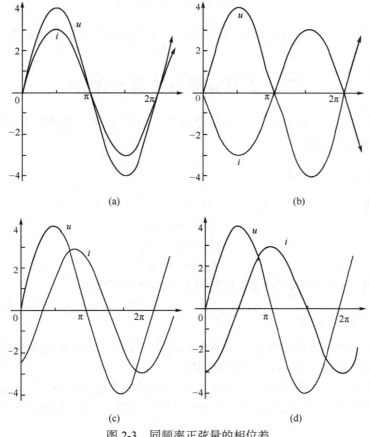

图 2-3　同频率正弦量的相位差

(2) 如图 2-3(b)所示。当 $\varphi_u = -\varphi_i$，即 $\Delta\varphi = \varphi_u - \varphi_i = \pi$ 时，u 与 i 同时过零，但 u 到达正的最大值时，i 到达负的最大值，称 u 与 i 反相位。

(3) 如图 2-3(c)所示。当 $\varphi_u > \varphi_i$，即 $\Delta\varphi = \varphi_u - \varphi_i > 0$ 时，u 先于 i 过零、过正的最大值、负的最大值，称 u 超前 i。

(4) 如图 2-3(d)所示。当 $\Delta\varphi=\varphi_u-\varphi_i=\pm\dfrac{\pi}{2}$ 时，u 与 i 其中一个为零时另一个为正的最大值或负的最大值，称 u 与 i 正交。

当两个同频率正弦量的计时起点不同时，它们的相位和初相角不同，但两者之间的相位差是不变的。因此，在正弦电路中分析和计算多个同频率的正弦量时，为方便起见，可将其中一个正弦量设为参考正弦量，并将它的初相角设为零。

例 2-1 已知工频正弦电压 U_{ab} 的最大值为 311，初相位为 $-60°$，问其有效值为多少？写出其瞬时值表达式；当 $t=0.0025$s 时，U_{ab} 的值为多少？

解 因为 $U_{abm}=\sqrt{2}U_{ab}$，所以有效值

$$U_{ab}=\frac{1}{\sqrt{2}}U_{abm}=\frac{1}{\sqrt{2}}\times 311=220(\text{V})$$

瞬时值表达式为

$$U_{ab}=311\sin(314t-60°)\,\text{V}$$

当 $t=0.0025$s 时，$U_{ab}=311\times\sin\left(100\pi\times 0.0025-\dfrac{\pi}{3}\right)=311\sin\left(-\dfrac{\pi}{12}\right)=-80.5\text{V}$

二、正弦交流电的表示方法

正弦交流电(正弦交流电动势、电压、电流)的表示常采用三角函数表示法(解析式)、波形图表示法和相量表示法。

(一) 三角函数表示法

正弦交流电动势、电压和电流的三角函数表达式分别为

$$e=E_m\sin(\omega t+\varphi_e)$$
$$u=U_m\sin(\omega t+\varphi_u)$$
$$i=I_m\sin(\omega t+\varphi_i)$$

根据三角函数表达式，可以计算交流电任意时刻瞬时值的数值。

(二) 波形图表示法

如图 2-1(b)所示的波形，横坐标表示电角度，纵坐标表示交流电的瞬时值。从波形图中可以反映出交流电的最大值、周期和初相位。

正弦交流电的三角函数表示法和波形图表示法都是交流电的基本表示方法。但是，这些方法不便于对电路中的正弦交流电进行分析计算。例如，有两个同频率的正弦电流，用瞬时值表示为

$$i_1=I_{m1}\sin(\omega t+\varphi_1)$$
$$i_2=I_{m2}\sin(\omega t+\varphi_2)$$

二者的和可利用烦琐的三角运算公式计算得出

$$i=i_1+i_2=I_{m1}\sin(\omega t+\varphi_1)+I_{m2}\sin(\omega t+\varphi_2)$$

也可以画出波形图求和，这就需要在同一时刻对 i_1 和 i_2 在纵坐标上进行逐点相加，这种方法太麻烦，又不易得到准确值。在电工中，正弦量常用相量来表示，它给正弦量的分析与

计算带来了极大的方便。

(三) 相量表示法

1. **正弦量的相量表示法**　正弦量可以用相量来表示,并利用相量对同频率的正弦量进行加减运算,运算方法相对简单,这是分析、计算正弦量常用的一种方法。

所谓相量表示法就是用一个在直角坐标中绕原点不断旋转的矢量来表示正弦交流电,具体分析方法如下。

设一个正弦量为 $i = I_m \sin(\omega t + \varphi)$,其波形如图 2-4 所示。

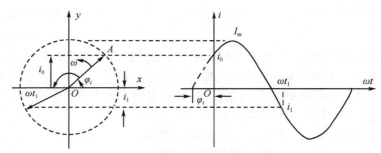

图 2-4　正弦量与相量的关系

图中有一个以坐标原点 O 为中心、在 x-y 平面内旋转的有向线段 OA,并规定矢量长度等于正弦交流电的最大值;$t=0$ 时,旋转矢量 OA 与横轴正方向间的夹角等于交流电的初相位角 φ。旋转矢量以正弦量的角频率,在平面内做逆时针方向的旋转。当 $t=0$ 时,旋转矢量 OA 与横轴的夹角为 φ。相量在纵轴上的投影为 $i = I_m \sin\varphi$,就是 $t=0$ 时正弦交流电的瞬时值。经过 t_1 时间后,矢量旋转了 ωt_1 角度,它与横轴的夹角变为 $\omega t_1 + \varphi$,就是 t_1 时刻交流电的瞬时值。如此旋转一周,正弦交流电刚好经过一个周期;而在任一瞬时,旋转矢量在纵轴上的投影就等于该正弦量的瞬时值。

由于正弦量的三要素在相量中均有一一对应关系,因此交流电可以用旋转矢量来表示,并规定如下:

(1) 相量的长度代表正弦量的最大值;

(2) $t=0$ 时相量与 x 轴的夹角代表正弦量的初相位;

(3) 相量以角频率 ω 随时间 t 逆时针旋转的任一瞬间,在 y 轴上的投影就是该正弦量的瞬时值。

需要注意的是,表示正弦交流电的相量与一般空间里的矢量意义不同,前者在平面图上的方向不代表空间方向,而是代表正弦量的相位,故称为相量,用大写字母加黑点表示,如正弦交流电动势、电压和电流的相量是在相应的字母上加黑点,即用 $\dot{E}_m$、$\dot{U}_m$ 和 $\dot{I}_m$ 来表示。

用相量表示正弦量时,因为同频率的正弦量的相位差是一个常数,并不随旋转而改变,所以不必把相量在每一时刻的位置都画出来,而可以进行简化,只需作出 $t=0$ 时正弦量幅值(或有效值)的相量,并把它们画在同一坐标中(省去 x、y 坐标轴),这样的图形就称为相量图。

复平面中的任一矢量都可以用复数来表示,因而相量也可以用复数来表示。例如,

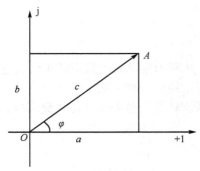

图 2-5　相量的复数表示

图 2-5 中的矢量 $\overrightarrow{OA}$，它在实轴上的投影长度 a 称为复数的实部，在纵轴上的投影长度 b 称为复数的虚部，长度 c 称为复数的模，它与正实轴之间的夹角 φ 称为复数的辐角。它们之间的关系是

$$a = c\cos\varphi$$
$$b = c\sin\varphi$$
$$c = \sqrt{a^2 + b^2}$$
$$\varphi = \arctan\frac{b}{a}$$

根据以上关系，矢量 $\overrightarrow{OA}$ 用复数表示的形式有以下三种

$$\overrightarrow{OA} = a + jb = c(\cos\varphi + j\sin\varphi) = c\angle\varphi$$

依次分别称为复数的代数式、三角式和极坐标式。复数在进行加减运算时，应采用代数式，实部与实部相加减，虚部与虚部相加减。在进行乘除运算时，可采用指数式或极坐标式，模与模相乘除，辐角与辐角相加减。同样，相量用复数表示也有三种形式。由于相量是用来表示正弦交流电的复数，为了不与一般的复数混淆，在代表交流电符号的顶部加一圆点，以示区别。例如，式(2-1)中的电流用相量表示时，相量图如图 2-6 所示，它的最大值相量和有效值相量分别为

$$\dot{I}_m = \dot{I}_{am} + \dot{I}_{bm} = I_m(\cos\varphi + j\sin\varphi) = I_m\angle\varphi$$
$$\dot{I} = \dot{I}_a + \dot{I}_b = I(\cos\varphi + j\sin\varphi) = I\angle\varphi$$

最大值相量与有效值相量之间的关系为

$$\dot{I}_m = \sqrt{2}\dot{I}$$

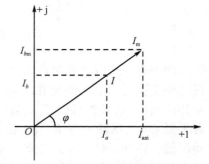

图 2-6　相量的表示

最后要提醒注意的是：相量是表示正弦交流电的复数，而正弦交流电本身是时间的正弦函数，相量并不等于正弦交流电。例如，$\dot{I}_m = I_m\angle\varphi \neq I_m\sin(\omega t + \varphi)$，相量只是正弦量进行运算时的一种表示方法和主要工具。此外还要明确只有正弦交流电才能用相量表示，用相量图表示正弦交流电时，只有同频率的正弦量才能画在同一相量图上。因为同频率的交流电在任何瞬间的相位差不变，所以在相量图中，它们之间的相对位置才不变，从而能在同一相量图上分析同频率各正弦量间的关系，并能用平行四边形法则对交流电流或电压进行加、减运算。

相量可以用向量图表示也可以用复数或极坐标来表示，在计算时符合复数和极坐标的运算法则。

$$i = I_m\sin(\omega t + \varphi)$$

极坐标表达式为 $I_m\angle\varphi$，复数表达式为 $I_m\sin\varphi + jI_m\cos\varphi$。

2. 同频率正弦量的加、减法　几个同频率正弦量的加、减运算可以利用平行四边形法则进行求解。

正弦交流电动势、电压和电流的有效值相量分别用 $\dot{E}_m$、$\dot{U}_m$ 和 $\dot{I}_m$ 来表示。由于最大值与有效值是 $\sqrt{2}$ 的关系，即最大值相量的长度除以 $\sqrt{2}$ 就是有效值相量的长度，因此，同一相量图既可以是最大值相量图，又可以是有效值相量图，只是相量代表的数值不同。在电

工技术中，常用的是有效值相量图。

例 2-2　已知 $u_1 = 4\sqrt{2}(\sin 314t + 60°)\text{V}$，$u_2 = 3\sqrt{2}\sin(314t - 30°)\text{V}$，试求：$u_1+u_2$ 的总电压 u 及最大值 U_m 和有效值 U。

解　$u = u_1 + u_2$ 的相量式为

$$\dot{U}_\text{m} = \dot{U}_\text{m1} + \dot{U}_\text{m2} = \dot{U}_\text{m1}\angle\varphi_1 + \dot{U}_\text{m2}\angle\varphi_2 = 4\sqrt{2}\angle 60° + 3\sqrt{2}\angle -30°(最大值表示法)$$

或 $\dot{U} = \dot{U}_1 + \dot{U}_2 = \dot{U}_1\angle\varphi_1 + \dot{U}_2\angle\varphi_2 = 4\angle 60° + 3\angle -30°(有效值表示法)$

根据各正弦量的大小和初相位画出相量图，如图 2-7(a)所示。还可以设 u_2 为参考相量，画出如图 2-7(b)所示的相量图。

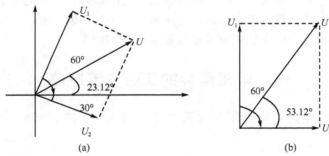

图 2-7　例 2-2 图

按平行四边形法则求合成相量 $\dot{U}$，其大小为

$$U = \sqrt{U_1^2 + U_2^2} = \sqrt{4^2 + 3^2} = 5$$

合成相量 $\dot{U}$ 与参考相量 $\dot{U}_2$ 的夹角为

$$\varphi' = \arctan\frac{U_1}{U_2} = \arctan\frac{4}{3} = \arctan 1.333 = 53.12°$$

因为 $\dot{U}_2$ 已逆时针旋转至 $0°$，所以 $\dot{U}$ 的初相位 φ'' 应等于 φ' 加上 $\dot{U}_2$ 原来的初相位 $\varphi_2 = -30°$，即

$$\varphi'' = \varphi' + \varphi_2 = 53.12° + (-30°) = 23.12°$$

将合成相量 $\dot{U}$ 转换为合成正弦量为

$$u = 5\sqrt{2}\sin(314t + 23.12°)\text{V}$$

合成正弦量 $\dot{U}$ 的最大值和有效值分别为

$$U_\text{m} = 5\sqrt{2}\text{V}=7.07\text{V}$$

$$U=\frac{5\sqrt{2}\text{V}}{\sqrt{2}} = 5\text{V}$$

3. 基尔霍夫定律的相量形式　在线性电路中，当电源的频率相同时，电路的响应是与电源同频率的正弦量，同频率的正弦量相加，得到的结果仍为相同频率的正弦量。因此在基尔霍夫定律中各电压、电流都为同频率的正弦量，用相量表示各电压与电流可得到基尔霍夫定律的相量形式。

KCL 的相量形式：

$$\sum \dot{I}_\text{K} = 0 \qquad\qquad (2\text{-}6)$$

KVL 的相量形式：

$$\sum \dot{U}_{\mathrm{K}} = 0 \qquad\qquad (2\text{-}7)$$

第二节　单相正弦交流电路

电阻组件、电感组件和电容组件是构成电路模型的三个理想组件，每个理想组件主要表现了一种电磁性质，如电阻组件具有消耗能量的性质，电感组件具有储存磁场能量的性质，电容组件具有储存电场能量的性质。掌握这三个组件在正弦交流电路中的电压和电流关系、能量转换及功率是分析各种正弦交流电路的基础。用来表征电路组件基本物理性质的物理量称为电路参数，如表征电阻组件的参数为电阻参数，表征电感组件的参数为电感参数，表征电容组件的参数为电容参数。电路具有的参数不同，电压、电流的约束关系也不同。本节主要讨论三个组件的伏安关系及能量转换的情况。

一、电阻组件的正弦交流电路

电阻组件的交流电路是纯电阻和交流电源所组成的电路，又称为纯电阻电路，如图 2-8(a)所示。

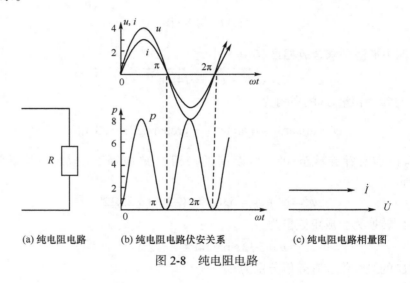

(a) 纯电阻电路　　　(b) 纯电阻电路伏安关系　　　(c) 纯电阻电路相量图

图 2-8　纯电阻电路

(一) 电流、电压的关系

如图 2-8(a)所示，若加在电阻 R 两端的电压为 $U_R = U_{\mathrm{m}} \sin \omega t$，同时选择电压 U_R 与电流为关联参考方向，根据欧姆定律，可求得电流瞬时值 i 为

$$i = \frac{u_R}{R} = \frac{U_{\mathrm{m}}}{R} \sin \omega t = I_{\mathrm{m}} \sin \omega t \qquad\qquad (2\text{-}8)$$

在图 2-8(b)和(c)所示的电阻组件的交流电路中，由电流与电压的波形图和相量图可知：在电阻组件的交流电路中，有

(1) U_R 和 i 两者为同频率的正弦量；

(2) U_R 和 i 两者同相，如图 2-8(c)相量图所示；

(3) 电压和电流之间存在如下关系

$$U_{Rm} = I_m R \quad 或 \quad U_R = IR \tag{2-9}$$

即瞬时值、最大值、有效值之间的关系均符合欧姆定律。

如果用相量表示电阻上的电压和电流，有

$$\frac{\dot{U}}{\dot{I}} = \frac{U \angle \varphi_u}{I \angle \varphi_i} = \frac{U}{I} \angle (\varphi_u - \varphi_i) = \frac{U}{I} = R$$

得到电阻伏安关系的相量形式为

$$\dot{U} = \dot{I}R$$

上式即为欧姆定律的相量形式。

当电阻上电压与电流的参考方向相反时

$$\dot{U} = -\dot{I}R$$

可见，在正弦交流电路中，电阻组件的电压和电流的相量关系及有效值(或幅值)关系都符合欧姆定律。

(二) 电路的功率

1. 瞬时功率　在纯电阻电路中，电阻在任一瞬时消耗的功率称为瞬时功率，用小写字母 p 表示。因为取 U_R 和 i 为关联参考方向，所以在电阻组件上消耗的瞬时功率为

$$p_R = u_R i \sin^2 \omega t = U_R I (1 - \cos 2\omega t) \tag{2-10}$$

按式(2-10)可作出瞬时功率 p 随时间变化的规律曲线，如图 2-8(b)所示。瞬时功率的值在任一瞬时都是正值或者为零，即 $p_R \geqslant 0$，因而电阻组件是消耗功率的组件，是耗能组件。

2. 平均功率　由于瞬时功率随时间变化，计算和测量都不方便，在电工技术中常采用平均功率(有功功率)来计量。在交流电气设备上所标的额定功率指的就是平均功率。若不加特殊说明，交流电路中的功率均指平均功率。平均功率亦称为有功功率。

瞬时功率在一个周期内的平均值就是平均功率，用大写字母 P 表示，即

$$P = \frac{1}{T} \int_0^T (U_R I - U_R I \cos 2\omega t) \mathrm{d}t = \frac{U_m I_m}{2} \tag{2-11}$$

或

$$P = \frac{U_m I_m}{2} = UI = I^2 R \tag{2-12}$$

上式表明，纯电阻组件交流电路的平均功率等于电压、电流有效值的乘积，和直流电路中计算功率的公式具有相同形式，单位有瓦(W)和千瓦(kW)。

例 2-3　一只电熨斗的额定电压 $U_N = 220V$，额定功率 $P_N = 500W$，把它接到 220V 的工频交流电源上工作。求电熨斗的电流和电阻值，如果连续使用 1h，问它所消耗的电能是多少?

解　接到 220V 工频交流电源上工作时，电熨斗工作于额定状态，这时的电流就等于额定电流，由于电熨斗可看成纯电阻负载，故

$$I_N = \frac{P_N}{U_N} = \frac{500}{220} = 2.27(A)$$

它的电阻值为

$$R = \frac{U_N}{I_N} = \frac{220}{2.27} = 96.62(\Omega)$$

工作 1h 所消耗的电能为

$$W = P_N t = (500 \times 1) \, \text{W} \cdot \text{h} = 0.5 \, \text{kW} \cdot \text{h}$$

二、电感组件的交流电路

电感组件的交流电路是由纯电感(线圈电阻和分布电容均忽略不计)和交流电源组成的电路，又称纯电感交流电路，如图 2-9(a)所示。

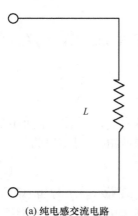
(a) 纯电感交流电路

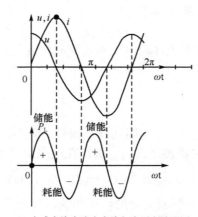
(b) 电感交流电路中电流与电压和波形图

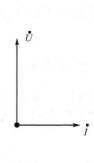
(c) 电感交流电路的相量图

图 2-9　纯电感电路

(一) 电流与电压的关系

如果在电感线圈的两端加上交流电压 U_L，则线圈中会产生大小和方向随时间变化的电流 i，设 $i = I_m \sin \omega t$，则电感 L 上的自感电动势为

$$e_L = -L \frac{\mathrm{d}i}{\mathrm{d}t}$$

则电压瞬时值为

$$u_L = -e_L = L \frac{\mathrm{d}i}{\mathrm{d}t} = \omega L I_{Lm} \sin\left(\omega t + \frac{\pi}{2}\right) \tag{2-13}$$

即

$$u_L = U_{Lm} \sin\left(\omega t + \frac{\pi}{2}\right) = \omega L I_{Lm} \sin\left(\omega t + \frac{\pi}{2}\right) \tag{2-14}$$

式中，$U_{Lm} = \omega L I_{Lm}$。

由图 2-9(b)和(c)所示的电感交流电路中电流与电压的波形图和相量图可知，在电感组件的交流电路中，有：

(1) 电压与电流是同频率的正弦量；

(2) 在相位上，电压超前于电流 90°，或者说电流滞后于电压 90°；

(3) 在大小上，电压和电流在最大值或有效值之间有

$$U_{Lm} = \omega L I_{Lm} \tag{2-15}$$

或

$$U_L = I_L \omega L$$

令 $X_L = \dfrac{U_{Lm}}{I_{Lm}}$ 或 $X_L = \dfrac{U_L}{I_L}$ ，则

$$X_L = \omega L = 2\pi f L$$

其中，X_L 称为电感的电抗，简称感抗。若 f 的单位为赫兹(Hz)，L 的单位是亨利(H)，则 X_L 的单位是欧姆(Ω)。感抗的大小取决于电感 L 和通过它的电流的频率 f，对具有一定电感量的线圈而言，f 越高，则 X_L 越大，在相同电压作用下，线圈中的电流就会减小。在直流电路中，因 $f=0$，故 $X_L=0$，纯电感线圈可视为短路。

电流、电压的最大值或有效值之间的关系符合欧姆定律，但对瞬时值，不存在 $\dfrac{u}{i} = X_L$ 的关系。用相量表示电感的电压和电流，有

$$\frac{\dot{U}}{\dot{I}} = \frac{U\angle\varphi_u}{I\angle\varphi_i} = \frac{U}{I}\angle(\varphi_u - \varphi_i) = XL\angle 90° = \mathrm{j}\omega L$$

得到电感组件伏安关系的相量形式为

$$\dot{U} = \mathrm{j}\omega L \dot{I}$$

电压和电流的相量图如图 2-9(c)所示。当电感上电压与电流的参考方向相反时，

$$\dot{U} = -\mathrm{j}\omega L \dot{I}$$

(二) 电路的功率

1. **瞬时功率**　纯电感电路的瞬时功率为

$$
\begin{aligned}
p_L &= u_L i \\
&= U_{Lm} I_m \sin(\omega t + 90°)\sin\omega t \\
&= U_{Lm} I_m \cos\omega t \sin\omega t \\
&= \frac{U_{Lm} I_m}{2}\sin 2\omega t \\
&= U_L I \sin 2\omega t
\end{aligned}
$$

图 2-9(b)所示为电感组件的瞬时功率波形图。由图可见，在第一和第三个 $\dfrac{1}{4}$ 周期内，p_L 是正值，这说明线圈从电源吸取电能并把它转换为电磁能存在线圈的磁场中；在第二和第四个 1/4 周期内，p_L 为负值，这说明线圈向电源输送能量，也就是线圈把磁能再转换为电能送回电源。由此可见，纯电感组件在电路中并不消耗能量，而是和电源不断地进行能量交换，这是一个可逆的能量转换过程。

2. **平均功率**　平均功率即有功功率 p_L，它是瞬时功率在一个周期内的平均值，即

$$p_L = \frac{1}{T}\int_0^T p_L \mathrm{d}t = \frac{1}{T}\int_0^T U_L I \sin 2\omega t\, \mathrm{d}t = 0 \tag{2-16}$$

由式(2-15)可知，电感组件不消耗功率。

3. **无功功率**　电感组件在交流电路中虽然不消耗能量，但在储能、放能过程中与能量之间不断地进行着能量互换。这种往复变换的电功率 p_L 的最大值称为无功功率，用来衡量

能量交换的规模。为了区别于耗能组件 R 的有功功率，用大写字母 Q_L 表示，即

$$Q_L = U_L I = I^2 X_L = \frac{U_L^2}{X_L} \tag{2-17}$$

在国际标准计量单位中，无功功率的单位为乏(Var)或千乏(kVar)。

无功的含义是"交换"而不是"消耗"，它是相对"有功"而言的，绝不能理解为"无用"。

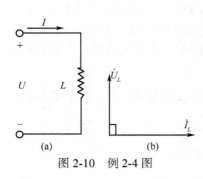

图 2-10　例 2-4 图

例 2-4　在纯电感电路中，如图 2-10 所示，已知 $L = \frac{50}{\pi}$ H, $f = 50$Hz。

(1) 当 $i_L = 0.22\sqrt{2}\sin(\omega t - 40°)$ A 时，求电压 u_L=?

(2) 当 $\dot{U}_L = 127\angle 60°$ V 时，求 $\dot{I}_L$ =?并画出相量图。

解　$X_L = 2\pi f L = 2\pi \times 50 \times \frac{50}{\pi} = 5000(\Omega)$

(1) 当 $i_L = 0.22\sqrt{2}\sin(\omega t - 40°)$ A 时，由 $\dot{I}_L = \frac{\dot{U}_L}{jX_L}$ 得

$\dot{U}_L = jX_L\dot{I}_L = 5000\angle 90° \times 0.22\angle -40° = 1100\angle 50°$(V)　$U_L = 1100\sqrt{2}\sin(\omega t + 50°)$(V)

(2) 当 $\dot{U}_L = 127\angle 60°$V 时

$$\dot{I}_L = \frac{\dot{U}_L}{jX_L} = \frac{127\angle 60°}{5000\angle 90°} = 0.0254\angle -30°(A)$$

相量图如图 2-10(b)所示。

例 2-5　有一电感器，电阻可忽略不计，电感 L=0.2H，把它接到 220V 的工频交流电源上工作，求电感器的电流和无功功率。若把它改接到 100V 的另一交流电源上工作，测得电流为 0.8A，此电源的频率是多少？

解　(1) 接 220V 工频电源时

$$X_L = 2\pi f L = 2 \times 3.14 \times 50 \times 0.2\Omega = 62.8\Omega$$

$$I = \frac{U}{X_L} = \frac{220}{62.8}A = 3.5A$$

$$Q = UI = 220 \times 3.5\text{Var} = 770\text{Var}$$

(2) 接 100V 电源时

$$X_L = \frac{U}{I} = \frac{100}{0.8}\Omega = 125\Omega$$

$$f = \frac{X_L}{2\pi L} = \frac{125}{2 \times 3.14 \times 0.2}\text{Hz} = 100\text{Hz}$$

三、电容组件的交流电路

电容组件的交流电路是由纯电容(介质损耗很小视为零，绝缘电阻很大视为无穷大)和交流电源组成的，称为纯电容交流电路，如图 2-11(a)所示。

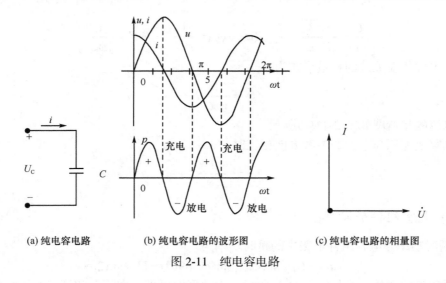

(a) 纯电容电路   (b) 纯电容电路的波形图   (c) 纯电容电路的相量图

图 2-11   纯电容电路

(一) 电流和电压的关系

直流电是不能通过电容器的，但是若将交流电接到如图 2-11(a)所示的电路中，则由于电压的不断变化，电容器就不断地进行充、放电，于是形成了电路中的电流。设电容两端的电压 $u_C = U_{Cm} \sin \omega t$，则流过电容中的电流为

$$i = \frac{\mathrm{d}q}{\mathrm{d}t} = C\frac{\mathrm{d}u_C}{\mathrm{d}t}$$
$$= \omega C U_{Cm} \cos \omega t = \omega C U_{Cm} \sin(\omega t + 90°)$$
$$= I_m \sin(\omega t + 90°)$$

由 u_C 和 i 的三角函数式可得到它们的波形图及相量图，如图 2-11(b)和(c)所示。由图可知在电容组件的交流电路中，有

(1) 电压和电流为同频率的正弦量；

(2) 相位上，电流超前于电压 90°或电压滞后于电流 90°；

(3) 大小上，电压和电流之间有关系

$$I_m = \omega C U_{Cm} \tag{2-18}$$
$$I = \omega C U_C \tag{2-19}$$

令

$$X_C = \frac{U_{Cm}}{I_m} \quad 或 \quad X_C = \frac{U_C}{I}$$

其中，X_C 称为电容的电抗，简称容抗。若 f 的单位为赫兹(Hz)，C 的单位为法拉(F)，则 X_C 的单位为欧姆(Ω)。X_C 表示电容对电流的阻碍作用。容抗的大小与频率及电容量成反比，当电容量一定时，频率越高，则容抗越小。同样的电容器，在同样大小的电压条件下，对高频电流的阻抗小，通过的电流大；对低频电流的阻抗大，通过的电流小。在直流电路中，频率 f=0，$X_C \to \infty$，可视为开路。

电流、电压的最大值和有效值之间的关系符合欧姆定律。用相量表示电容的电压和电流，有

$$\frac{\dot{U}}{\dot{I}}=\frac{U\angle\varphi_u}{I\angle\varphi_i}=\frac{U}{I}\angle(\varphi_u-\varphi_i)=\frac{1}{\omega C}\angle-90°=\frac{1}{j\omega C} \tag{2-20}$$

得到电容组件伏安关系的相量形式为

$$\dot{U}=\frac{1}{j\omega C}\dot{I} \tag{2-21}$$

电压和电流的相量图如图 2-11(c)所示。

当电容上电压与电流的参考方向相反时

$$\dot{U}=-\frac{1}{j\omega C}\dot{I} \tag{2-22}$$

(二) 电容组件的功率

1. 瞬时功率 电容组件电路中的瞬时功率为

$$p_C=u_Ci=U_{Cm}\sin\omega t I_m\sin(\omega t+90°)=U_CI\sin2\omega t \tag{2-23}$$

瞬时功率的变化曲线如图 2-11(b)所示。由波形图可见，在第一和第三个 1/4 周期内，p_C 为正值，表示电容器起负载作用，此时电容器充电，从电源吸收能量，并把它转换成电场能，储存在电容器的电场中；在第二和第四个 1/4 周期内，p_C 为负值，表示电容器相当于一个电源的作用，此时电容器放电，把电容器内的电场能量又转换为电能，并全部送还给电源。

由此可见，纯电容组件在电路中并不消耗能量，而是和电源不断地进行能量交换。这也是一个可逆的能量转换过程。

2. 平均功率 平均功率即有功功率 P_C，是瞬时功率在一个周期内的平均值，即

$$P_C=\frac{1}{T}\int_0^T p_C\mathrm{d}t=\frac{1}{T}\int_0^T U_CI\sin2\omega t\mathrm{d}t=0 \tag{2-24}$$

式(2-24)说明电容组件是不消耗功率的。

3. 无功功率 和纯电感电路相似，为了衡量电容器与电源之间的能量交换规模，一般用瞬时功率的最大值来表示，称为无功功率，用 Q_C 表示，即

$$Q_C=U_CI=I^2X_C=\frac{U_C^2}{X_C} \tag{2-25}$$

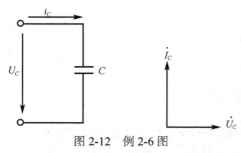

图 2-12 例 2-6 图

Q_C 的单位也是乏(Var)或千乏(kVar)。

例 2-6 在纯电容电路中，如图 2-12 所示，已知 $C=\frac{50}{\pi}\mu F$，$f=50Hz$。

(1) 当 $u_C=220\sqrt{2}\sin(\omega t-20°)V$ 时，求电流 $i_C=?$

(2) 当 $\dot{I}_C=0.11\angle60°A$ 时，求 U_C 并画出相量图。

解
$$X_C=\frac{1}{2\pi fC}=\frac{1}{2\pi\times50\times\frac{50}{\pi}\times10^{-6}}=200(\Omega)$$

(1) 当 $\dot{U}=220\angle-20°V$ 时，$\dot{I}_C=\frac{U}{-jX_L}=\frac{220\angle-20°}{-j200}=1.1\angle70°$

$$i_C = 1.1\sqrt{2}\sin\left(\omega t + 70°\right)\text{A}$$

(2) 当 $P_C = 0.11\angle 60°\text{A}$ 时，则

$$\dot{U}_C = -\mathrm{j}X_C\dot{I}_C = 200\angle -90°\times 0.11\angle 60° = 22\angle -30°\text{V}$$

例 2-7　今有一只 47mF、额定电压为 20V 的无极性电容器，问：(1)能否接到 20V 的交流电源上工作；(2)将两只这样的电容器串联后接于工频 20V 的交流电源上，电路的电流和无功功率是多少?(3)将两只这样的电容器并联后接于 1000Hz、10V 的交流电源上，电路的电流和无功功率又是多少?

解　(1) 由于交流电源电压 20V 指的是有效值，其最大值为

$$U_\mathrm{m} = \sqrt{2}U = 1.414\times 20\text{V}=28.28\text{V}$$

超过了电容器的额定电压 20V，故不可以接到 20V 的交流电源上。

(2) 将两只这样的电容器串联接在工频 20V 的交流电源上工作时，串联等效电容及其容抗分别为(因为是串联，所以耐压值为单个的两倍)

$$C = \frac{C_1 C_2}{C_1 + C_2} = \frac{47\times 10^{-6}\times 47\times 10^{-6}}{47\times 10^{-6} + 47\times 10^{-6}}\text{F} = 23.5\mu\text{F}$$

$$X_C = \frac{1}{2\pi f C} = \frac{1}{2\times 3.14\times 50\times 23.5\times 10^{-6}}\Omega = 135.5\Omega$$

所以

$$I = \frac{U}{X_C} = \frac{20}{135.5}\text{A}=0.15\text{A}$$

$$Q = UI = 20\times 0.15\text{Var} = 3\text{Var}$$

(3) 这样的电容器并联接在 1000Hz、10V 的交流电源上工作时

$$C = C_1 + C_2 = (47 + 47)\times 10^{-6}\text{F} = 94\mu\text{F}$$

$$X_C = \frac{1}{2\pi f C} = \frac{1}{2\times 3.14\times 1000\times 94\times 10^{-6}}\Omega = 1.69\Omega$$

$$I = \frac{U}{X_C} = \frac{10}{1.69}\text{A}=5.92\text{A}$$

$$Q = UI = 10\times 5.92\text{Var} = 59.2\text{Var}$$

(三) 电阻、电感和电容的区别

三者之间的比较见表 2-1。

表 2-1　电阻、电感和电容组件交流电路的比较

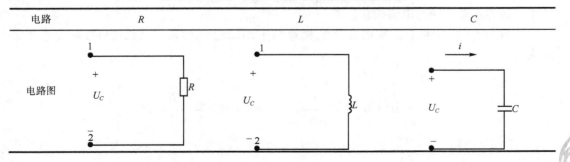

电路	R	L	C
电路图			

电路	R	L	C
基本关系	$u_R = iR$	$u_L = L\dfrac{\mathrm{d}i}{\mathrm{d}t}$	$i_C = C\dfrac{\mathrm{d}u_C}{\mathrm{d}t}$
瞬时表达式	$i_R = \sqrt{2}I\sin\omega t$ $U_R = \sqrt{2}IR\sin\omega t$	$i_L = \sqrt{2}I\sin\omega t$ $u_L = \sqrt{2}IX_L\sin(\omega t + 90°)$	$i_C = \sqrt{2}I\sin\omega t$ $u_C = \sqrt{2}IX_C\sin(\omega t - 90°)$
有效值	$U_R = IR$	$U_L = IX_L$ $X_L = \omega L$	$U_C = IX_C$ $X_C = \dfrac{1}{\omega C}$
阻抗	$Z = R\angle 0°$	$Z = \omega L\angle 90°$ $Z = \mathrm{j}\omega L$	$Z = \dfrac{1}{\omega C}\angle -90°$ $Z = -\mathrm{j}\dfrac{1}{\omega C}$
相位差	I 与 U 同相位	I 滞后 U 90°	I 超前 U 90°
向量图	$\xrightarrow{\quad}\dot{I}$ $\xrightarrow{\quad}\dot{U}$		
有功功率	$P_R = U_R I = I^2R = \dfrac{U_R^2}{R}$	$P_L = 0$	$P_C = 0$
无功功率	$Q_R = 0$	$P_L = U_L I = I^2X_L = \dfrac{U_L^2}{X_L}$	$P_C = U_C I = I^2X_C = \dfrac{U_C^2}{X_C}$

第三节　电阻、电容、电感串并联交流电路及谐振电路

一、电阻、电容、电感串联交流电路及谐振电路与阻抗串联电路

如图 2-13(a)所示，以电流为参考量，令其初相位为零，即

$$i = I_\mathrm{m}\sin\omega t$$

则各组件上的正弦电压瞬时值为

$$u_R = I_\mathrm{m}R\sin\omega t = U_\mathrm{m}\sin\omega t$$
$$u_L = I_\mathrm{m}X_L\sin(\omega t + 90°) = U_\mathrm{m}\sin(\omega t + 90°)$$
$$u_C = I_\mathrm{m}X_C\mathrm{sm}(\omega t - 90°) = U_\mathrm{m}\sin(\omega t - 90°)$$

在图 2-13(a)所示的参考方向下，根据基尔霍夫电压定律，总电压的瞬时值等于各个分电压的瞬时值代数和，即

$$u = u_R + u_L + u_C = U_\mathrm{m}\sin(\omega t + \varphi) \tag{2-26}$$

式中，φ 表示总电压与电流的相位差。

在实际电工技术中，常用有效值相量而不用瞬时值相量，式(2-26)的有效值相量式为

$$\dot{U} = \dot{U}_R + \dot{U}_L + \dot{U}_C$$

$$= \dot{I}R + \mathrm{j}\omega L\dot{I} + \dfrac{1}{\mathrm{j}\omega C}\dot{I} = \dot{I}\left(R + \mathrm{j}\omega L + \dfrac{1}{\mathrm{j}\omega C}\right) = \dot{I}Z$$

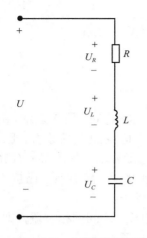 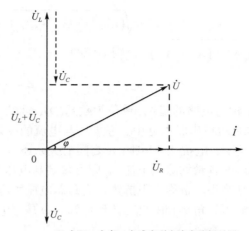

(a) 电阻、电容、电感串联交流电路   (b) 电阻、电容、电感串联交流电路相量图

图 2-13 电阻、电容、电感串联交流电路

定义 在正弦交流电路中，将组件的电压相量与电流相量之比定义为组件的阻抗，用 Z 表示，阻抗的单位为欧姆(Ω)。

根据阻抗的定义 $Z = \dfrac{\dot{U}}{\dot{I}}$，电阻、电容、电感串联时的阻抗为

$$Z = R + \mathrm{j}\left(\omega L - \frac{1}{\omega C}\right) = R + \mathrm{j}X = |Z|\angle\varphi_Z \tag{2-27}$$

根据电路中各组件电流和电压的相位关系，以电流为参考相量作相量图，如图 2-13(b)所示。现以此相量图分析 RLC 串联电路的电压、电流、阻抗和功率之间的关系。

(一) 电压和电流的关系

对图 2-13(b)所示的电路中的三个分压相量 $\dot{U}_R$、$\dot{U}_L$ 和 $\dot{U}_C$ 进行相量求和。由于 U_L 和 U_C 方向相反，所以可先求出它们的相量和($\dot{U}_L + \dot{U}_C$)，$\dot{U}_L$ 和 $\dot{U}_C$ 的相量相加是在数值上相减，方向与数值较大的那个相量方向相同。然后再将 $\dot{U}_L + \dot{U}_C$ 与 $\dot{U}_R$ 按平行四边形法则进行相量求和，得出总电压相量 $\dot{U}$。

由电压相量 $\dot{U}$、$\dot{U}_R$ 和($\dot{U}_L + \dot{U}_C$)所组成的直角三角形称为电压三角形，如图 2-14(a)所示。

由电压三角形求得总电压的大小为

$$U = \sqrt{U_R^2 + \left(X_L - X_C\right)^2}$$

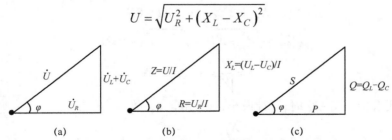

图 2-14 电阻、电容、电感串联交流电路电压、阻抗、功率的相量关系

将 $U_R = IR$、$U_L = IX_L$ 和 $U_C = IX_C$ 代入上式得出

$$U = \sqrt{(IR)^2 + (IX_L - IX_C)^2} = I\sqrt{R^2 + (X_L - X_C)^2}$$

令 $Z = \sqrt{R^2 + (X_L - X_C)^2}$，则 $U=IZ$，即

$$Z = \frac{U}{I} \tag{2-28}$$

式中，Z 称为电路的阻抗，单位为欧姆(Ω)，而 $(X_L - X_C)$ 又称为电抗，用 X 表示。由式(2-28) 可知，在 RLC 串联电路中，总电压与电流的有效值(或最大值)之间的关系符合欧姆定律。

阻抗 Z、电抗 X 和电阻 R 之间的关系还可用阻抗三角形表示，如图 2-14(b)所示。电压三角形的各量均除以电流 I，即可得到与电压三角形相似的阻抗三角形。阻抗不是相量，故不需画箭头。φ 称为阻抗角，它是总电压和电流的相位差角。

由电压三角形和阻抗三角形可知，φ 是总电压 U 与电流 I 之间的相位差，即

$$\varphi = \arctan\frac{U_L - U_C}{U_R} = \arctan\frac{X_L - X_C}{R} \tag{2-29}$$

电阻、电感和电容串联时的阻抗为

$$Z = R + j\left(\omega L - \frac{1}{\omega C}\right) \quad (\text{复数形式}) \tag{2-30}$$

$$Z = \sqrt{R^2 + (X_L - X_C)^2}\angle\arctan\frac{X_L - X_C}{R} \tag{2-31}$$

$$Z = \sqrt{R^2 + \left(\omega L - \frac{1}{\omega C}\right)^2}\angle\arctan\frac{\omega L - \dfrac{1}{\omega C}}{R} \quad (\text{极坐标形式}) \tag{2-32}$$

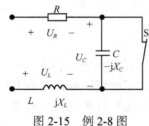

图 2-15　例 2-8 图

例 2-8　在图 2-15 所示电路中，已知 U 为 12V，R 为 3Ω，X_L 为 4Ω。试求：(1) $X_C(X_C \neq 0)$为何值时，开关 S 闭合前后，电流 I 的有效值不变，这时的电流是多少?(2) X_C 为何值时，开关 S 闭合前电流 I 最大，这时的电流是多少?

解　(1) 开关闭合前后电流 I 有效值不变，说明开关闭合前后电路的阻抗的模相等，即

$$\sqrt{R^2 + (X_L - X_C)^2} = \sqrt{R^2 + X_L^2}$$

故

$$(X_L - X_C)^2 = X_L^2$$

由于 $X_C \neq 0$，因此求得

$$X_C = 2X_L = 2\times 4\Omega = 8\Omega$$

$$|Z| = \sqrt{R^2 + X_L^2} = \sqrt{3^2 + 4^2} = 5(\Omega)$$

$$I = \frac{U}{|Z|} = \frac{12}{5}A = 2.4A$$

(2)开关闭合前，$X_L = X_C$ 时，$|Z|$ 最小，电流最大，故

$$X_L = X_C = 4\Omega$$

$$|Z| = R = 3\Omega$$

$$I = \frac{U}{|Z|} = \frac{12}{3}A = 4A$$

(二) 电路的功率

由于串联电路的电流相等，所以将电压三角形的各量都乘以电流 I 就可得出一个功率三角形，如图 2-14(c)所示。因为功率不是相量，所以画图时也不需画箭头。

(1)有功功率：电路内所有电阻 R 上消耗的功率，即

$$P_R = \dot{U}_R \dot{I} = \frac{U_R^2}{R} = UI\cos\varphi \tag{2-33}$$

式中，$\cos\varphi$ 称为功率因数，功率因数 $\cos\varphi$ 是用电设备中非常重要的一个参数。

(2)无功功率：电感组件和电容组件要同时不断地在正弦交流电路中进行能量交换，即不断地储能和放能。在 RLC 串联电路中，$\dot{U}_L$ 和 $\dot{U}_C$ 是反相关系，所以电路总的无功功率为

$$Q = Q_L - Q_C = \dot{I}(U_L - U_C) = UI\sin\varphi \tag{2-34}$$

(3)视在功率：总电压与电流有效值的乘积称为视在功率，用 S 表示，即

$$S = UI$$

视在功率的单位是伏安($V \cdot A$)和千伏安($kV \cdot A$)，它反映了电气设备的有载情况。如果变压器的容量是 $1000\ V \cdot A$，即指它的视在功率是 $1000\ V \cdot A$。

由功率三角形可得到视在功率、有功功率和无功功率的关系为

$$S = \sqrt{P^2 + Q^2} \tag{2-35}$$

(三) 电路的性质

由上可知，总电压 U 与电流 I 的相位差取决于 R，X_L 和 X_C 的值。下面分三种情况来讨论：

(1) $X_L > X_C$ 时，$\varphi > 0$，总电压超前电流，称为感性电路。

(2) $X_L < X_C$ 时，$\varphi < 0$，总电压滞后电流，称为容性电路。

(3) $X_L = X_C$ 时，$\varphi = 0$，总电压与电流同相，电路呈纯电阻性，称为串联谐振。

串联谐振的特点如下：

(1) 电路阻抗最小，且呈纯电阻性，即

$$Z_0 = \sqrt{R^2 + (X_L - X_C)^2} = R \tag{2-36}$$

(2) 电路中的电压和电流同相位，且电流值最大，为

$$I_0 = \frac{U}{Z_0} = \frac{U}{R}$$

(3) 电感与电容的两端电压相等，相位相反，其数值是总电压的 Q 倍，即

$$U_L = U_C = IX_C = \frac{U}{R}X_C = QU \tag{2-37}$$

式中，Q 称为电路的品质因数。其中

$$Q = \frac{X_L}{R} = \frac{X_C}{R} \tag{2-38}$$

由于谐振时，电感或电容两端的电压是总电压的 Q 倍，所以串联谐振也称为电压谐振。对串联谐振的谐振频率介绍如下。

根据发生串联谐振的条件 $X_L=X_C$，即 $2\pi f_0 L = \dfrac{1}{2\pi f_0 C}$，整理得

$$f_0 = \frac{1}{2\pi\sqrt{LC}} \tag{2-39}$$

式中，f_0 又称为电路的固有频率。当外加电压的频率等于电路的固有频率时，电路便发生谐振。

串联谐振在无线电工程中应用十分广泛。例如，在收音机中要想收听到某一电台的节目，只要调节电容 C 的值，使得谐振频率与该电台的固有频率相同，就能清晰地收听到该电台的节目。但在电力线路中应尽量防止谐振发生，从而避免谐振时的电容、电感两端出现高压烧毁电器的事故发生。

(四) 功率因数的提高

1. 提高功率因数的意义　功率因数 $\cos\varphi$ 的大小由电路的参数决定。工农业生产和日常家用电器设备绝大多数为电感性负载，而且阻抗角较大，即功率因数均较低。电路功率因数过低，会引起两个方面的不良后果：一是发电设备的容量不能得到充分利用；二是线路损耗增加。

当负载的有功功率 P 和电源电压 U 一定时，线路中的电流为 $I = \dfrac{P}{U\cos\varphi}$，可见 $\cos\varphi$ 越小，线路中的电流越大，在输电线路和设备上的功率损耗就越大。因此提高功率因数可以降低线路损耗，是有意义的。

2. 提高功率因数的方法　要提高功率因数 $\cos\varphi$ 的值，必须尽可能地减小阻抗角 φ，因此，在电感性负载的两端并联电容(该电容称为功率补偿电容)来提高电路 $\cos\varphi$ 的值是通常采用的方法。

(五) 阻抗串联电路

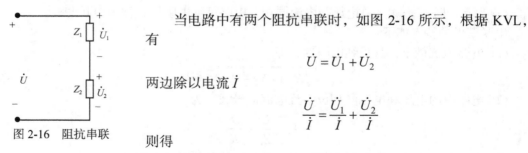

图 2-16　阻抗串联

当电路中有两个阻抗串联时，如图 2-16 所示，根据 KVL，有

$$\dot{U} = \dot{U}_1 + \dot{U}_2$$

两边除以电流 $\dot{I}$

$$\frac{\dot{U}}{\dot{I}} = \frac{\dot{U}_1}{\dot{I}} + \frac{\dot{U}_2}{\dot{I}}$$

则得

$$Z = Z_1 + Z_2 = (R_1 + R_2) + j(X_1 + X_2)$$

这就是说，串联的阻抗 Z_1 和 Z_2 可以用一个等效的阻抗 Z 来代替。多个阻抗串联时，等效阻抗

$$Z = Z_1 + Z_2 = (R_1 + R_2) + j(X_1 + X_2), \quad Z = \sum Z_i = \sum R_i + j\sum X_i \tag{2-40}$$

在计算串联等效阻抗时要注意只能阻抗相加，一般情况下阻抗模不能直接相加，即

$$|Z| \neq |Z_1| + |Z_2|$$

例 2-9 有一个 R、C 串联的负载，$R=6\Omega$，$C=159\mu F$。50Hz 的交流电源通过两根输电线向它供电，测得电流为 1.76A。已知两根输电线的总电阻 $R_W=0.5\Omega$，总电感 $L_W=2mH$。试求输电线上的电压降、负载的电压和电源的电压，并画出相量图。

解 选电流为参考相量，即

$$\dot{I} = I\angle 0° = 1.76\angle 0°$$

输电线的感抗、阻抗和电压降为

$$X_{LW} = 2\pi f L_W = 2\times 3.14\times 50\times 2\times 10^{-3} = 0.628\Omega$$

$$Z_W = R_W + jX_{LW} = (0.5 + j0.628)\Omega = 0.8\angle 51.5°$$

$$\dot{U}_W = Z_W \times \dot{I} = 0.8\angle 51.5° \times 1.76\angle 0°\text{V} = 1.4\angle 51.5°$$

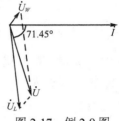

图 2-17 例 2-9 图

负载的容抗、阻抗和电压为

$$X_C = \frac{1}{2\pi f C} = \frac{1}{2\times 3.14\times 50\times 159\times 10^{-6}}\Omega = 20\Omega$$

$$Z_L = R - jX_L = 6 - j20 = 20.88\angle -73.3°$$

$$\dot{U}_L = Z_L \dot{I} = 20.88\angle -73.3° \times 1.76\angle 0° = 36.75\angle -73.3°$$

电路的阻抗和电源电压为

$$Z = Z_W + Z_L = (0.5 + j0.628 + 6 - j20)\Omega$$
$$= (6.5 - j19.73)\Omega$$
$$= 20.43\angle -71.46°$$

$$\dot{U} = Z_L \dot{I} = 20.73\angle -71.46° \times 1.76\angle 0°\text{V} = 36.48\angle -71.46°$$

或

$$U = U_W + U_L = (1.4\angle 51.5° + 36.75\angle -73.3°) = 36.48\angle -71.46°$$

相量图如图 2-17 所示。

二、电阻、电容、电感并联交流电路及谐振电路与阻抗并联电路

(一) 电阻、电容、电感并联交流电路及谐振电路

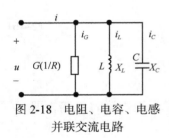

图 2-18 电阻、电容、电感
并联交流电路

1. 电阻、电容、电感并联交流电路 如图 2-18(a)所示，以电压为参考量，令其初相位为零，即 $u = U_m \sin\omega t$，则各组件上的电流瞬时值为

$$i_G = i_R = \frac{U_m}{R}\sin\omega t = U_m G\sin\omega t$$

$$i_L = \frac{U_m}{X_L}\sin(\omega t - 90°) = U_m Y_L \sin(\omega t - 90°)$$

$$i_C = \frac{U_m}{X_C}\sin(\omega t + 90°) = U_m Y_C \sin(\omega t + 90°)$$

式中，G 为电阻电导，$G = \frac{1}{R}$；Y_L 为电感导纳，$Y_L = \frac{1}{X_L} = \frac{1}{\omega L}$；$Y_C$ 为电容导

纳， $Y_C = \dfrac{1}{X_C} = \omega C$。

根据基尔霍夫电压定律，总电流的瞬时值等于各个分电流的瞬时值代数和，即

$$
\begin{aligned}
i &= i_G + i_L + i_C \\
&= U_m G \sin\omega t + U_m Y_L \sin(\omega L - 90°) + U_m Y_C \sin(\omega t + 90°) \\
&= I_{Gm} \sin\omega t + I_{Lm} \sin(\omega t - 90°) + I_{Cm} \sin(\omega t + 90°) \\
&= I_m \sin(\omega t + \varphi)
\end{aligned}
$$

式中，φ 表示总电流与电压的相位差。

相量表示为

$$I = I_{Gm} + I_{Lm} + I_{Cm} \text{（最大值）} \tag{2-41}$$

$$I = I_G + I_L + I_C \text{（有效值）} \tag{2-42}$$

$$I_m = I_{Gm} \angle 0° + I_{Lm} \angle -90° + I_{Cm} \angle 90°$$

$$U_m(G \angle 0° + Y_L \angle -90° + Y_C \angle 90°) = U_m Y \tag{2-43}$$

同样

$$
\begin{aligned}
Y &= (G \angle 0° + Y_L \angle -90° + Y_C \angle 90°) \\
&= \sqrt{G^2 + (Y_C - Y_L)^2} \angle \arctan\dfrac{Y_C - Y_L}{G} \\
&= \sqrt{G^2 + \left(\omega C - \dfrac{1}{\omega L}\right)^2} \angle \arctan\dfrac{\omega C - \dfrac{1}{\omega L}}{G} \quad \text{（极坐标形式）}
\end{aligned}
\tag{2-44}
$$

$$Y = G + \mathrm{j}(Y_C - Y_L) = G + \mathrm{j}\left(\omega C - \dfrac{1}{\omega L}\right) \quad \text{（复数形式）} \tag{2-45}$$

2. 电路的性质　由上可知，总电压 U 与电流 I 的相位差取决于 G，Y_L 和 Y_C 的值。下面分三种情况来讨论：

(1) $Y_C > Y_L$ 时，$\varphi > 0$，总电压超前电流，称为感性电路。

(2) $Y_C < Y_L$ 时，$\varphi < 0$，总电压滞后电流，称为容性电路。

(3) $Y_C = Y_L$ 时，$\varphi = 0$，总电压与电流同相，电路呈纯电阻性。这种现象称为并联谐振。并联谐振的特点如下：

a. 并联谐振时，电路阻抗最大，且呈纯电阻性，即

$$Z_0 = \sqrt{R^2 + (X_L - X_C)^2} = R \tag{2-46}$$

b. 电路中的电压和电流同相位，且电流值最小为

$$I_0 = \dfrac{U}{Z_0} = \dfrac{U}{R}$$

c. 并联谐振时，电感与电容的电流相等，相位相反，其数值是总电流的 Q 倍，即

$$I_L = I_C = U Y_C = \dfrac{I}{G} Y_C = QI$$

式中，Q 称为电路的品质因数。其中

$$Q = \dfrac{Y_L}{G} = \dfrac{Y_C}{G}$$

由于谐振时，电感或电容两端的电流是总电流的 Q 倍，所以并联谐振也称为电压谐振。对并联谐振的谐振频率介绍如下。

根据发生并联谐振的条件 $Y_C = Y_L$，即 $2\pi f_0 L = \dfrac{1}{2\pi f_0 C}$，整理得

$$f_0 = \frac{1}{2\pi\sqrt{LC}} \tag{2-47}$$

式中，f_0 又称电路的固有频率。当外加电压的频率等于电路的固有频率时，电路便发生谐振。

(二) 阻抗并联电路

并联电路的结构形式很多，这里以图 2-19 所示电路为例来说明并联电路的分析方法。假设已知电路的电压 U 和两支路的阻抗 Z_1 和 Z_2，求总电流的解法有以下三种。

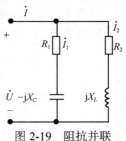

图 2-19　阻抗并联

(1) 先求支路电流再求总电流。根据交流电路的 KCL 和欧姆定律

$$\dot{I} = \dot{I}_1 + \dot{I}_2 = \frac{\dot{U}}{Z_1} + \frac{\dot{U}}{Z_2} \tag{2-48}$$

(2) 先求并联等效阻抗再求总电流。阻抗并联时，也可以用一个等效阻抗来代替，这时，上述电路中的电流

$$\dot{I} = \frac{\dot{U}}{Z}$$

与式(2-48)比较，即可得到两个阻抗并联时等效阻抗的计算公式为

$$\frac{1}{Z} = \frac{1}{Z_1} + \frac{1}{Z_2} \tag{2-49}$$

或

$$Z = \frac{Z_1 Z_2}{Z_1 + Z_2} \tag{2-50}$$

多个阻抗并联时，等效阻抗为

$$\frac{1}{Z} = \sum \frac{1}{Z_i} \tag{2-51}$$

在计算并联等效阻抗时也要注意，在一般情况下

$$\frac{1}{|Z|} \neq \frac{1}{|Z_1|} + \frac{1}{|Z_2|}$$

(3) 画出相量图，由几何关系求总电流。作图时考虑到两并联支路的电压是同一电压，故选电压为参考相量。先求出支路电流的大小。

$$I_1 = \frac{U}{|Z_1|}, \qquad I_2 = \frac{U}{|Z_2|}$$

再由几何关系求得

$$I\cos\varphi = I_1\cos\varphi_1 + I_2\cos\varphi_2$$
$$I\sin\varphi = I_1\sin\varphi_1 + I_2\sin\varphi_2$$

最后求得

$$I = \sqrt{(I\cos\varphi)^2 + (I\sin\varphi)^2}$$

$$\varphi = \arctan \frac{I\cos\varphi}{I\sin\varphi}$$

在角度特殊时，利用相量图求解并联交流电路更为方便。

例 2-10　在图 2-19 所示交流电路中，已知 U=220V，R_1=20Ω，R_2=40Ω，X_L=157Ω，X_C=114Ω，试求电路的总电流。

解法 1　由支路电流求总电流

选择电压为参考相量，即 $\dot{U} = 220\angle0°$V，由此求得

$$\dot{I}_1 = \frac{\dot{U}}{Z_1} = \frac{220\angle0°}{20-j114}A = \frac{220\angle0°}{116\angle-80°}A = 1.9\angle-80°A$$

$$\dot{I}_2 = \frac{\dot{U}}{Z_2} = \frac{220\angle0°}{40+j157}A = \frac{220\angle0°}{162\angle75.7°}A = 1.36\angle-75.7°A$$

$$\dot{I} = \dot{I}_1 + \dot{I}_2 = (1.9\angle-80° + 1.36\angle-75.7°)A$$

$$= [(0.33+j1.87) + 0.33 - j1.32]A = (0.66+j0.55)A$$

$$= 0.86\angle39.6°$$

解法 2　由并联等效阻抗求总电流

$$Z = \frac{Z_1 Z_2}{Z_1+Z_2} = \frac{(20-j114)(40+j157)}{20-j114+40+j157}\Omega$$

$$= \frac{116\angle-80°\times162\angle75.7°}{60+j43}\Omega = \frac{18800\angle-4.3°}{73.8\angle35.3°}\Omega$$

$$= 255\angle-39.6°\Omega$$

$$\dot{I} = \frac{\dot{U}}{Z} = \frac{220\angle0°}{255\angle-39.6°}A = 0.86\angle39.6°A$$

解法 3　由相量图求总电流

$$I\cos\varphi = I_1\cos\varphi_1 + I_2\cos\varphi_2 = [1.9\cos80° + 1.36\cos(-75.5°)]A = 0.66A$$

$$I\sin\varphi = I_1\sin\varphi_1 + I_2\sin\varphi_2 = [1.9\sin80° + 1.36\sin(-75.5°)]A = 0.55A$$

$$I = \sqrt{(I\cos\varphi)^2 + (I\sin\varphi)^2} = \sqrt{0.66^2+0.55^2} = 0.86(A)$$

$$\varphi = \arctan\frac{I\cos\varphi}{I\sin\varphi} = \arctan\frac{0.55}{0.66} = 39.6°$$

第四节　三相交流电路

目前电能的生产、输送和分配一般都采用三相交流电供电。工业用电的主要设备三相交流电动机就是由三相电源供电的，日常生活中的用电也是由三相电源的其中一相提供的。三相交流电与单相交流电相比，具有效率高、输电经济等优点。

一、三相交流电的产生

三相交流电动势是由三相交流发电机产生的，如图 2-20(a)所示，它主要由定子和转子组成。在三相发电机的定子中嵌有匝数和尺寸相同的三个绕组 U_1U_2，V_1V_2，W_1W_2。U_1，V_1，W_1 为绕组的首端，U_2，V_2，W_2 为绕组的末端，三个绕组在空间彼此相差 120°。

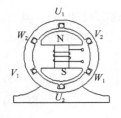
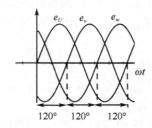
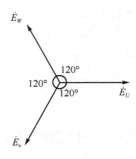

(a) 三相交流的产生　　　(b) 三相交流的波形图　　　(c) 三相交流的相量图

图 2-20　三相交流电

转子是电机的旋转部分，它产生的转子磁场在空间按正弦规律分布。当转子以匀角速度 ω 逆时针方向旋转时，在三相绕组中感应出频率相同、最大值相同、相位互差 120° 的三个正弦电动势 E_U，E_V，E_W，这种三相电动势称为对称三相电动势，其瞬时值表达式为

$$\left.\begin{aligned} e_U &= E_{\mathrm{m}} \sin \omega t \\ e_V &= E_{\mathrm{m}} \sin(\omega t - 120°) \\ e_W &= E_{\mathrm{m}} \sin(\omega t + 120°) \end{aligned}\right\} \tag{2-52}$$

用相量表示为

$$\dot{U}_A = E_{\mathrm{m}} \angle 0°$$
$$\dot{U}_B = E_{\mathrm{m}} \angle -120°$$
$$\dot{U}_C = E_{\mathrm{m}} \angle +120°$$

波形图、相量图如图 2-20(b) 和 (c) 所示。

由三相电压表达式 (2-52) 及相量图 2-20(b) 可知，$\dot{U}_A$、$\dot{U}_B$、$\dot{U}_C$ 为对称三相电压，即

$$\dot{U}_A + \dot{U}_B + \dot{U}_C = 0 \tag{2-53}$$
$$u_A + u_B + u_C = 0 \tag{2-54}$$

三相电源中，每相电压依次达到同一值(如正的最大值)的先后次序称为三相电源的相序。式 (2-52) 表示三相电源的相序为 $U \to V \to W \to U$，称为正相序；反之，$W \to V \to U \to W$ 的相序称为反相序。

二、三相交流电源的联结

若将发电机三个绕组的末端 U_2，V_2，W_2 连在中性点 N 上，从三个始端 U_1，V_1，W_1 各引出一根导线，这种连接方式称为星形联结，如图 2-21 所示。

在星形联结中，三个绕组首端的引出线称为相线或端线，俗称"火线"。三个末端的联结点称为电源中性点，中性点的引出线称为中性线或零线。这种有中性线的三相制称为三相四线制电路；无中性线的称为三相三线制电路。

相线与中性线之间的电压称为相电压，其有

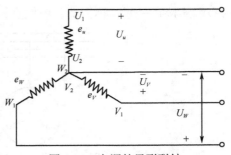

图 2-21　电源的星形联结

效值用 U_U、U_V、U_W 表示，一般用 U_P 表示；任意两根相线之间的电压称为线电压，其有效值用 U_{UV}、U_{VW}、U_{WU} 表示，一般用 U_L 表示。由图 2-21 可得出线电压与相电压的关系式为

$$\dot{U}_{UV} = \dot{U}_U - \dot{U}_V \tag{2-55}$$

$$\dot{U}_{VW} = \dot{U}_V - \dot{U}_W \tag{2-56}$$

$$\dot{U}_{WU} = \dot{U}_W - \dot{U}_U \tag{2-57}$$

其对应的相量图如图 2-22 所示。从相量图中可得出各对应线电压与相电压的有效值分别为

$$\left.\begin{array}{l} U_{UV} = 2U_U \cos 30° = \sqrt{3}U_U \\ U_{VW} = \sqrt{3}U_V \\ U_{WU} = \sqrt{3}U_W \end{array}\right\} \tag{2-58}$$

$$U_L = \sqrt{3}U_P \tag{2-59}$$

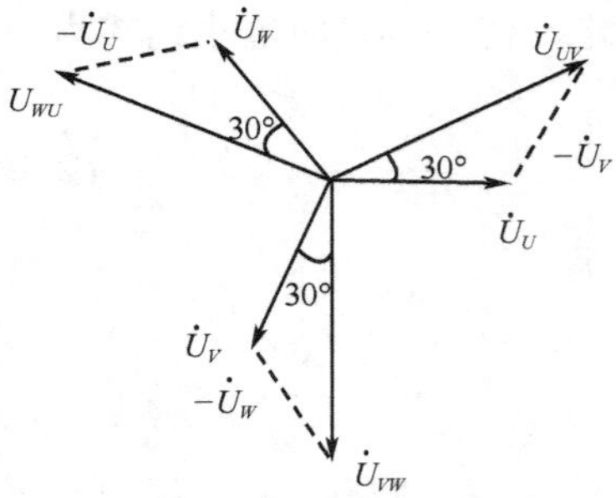

由式(2-58)可得出如下结论：三相电源作星形联结时，若相电压对称，那么线电压也一定对称，并且线电压有效值是相电压有效值的 $\sqrt{3}$ 倍，线电压在相位上超前相电压 30°，即 $\dot{U}_L = \sqrt{3}\dot{U}_P\angle 30°$。

三相四线制电源可为负载提供两种电压。例如，相电压 U_P 为 220V 时，线电压 U_L 为 $220\sqrt{3}V=380V$。能同时得到两组三相对称电压是三相四线制电源供电的优点之一。

图 2-23 所示线路图是既有动力又有照明的三相四线制低压配电线路，连接照明负载的是一根相线和一根中性线(中性点一般接地)，它们的电压是相电压，通常是 220V。

图 2-22　电源的星形联结相量关系

三、三相交流负载的联结

在三相电路中，如果各相负载的电阻或电抗相等且性质相同，那么这样的三相负载称为三相对称负载，如三相电动机、三相电炉等。如果三相负载不同，则称为三相不对称负载，如三相照明电路。而三相负载也有星形和三角形两种联结方式。

(一) 三相负载的星形联结

把三相负载分别接在三相电源的相线和中性线之间的接法称为三相负载的星形联结，常用符号"Y"表示，如图 2-23 所示。图中，Z_U、Z_V、Z_W 分别为负载阻抗。三个单相负载的一端连接在一起，称为负载中性点，用 N 表示。

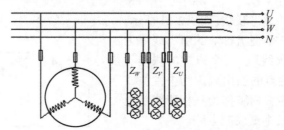

图 2-23　有动力又有照明的三相四线制低压配电线路

　　三相负载电路中，通过各相负载的电流称为相电流 I_P，流过各相线的电流称为线电流 I_L，中性线中流过的电流称为中性线电流 I_N。显然，线电流和相电流相等，用有效值表示为$I_L=I_P$。

　　负载的相电压(即负载两端的电压)等于电源的相电压，负载的线电压与电源的线电压也是相等的。负载的相电压 U_P 与负载的线电压 U_L 亦满足如下关系，即

$$U_L = \sqrt{3}U_P \tag{2-60}$$

对于节点 N，按图中电流所选定的参考方向，应用基尔霍夫电流定律得出

$$\dot{I}_N = \dot{I}_U + \dot{I}_V + \dot{I}_W \tag{2-61}$$

　　(1) 若三相负载对称，则 $\dot{I}_U$、$\dot{I}_V$、$\dot{I}_W$ 也对称，这时中性线电流等于零，即

$$\dot{I}_N = \dot{I}_U + \dot{I}_V + \dot{I}_W = 0 \tag{2-62}$$

中性线中既然没有电流通过，中性线就不需要了，这就是星形联结中的三相三线制电路。对称的三相三线制电路，只计算一相就行了，其他两相可以根据数值相等、相位互差120°角的对称条件直接写出。

　　(2) 若三相负载不对称，则 $\dot{I}_U$、$\dot{I}_V$、$\dot{I}_W$ 也不对称，这时中性线电流不等于零，必须有中性线存在，这就是星形联结中的三相四线制电路。

　　三相负载正是通过这条共享的中性线构成三个互不影响的独立电路，只要中性线完好，就能保证各相负载均承受对称相电压，从而保证负载在额定电压作用下正常工作。如果中性线断开，则线电压虽然仍对称，但各相负载的相电压对称性将被破坏。可以证明，此时有些负载所承受的电压将低于其额定电压，有些则超过其额定电压，使负载不能正常工作；因此在三线四线制电路中，任何时候中性线上都不能装熔断器和开关，以免中性线断开。

(二) 三相负载的三角形联结

　　如图 2-23 所示，把三相负载接在三相电源每两根相线之间的接法称为三角形联结，负载的相电压就是电源的线电压。因此，不论负载对称与否，其相电压总是对称的，负载的相电流为

$$\left. \begin{array}{l} \dot{I}_{UV} = \dfrac{\dot{U}_{UV}}{\dot{Z}_{UV}} \\[2mm] \dot{I}_{VW} = \dfrac{\dot{U}_{VW}}{\dot{Z}_{VW}} \\[2mm] \dot{I}_{WU} = \dfrac{\dot{U}_{WU}}{\dot{Z}_{WU}} \end{array} \right\} \tag{2-63}$$

负载的线电流可应用基尔霍夫电流定律列出方程进行计算，即

$$\left. \begin{array}{l} \dot{I}_U = \dot{I}_{UV} - \dot{I}_{WU} \\ \dot{I}_V = \dot{I}_{VW} - \dot{I}_{UV} \\ \dot{I}_W = \dot{I}_{UW} - \dot{I}_{VW} \end{array} \right\} \tag{2-64}$$

线电流和相电流在大小上的关系为

$$I_V = 2I_{UV}\cos 30° = \sqrt{3}I_P$$

上式表明，在三角形联结中，如果负载对称，则负载电流的相电流和线电流也是对称的，线电流在相位上比相应的相电流滞后30°，且

$$I_L = \sqrt{3}I_P \tag{2-65}$$

必须指出，如果三相负载不对称，则不存在上述关系。

第五节　安全用电常识

一般情况下，当人体触及的电压不超过36V时，通过人体的电流不会达到危及人身安全的程度，因此，通常规定36V为安全工作电压。对于潮湿或其他特殊环境，安全电压应降至24V或12V。

一、触电方式

按照人体触及带电体的方式和电流流过人体的途径，电击可分为单相触电、两相触电和跨步电压触电。

(一) 单相触电

当人体直接碰触带电设备其中的一相时，电流通过人体流入大地，这种触电现象称为单相触电。如图2-24所示，人站在地面上，因大地是一导体并且与中性点连接，所以如果人体触到一根相线，电流就会经过人体到大地，又从大地流回电源形成回路，此时人承受的电压是220V相电压，触电后果往往很严重。这种情形触电，大多数发生在日常用电器的开关、插销、吊灯的转线以及收录机、电视机等用电设备上。这种触电事故的发生，主要原因是设备损坏或绝缘不良，从而带电部分裸露。

(二) 两相触电

如图2-25所示，人体同时接触带电设备或线路中的两相导体，或在高压系统中人体同时接近不同相的两相带电体，而发生电弧放电，电流从一相导体通过人体流入另一相导体，构成一个闭合回路，这种触电方式称为两相触电。发生两相触电时，作用于人体上的电压等于线电压，这种触电是最危险的。

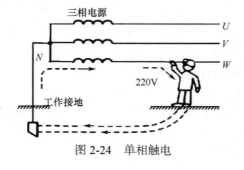

图2-24　单相触电

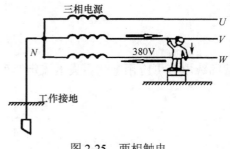

图2-25　两相触电

（三）跨步电压触电

当电器设备发生接地故障时，接地电流通过接地体向大地流散，在地面上形成电位分布，人在其周围行走，两脚之间形成电位差，这样引起的人体触电称为跨步电压触电。

二、安 全 措 施

为了防止触电事故，常采用的保护措施有以下两种：当电源中性点不接地时，采用保护接地；当电源中性点接地时，采用保护接零。

（一）保护接地

在正常情况下，将电器设备不带电的金属外壳或构架，通过接地装置与大地作良好的连接称为保护接地。

当设备外壳因绝缘不好而带电时，工作人员即使碰到机壳，也相当于人体与接地电阻并联，而人体电阻远远比接地电阻大，因此通过人体的电流极为微弱，从而起到了保护的作用。

（二）保护接零

保护接零是指在电源中性点接地时，将电器设备需要接地的外露部分与电源的中性线直接连接。它相当于电器设备的外壳与中性线（即零线）相连接。在外壳接中性线后，如电动机的一相线损坏而碰壳，则该相短路，立即将熔断器熔断或使其他保护电器动作，迅速切断电源，消除触电危险。

使用电器设备时，必须注意保护接地和保护接零，注意千万不要随便将单相用电器的金属外壳接中性线或接到暖气片、自来水管上，否则将成为事故隐患。

三、预 防 措 施

(1) 禁止私拉电网，禁用“一线一地”方式接照明灯。

(2) 屋内配线禁止使用裸导线或绝缘破损、老化的导线，对绝缘破损部分，要及时用绝缘胶皮缠好。发生电气故障或漏电起火事故时，要立即拉断电源开关。在未切断电源以前，不要用水或酸、碱泡沫灭火器灭火。

(3) 对于落地导体，不要靠近，更不能用手捡，要派人看守，及时找电工修理。

(4) 电气设备金属外壳要接地，进行移动或修理时要断电操作，破损的用电设备要及时更换。

(5) 用电要申请，安装、修理找电工。停电要有可靠联系方法和警告。

(6) 安全用电，节约用电，自觉遵守供电部门制定的有关安全用电规定，做到安全、经济、不出事故。

习 题 二

2-1　有一正弦电压的频率为 50Hz，在 $t=2.5$ms 时达到最大值 100V，试写出 u 的表达式。

2-2 已知电压为 $u = 10\sin(1000t + 30°)$ V，电流为 $i = 5\sin(1000t - 60°)$ A，

(1) 画出电压和电流的波形图；

(2) 判断电压和电流哪个超前，哪个滞后；

(3) 写出电压和电流的相量表示式；

(4) 画出它们的相量图。

2-3 已知电压和电流的相量图如图 2-26 所示，且 U=100V，I_1=5A，I_2=10A，试分别用瞬时值表达式和相量式表示各正弦量。

2-4 在图 2-27 所示正弦交流电路中，L=100mH，f =50Hz，(1) 已知 $i = 10\sin\omega t$ A，求电压 u；(2) 已知 $\dot{U} = 100\angle -30°$ V，求 $\dot{I}$ 。

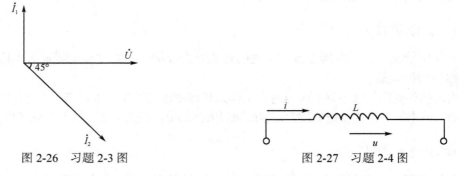

图 2-26 习题 2-3 图　　　　　　图 2-27 习题 2-4 图

2-5 将一个 50μF 的电容元件接到频率为 50Hz、电压有效值为 10V 的正弦交流电源上，问电流为多少？如果保持电压有效值不变，将电源频率改为 500Hz，电流将变为多少？

2-6 在图 2-28 所示电路中，所有伏特表和安培表的读数都为正弦量有效值，求 A_0 和 V_0 的读数。

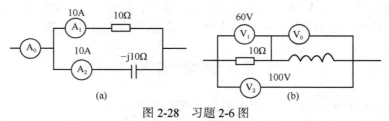

(a)　　　　　　　　(b)

图 2-28 习题 2-6 图

2-7 在 RLC 串联电路中，总电压 $u = 100\sqrt{2}\sin(\omega t + \dfrac{\pi}{6})$ V，电流 $i = 10\sqrt{2}\sin(\omega t + \dfrac{\pi}{2})$ A，$\omega = 1000$ rad/s，L=1H，求 R 及 C。

2-8 有一个中间继电器，其线圈数据为 380V、50Hz，线圈电阻为 2kΩ，电感为 43.3H。试求线圈电流及功率因数。

2-9 无源二端网络的端口电压与电流分别为 $u = 10\sqrt{2}\sin(314t + 30°)$ V，$i = 2\sqrt{2}\sin(314t - 20°)$ A，若该二端网络的等效电路由两个元件串联组成，求该等效电路及元件参数，并计算二端网络的功率因数、有功功率及无功功率。

2-10 在图 2-29 所示 RC 电路中，C = 0.01μF，输入信号频率为 500Hz，如果要求输出电压 u_2 在相位上超前输入电压 60°，求电阻 R。

2-11 在图 2-30 所示电路中，若 $u = 5\sqrt{2}\sin 2t$ V，求对应的相量 $\dot{U}_L$，$\dot{U}_R$，$\dot{U}_C$ 及 $\dot{I}$，并画出相量图。

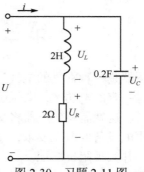

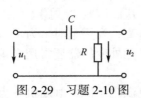

图 2-29　习题 2-10 图

图 2-30　习题 2-11 图

2-12　在图 2-31 所示电路中 $\dot{U}_{S1}=30+j10V$，$\dot{U}_S=30V$，$L=1H$，$R_1=R_2=1k\Omega$，$C_1=C_2=1\mu F$，$\omega=1000rad/s$，求电流 $\dot{I}_1$ 及 $\dot{I}_2$。

2-13　在图2-32 所示电路中，$\dot{U}_S=1\angle 0°V$，$R_1=2\Omega$，$R_2=1\Omega$，$X_L=2\Omega$，$X_C=3\Omega$，试用戴维南定理求电流 $\dot{I}_2$。

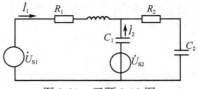

图 2-31　习题 2-12 图

2-14　功率为 40W，功率因数为 0.5 的日光灯(日光灯为感性负载)接在频率为 50Hz 的 220V 交流电源上，电源的额定容量为 $S_N=40kV\cdot A$，问：

(1) 最多可以并联日光灯多少盏？

(2) 要将电路的功率因数提高到 1，应并联多大的电容 C，这时电路的总电流为多少？

(3) 功率因数提高到 1 后，若保持电源在额定情况下工作，除了供给以上的日光灯外，还可以并联 40W 的白炽灯多少盏？

2-15　已知 RLC 串联电路在频率 $f=500Hz$ 时发生谐振，此时电流为 0.2A，容抗为 $X_C=314\Omega$，电容电压 U_C 为电源电压 U_S 的 20 倍，求该串联电路的电阻 R 和电感 L。

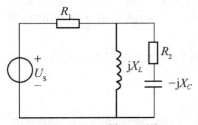

图 2-32　习题 2-13 图

2-16　一个 $L=0.5mH$，$R_L=15\Omega$ 的电感线圈与 $C=100pF$ 的电容器并联，求该并联电路的谐振频率及谐振时的阻抗。

2-17　有一对称三相负载，每相阻抗为 $Z=8+j6\Omega$，如果将负载接成 Y 形接在线电压为 380V 的三相电源上，求负载的线电压、相电压和线电流、相电流。若负载改为三角形接法，负载的线电压、相电压和线电流、相电流又为多少？

2-18　在图 2-33 所示电路中，三相负载接在线电压为 380V 的三相电源上，已知 $R=X_L=X_C=20\Omega$，求：

(1) 各相负载的相电流及中线电流，并作电流的相量图；

(2) 负载从电源取用的平均功率 P。

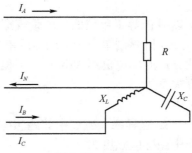

图 2-33　习题 2-18 图

第三章　变压器与电动机

变压器是一种常见的电气设备，在电力系统和电子线路中应用广泛。在电力系统中，若要输送一定的电功率，电压越高，线路电流就越小，从而可减少线路上的损耗和导线的金属用量，这就需要变压器将交流发动机发出的电压升高；在用电时，为了保证用电安全和符合用电设备的电压要求，还要用变压器降低电压。此外变压器还常用来耦合电路，传输信号，并实现阻抗匹配。

电动机是将电能转换成机械能的设备器件。根据电源的不同，电动机分为交流电动机和直流电动机两大类。交流电动机又可分为三相异步电动机和单相异步电动机。异步电动机由于结构简单、价格低廉、工作可靠以及使用维护简便等优点，在现实生活中广泛使用。

第一节　磁　　路

一、磁场的基本量

1. **磁感应强度**　磁感应强度 B 是表示磁场内某点性质的基本物理量，是具有方向的矢量。若了解了磁感应强度的分布情况也就了解了磁场。磁场可用一族磁力线表示，并规定磁力线上各点的切线方向与各点的磁感应强度的方向相一致，还可以用通过垂直于磁场方向的单位截面上的磁力线数目表示。也就是磁力线的疏密表示该处磁感应强度的大小。

在国际单位制中，磁感应强度 B 的单位是特[斯拉]，符号为 T。工程上常用较小的单位高斯，符号为 Gs。两种单位的换算关系为

$$1T=10^4Gs$$

2. **磁通**　除了用磁感应强度 B 描述某一点的磁场外，还常需要描述穿过某一面积的磁场，为此，把垂直穿过某一面积的磁力线根数称为磁通，也就是磁感应强度的通量。在均匀磁场中，由于各点的磁感应强度的大小与方向相同，如取面积 S 与磁场方向垂直，则

$$\Phi=BS \quad 或 \quad B=\frac{\Phi}{S} \tag{3-1}$$

所以 B 值等于单位面积内垂直穿过的磁通，因此，磁感应强度 B 又称磁通密度。

在国际制单位中，磁通的单位为韦[伯]，符号为 Wb。由式(3-1)可知，$1Wb/m^2=1T$，因此，B 的单位也用 Wb/m^2。工程上，磁通的更小单位是麦克斯韦，符号为 Mx，它们的换算关系为

$$1Mx=10^{-8}Wb$$

3. **磁导率**　磁场中的磁感应强度 B 还与磁场中介质的磁性质有关。实验表明，通电线圈中磁感应强度为

$$B=\mu\frac{NI}{L} \tag{3-2}$$

式中，N 为线圈的匝数，L 为线圈的长度，比例系数 μ 称为磁导率。μ 是衡量磁介质导磁

能力的物理量。介质不同，μ 值也不同。磁导率 μ 的单位为亨/米(H/m)。

实验测定，真空的磁导率 $\mu_0 = 4\pi \times 10^{-7}$H/m 是一个常数。为了使其他介质的磁导率便于比较，常将某一介质的磁导率 μ 与真空磁导率 μ_0 的比值称为该介质的相对磁导率 μ_r，即

$$\mu_r = \frac{\mu}{\mu_0} \tag{3-3}$$

μ_r 是一个没有量纲的纯数。真空的 μ_r 值为 1。

大多数物质对 B 的影响是很小的，这类物质称为非铁磁性物质。其中有些物质的 μ 值比 μ_0 大，称为顺磁性物质，如空气、氧、铝、铬等，其 μ_r 值在 1.000003～1.000014；有些物质的 μ 值比 μ_0 稍小，称为反磁性物质，如氢、水、铜、橡胶等，其 μ_r 值在 0.999995～0.999983。由于非铁磁性物质的 $\mu_r \approx 1$，因而工程上计算均取 $\mu_r = 1$。

磁导率 μ 远远大于 μ_0 的物质称为铁磁物质，如铁、镍、钴、钇以及它们的合金。由于它们的导磁性很强(表 3-1)，因此在电工技术中广泛应用。

表 3-1　常用铁磁物质的相对磁导率

铁磁物质	相对磁导率 μ_r	铁磁物质	相对磁导率 μ_r
铸铁	200～400	坡莫合金	2000～200000
铸钢	500～2200	镍锌铁氧体(用于 1MHz 以上)	10～1000
硅钢片	7000～10000	锰锌铁氧体(用于 1MHz 以下)	300～5000

由表 3-1 可知，同一种铁磁物质的相对磁导率 μ_r 值并不是常数，它随磁感应强度和温度的变化而变化。

4. 磁场强度　由于 B 值与磁场中的介质有关，而常用的铁磁物质的磁导率 μ 又不是一个常数，是随 B 值的变化而变化，所以二者相互影响，这就使磁场的分析计算变得复杂化。为了排除磁介质的影响，引入磁场强度 H 这个物理量表示磁场的性质。

磁场强度 H 只跟产生磁场的电流、载流导体的形状和位置有关，而与磁介质无关。例如，通电线圈中的磁场强度为

$$H = \frac{NI}{L} \tag{3-4}$$

磁场强度的单位为安/米(A/m)，工程上还采用奥斯特作为单位，其符号为 Oe。它们之间的换算关系为

$$1\text{Oe} \approx 80\text{A/m}$$

由式(3-2)和式(3-4)可知，磁场中某一点的磁场强度 H 等于该点的磁感应强度 B 与介质的磁导率的比值，即

$$H = \frac{B}{\mu} \quad \text{或} \quad B = \mu H = \mu_r \mu_0 H \tag{3-5}$$

H 矢量与 B 矢量的方向一致。

对于铁磁物质而言，μ 不是一个常数，因此，B 与 H 具有非线性关系，但不管磁场中有无铁磁物质，比值 B/μ 总是相同的。也就是当通电线圈的电流一定时，它所产生的磁场中的任一点的磁场强度 H 就是一定的。但磁感应强度 B 是描述磁场的真实物理量，而磁场

强度 H 只是为了计算磁场方便而引入的辅助物理量。

二、铁磁材料的磁化

1. 磁化的本质　铁磁物质具有优良的导磁性能，是一种重要的电工材料。原来不显示磁性的铁磁物质，在外磁场作用下而具有磁性的现象称为磁化现象。铁磁物质被磁化能大大地强化磁场。这是因为它的内部结构与非铁磁物质有很大的区别，它内部存在着大量微小的取向基本一致的自发磁化的小区域，称为磁畴。每个磁畴相当于自发磁化的小永磁体。在没有外磁场作用时，各磁畴的取向不同，在物质中杂乱排列，所以对外不显磁性，如图 3-1(a)所示。在外磁场的作用下，这些磁畴受磁力的作用顺着外磁场方向转向，因而显示出磁性来。随着外磁场的增强，磁畴就逐渐转到与外磁场一致的方向上来，如图 3-1(b)所示。磁畴在外磁场作用下，顺着外磁场方向转向而产生附加磁场的过程就是铁磁物质的磁化过程。由于铁磁物质被磁化产生的附加磁场与外磁场方向一致，从而大大地强化了磁场。

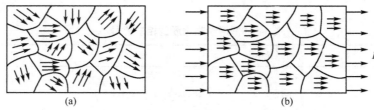

图 3-1　铁磁物质磁化前后的示意图

磁介质导磁能力的强弱，取决于它在外磁场作用下磁化程度的强弱。铁磁物质内部有磁畴的结构，磁化程度强，导磁能力就强。非铁磁物质内部没有磁畴的结构，磁化程度很弱，导磁性能就很差。

2. 起始磁化曲线　铁磁物质的磁化特性的外部表现是该物质的磁感应强度 B 与磁场强度 H 的关系。以纵坐标表示 B，横坐标表示 H，铁磁物质 B 与 H 变化的曲线称为磁化曲线，又称 $B\text{-}H$ 曲线，可由图 3-2(a)所示的实验测得。图中将某种铁磁物质制成环形闭合铁芯，其平均长度为 L，并在铁芯上均匀地绕上 N 匝线圈。由于铁芯截面积和长度以及线圈为恒定值，调节电阻 R，逐步增大电流 i，使铁磁材料的 $H = \dfrac{NI}{L}$ 成正比地增强，B 值也跟着增强。在各个不同的 H 值下，必有一相应的 B 值(可用磁通计 Wb 测得 $\varPhi$，由 $B = \dfrac{\varPhi}{S}$ 算出)，便可得 B 与 H 的关系曲线，称为磁化曲线。

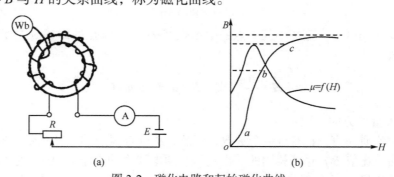

图 3-2　磁化电路和起始磁化曲线

把一个完全退了磁的铁磁物质($H=0$，$B=0$)开始进行磁化所测得的 B-H 曲线称为起始磁化曲线，如图 3-2(b)所示。曲线所表示的磁化过程大体可分为以下四段。

(1) oa 段：此段曲线上升缓慢，是由于磁畴的排列存在着惯性，磁场力很小，大量的磁畴还不能摆脱惯性而转向，与外磁场 H 方向一致的附加磁场还很弱，所以 B 的增强跟不上 H 的增强。

(2) ab 段：此段 B 值随 H 值变化最快，即曲线的斜率最大。在这段磁化过程中，只要外磁场 H 略有增大，B 值就增大很多。这是因为原来不规则排列的磁畴，在外磁场 H 的作用下，迅速趋向 H 的方向，所以 B 值增加很快。

(3) bc 段：此段 H 继续增大，B 的增大变得缓慢，因而曲线斜率逐渐变小。这是因为大部分磁畴已转到了外磁场方向，所以 B 值增加缓慢。这段称为磁化曲线的膝部。

(4) c 点以上：此段 H 增大，B 值几乎不变。这是由于所有磁畴都已转到外磁场的方向，继续增大 H，铁芯的附加磁场已不可能再增加了。这种现象称为磁饱和。c 点以上的曲线部分称为饱和区。

从整条起始磁化曲线来看，铁磁材料的 B 与 H 的关系为非线性关系。图 3-2(b)还给出了磁导率 μ 与 H 的关系曲线，表明铁磁物质的磁导率 μ 也不是一个常数，而与 H 或 B 值有关。在 ab 段磁化过程中，B 值上升很快，μ 值也增加很快，迅速达到最大值 μ_m；磁化进入 bc 段后，B 值增加缓慢，μ 值下降；随着磁化进入饱和区，μ 值迅速下降。因此可知，依靠铁磁物质制成的铁芯来增大磁场是有限度的，铁芯趋向饱和时，导磁能力减弱。所以电机、变压器的铁芯工作在饱和区是不合理的。但是有些设备，如 X 射线机中常用的磁饱和稳压器和磁放大器等，正是利用铁芯这一非线性的特点而工作的。

3. 磁滞回线　起始磁化曲线只反映了原先没有磁性的铁磁物质在外磁场 H 由零逐渐增强时的磁化过程。在实际应用中，外磁场 H 的大小、方向是在不断变化的，例如，在图 3-3(a)所示的实验中，接入交流电源，则铁磁物质受到反复磁化。在这种情况下，铁磁物质又出现新的特点——磁滞。

当外磁场 H 增加到足以使磁化达到饱和区的 H_m 值后再逐渐减小时，B 值也将随之减小。但是 B 不是沿起始磁化曲线下降，而是沿着比起始磁化曲线稍高的曲线，如图 3-3(a)所示曲线 bc 段。当 H 减小到零时，B 并不减少到零，而是大于零的 B_r，这个对应于 $H=0$ 的 B_r 值称为剩磁感应强度，简称剩磁。这种 B 的变化滞后于 H 变化的现象称为铁磁物质的磁滞现象。

如果要消除剩磁(常称退磁)，就要改变线圈中励磁电流的方向，也就是改变 H 的方向。当 H 反向增到$-H_e$ 值时，B 降低到零，这时剩磁已完全消失。这个对应于 $B=0$ 的磁场强度 H_e，称为矫顽磁场强度，或称矫顽力。

如果继续增加反向磁场强度，铁磁物质被反向磁化，B 值沿 de 段下降，e 点与 c 点以上情况相同，称为反向饱和。再将反向 H 减小到零，B 值将沿 ef 段上升，当 $H=0$ 时，B 为$-B_r$，对应于 f 点。当 H 从零正向增加时，B 值将沿 fgc 上升。如此反复改变电流，铁磁材料的 B 值将沿闭合曲线 $bcdefgb$ 变化，这个对称于原点的闭合曲线称为磁滞回线。

铁磁材料在交变磁化过程中，由于磁畴反复地进行转向，内部分子振动加剧，温度升高，造成能量损耗，称为磁滞损耗。其大小和材料性质有关。

综上所述，铁磁材料具有：①高导磁性；②剩磁性；③磁饱和性；④磁滞性。

4. 基本磁化曲线　从磁滞回线可以看出，同一个 H 值有两个相对应的 B 值，已知 H

去求对应的 B，需要在该铁磁材料的磁滞回线上分别查找磁化时和退磁时的数据。为了简化工程上的计算，对于磁滞回线狭长的铁磁材料，一般都不采用磁滞回线，而是根据基本磁化曲线来决定 B 与 H 的关系。

随着外磁场最大值 H_m 不同，同一铁磁物质可有不同具体形状的磁滞回线，如图 3-3(b) 所示。连接各个磁滞回线的顶点所得到的曲线称为铁磁物质的基本磁化曲线，如图 3-3(b) 的虚线所示。

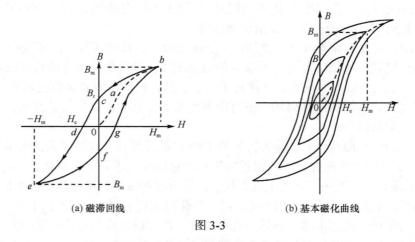

(a) 磁滞回线　　　　　　(b) 基本磁化曲线

图 3-3

一些资料或手册中给出的各种铁磁物质的 $B\text{-}H$ 曲线就是基本磁化曲线。图 3-4 给出了硅钢片、铸铁、铸钢的基本磁化曲线。

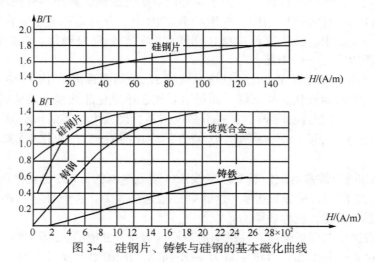

图 3-4　硅钢片、铸铁与硅钢的基本磁化曲线

5. 常用铁磁材料　根据磁滞回线的形状，可把常用铁磁材料分为以下三大类。

(1) 软磁材料。它的剩磁小，矫顽力小，磁滞回线长(图 3-5(a))，磁滞特性不显著，回线包围的面积小，磁滞损耗小，如硅钢片、纯铁、坡莫合金和镍锌铁氧体等都属于软磁材料。在交变磁场中工作的各种设备的铁芯都必须用软磁材料制作，如交流电机、变压器的铁芯都是用软磁材料。

(2) 硬磁材料。它的剩磁大，矫顽力大，磁滞特性非常显著，磁滞回线包围的面积大(图 3-5(a))，如碳钢、钨钢、铝镍钴合金等都属于硬磁材料。把它们放在外磁场内磁化，当外磁场撤去后，仍能保持较强的磁性，并且它们的剩磁不宜被消除，所以适宜于制作永久磁铁，广泛用于各种磁电系仪表、扬声器、永久发电机和通信设备中。

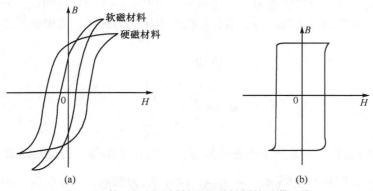

图 3-5　软磁和硬磁材料及矩磁材料的磁滞回线

(3) 矩磁材料。受很小的外磁场作用就能磁化达到饱和，在去掉外磁场后，磁性仍保持饱和状态。它的磁滞回线差不多是矩形(图 3-5(b))，如锰-镁和锂-锰等铁氧体就属于矩磁材料。矩磁材料是电子计算机记忆磁芯的重要材料。

三、磁　　路

1. 磁路的基本概念　在许多电工设备中采用铁磁物质作铁芯，就可用较小的励磁电流获得较大的磁通。主要由铁磁材料构成而为磁通集中通过的闭合回路，称为磁路。常见的磁路如图 3-6 所示。磁路除铁芯外，在某些情况下往往还有几段小的空气隙。由于磁力线是连续的，通过无分支磁路各处的磁通是相等的，而且穿过铁芯和空气缝的磁通也是相等的。

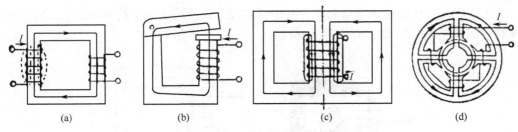

图 3-6　几种电器器件的磁路

由于铁磁物质的磁导率比空气的磁导率大几百到几万倍，所以磁通绝大部分集中在磁路内闭合，这部分磁通称为主磁通，用 Φ 表示；此外，还有一部分磁通离开铁芯，经空气而闭合，称为漏磁通，用 Φ_s 来表示。实际上一般漏磁通很少，可以忽略不计。

磁路按其结构不同，可分为无分支磁路(图3-6(a)和(b))和有分支磁路(图3-6(c)和(d))两种。有分支磁路的分支处称为节点。根据磁路各处的截面和铁磁材料是否相同，又可分为均匀磁路和不均匀磁路两种。由同一种铁磁材料组成、截面处处相等的磁路，称为均匀磁路，否则为不均匀磁路。

2. 磁路的欧姆定律　磁路的分析和计算如同电路的分析和计算一样，可以通过一些基本定律来进行，其中最基本的是磁路欧姆定律。

以图 3-6(a)所示无分支磁路为例。设磁路是由同一种铁磁材料构成，其截面积为 S，平均长度为 L。如果励磁电流为 I，则它在磁芯中建立的磁通，可根据式(3-1)和(3-5)表示为

$$\Phi = BS = \mu HS$$

由式(3-4)可得

$$\Phi = \mu \frac{NI}{L} S = \frac{NI}{\dfrac{L}{\mu S}} \tag{3-6}$$

取 $F=NI$，称为磁动势，它是产生磁通的根源。匝数 N 无单位，因此磁动势 F 的单位为安(A)。令 $R_m = \dfrac{L}{\mu S}$，因它与电阻 $R = \rho \dfrac{L}{S}$ 类似，故称 R_m 为磁阻，其单位为 1 /H。于是式(3-6)表示为

$$\Phi = \frac{F}{R_m} \tag{3-7}$$

将式(3-7)与电路欧姆定律 $I = \dfrac{E}{R}$ 比较，磁动势 F 与电动势 E 相对应，磁阻 R_m 与电阻 R 相对应，而磁通 Φ 与电流 I 相对应，故称式(3-7)为磁路欧姆定律。它表明在闭合的磁路中，磁通 Φ 与作用于磁路的磁动势 F 成正比，与磁路的磁阻成反比。

第二节　铁芯线圈和电磁铁

一、铁 芯 线 圈

为了使电流产生的磁场能够集中，并增强磁场，常采用铁磁材料制成铁芯，放置在电感线圈中而构成铁芯线圈，如图 3-7(a)所示。

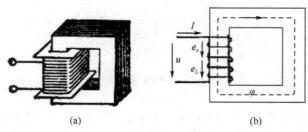

(a)　　　　　　　　(b)

图 3-7　铁芯线圈及其交流电路

铁芯线圈按其励磁方式不同，可分为直流和交流铁芯线圈。直流铁芯线圈电路比较简单。因为在直流励磁时，除了在接通、断开或改变电压等过渡过程外，一般是处于稳定状态下，铁芯中的磁通是恒定的，所以线圈中不产生自感电动势，外加电压将全部降落在线

圈电阻上，即磁路的磁阻和磁通不会影响电路。

当铁芯线圈电路中通入交变电流时，由于电流和磁通都在不断地改变着大小和方向，线圈两端产生自感电动势，而且磁通与电流的关系(或 B-H 的关系)将沿着磁滞回线而变化。另外，铁芯中的磁通在交变时，在铁芯内部也要产生感应电动势。因此，在交流铁芯线圈中，要比直流时复杂得多，有下列几种因素的影响：①铁芯磁路饱和的影响；②铁芯磁路中的磁滞现象的影响；③铁芯中涡流的影响；④漏磁的影响；⑤线圈电阻的影响。在上述各种影响中，铁芯磁路饱和的影响是主要的。

1. **电压与电流、磁通的关系**　根据电磁感应定律，铁芯中的主磁通 Φ 将在线圈中产生自感电动势 e_L，漏磁通 Φ 也在线圈中产生感应电势 e_s。它们的参考方向按与磁通的参考方向之间符合右手螺旋定则而定，如图 3-7(b)所示。另外，线圈电阻 R 上有电压降。根据 KVL，铁芯线圈中的电压、电流和电动势之间的关系为

$$u = iR - e_s - e_L \tag{3-8}$$

由于实际的铁芯线圈电路中，线圈电阻与闭合铁芯的漏磁均很小，可以忽略它们的影响，于是有

$$u = -e_L \tag{3-9}$$

因为交流铁芯线圈的电感不是一个常数，所以公式 $e_L = -L\dfrac{di}{dt}$ 不再适用，而要用电磁感应定律公式 $e_L = -N\dfrac{d\Phi}{dt}$，因此外加电压为

$$u = -e_L = N\frac{d\Phi}{dt} \tag{3-10}$$

表明当外加电压 u 是正弦波时，磁通也是正弦波，设 $\Phi = \Phi_m \sin\omega t$，则

$$u = N\frac{d\Phi}{dt} = N\frac{d}{dt}\Phi_m\sin\omega t = \omega N\Phi_m\cos\omega t = \omega N\Phi_m\sin(\omega t + 90°) = U_m\sin(\omega t + 90°)$$

可见外加电压超前于磁通 90°。其最大值为

$$U_m = \omega N\Phi_m = 2\pi f N\Phi_m$$

故有效值为

$$U = \frac{1}{\sqrt{2}} 2\pi f N\Phi_m = 4.44 f N\Phi_m \tag{3-11}$$

上式表明，外加电压有效值与磁通幅值的关系是固定的。当线圈匝数 N、电源频率 f 一定时，只要外加电压有效值 U 不变，则铁芯中的磁通幅值 $\Phi_m(B_m)$ 也不变；当 U 改变时，随 Φ_m 与 U 成正比地变化，而与其他因素无关。这个结论对于分析电机、电器等的工作原理是极为重要的。

以上的关系，虽然是在忽略磁通电阻、电压降的情况下求得的，但这一结果和铁芯线圈的实际情况极为接近。

根据电压与磁通的关系，可得出铁芯线圈的电压有效值和电流有效值的关系。因为线圈的电流 I 和磁通 Φ 之间存在着基本的磁化曲线的确定关系，而铁芯线圈的外加电压的有效值 U 和磁通 Φ_m 成正比，并在相位上超前 90°，所以 U 和 I 之间也必须满足铁芯的基本磁化曲线所确定的关系。若以 U 来代替磁化曲线中的 Φ，并把坐标轴加以旋转 90°，则得到图 3-8 所示的铁芯线圈的伏安特性。

由特性曲线可知，当外加电压较小时，铁芯尚未饱和(如图中 OA 段)，通过的电流随

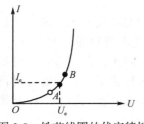

图 3-8 铁芯线圈的伏安特性

外加电压几乎成正比地增加。在 AB 段上，曲线逐渐弯曲，此时电流的增加要比电压增加来得快。这是因为铁芯的磁导率在减小，线圈感抗跟着减小的缘故。超过 B 点以后，即使外加电压增加不多，但线圈中的电流将大大增加。因此，在实际应用中必须加以注意，外加电压切勿超过铁芯线圈的额定电压。

2. 铁芯线圈的电流波形畸变 由于磁路的非线性，当磁通为正弦波时，相应的励磁电流为非正弦波。电流波形的畸变是磁饱和磁滞和涡流引起的，实际中，铁芯多用良好的硅钢片叠成，涡流不太显著，而磁滞回线是非常狭窄的，可近似地用一条平均磁化曲线来代替，如图 3-9(a)所示。现仅分析铁磁饱和对电流波形畸变的作用。

图 3-9(a)所示的 Φ-i 曲线是由铁磁材料 B-H 曲线转化而来，图 3-9(b)中的磁通 Φ 是在正弦电压作用下所建立的正弦磁通波形。对应于不同的磁通量 Φ，利用作图法不难找出对应的励磁电流的数值。在图 3-9 中，(a)与(b)采用相同的比例尺。例如，在磁通曲线上任取一点"1"作水平线与 Φ-i 曲线相交于 a 点，自 a 点作垂线与横轴交于 b 点，再以原点 O 为圆心，以 ob 为半径作圆弧与纵轴交于 c 点，自 c 点引一水平线，与自"1"点所引的垂直线交于"1'"，则该点即为电流曲线上的一点。以此类推，可确定电流曲线上其他各点。

可见由于磁饱和的影响，电流的波形是尖顶波，畸变为非正弦周期性电流。这是因为在磁通 Φ 较大时，铁芯近于饱和，需要的励磁电流将有较大的增长。

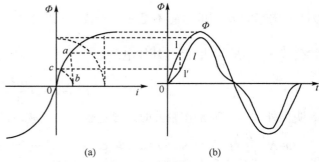

(a)　　　　　　　　(b)

图 3-9 铁芯饱和对励磁电流波形的影响

3. 铁芯线圈电路的功率损耗

在交流铁芯线圈电路中，除了线圈的电阻有功率损耗(简称铜损 $P_{Cu}=I^2R$)外，在铁芯中还有功率损耗，简称为铁损 P_{Fe}。铁损包括磁滞损耗和涡流损耗。

（1）磁滞损耗：铁磁材料在交流电压作用下被反复磁化，磁畴间相互摩擦致使铁芯发热而消耗功率，称为磁滞损耗。

在电源频率和铁芯体积不变时，磁滞损耗与铁芯材料的磁滞回线所包围面积成正比，硬磁材料的磁滞损耗比软磁材料大，因此，为了减少磁滞损耗，铁芯应选用软磁材料。例如，电机、变压器、交流电磁铁等常用硅钢片作铁芯。

铁芯的磁滞特性将使励磁电流的波形进一步畸变。分析时，不再是图 3-9(a)所示的基本磁化曲线，而是依据磁滞回线用上述相同的作图法便可获得励磁电流的畸变波形。也就是有磁滞损耗，电源将向线圈多提供一部分电流有功分量，而使励磁电流波形进一步畸变。

（2）涡流损耗：铁磁物质不仅是导磁材料，而且是导电材料，在铁芯中的磁通交变时，使内部也要产生感应电动势和感应电流，如图 3-10(a)所示，这个电流呈漩涡状，故称涡流。铁芯具有电阻，涡流通过时所产生的功率损耗称为涡流损耗。它也是铁芯发热的原因之一。

为了减少涡流，一方面常把整块的铁芯改为顺着磁场方向彼此绝缘的叠成薄片，如图3-10(b)所示，这样能把涡流限制在狭长的小截面内，使涡流的路径变长而电阻阻值变大；另一方面采用电阻率较大的铁磁材料(如硅钢)制成铁芯，也能减小涡流及涡流损耗。

涡流使铁芯发热，因此电源也必须向线圈多提供一部分有功电流分量，这使得总的励磁电流的波形进一步畸变。

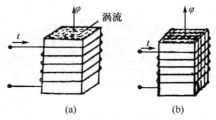

图 3-10 铁芯中涡流的现象

4. 交流铁芯线圈的等效电路 铁磁材料的磁饱和、磁滞和涡流特性使励磁电流波形畸变为非周期性电流。采用硅钢片叠加而成的铁芯主要受磁饱和的影响，使励磁电流呈尖顶波。为了便于分析计算，常把尖顶波电流用等值正弦电流(其有效值 $I = \dfrac{I_m}{\varepsilon\sqrt{2}}$ ，ε 为修正因数)来表示，于是可把交流铁芯线圈电路中的各量用符号法和相量图来进行分析。

在忽略铁芯线圈电阻、漏磁和铁损的情况下，外加电压 u 应与自感电动势 e_L 相平衡，复数表示为

$$\dot{U} = -\dot{E}_L = \text{j}4.44 fN\dot{\Phi}_m \tag{3-12}$$

在相位上 U 超前 Φ 90°，线圈的励磁电流 I 滞后于电压 U 90°，所以 I 与 Φ_m 同相。

通常以 Φ_m 为参考量，则整个相量关系如图 3-11(a)所示。对应相量图的等效电路如图 3-11(b)所示，其电感 $L = \dfrac{U}{\omega I}$ 。

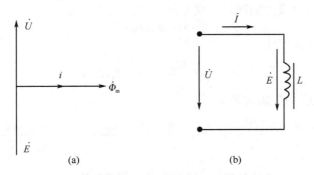

图 3-11 理想铁芯线圈的相量图和等效电路

二、电 磁 铁

电磁铁是利用通电的铁芯线圈对铁磁物质产生电磁吸力的装置，它的应用范围很广。例如，在 X 射线机上用的高压交换闸、电磁型继电器、作为低压开关使用的接触器等，都是以电磁铁为主体构成的。

电磁铁的结构形式很多，图 3-12 是常见的几种。它们都是由线圈、铁芯和衔铁三个主要部分组成。其中，线圈与铁芯是固定不动的，而衔铁则是活动的。当线圈通入一定的励磁电流时，铁芯就对衔铁产生足够的电磁引力，当衔铁吸向铁芯，便可以带动某一机构以产生相应的动作，执行一定的任务。当线圈断电后，电磁铁消失，衔铁借助外力弹簧恢复原来的位置。

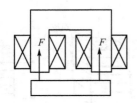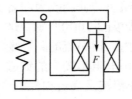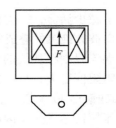

图 3-12　常用电磁铁的结构

1. 直流电磁铁　直流电磁铁的铁芯用整块的铁磁材料做成圆柱形，套有圆筒形线圈。当线圈通入大小和方向不变的恒定电流时，在一定的空气隙下，它所产生的磁通的大小和方向也不变化，衔铁因电磁力的作用而移动时要做机械功，这部分机械能是以磁场为媒介由励磁线圈从电源取得的。衔铁移动时，空气隙减小，储存在空气隙中的磁场能量转换为衔铁移动的机械能。根据这一能量转换的原理，可以求得电磁力的大小为

$$F=\frac{1}{2}\frac{B_0^2}{\mu_0}S \tag{3-13}$$

式中，B_0 为空气隙的磁感应强度(T)，μ_0 为真空磁导率(H/m)，S 为铁芯的截面积(m^2)，电磁力 F 的单位是牛[顿]，符号为 N。

直流电磁铁在衔铁吸合后的电磁力比吸合前大得多。因为吸合前，有空气隙存在，磁路的磁阻大；吸合后，磁路磁阻小，因而磁路中的磁通要比吸合前大得多，电磁吸力增大。

2. 交流电磁铁　在交流电磁铁中，由于磁通是交变的，因而铁芯和衔铁不用整块的铁磁材料，而用彼此绝缘的 0.5 或 0.35mm 的硅钢片叠成，以减少铁损。

交流电磁铁的电磁吸力随磁通的变化而变化。设主磁通

$$\Phi = \Phi_m\sin\omega t$$

则空气隙处的磁感应强度为

$$B_0=\frac{\Phi}{S}=\frac{\Phi_m}{S}\sin\omega t =B_m\sin\omega t$$

由式(3-13)求得电磁吸力的瞬时值为

$$F=\frac{1}{2}\frac{B_0^2}{\mu_0}S=\frac{B_m^2}{2\mu_0}S\sin^2\omega t=\frac{B_m^2}{2\mu_0}S\left(\frac{1-\cos\omega t}{2}\right)=F_m\left(\frac{1-\cos\omega t}{2}\right)$$

$$=\frac{1}{2}F_m-\frac{1}{2}F_m\cos\omega t \tag{3-14}$$

式中，电磁吸力的最大值 $F_m=\frac{B_m^2}{2\mu_0}S$。可见交流电磁铁的电磁吸力在零与最大值之间脉动变化，如图 3-13 所示。在计算时需要的是电磁吸力在一个周期内的平均值，由图 3-13 可知它的平均值为最大值的一半，即

$$F=\frac{1}{2}F_m=\frac{B_m^2}{4\mu_0}S \tag{3-15}$$

对于 50Hz 的工频交流电来说，电磁吸力的频率为 100Hz，每秒钟有 100 次吸力为零，100 次吸力达到最大值。这样就会引起衔铁颤动，产生噪声，同时造成机械磨损，降低交流电磁铁的使用寿命。为了消除这种现象，通常在铁芯的端面上嵌装一个闭合的铜环，称为短路环，如图 3-14 所示。当铁芯中交变磁通 Φ_1 穿过短路环时，环内产生的感应电流反

72

对磁通 Φ_1 的变化，使它与铁芯中不穿过短路环的磁通 Φ_2 之间出现相位差，于是这两部分磁通和产生的引力不至于同时为零，这样就消除了衔铁的颤动，降低了噪声。

如果交流电磁铁的线圈与负载串联，其电流是由负载决定的。负载一定时，磁动势(NI)一定，当空气缝发生变化时，磁路中的磁通会相应发生变化，电磁引力也随之发生很大变化。

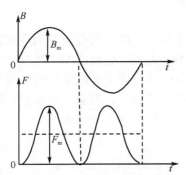

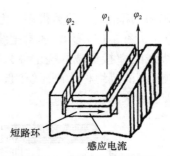

图 3-13 交流电磁铁的磁感应强度和电流吸力的
变化曲线

图 3-14 端面上的短路环

如果交流电磁铁的线圈与负载并联，外加在铁芯线圈上的交流电压有效值不变，磁路中磁通的最大值保持不变，则衔铁吸合前后的引力平均值基本恒定。但吸合前，磁阻大，吸合后，磁阻小。因此交流电磁铁的励磁电流在吸合前比吸合后大几倍到十几倍。交流接触器等线圈的励磁电流的额定值是指衔铁吸合后的电流，因此，交流电磁铁在工作时衔铁和铁芯之间一定要吸合好。如果机械发生故障而使衔铁卡住，则会导致线圈电流超过额定值。若不及时排除故障，将使线圈过热而损坏。此外，如铁芯的端面上油污过多，铁芯与衔铁吸合不好，也会发生振动和响声。这些都应在使用中加以注意。

例 有一交流铁芯，其铁芯由硅钢片叠成，平均长度为 12cm，截面积为 1cm^2，励磁线圈电压为 220V。今要求衔铁在最大空气隙 $L_0=1$cm 时产生平均吸力为 50N，试计算线圈的匝数和该时的初始励磁电流(忽略漏磁，并认为铁芯和衔铁内的磁阻与空气隙的磁阻相比可以忽略不计)。

解 由式(3-15)得

$$B_m=\sqrt{\frac{4\mu_0 F}{S}}=\sqrt{\frac{4\times 4\pi\times 10^{-7}\times 50}{1\times 10^{-4}}}\approx 1.6(\text{T})$$

由式(3-11)得

$$N=\frac{U}{4.44 f\Phi_m}=\frac{U}{4.44 fB_m S}=\frac{220}{4.44\times 50\times 1.6\times 1\times 10^{-4}}\approx 6200(\text{匝})$$

$$I=\frac{HL_0}{N}=\frac{H_m L_0}{\sqrt{2}N}=\frac{B_m L_0}{\sqrt{2}\mu_0 N}=\frac{1.6\times 1\times 10^{-2}}{\sqrt{2}\times 4\pi\times 10^{-7}\times 6200}\approx 1.45(\text{A})$$

第三节 变 压 器

变压器是一种常见的电器设备，在电力系统和电子线路中应用广泛。在电力系统中，若要输送一定的电功率，电压就高，线路电流就小，从而可减少线路上的损耗和导线金属用量，这就需要变压器将交流发电机发出的电压升高；在用电时，为了保证用电安全和符合用电设备的电压要求，还要用变压器降低电压。此外变压器还常用来耦合电路，传输信号，并实现阻抗匹配。

一、变压器结构

变压器应用很广，种类很多，但它们的结构却基本相同，即由闭合铁芯和绕在其上的线圈构成，如图 3-15 所示。通常把绕在铁芯上的线圈称为绕组，把接电源的绕组称为原绕组(或初级线圈)，接负载的绕组称为副绕组(或次级线圈)，并习惯把电压低的绕组称为低压绕组，电压高的绕组称为高压绕组，两个绕组的电路是分开的，它们通过铁芯中的磁通 $\varPhi$ 耦合而联系起来。

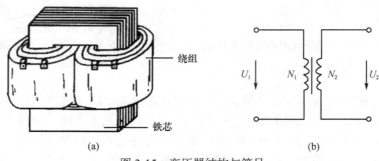

(a)　　　　　　　　　　　(b)

图 3-15　变压器结构与符号

1. **铁芯**　铁芯是变压器磁通的主要通路，又起支撑绕组的作用。为了提高导磁性能和减少铁芯损耗，变压器的铁芯由彼此绝缘的硅钢片叠成。常见的铁芯形状有"日"形和"口"形两种，对应制成的变压器分别称为壳式变压器和芯式变压器。壳式变压器的特点是铁芯包围绕组，如图 3-16(a)所示，小容量变压器多采用壳式结构。芯式变压器的特点是绕组包围铁芯，其结构见图 3-16(b)，大容量变压器多采用芯式结构。此外，还有一种环形变压器，其铁芯由低铁损轧硅钢带绕成，具有损耗小、效率高以及电磁干扰小的特点。在相同的参数下，环形变压器铁芯的体积最小，图 3-16(c)为环形变压器结构示意图。

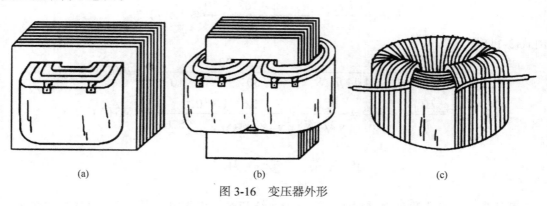

(a)　　　　　　　　　(b)　　　　　　　　　(c)

图 3-16　变压器外形

2. **绕组** 变压器的绕组用绝缘性能良好的漆包线绕制，有些大型变压器则采用纱包铜线或丝包铜线绕制。通常将原、副绕组绕成若干直径不等的同心圆筒，套入铁芯柱上，为了提高绕组与铁芯间的绝缘性能，一般将低压绕组安装在里，高压绕组安装在外，如图 3-17 所示。

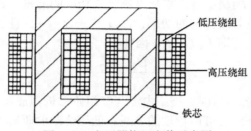

图 3-17 变压器绕组安装示意图

绝缘是变压器制造时考虑的主要问题。绕组与铁芯、绕组与绕组、层与层之间都要有良好的绝缘材料间隔。要求绝缘材料既要薄又能承受较高的电压，常用的绝缘材料有电容器纸、聚酯薄膜、黄蜡绸等。在 X 射线机设备中，高压变压器副绕组输出即使几十千伏以上的高压，无论是副绕组对原绕组还是对铁芯等绝缘都有非常高的要求。

变压器工作时铁芯和绕组都会发热，因此必须考虑冷却问题。小容量变压器采用自然风冷，即依靠空气的自然对流和辐射将热量散发。大容量变压器则多采用油冷方式，将变压器浸入变压器油内，使其产生的热量通过变压器油传给外壳而散发。此外，变压器油还具有良好的绝缘性能。X 射线机的高压变压器就采用油冷方式。

二、变压器的工作原理

变压器是利用电磁感应原理传输电能和信号的常用设备，具有电压变换、电流变换和阻抗变换的能力。

(1) 电压变换。将变压器原绕组接通电压为 u_1 的交流电源，而副绕组不接负载，这种运行状态称为变压器的空载运行，如图 3-18(a)所示。这时便有空载电流 i_0 流过原绕组，从而在铁芯中产生交变的磁通 Φ，由式(3-11)得交变磁通在原、副绕组中产生感应电动势的大小为

$$E_1 = 4.44 f N_1 \Phi_m, \quad E_2 = 4.44 f N_2 \Phi_m$$

其中，E_1、E_2 为原、副绕组感应电动势的有效值，f 为交流电的频率，N_1、N_2 为原、副绕组的匝数，Φ_m 为交变磁通的最大值。如果忽略漏磁通和原绕组导线电阻的影响，就有 $U_1 \approx E_1$；而副绕组开路，即有 $U_2 = E_2$，因此，原、副绕组电压的比值为

$$\frac{U_1}{U_2} \approx \frac{E_1}{E_2} = \frac{4.44f \, N_1 \Phi_m}{4.44f \, N_2 \Phi_m} = \frac{N_1}{N_2} = K \tag{3-16}$$

式中，K 称为变压器的变压比。

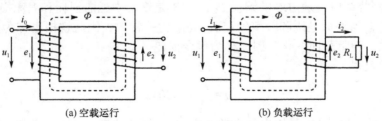

(a) 空载运行   (b) 负载运行

图 3-18 变压器的运行状态

(2) 电流变换。将变压器原绕组接通电压为 u_1 的交流电源，副绕组与负载 R_L 相接，这种运行状态就是变压器的负载运行，如图 3-18(b)所示。

变压器负载运行时，副绕组中就有电流 i_2 通过，这时原绕组电流由 i_0 增大到 i_1，表明副绕组向负载输出能量，副绕组就必须从电源吸取相应的能量。若忽略变压器的损耗，则电源提供的功率应等于负载所得到的功率，即 $I_1U_1 \approx I_2U_2$，且实验表明，负载运行时变压器仍具有电压变换作用，即 $U_1/U_2=K$，因此有

$$\frac{I_1}{I_2} \approx \frac{U_2}{U_1} = \frac{N_2}{N_1} = \frac{1}{K} \tag{3-17}$$

式(3-17)表明，变压器负载运行时，绕组电流与绕组匝数近似成反比。高压绕组的匝数多，它所通过的电流就小，绕制时可用较细的导线；低压绕组的匝数少，它通过的电流就大，绕制时需要较粗的导线。改变变压比 K，就可以改变原、副绕组电流的比值，这就是变压器的电流变换作用。

(3) 阻抗变换。变压器除了能变换电压和电流外，还可以进行阻抗变换，在图 3-19 中变压器副绕组接负载阻抗 Z_2，对于原绕组来说，可用另一阻抗 Z_1 来等效代替。这时，原绕组一侧的电压、电流和功率均应保持不变，即将 $U_1=KU_2$ 及 $I_1=\frac{I_2}{K}$ 代入后可得到

$$Z_1 = \frac{U_1}{I_1} = \frac{KU_2}{\frac{I_2}{K}} = K^2\frac{U_2}{I_2} = K^2 Z_2 \tag{3-18}$$

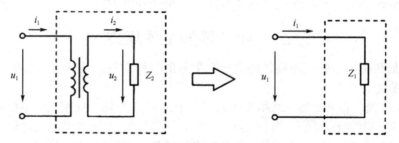

图 3-19　变压器负载阻抗的等效变换

由式(3-18)可知，选取适当的变压比 K，可以把负载阻抗 Z_2 等效到原绕组一侧所需要的阻抗值 Z_1。在电子线路中，常使用变压器来实现阻抗匹配，以获得较高的功率输出。

三、变压器损耗和工作效率

变压器的输入功率 P_1 与输出功率 P_2 之差是变压器本身所损耗的功率，包括铁芯的铁损 P_{Fe} 和原、副绕组电流通过时的铜损 P_{Cu}。铁损是铁芯中磁滞损耗和涡流损耗之和，它与负载变化无关，当外加电压和频率确定后，P_{Fe} 为一常数，因此铁损也称为固定铁损。铜损与电流有关，随负载而变化，因而称为可变损耗。

变压器的效率

$$\eta = \frac{P_2}{P_1} \times 100\%$$

由于变压器的输入功率 P_1 是输出的有功功率 P_2 与损耗功率($P_{Fe}+P_{Cu}$)之和，因此变压器的

效率为

$$\eta = \frac{P_2}{P_2 + P_{Fe} + P_{Cu}} \times 100\% \tag{3-19}$$

变压器没有转动部分，没有机械摩擦损耗，因此它的效率很高。大容量变压器满载时的效率一般可达到98%以上，实际变压器的性质很接近理想变压器，因此对理想变压器的讨论是具有现实意义的。

四、自耦变压器

原、副绕组有一部分是共用的变压器称为自耦变压器。从图3-20可见，自耦变压器只有一个原绕组，副绕组是原绕组的一部分，所以，它实际上是一个利用绕组抽头方式来实现电压改变的变压器。自耦变压器的结构特点是原、副绕组既有磁路耦合，又有电路连通，具有用料省、效率高等优点。由于原、副绕组彼此不再绝缘，使用时应当注意安全。

自耦变压器原、副绕组的电压、电流关系仍符合式(3-16)和式(3-17)。如果将自耦变压器副绕组的抽头改为滑动触头就构成了自耦调压器。中、小型X射线机控制台的电源变压器多采用自耦调压器的形式，具有抽头、滑动和混合三种方式来实现电压调节，如图3-21所示。

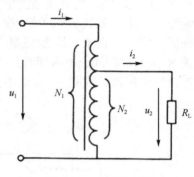

图 3-20　自耦变压器

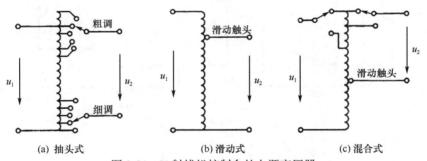

(a) 抽头式　　　　　　　(b) 滑动式　　　　　　　(c) 混合式

图 3-21　X射线机控制台的电源变压器

五、变压器绕组的同极性端

在变压器的实际应用中，有时需要将变压器的两个(或多个)绕组连接起来使用，用来适应不同的输入电压与满足不同的输出电压要求。图3-22为X射线机高压变压器绕组示意图，它的次级由两个绕组同相串联而成。当需要将多个绕组串联(或并联)使用时，必须注意它们产生的磁通方向，否则因绕组产生的磁通互相抵消，而使绕组内流过很大的电流导致变压器烧坏。为了避免这类情况的发生，便于绕组的正确连接，把在同一变化磁通作用下，绕组中感应电动势瞬时极性相同的端子称为变压器绕组的

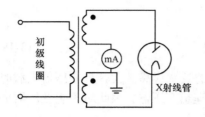

图 3-22　X 射线机高压变压器绕组示意图

同极性端，用符号"·"表示。同极性端与绕组导线的绕向有关，它们之间很容易互相推断。

变压器的绕组经过加工处理后，从外观上已无法辨认导线的具体绕向，这时可通过实验的方法测定同极性端。实验方法通常有交流法和直流法两种。

(1) 交流法。用交流法测定绕组极性的电路如图 3-23(a)所示。将两个绕组 A-X 和 a-x 的任意两端(如 X 和 x)相连，在高压绕组两端加一个比较低的便于测量的电压，用电压表分别测出 A、a 端之间的电压 U_{Aa} 和高、低压绕组电压 U_{Ax}、U_{ax}，如果 U_{Aa} 值是 U_{Ax} 和 U_{ax} 两个数值之差，则 U_{Ax} 和 U_{ax} 就是同相位，即 A 与 a 为同极性端；如果 U_{Aa} 值是 U_{Ax} 和 U_{ax} 之和，则 A 与 a 不是同极性端(或叫异名端)(即 A、x 是同极性端)。

(2) 直流法。用直流法测定绕组极性的电路如图 3-23(b)所示。在变压器的高压绕组两端经过一个开关 K 接入 1.5V 或 3V 干电池，电池的正极与 A 端相接，负极与 X 端相接；在低压侧接入直流毫伏表(或毫安表)，电表正极与 a 端相接，负极与 x 端相接。如果在开关 K 接通的瞬间，电表指针向右方(即正方向)偏转，表明 A、a 端是同极性端；如果电表指针反向偏转，表明 A、a 端不是同极性端(即 A、x 是同极性端)。

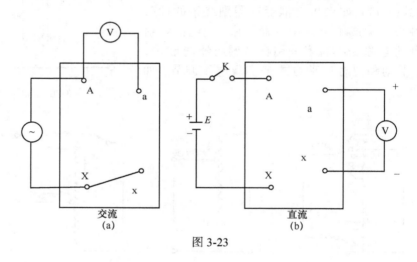

图 3-23

六、中频变压器原理简介

在近代电子技术的应用中，中频技术的应用得到了迅速发展。中频是相对于 50Hz(或 60Hz)工频电源而言，是指电压频率为数十千赫兹的中频段。中频技术的核心是逆变技术，把直流电压变换为中频交流电压，如医用 X 射线设备中的中高频射 X 射线机就是采用中频逆变技术后使整机性能得到了大幅度的提升。这里仅介绍中频技术对变压器结构与性能方面的影响。

变压器绕组两端的电压 U 与铁芯中磁通最大值 $\varPhi_m$ 的关系为 $U=4.44fN\varPhi_m$。由于 $\varPhi_m=B_mS$ 且 B_m(磁感应强度的最大值)只由铁芯材料而定，所以有 $U/(fNS)=$常数。公式表明，在变压器绕组电压确定的情况下，电压频率的提高可使绕组的匝数和铁芯截面积减少，从而变压器的体积大为减小。此外，对于中频 X 射线机而言，工作电压频率的提高一方面使变压器输出的交流电压经整流后脉动程度相应减小，从而机器输出的 X 射线质量大为提高；另一方面也有利于对 X 射线机相关参数进行实时自动控制。图 3-24 为中频 X 射线机系统框图，由图可见，工频 50Hz 的交流电源经整流后变为直流电压，分别送到主逆变与灯丝逆变电路进行频率转

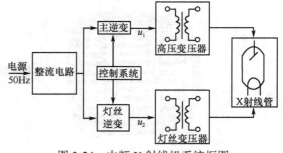

图 3-24　中频 X 射线机系统框图

换。在主逆变电路中产生的中频电压 u_1 送到高频变压器的初级绕组，而灯丝逆变电路产生的中频电压 u_2 送到灯丝变压器初级线圈。

第四节　三相异步电动机

电动机是将电能转换成机械能的设备器件。根据供电电源不同，电动机分为交流电动机和直流电动机两大类。交流电动机又可分为三相异步电动机和单相异步电动机。

一、三相异步电动机的基本结构

三相异步电动机由定子和转子组成，定子是固定部分，转子是旋转部分，如图 3-25 所示。

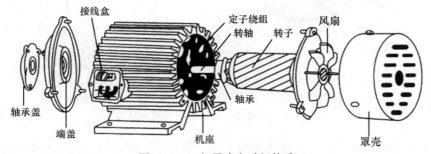

图 3-25　三相异步电动机构造

1. **定子**　定子由机座和装在机座内的圆筒形的定子铁芯组成。机座用铸铁或铸钢制成，铁芯由相互绝缘的硅钢片叠成。

2. **转子**　三相异步电动机的转子根据构造不同可分为鼠笼式和绕线式两种。转子铁芯也是用硅钢片叠成，外表面上有凹槽，用于放置转子绕组，外形为圆柱状，铁芯装在传递机械力的轴上。

鼠笼式转子绕组作成笼形，在转子铁芯的凹槽中放铜条，其两端用端环连接，或在槽中浇注铝液，铸成鼠笼形，如图 3-26 所示。

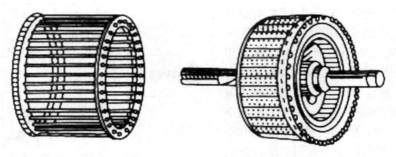

图 3-26　鼠笼式的转子绕组和转子外形

　　绕线式异步电动机的转子结构如图 3-27 所示，在转子铁芯的凹槽中，放置三相绕组，三相绕组接成星形，末端接在一起，始端则分别接在轴上三个彼此绝缘的铜制滑环上。滑环与转轴绝缘，并靠电刷与外界电阻相接，以改善电动机的启动性能和完成调速功能。

　　三相异步电动机的转子通过转轴在轴承的支持下旋转，轴承装在端盖上，两端盖用螺栓紧固在机座外壳上，轴承放有适量的润滑油，以减小摩擦，并用轴承盖遮蔽，以防止灰尘进入。定子与转子之间必须留有大小适当的间隙，太小容易引起转子与定子相碰；太大则磁阻增加。一般小型电动机的间隙为 0.35～0.5mm，大型电动机为 1～1.5mm。

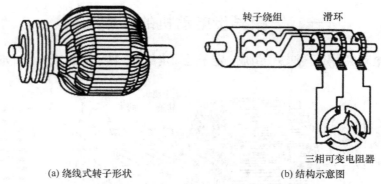

(a) 绕线式转子形状　　　　　　　　(b) 结构示意图
图 3-27　绕线式异步电动机的转子结构

　　鼠笼式和绕线式异步电动机虽然结构不同，但工作原理相同。鼠笼式电动机由于结构简单、价格低廉、使用方便、工作可靠，在生产上应用十分广泛。

二、三相异步电动机原理

　　在图 3-28 中，一个可绕着轴自由转动的铝框放置在马蹄形磁铁的两极之间，磁铁架装在支架上，并装有手柄。摇动手柄，使磁铁环绕铝框旋转，这时我们可以看到铝框随磁铁的旋转而转动。说明在旋转的磁场里，闭合导体会因为电磁感应而成为磁场中的通电导体，进而受到磁场力的作用而顺着磁场方向旋转。

　　1. 旋转磁场的产生　三相异步电动机使用三相交流电，旋转磁场是由三相对称定子绕组中通入三相交流电而产生的。在图 3-29 中，三相定子绕组 U_1U_2、V_1V_2、W_1W_2 嵌放在定子铁芯上的线槽中，在空间形成 120° 对称分布。三相绕组的尾端 U_2、V_2、W_2 连接在一起，首端 U_1、V_1、W_1 分别接三相交流电源 A 相、B 相、C 相，这样，三相绕组就构成了星形接法，在定子铁芯中的空腔里就得到旋转磁场。

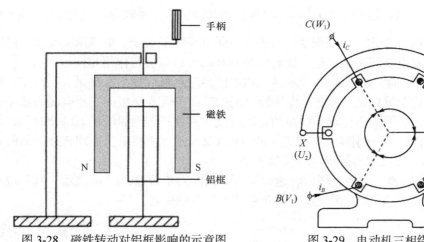

图 3-28　磁铁转动对铝框影响的示意图　　　图 3-29　电动机三相绕组排列示意图

在图 3-30 中，i_A、i_B、i_C 为三相交流电流波形。当电流为正时，电流从线圈始端流入，末端流出；当电流为负时，电流从线圈末端流入，始端流出。

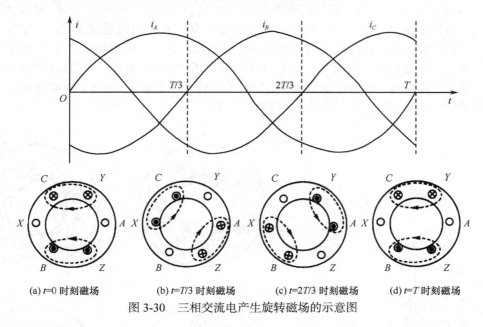

(a) $t=0$ 时刻磁场　　(b) $t=T/3$ 时刻磁场　　(c) $t=2T/3$ 时刻磁场　　(d) $t=T$ 时刻磁场

图 3-30　三相交流电产生旋转磁场的示意图

当 $t=0$ 时，A 相电流 $i_A=0$，B 相电流 i_B 为负，电流从 Y 端流入，由 B 端流出，C 相电流为正值，电流从 C 端流入，Z 端流出。根据右手螺旋法则，可判断出此时电流产生的合成磁场如图 3-30(a)所示。

当 $t=\dfrac{T}{3}$ 时，A 相电流 i_A 为正值，电流从 A 端流入，X 端流出，B 相电流 $i_B=0$，C 相电流为负，电流从 Z 端流入，C 端流出。此刻合成磁场的方向如图 3-30(b)所示。磁场的方向较 $t=0$ 时沿顺时针方向转过了 120°。

同理，$t=\dfrac{2T}{3}$，$t=T$ 时刻的合成磁场方向分别如图 3-30(c)和(d)所示。$\dfrac{2T}{3}$ 时刻合成磁场

的方向较 $\dfrac{T}{3}$ 时刻又顺时针旋转了 120°，$t=T$ 时刻磁场又较 $t=\dfrac{2T}{3}$ 时刻再转过 120°，即自 $t=0$ 时刻到 $t=T$ 时刻，电流变化了一个周期，磁场在空间也旋转了 360°。电流继续变化，磁场也不断地旋转，这就是旋转磁场。这个旋转磁场与马蹄形磁铁旋转作用相同。

(1) 旋转磁场的转向。如图 3-30 所示的三相电流出现正最大值的顺序是 A、B、C，而磁场的旋转方向与这个顺序是一致的，即旋转磁场的转向与通入绕组的三相电流的相序有关。如果将三相交流电通入三相定子绕组的相序改变，即将三相电源的任意两相对调，如将 B 相和 C 相对调后，再分别接入三相定子的 BY、CZ 绕组，三相电流出现正最大值的顺序就变为 A、C、B，所以旋转磁场的转向就改变。

(2) 旋转磁场的转速。旋转磁场的转速称为电动机的同步转速，用 n_0 表示，其单位是转/分，符号为 r/min。它的大小由交流电的频率及磁场对数决定，即

$$n_0 = \frac{60f}{p} \tag{3-20}$$

式中，f 为交流电的频率，p 是定子绕组产生的磁极对数。定子线圈采用一定方式分布，可产生多对磁极。

图 3-31 所示的电动机线圈数目较图 3-30 所示增加了一倍。每两个相隔 180° 的线圈串联组成一相绕组(A 相绕组由 AX 和 $A'X'$ 串联组成)，将三相绕组的尾端 $X'Y'Z'$ 连接在一起，首端接三相交流电源，便能产生两对磁极的旋转磁场，其产生的旋转磁场如图 3-32 所示。当电流变化一个周期时，磁场只转过了 180°，即转了 1/2 转。对于一对磁极的电动机，当电流变化一个周期时，磁场转过了 360°，即转了一转。以此类推，对于 p 对磁极的电动机，当电流变化一个周期时，磁场在空间就旋转 1/p 转。

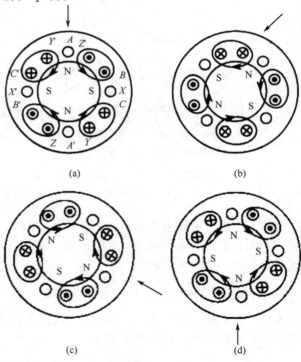

(a)　　　　　(b)

(c)　　　　　(d)

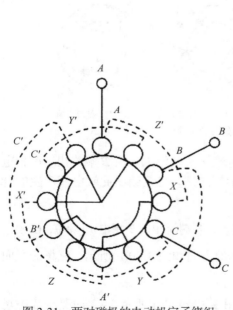

图 3-31　两对磁极的电动机定子绕组　　　　图 3-32　两对磁场的旋转磁场的示意图

2. **转子的转动** 三相异步电动机转子绕组处在定子绕组产生的旋转磁场中,当旋转磁场转动时,转子绕组导体做切割磁力线运动(注意:转子切割磁力线的运动方向与旋转磁场的旋转方向相反),导体条中必然产生感应电动势,感应电动势的方向由右手定则判断,如图 3-33 所示。在感应电动势的作用下,闭合导体条中就有感应电流,转子导体条中电流又受到旋转磁场的磁场力 F 的作用,磁场力的方向由左手定则来确定。由于磁场力产生电磁转矩,转子就绕着轴转动起来,由图 3-33 可见转子的转动方向与旋转磁场的转动方向一致,转子跟着磁场转动。

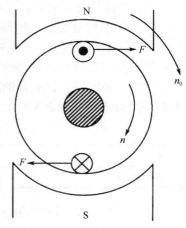

图 3-33 转子转动原理图

转子的转速即为电动机的转速。虽然转子的转动方向与旋转磁场转动方向相同,但转子的转速 n 恒小于旋转磁场的转速 n_0。这是因为如果两者的转速相等,就意味着它们之间无相对运动,转子导条不做切割磁力线的运动,就没有感应电流,也不受磁场力作用,这样转子就不会旋转,所以转子的转速总是小于同步转速,这也是"异步"电动机名称的由来。转子转速虽然小于同步转速,但接近同步转速,两者相差很小。

下面用转差率 s 来表示转子转速与旋转磁场同步转速的相差程度,即

$$s = \frac{n_0 - n}{n_0} \tag{3-21}$$

转差率是一个重要的物理量,转差率的数值范围为 $0 < s \leqslant 1$,电动机启动时,转速 $n=0$,转差率 $s=1$,转子转速越接近同步转速,转差率就越小,一般三相电动机的转速接近同步转速,通常电动机在额定运行时的转差率为 $0.01 \sim 0.09$。

三、三相异步电动机的使用

1. **电动机铭牌数据** 每台电动机的机壳上都有一块铭牌,如表 3-2 所示,上面注明该电动机的规格、性能及使用条件,它是我们使用电动机的依据。现以小型三相异步电动机的铭牌为例介绍如下。

(1) 型号:用汉语拼音字母及数字来表示电动机的种类、结构特点、磁极数等。具体含义为:Y 表示三相异步电动机,132 表示机座中心高度为 132mm,M 表示机座长度代号,4 表示磁极数。

表 3-2 三相异步电动机铭牌

型号	Y132M-4	功率	7.5kW	频率	50Hz
电压	380V	电流	15.4A	接法	△
转速	1440r/min	绝缘等级	B	工作方式	连续

(2) 功率:电动机在额定状态运行时,转子轴上输出的机械功率。

(3) 频率:电动机在正常工作时,定子所接电源的频率。

(4) 电压:电动机在额定运行时,三相定子绕组端应加的线电压值。

(5) 电流：电动机在额定运行时，三相定子绕组的线电流值。

(6) 转速：电动机在额定运行时，电动机的转速。

(7) 绝缘等级和温升：在电动机中导体与铁芯、导体与导体之间都必须用绝缘材料隔开。绝缘等级就是按这些绝缘材料在使用时容许的极限温度来分级的。绝缘分级分为 A、E、B、F、H、C 六级。目前一般电动机采用较多的是 E 级和 B 级。温升是指在运行过程中电动机的温度高出环境温度的容许值。环境温度为 40℃，温升为 65℃ 的电动机最高允许温度为 105℃。允许温升的高低与绝缘材料的绝缘等级有关，常用绝缘材料的绝缘等级和最高允许温度如表 3-3 所示。

表 3-3　绝缘等级及其最高容许温度

级别	A	E	B	F	H	C
最高容许温度/℃	105	120	130	155	180	>180

(8) 工作方式：指电动机的运转状态，分连续、短时和断续三种。连续表示该电动机可在规定条件下连续运行，短时表示只能在规定时间内短时运行，断续表示只能短时运行，但可多次断续运行。

其他的一些技术数据如效率、功率因数、温升等指标，一般不在铭牌中列出。可通过查手册的方法获得。

2. 电动机接线方法　异步电动机定子绕组共有六个出线端，分别是 U_1、V_1、W_1、U_2、V_2、W_2。其中 U_1、U_2 是第一相绕组的首尾端；V_1、V_2 是第二相绕组的首尾端；W_1、W_2 是第三相绕组的首尾端。它们在接线盒中的排列顺序如图 3-34 所示。

电动机的定子绕组有三角形、星形两种联结方式，采用哪种联结方法取决于电动机的铭牌规定。将三相绕组的尾端 U_2、V_2、W_2 连接在一起，首端 U_1、V_1、W_1 分别连接三相交流电源 A 相、B 相、C 相，这种连接为星形联结；先将 W_2、U_1 连接，U_2、V_1 连接，V_2、W_1 连接，再分别接三相交流电源，就是三角形联结。

若要改变电动机的转向，只需将通入三相绕组中的电源相序改变，即将三相电源的任意两相电源交换，电动机就改变转向。

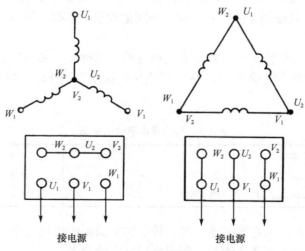

图 3-34　异步电动机的星形、三角形联结

3. **三相异步电动机的启动方法**　电动机从开始启动到匀速转动的过程叫电动机的启动过程。由于启动时旋转磁场和转子的转差很大，故转子中感应电流也很大，为额定电流的 4～7 倍。特别是当电动机功率较大时，它的启动将引起电网电压显著下降，影响电网上其他电器的正常使用。为了减小启动电流，带动较大负载，电动机常采用以下几种启动方式。

(1) 直接启动：直接启动也叫全压启动，是鼠笼式电动机的启动方法。一般小容量的电动机可采用此种启动方法，即将三相交流电源直接接入定子三相绕组。

(2) 降压启动：将接在电动机定子绕组上的电压降低。降压启动可有效地减小启动电流，常用的有星形-三角形(Y-△)启动、自耦变压器降压启动等。

①星形-三角形启动：电动机启动时三相绕组接成星形，当转速升高到一定程度时，再将定子绕组接成三角形，电动机进入额定运行状态。这样，启动时加在定子每相绕组上的电压只有额定电压的 $1/\sqrt{3}$ 。

②自耦变压器降压启动：这种启动方法是利用三相自耦变压器的调压作用，降低启动电压，启动完毕后，将自耦变压器切除，进入全压运行。

4. **电动机调速**　调速就是在同一负载下能得到不同的转速，以满足生产机械对转速的不同需要。常用的调速方法有下列三种。

(1) 变频调速：变频调速技术发展很快，变频装置主要由整流器和逆变器两大部分组成。整流器的作用是将频率为 50Hz 的三相交流电变换成直流电，再由逆变器将直流电变换成频率和电压都可调的三相交流电，供给三相交流电动机。频率调节范围一般为 0.5～320Hz。用逆变器原理的调速方法可得到无级调速，有较硬的机械特性，应用相当广泛。

(2) 变极调速：由式(3-20)可知，如果磁极对数 p 减小一半，则旋转磁场的转速 n_0 便提高一倍，因此改变 p 可以得到不同的转速。改变磁极对数同定子绕组的接法有关，双速电动机就是利用这种方法，在机床上应用较多。

(3) 变转差率调速：只要在绕线式电动机的转子电路中接入一个调速电阻(和启动电阻一样接入)，改变电阻的大小，就可得到平滑调速。例如，增大调速电阻时，转差率上升，而转速 n 下降。这种调速方法的优点是设备简单、投资小，但能量损耗较大，一般用在起重设备中。

第五节　单相异步电动机

使用单相交流电的异步电动机称为单相异步电动机。与三相异步电动机相比，单相电动机效率低，工作性能也较差，因此，在工农业生产中应用较少。但由于单相异步电动机具有体积小、重量轻、不需要三相交流电等特点，所以在家用电器、医疗器械中应用很广泛。受其工作性能所限，单向异步电动机的功率都较小，一般不超过 1kW。

单相异步电动机的结构及工作原理与三相异步电动机相似，也采用鼠笼式转子，在定子绕组产生的旋转磁场作用下，形成电磁转矩而使电动机工作。

三相异步电动机产生旋转磁场比较容易，只需把三相正弦交流电通入对称分布的三相定子绕组即可。如果简单地将单相正弦电流送入单相定子绕组，则不能产生旋转磁场。这是因为随着单相电流由"零→正最大→零→负最大→零"的周期性变化，其中绕组中形成的磁场也是一个由"零→正最大→零→负最大→零"的交变磁场，因此它在空间并不旋转。

这种磁场被形象地称为"脉动磁场"，如图 3-35 所示。

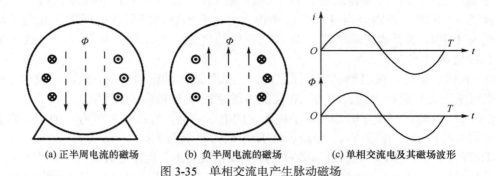

(a) 正半周电流的磁场　　(b) 负半周电流的磁场　　(c) 单相交流电及其磁场波形

图 3-35　单相交流电产生脉动磁场

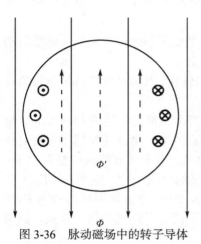

图 3-36　脉动磁场中的转子导体

原来静止的转子处于这样的脉动磁场中是不会启动运转的，这一点可通过图 3-36 来加以解释。图中圆圈代表转子导体，设此时脉动磁场 Φ 的方向向下，并按正弦规律由弱变强，根据楞次定律，感生电流产生的磁场 Φ' 阻碍脉动磁场 Φ 的增强，即 Φ' 的方向向上，因此转子导体在左右两侧所受到的磁场力相互抵消，故合成电磁转矩为零。对脉动磁场在任意时刻的状态加以分析，均可得到同样的结论，亦即脉动磁场不能对转子产生启动转矩而使之转动。

使单相电动机启动运转的关键是设法建立旋转磁场，根据产生旋转磁场的方法不同，单向异步电动机可分为剖相式和罩极式，现分别叙述如下。

一、剖相式异步电动机

剖相式电动机包括分相式、电容式和电容运转式三种形式，这里主要介绍电容运转式电动机。

电容运转式电动机的定子槽中嵌有两组绕组，分别称为主绕组和副绕组，它们在空间相隔 90°角。工作时主绕组直接和电源相连，副绕组与电容器串联后再接入电源，其接线如图 3-37 所示。

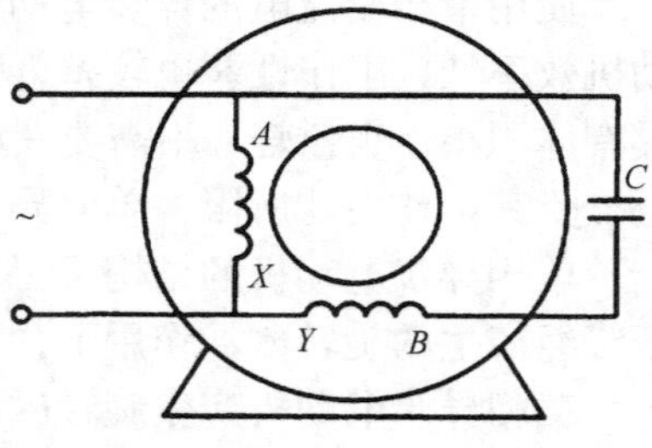

定子的两绕组由同一个单相电源供电，由于副绕组串有电容器，故两绕组中的电流相位不同。如果选择恰当，可使副绕组中的电流 i_B 超前于主绕组 i_A 约 90°，如图 3-38 所示。图中 AX，BY 分别表示主、副绕组的始末端，并设电流方向为正时由绕组的始端流向末端，用分析三相异步电动机的旋转磁场相似的方法，可得到一个周期内的几个不同时刻两相电流产生的磁场。例如，当 $t=0$ 时，$i_A=0$，i_B 为正，即电流从 B 流向 Y，产生的磁场方向自上向下，如图 3-38(a)所示，

图 3-37　电容运转电动机接线图

同理可得，$t=\dfrac{T}{4}$，$t=\dfrac{T}{2}$，…，时绕组中电流的方向及相应的磁场方向。由图可知，在电流的变化过程中，磁场方向也相应随着改变，从而在定子绕组中接入单相电源就得到旋转磁场。

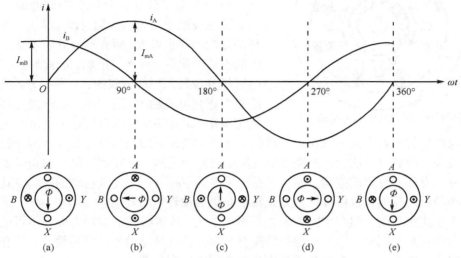

图 3-38 两相电流产生的旋转磁场

从上述分析可以看出，电容运转式电动机产生旋转磁场的两相电流是由电容器对单相交流电剖相而得，故通常称该电容器为剖相电容。

旋转磁场的方向与两个绕组中电流的相位有关，因此要改变这种电机的转向，可将两绕组的任一始、末端对调，或者调换电容器串联的位置来实现，如图 3-39 所示。洗衣机中的电动机的正、反转，通常就是利用定时器中的自动转换开关来进行切换的。

此外，这种电动机的电磁转矩与外加电压的高、低有关，故电动机的调速可通过串联有抽头的扼流圈来实现，如图 3-40 所示。改变扼流圈抽头就改变了定子绕组上的电压，从而达到改变电动机转速的目的。一般电扇的调速就多采用这种方式。医院 X 射线机设备中的旋转阳极控制也采用这种调速方式。

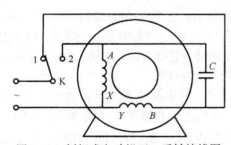

图 3-39 剖相式电动机正、反转接线图

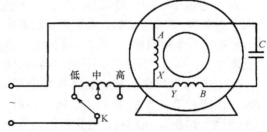

图 3-40 电动机调速接线图

二、罩极式异步电动机

罩极式异步电动机的定子用硅钢片叠压而成，内缘具有凸出的磁极，主绕组就绕在磁极上。每个磁极的一侧开有小槽，用来嵌放副绕组——罩极短路磁环。如图 3-41 所

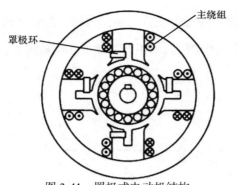

主绕组

罩极环

图 3-41　罩极式电动机结构

示，当主绕组接通电源后，它在磁极中产生的磁通中的一部分穿过罩极短路磁环，在环中产生感生电流，根据楞次定律可知，感生电流产生的磁通将阻碍有短路环那部分磁极中磁通的变化。

设主绕组中正弦电流随时间增大时，磁极上无环部分的磁通也增大，而有环部分由于感生电流产生的磁通的阻碍，磁场被削弱，故此时在磁极面下的磁场分布是无环部分较强，有环部分较弱。当主绕组中正弦电流随时间减小时，磁极的无环部分磁通也减小，而有环部分则由于感生电流产生的磁通与主绕组产生的磁通方向一致而使其增强。这时磁极面下的磁场分布是无环部分较弱，有环部分较强。因此可以认为，主绕组中电流随时间变化时，磁极面下磁场的强弱也随之在无环部分与有环部分之间变化，相当于在定子内的空间有一个连续移动的磁场，其作用与旋转磁场的作用相似，也可以使鼠笼式转子获得启动转矩而转动。

由于主绕组与副绕组在空间上的相对不可改变，故罩极式的旋转方向是不可逆的。它的旋转方向总是从同磁极的无环部分转向有环部分，这种电动机的结构简单，工作可靠，但转矩很小，功率一般只有几瓦至几十瓦，常用于小型仪器中。

第六节　直流电动机

直流电动机是一种由直流电源供电的电机，主要由转子、定子和其他零部件组成。图 3-42(a)是两级直流电动机的结构示意图，定子包括机座、磁极(磁极铁芯与励磁绕组)以及电刷装置(图中未画出)等，转子又称为电枢，包括电枢绕组、电枢铁芯、转轴和换向器(图中未画出)等。

一、直流电动机的工作原理

直流电动机的工作原理也是建立在电磁感应的基础上。直流电动机的原理可用图 3-42(b)说明，图中 N、S 是主磁极，采用直流励磁建立恒定磁场。电枢绕组中有一个线圈，两个引出端分别接在两个换向片上，换向片和电枢绕组随转子转动，电刷 A、B 固定不动，分别接在两个换向片上，通过电刷和换向片的接触将电枢绕组与外电路接通。

当电刷 A 接电源正极，电刷 B 接电源负极时，电流从电刷 A 流入，经换向片 1、线圈 abcd、换向片 2 由电刷 B 流出。电枢绕组的 ab、cd 两边处在磁场中，受磁场力作用，由左手定则可判断 ab 边和 cd 边受磁场力方向如图 3-42(b)所示，这对力产生电磁转矩，使电动机电枢逆时针旋转。

当电枢转过180°后，线圈 ab 边转到磁极 S 下，而 cd 转到磁极 N 下，同时由于旋转，换向片 1 与电刷 B 接触，换向片 2 与电刷 A 接触，线圈 ab、cd 中的电流方向也改变；由左手定则可判断此时电动机电枢所受电磁力矩仍然使电枢逆时针旋转，所以电动机电枢的旋转方向不变。

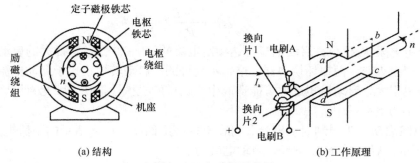

(a) 结构   (b) 工作原理

图 3-42　电动机示意图

从以上分析可知换向器的作用是将电源的直流电变换成电枢绕组的交流电，保证同一磁极下线圈有效导体中的电流方向不变，产生的电磁力矩方向恒定不变，电动机转子能按一定的方向连续旋转。

二、直流电动机的励磁方式

直流电动机励磁方式可分为他励、并励、串励和复励四种，如图 3-43 所示，常用的有他励和并励两种电动机。

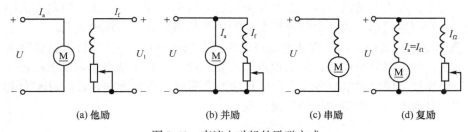

(a) 他励   (b) 并励   (c) 串励   (d) 复励

图 3-43　直流电动机的励磁方式

(1) 他励：励磁绕组是由单独的励磁电源提供，与电枢电路没有直接的电关系。
(2) 并励：励磁绕组与电枢绕组并联，由同一个电源供电。
(3) 串励：励磁绕组与电枢绕组串联，由同一个电源供电，励磁电流与电枢电流相同。
(4) 复励：励磁绕组分两部分，一部分绕组与电枢绕组并联，另一部分与电枢绕组串联。

三、直流电动机的使用

直流电动机作为驱动机械，也有对启动、调速和控制的性能要求。下面以并励直流电动机为例，介绍直流电动机的启动、调速性能。

对直流电动机启动的要求：一是有足够大的启动转矩，启动时间短；二是启动电流限制在允许范围内，通常为额定电流的 1.5～2.5 倍。

1. 直接启动　直接启动指在不采用任何限流措施的情况下，电枢绕组直接接额定电压启动。启动瞬间转子转速 $n=0$，电枢绕组的电势 $E=0$，加额定电压时，电枢的启动电流为

89

$$I_{ST} = \frac{U - E}{R_a} = \frac{U}{R_a} \qquad (3-22)$$

由于电枢绕组电阻 R_a 很小，启动电流可达额定电流的 10～20 倍，这样大的启动电流可能在换向器上产生火花，而损坏换向器，这是不允许的。启动转矩正比于启动电流，所以它的启动转矩也很大，启动转矩过大可能造成生产机械的机械性损伤。因此直接启动只允许用于容量较小的电动机中。

2. 串电阻启动　为限制启动电流，可在电枢绕组回路中串入适量的限流电阻 R_{ST} 。如图 3-44 所示，启动时 $n=0$，$E=0$，启动电流为

$$I = \frac{U}{R_a + R_{ST}} \qquad (3-23)$$

R_{ST} 是启动电阻，启动时接入，随着电动机转速的升高，逐渐切除启动电阻。

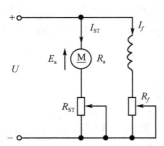

图 3-44　电枢回路串电阻启动

3. 直流电动机调速　调速就是在一定的负载下获得不同的转速，以满足生产的不同需求。在他励电动机中采用变电压调速方法，即在负载转矩保持不变、额定励磁不变、电枢回路电阻不变的情况下，通过降低电枢电压，得到变速的方法。在并励电动机中采用变磁通调速方法，即在励磁回路中通过改变串电阻，改变励磁电流(磁通)而实现调速的目的。此外，直流电动机在调速方面与交流电动机相比有很大优点，即调速范围广，可无级变速，且调速简单。因此对调速较复杂的生产机械仍使用直流电动机。

4. 直流电动机转向　改变直流电动机的转向方法有两种：一是保持励磁绕组两端的电压极性不变，将电枢绕组反接，使电枢电流改变方向；二是保持电枢两端电压极性不变，将励磁绕组反接，使励磁电流改变方向，从而改变磁极的磁性方向。若同时改变电枢电流方向和励磁电流方向，则电动机的转向不变。

第七节　控制微电机

控制电机是在普通电动机的基础上发展起来而具有特殊用途的电动机。其主要作用是完成信号的传递和交换，而不是完成能量的转换。这类电动机必须运行可靠、响应迅速且准确度高。

控制电机的输出功率小，一般从数百毫瓦到数百瓦，重量从数十克到数千克。从外表上看都是圆柱体，中间有一个转动轴。由于体积一般都很小，故常称为控制微电机。

1. 交流伺服电动机　交流伺服电动机是一种可控的两相异步电动机，也称执行电机或可逆电机。它具有反应灵敏、调速范围大和可控性强的特点，在 X 射线机束光器的开闭、点片的千伏调节中普遍采用。

(1) 基本结构。交流伺服电动机的定子铁芯由硅钢片叠成，其上嵌放着空间位置相差 90°的两个绕组，如图 3-45 所示。励磁绕组 1 接交流电源，控制绕组 2 接控制信号。为了减小惯性，鼠笼式转子由高电阻率的材料制成，且直径较小。为了使惯性更小，反应更灵敏，有的转子还采用非磁性材料制成空芯杯形状，靠切割旋转磁场磁感线产生的涡流与旋转磁场相互作用而转动。由于它惯性很小，所以反应迅速，转动平稳。

(2) 工作原理。当励磁绕组 1 加上额定电压 U_1，而控制绕组 2 没有信号时，电动机处于单相状态，励磁绕组产生的是脉动磁场，因此转子没有启动转矩而静止不动；当控制信号 U_2 加在控制绕组 2 上时，由于电容的剖相作用，控制电流与励磁电流存在一定的相位差，电动机便处于两相状态，使空气隙中建立一定大小的旋转磁场，产生电磁转矩使转子沿磁场旋转方向转动。此时，就电磁过程而言，它与剖相式异步电动机完全相同。

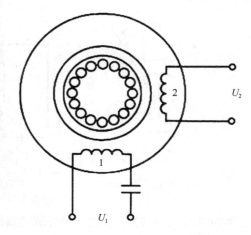

图 3-45　鼠笼式转子伺服电机

在负载转矩恒定的情况下，改变 U_2 的大小就可以改变电动机的转速。U_2 越高，转差率越小，电动机转速越高；将控制绕组两接线端互换，就可以改变电动机的转向。

交流伺服电动机和单相异步电动机工作原理、转速的调节和转向的控制都大致相同。不同之处是单向异步电动机启动后，断开副绕组，电机在惯性作用下会继续转动，这种转动现象对伺服交流电动机来说是不允许的，伺服交流电动机靠增大转子的电阻，使转子在控制信号除去后，能受到制动转矩的作用而立即停止转动。

2. 微型同步电动机　虽然交流伺服电动机具有结构简单、价格便宜、使用维护简便等优点，但其转速随电源电压的波动和负载的大小的改变而变化。微型同步电动机则不同，它的最大特点是能够保持转速恒定不变。因此在要求转速稳定的场合被广泛应用。例如，为了使 X 射线机曝光准确，曝光计时系统就采用了这种电动机。

微型同步电动机绝大多数是单相电动机，从结构上看，其定子绕组与单向异步电动机的定子绕组基本相同，也有剖相式和罩极式两种。但转子结构有很大差别，主要有永磁式转子、反应式转子和磁滞式转子，这三种转子都不需要转子绕组，结构大为简化。

(1) 永磁式同步电动机。该类电动机的转子用永久磁铁制成，并可方便地作成一对或多对磁极。当定子绕组接通单相电源时，其产生的旋转磁场与转子磁铁相互作用，吸引转子同步转动，如图 3-46(a)所示。使用时应注意，当负载过大超出额定限度时，将出现所谓的"失步"现象，这时转子将不再按同步运行，甚至最后停转。

(2) 反应式同步电动机。这种电动机的转子是用容易被磁化的软磁材料制成，它与永磁式电动机的主要区别是转子没有预先充磁，其磁极是由定子磁场磁化而得，故取名为反应式电动机。其工作原理及特性与永磁式电动机基本相同，由定子旋转磁场吸引被其磁化的转子旋转，如图 3-46(b)所示。

(3) 磁滞式同步电动机。这种电动机的转子用钨钢、铬钢等硬磁材料制成。转子磁极也是由磁场磁化而得。由于硬磁材料的特殊结构，转子被磁化时，其磁场滞后于定子磁场，故称其为磁滞式电动机。图 3-46(c)就是其中一种，其转子由几个硬钢圆盘紧压在转轴上制成。当定子绕组接通单相电源建立起旋转磁场时，转子上的硬钢圆盘也随后磁化，并与旋转磁场相互作用而同步运行。这种电动机的最大特点是启动转矩较大。

3. 步进电机简介　步进电机是一种将电脉冲转化为角位移的执行机构。当步进驱动器接收到一个脉冲信号，它就驱动步进电机按设定的方向转动一个固定的角度(称为"步距角")，电机相数不同，其步距角也不同，一般二相电机的步距角为 0.9°/1.8°、三相的为 0.75°/1.5°、

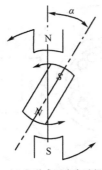
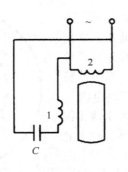
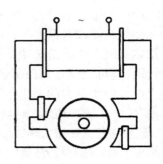

(a) 永磁式同步电动机　　　　(b) 反应式同步电动机　　　　(c) 磁滞式同步电动机

图 3-46　微型同步电动机

五相的为 0.36°/0.72°。在没有细分驱动器时，用户主要靠选择不同相数的步进电机来满足步距角的要求。如果使用细分驱动器，则"相数"将变得没有意义，用户只需在驱动器上改变细分数，就可以改变步距角。它的旋转是以固定的角度一步一步运行的。可以通过控制脉冲个数来控制角位移量，从而达到准确定位的目的；同时可以通过控制脉冲频率来控制电机转动的速度和加速度，从而达到调速的目的。步进电机可以作为一种控制用的特种电机，利用其没有积累误差(精度为 100%)的特点，广泛应用于各种精密控制仪器中。

习　题　三

3-1　什么是硬磁材料与软磁材料?各有什么用途?

3-2　一只 $N=1000$ 匝的线圈，套在相对磁导率 $\mu_r=1000$ 铸钢制成的闭合铁芯上，铁芯截面积 $S=20\text{cm}^2$，磁路平均长度 $L=50\text{cm}$。如果在铁芯中产生的磁通 $\Phi=0.001\text{Wb}$，试问线圈中应通入多大的直流电流?

3-3　一个交流电磁铁，线圈的额定电压 $U=380\text{V}$，频率 $f=50\text{Hz}$，匝数 $N=8650$，铁芯截面积 $S=2.5\text{cm}^2$，试求电磁吸力的最大值和平均值。

3-4　X 射线机的高压变压器是一台升压变压器，在中小型 X 射线机中原绕组输入电压一般为几百伏特(如 220V)，而副绕组输出电压一般为几十千伏特(如 66kV)，电流为几百毫安(如 200mA)，请说明高压变压器原、副绕组的特点。

3-5　一台变压器原、副绕组分别为 1000 匝和 50 匝，空载接入电压为 220V 的交流电源，则副绕组输出电压是多大?

3-6　在某功率放大电路匹配阻抗为 200Ω。若要使阻抗为 8Ω 的扬声器获得最大输出功率，问需要在扬声器与功率放大电路之间接入变压比为多大的变压器?如果该变压器的原绕组为 400 匝，求阻抗匹配时变压器副绕组的匝数。

3-7　电源变压器原绕组额定电压为 220V；副绕组有两个，额定电压和额定电流分别为 450V、0.5A 和 110V、2A。求原绕组的额定电流和容量。

3-8　有一台三相异步电动机，其额定转速为 735r/min，试求电动机的磁极对数和额定转速的转差率。电源频率为 50Hz。

3-9　简述改变电容剖相式电动机、直流电动机转动方向的方法有哪些?

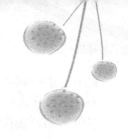

第四章　常用控制电器

　　常用控制电器属于低压电器，通常在交流额定电压 1000V 以下，直流额定电压 1200V 以下的电路中使用，通过手动或自控方式，断续或连续地接通或断开电路，对电路进行转换、控制、保护和调节。

　　低压电器按操作方式的不同，可分为自控电器和手动电器两大类；按电器的输出形式可分为有触点和无触点两大类。由有触点控制电器组成的控制电路称为继电-接触型，是最基本、最常用的控制电路。在现代电力拖动系统中，也应用无触点电器和新的元件，如晶体管无触点逻辑元件、数字程序控制及计算机控制系统等。这些现代电器元件最终实现对电动机的控制时，仍需与接触器、继电器相配合才能完成较高质量的控制。

　　低压电器主要包括十三大类：刀开关、组合开关、主令电器、熔断器、自动开关、接触器、控制继电器、电磁铁、控制器、启动器、电阻器、变阻器、调整器。以下介绍几种主要的控制电器。

一、组 合 开 关

(一) 外形、结构与符号

　　组合开关又称转换开关，是一种转动式的闸刀开关，由分别装在多层绝缘件内的动、静触片组成。组合开关的外形、结构与符号如图 4-1 所示。

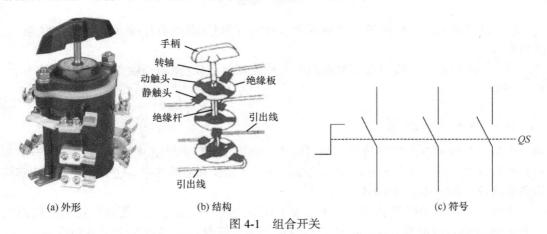

(a) 外形　　　　　　　(b) 结构　　　　　　　(c) 符号

图 4-1　组合开关

　　图中的组合开关由三层动、静触片组成，动触头装在附有手柄的绝缘杆上，手柄沿任一方向每转动 90°，触头便轮流接通或分断。为了使开关在切断电路时能迅速灭弧，在转轴上装有弹簧，依靠弹簧的作用可以使开关快速接通与断开，从而提高了开关的通断能力。

(二) 选用要求及应用

　　组合开关一般用于交流 380V、直流 220V、电流 100A 以下的电路中作电源开关。

它不宜进行频繁地接通和切断电路，在小型 X 射线机控制台面板上电源开关多用组合开关，组合开关还用于 X 射线摄影时检查方式选择、管电流选择和曝光时间选择等。而中、大型 X 射线电源开关多用按钮开关、琴键开关，现代 X 射线机电源开关多用触摸开关。

二、按 钮 开 关

(一) 外形、结构

按钮开关是一种手按下即动作，释放即复位的短时接通的小电流开关，是一种结构简单，应用十分广泛的主令电器。一般由按钮帽、复位弹簧、桥式动触点、静触点和外壳等组成，如图 4-2 所示。

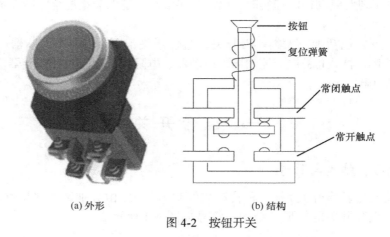

(a) 外形　　　　　　　　(b) 结构

图 4-2　按钮开关

(1) 常开触点。当按钮按下时触点闭合称常开触点(也称动合触点)，即正常状态下，触点断开。

(2) 常闭触点。当按钮按下时触点断开称常闭触点(也称动断触点)，即正常状态下，触点闭合。

(二) 按钮开关类型

按钮开关根据触点位置特点不同可分为三种类型，即动断按钮开关、动合按钮开关和复合按钮开关，在 X 射线机中习惯称为断按钮、通按钮和通断按钮。这三种开关的内容结构和电路符号如图 4-3～图 4-5 所示。

图 4-3 所示为动断按钮开关，在未按下该按钮时，依靠复位弹簧的作用力使内部的金属动触点将常闭静触点 a、b 接通；当按下该按钮时，动触点与常闭静触点 a、b 脱离断开。

图 4-4 所示为动合按钮开关，在未按下该按钮时，金属动触点与常开静触点 c、d 断开；当按下该按钮时，动触点与常开静触点 c、d 接通。

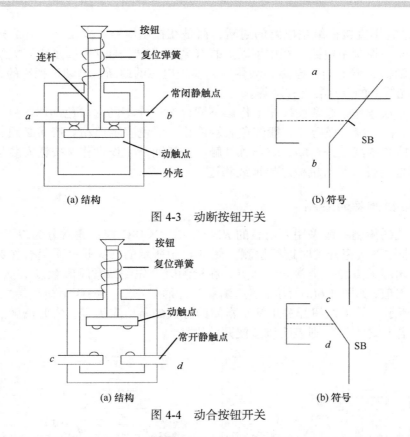

图 4-3　动断按钮开关

图 4-4　动合按钮开关

图 4-5 所示为复合按钮开关,在未按下该按钮时,金属动触点与常闭静触点 a、b 接通,而与常开静触点 c、d 断开;当按下该按钮时,动触点与常闭静触点 a、b 断开,而与常开静触点 c、d 接通。

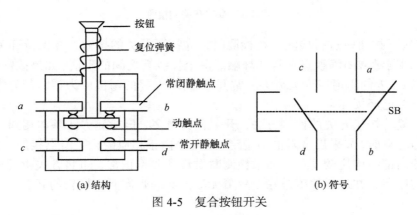

图 4-5　复合按钮开关

有些按钮开关内部有多对常开、常闭触点,它可以在接通多个电路的同时切断多个电路。

(三) 选用要求及应用

按钮开关适用于交流 500V、直流 440V 的电路中,允许通过的电流较小,一般不超过 5A。通常它不直接操纵主电路的通断，而是在控制电路中发出指令，通过接触器、继电器等电器去控制主电路。在中型以上的 X 射线机中，通过手按按钮开关发出控制信号来控制接触器、继电器、电磁起动器等，实现电源的通断、电动诊视床的直立水平运动和透视荧光屏上的点片装置移动等。

为了避免误操作，通常在按钮上作出不同标记或涂不同的颜色加以区别，其颜色有红、黄、蓝、白、绿、黑等，一般红色表示停止，绿色表示启动。按钮必须有金属的防护挡圈，且挡圈要高于按钮帽，防止意外触动按钮而产生误动作。按钮安装板和按钮盒的材料必须是金属，并与机械总接地线相连。

(四) 按钮开关的检测

按钮开关的检测一般采用万用表的 $R×1\Omega$ 或 $R×10\Omega$ 挡，通常分为以下两个过程。

(1) 在未按下按钮开关时进行检测。图 4-6 中所示的开关是一个复合按钮开关，它包括一个常闭静触点和一个常开静触点，在检测时，先测量常闭静触点 a、b 的两个接线端之间的阻值，如图 4-6(a)所示；然后测量常开静触点 c、d 的两个接线端之间的阻值，如图 4-6(b)所示。如果按钮开关正常，常闭静触点的阻值应为零，常开静触点的阻值应为无穷大，若与之不符，则表明该按钮开关损坏。

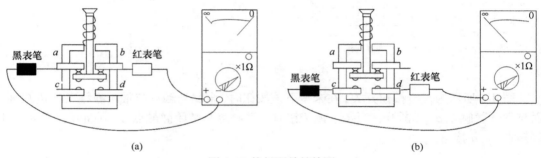

图 4-6 按钮开关的检测

(2) 在按下按钮时进行检测。在检测时，先按下开关的按钮，在保持开关处于按下状态时，分别测量常闭静触点和常开静触点两个接线端之间的阻值，如果按钮开关正常，常闭静触点 a、b 的阻值应为无穷大，常开静触点 c、d 的阻值应为零，若与之不符，则表明按钮开关已经损坏。

以上是复合按钮开关的检测方法，开关种类虽多，但检测方法基本相同。在测量常闭或常开静触点时，如果出现阻值不稳定，通常是由于相应的开关触点接触不良引起的。因为开关的内部结构比较简单，如果检测时发现开关不正常，可将开关拆开进行检查，找出具体的原因，并进行故障排除，故障无法排除的则需要更换新的开关。

三、接 触 器

接触器种类很多，按通过电流的种类不同，可分为交流接触器和直流接触器；按操作方式不同，可分为电磁式接触器、气动式接触器和液压式接触器，其中，最为常用的是电磁式接触器。

电磁式接触器是一种依靠电磁力的作用使触点闭合或分离，从而接通或分断交、直流主电路的控制电器。接触器能实现远距离自动控制和频繁操作，具有欠压保护、零压保护、工作可靠以及寿命长等优点，是自动控制系统和电力拖动系统中应用广泛的低压控制电器。X射线机中多用交流接触器，它利用主触头来开闭电路，用辅助触头来执行控制指令。

(一) 交流接触器

1. **外形与符号** 交流接触器外形与符号如图4-7所示。

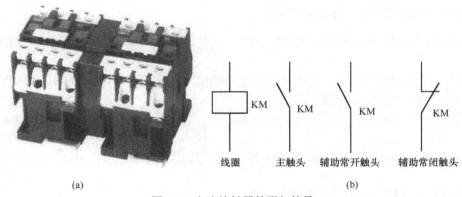

图 4-7 交流接触器外形与符号

2. **结构与工作原理** 交流接触器主要由触头系统、电磁系统和灭弧装置三部分组成。

根据用途不同，交流接触器触头系统一般由三对主触头和若干个辅助触头组成。主触头一般比较大，接触电阻较小，用于接通或分断较大的电流，常接在主电路中；辅助触头一般比较小，接触电阻较大，用于接通或分断较小的电流，常接在控制电路(或称辅助电路)中。触头用来接通或断开所控电路，表面镀银或钨铂合金来提高触头表面熔点及导电性能。按动作分动触点和静触点；按工作状态分常开触点和常闭触点，"常开""常闭"是指交流接触器电磁系统未通电时触头的状态。

电磁系统是关键部件，由铁芯、线圈和衔铁组成，用来操纵触头通、断。

交流接触器在断开大电流时，往往会在动、静触头之间产生很强的电弧。电弧是触头间气体在强电场作用下产生的放电现象。一方面发光发热造成触头灼伤，另一方面会使电路的切断时间延长，影响接触器的正常工作。因此容量在20A以上的接触器都有灭弧装置，以熄灭由于主触点断开或接通而产生的电弧，防止烧坏触点和使电路断开时间延长。

交流接触器典型的结构如图4-8所示。

图中的接触器有一个主触头、一个常闭辅助触头和一个常开辅助触头。三个触头通

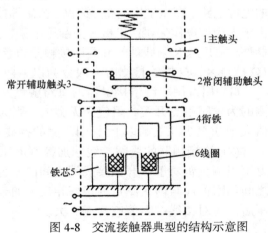

图 4-8 交流接触器典型的结构示意图

过连杆与衔铁连接，在没有给线圈通电时，主触头和常开辅助触头处于断开状态，常闭辅助触头处于闭合状态。如果给线圈通交流电，线圈马上产生磁场，磁场通过铁芯吸引衔铁，而衔铁则通过连杆带动三个触头的动触头动作，与各自的静触点接触或断开。

(二) 直流接触器

直流接触器与交流接触器工作原理基本相同，在结构上也是由电磁系统、触点系统和灭弧装置等部分组成。其不同之处在于铁芯通以直流电，不会产生涡流和磁滞损耗，所以不发热，也无振动。

(三) 接触器的主要技术参数

(1) 吸引线圈额定电压：交流有 36V、110V、220V、380V；直流有 24V、48V、220V、440V。

(2) 主触点额定电压：主触点分断电路的电压，交流有 110V、220V、380V、500V；直流有 110V、220V、440V。

(3) 主触点额定电流：通过主触点的电流，有 5A、10A、20A、40A、60A、100A、150A、250A、400A、600A。

此外，接触器还有额定绝缘电压等，而辅助触点的额定工作电流一般不大于 5A。

(四) 接触器的选用与检测

1. 接触器的选用   在选用接触器时，要注意以下事项：

(1) 根据负载的类型选择不同的接触器。通常直流负载选用直流接触器，交流负载选用交流接触器。

(2) 选择的接触器额定电压应大于或等于所接电路的电压，线圈电压应与所接电路电压相同。其中接触器的额定电压是指主触点的额定电压。

(3) 选择的接触器额定电流应大于或等于负载的额定电流。接触器的额定电流是指主触点的额定电流。

(4) 选择接触器时，要注意主触点和辅助触点数应符合电路的需要。

2. 接触器的检测   接触器、继电器是 X 射线机电路中的重要控制元件，在 X 射线机的电源电路、高压发生电路、透视、摄影等控制电路中起到接通、切断和交换电路的作用。由于人为的操作失误或机械开关踏压不紧，常使高压继电器产生跳断性电弧，而导致电子器件，尤其是 X 射线球管和高压接触器的老化或损坏。接触器的检测通常使用万用表的×1Ω 挡或×10Ω 挡，检测时一般分为以下两个步骤。

(1) 用万用表测量接触器的每对触点开关接线端之间的阻值，若阻值为 0，说明所测的为常闭触点开关；阻值为无穷大，则为常开触点开关；若测得某对接线端之间的阻值大于0(至少几欧姆以上)，则所测的接线端内部为线圈。

(2) 给接触器的线圈接线端加控制电压，让接触器内部各触点开关产生动作，再用万用表测量每对触点开关接线端之间的阻值。如果接触器正常，这次测得的每对接线端之间的阻值应与前次测量的正好相反，如未加电压时，一对接线端阻值为零，那么加电压后，这对接线端阻值应为无穷大。

在测量时，若发现某对接线端两次测量的阻值都相同，则说明该接线端内部触点开关状态不能切换，可以拆开接触器进行检修或直接更换。

四、继 电 器

继电器是一种根据电量或非电量的输入信号变化，自动接通或断开触点，进而通、断小电流电路的自动控制电器。其输入信号可以是电压、电流等电量，也可以是时间、转速、温度、压力等非电量。而输出信号则是以触点的动作或电路参数(如电压或电阻)的变化为形式。

继电器实质上是一种传递信号的电器，它根据特定形式的输入信号而动作以达到控制目的。它一般不用来直接控制主电路，而是通过接触器或其他电器来对主电路进行控制，因此同接触器相比较，继电器的触点通常接在控制电路中，触点断流容量较小，一般不需要灭弧装置，但对继电器动作的准确性则要求较高。

继电器广泛应用于 X 射线机主机各控制电路及各辅助装置的电路中，以接通或断开电路。常用的继电器有电磁式继电器、电压继电器、电流继电器、中间继电器、时间继电器、热继电器、固态继电器等。

(一) 继电器类型

1. 电磁式继电器　电磁式继电器是各种继电器中应用最为普遍的一种，它由电磁机构、触点系统和释放弹簧等组成，依据电压、电流等电量，利用电磁原理使衔铁闭合动作，进而带动触点动作，使控制电路接通或断开，实现动作状态的改变。

电磁式继电器的典型结构如图 4-9 所示，其工作原理与接触器相似。当电流流过线圈，铁芯变成电磁铁。衔铁被吸引，受到向下的力作用，动触点也向下方移动，与静触点接触构成闭合电路。当线圈中无电流流动，铁芯不再变成电磁铁，衔铁不再受到吸引，由于反力弹簧的作用，受到向上的力作用，动触点也向上方移动，于是与静触点脱离接触而使电路断开。

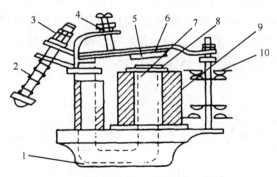

图 4-9　电磁式继电器的典型结构

1. 底座；2. 反力弹簧；3，4. 调节螺钉；5. 非磁性垫片；6. 衔铁；7. 铁芯；8. 极靴；9. 电磁线圈；10. 触点系统

(1) 电磁机构。直流继电器的电磁机构形式为 U 形拍合式。铁芯和衔铁均由电工软铁制成。为了增加闭合后的气隙，在衔铁的内侧面上装有非磁性垫片，铁芯铸在铝基座上。交流继电器的电磁结构形式有 U 形拍合式、E 形直动式、空心或装甲螺管式等。U

形拍合式和 E 形直动式的铁芯及衔铁均由硅钢片叠成，且在铁芯柱端上面装有分磁环。

(2) 触点系统。交、直流继电器的触点由于均接在控制电路上，且电流小，故不装设灭弧装置。其触点一般都为桥式触点，有常开和常闭两种形式。

为了实现继电器动作参数的改变，继电器一般还具有改变释放弹簧松紧及改变衔铁打开气隙大小的调节装置，如调节螺母。

2. 电流继电器和电压继电器 电流继电器、电压继电器的实质都是电磁式继电器。

(1) 电流继电器。

触点是否动作，与通过线圈的电流大小有关的继电器叫做电流继电器，主要用于电动机等负载的过载及短路保护。电流继电器的线圈串联在被测电路中，其线圈匝数少、导线粗、阻抗小。电流继电器有过电流继电器和欠电流继电器两种，如图 4-10(a)和(b)所示。

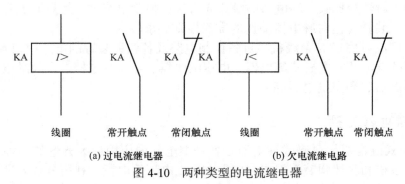

(a) 过电流继电器　　　　　　　　　(b) 欠电流继电路

图 4-10　两种类型的电流继电器

过电流继电器在电路正常工作时，衔铁是释放的；当电路发生过载或短路故障时，衔铁才吸合，带动相应的触点动作，即常开触点闭合，常闭触点断开。欠电流继电器在电路正常工作时，衔铁是吸合的，其常开触点闭合，常闭触点断开；一旦线圈中的电流降至额定电流的 10%～20%以下，衔铁释放，发出信号，从而改变电路的状态。

(2) 电压继电器。

触点的动作与加在线圈上的电压大小有关的继电器称为电压继电器，它用于电力拖动系统的电压保护和控制。电压继电器反映的是电压信号，它的线圈并联在被测电路的两端，因此匝数多、导线细、阻抗大。电压继电器按动作电压值的不同，分为过电压继电器和欠电压继电器两种，如图 4-11(a)和(b)所示。

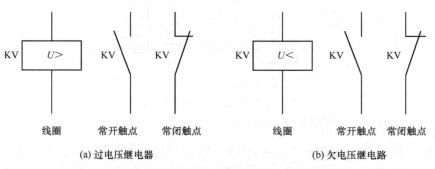

(a) 过电压继电器　　　　　　　　　(b) 欠电压继电路

图 4-11　两种类型的电压继电器

过电压继电器在电路电压正常时，衔铁释放，一旦电路电压升高至额定电压的110%～115%以上，衔铁吸合，带动相应的触点动作。欠电压继电器在电路电压正常时，衔铁吸合，一旦电路电压降至额定电压的 5%～25%以下，衔铁释放，输出信号。

3. 中间继电器　中间继电器是用来转换控制信号的中间元件，将一个输入信号变换成一个或多个输出信号，其输入信号为线圈的通电或继电，输出信号为触头的动作。

中间继电器也是一种电磁式继电器，其结构与工作原理和交流接触器基本相同，只是触点数量较多，且没有主、辅之分，各对触头允许通过的电流大小相同，其额定电流多为 5A，小型的为 3A。不加灭弧装置。

常用的中间继电器有 JZ7 系列和 JZ8 系列两种，JZ7 系列触头一般有 8 对，可组成 4 对常开、4 对常闭；6 对常开，2 对常闭；或 8 对常开三种组合形式。JZ8 系列可组成 2 对常开、6 对常闭；4 对常开，4 对常闭；6 对常开、2 对常闭等形式。

中间继电器的用途，一是用来传递信号，同时控制多个电路；二是用来直接接通和断开小功率电动机或其他电气执行元件。选用中间继电器时，应注意线圈电压等级、触点类型、触点数量及其容量等参数。图 4-12 所示为中间继电器外形与符号。

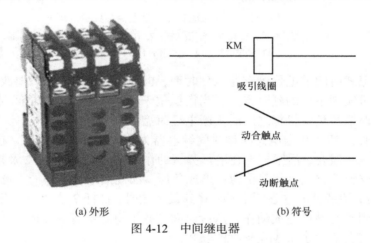

(a) 外形　　　　　　　　(b) 符号

图 4-12　中间继电器

4. 时间继电器　在电气控制系统中，有时需要继电器得到信号后不立即动作，而要延时一段时间后再动作并输出控制信号，以达到按时间顺序进行控制的目的。这种感受外界信号后，经过一段时间才能使执行部分动作的继电器，就是时间继电器。

时间继电器广泛适用于额定交流电压 380V 以下和直流电压 220V 及以下的自动控制电路中，用作时间控制、指示等。时间继电器是使用在较低的电压或较小电流的电路上，用来接通或切断较高电压、较大电流的电路电气元件。它的种类很多，有空气阻尼型、电子型、电动型和其他型等。

(1) 空气阻尼式时间继电器。

空气阻尼式时间继电器又称为气囊式时间继电器，它是根据空气压缩产生的阻力来进行延时的，其结构简单，价格便宜，延时范围大(0.4～180s)，但延时精确度低。图 4-13 为空气阻尼式时间继电器结构示意图。

空气阻尼式时间继电器由电磁系统、延时机构与触点三部分组成。电磁机构为双 E 直动式，延时机构采用气囊式阻尼器，触点系统为微动开关。

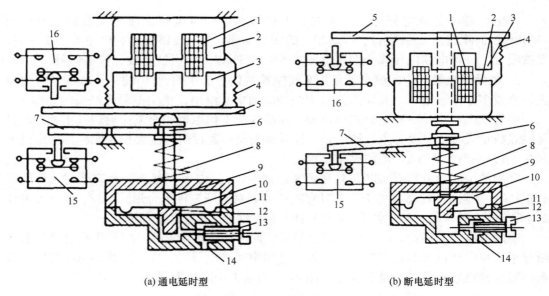

(a) 通电延时型　　　　　　　　　(b) 断电延时型

图 4-13　空气阻尼式时间继电器结构示意图

1. 线圈；2. 铁芯；3. 衔铁；4. 复位弹簧；5. 托板；6. 活塞杆；7. 杠杆；8、9. 弹簧；10. 橡皮膜；11. 气室；12. 活塞；13. 调节螺钉；14. 进气孔；15、16. 微动开关

　　空气阻尼式时间继电器既有通电延时型，也有断电延时型。只要改变电磁机构的安装方向，即可实现不同的延时方式：当衔铁位于铁芯与延时机构之间时为通电延时型；当铁芯位于衔铁与延时机构之间时为断电延时型。

　　以图 4-13(a)所示为通电延时型时间继电器为例说明其工作原理。在线圈 1 通电后，铁芯 2 将衔铁 3 吸合，活塞杆 6 在塔形弹簧的作用下，带动活塞 12 及橡皮膜 10 向上移动，由于橡皮膜下方气室空气稀薄，形成负压，因此活塞杆 6 不能上移。当空气由进气孔 14 进入时，活塞杆 6 才逐渐上移；移到最上端时，杠杆 7 才使微动开关 15、16 动作。从线圈通电到延时触点完成动作，这段时间就是继电器的延时时间，可以用螺钉 13 调节空气室进气孔的大小来改变延时的长短。

　　线圈 1 断电后，继电器依靠复位弹簧 4 的作用而复原，空气经气孔 14 被迅速排出，延时与不延时的微动开关 15 与 16 都迅速复位。

　　(2) 晶体管式时间继电器。

　　时间继电器又称延时继电器，当线圈通电或断电以后，其触点延时一定的时间后才动作。在 X 射线机中主要用于控制电路、旋转阳极启动、延时、保护电路及电动诊视床电路。目前常用晶体管式和集成电路式时间继电器。

　　晶体管式时间继电器又称为电子式时间继电器，它是利用延时电路来进行延时的。这种继电器有延时范围广、精度高、体积小、使用方便及寿命长等优点。

　　(3) 其他类型的时间继电器。

　　电动式时间继电器的原理与钟表类似，它是由内部电动机带动减速齿轮转动而获得延时的。这种继电器延时精度高，延时范围宽(0.4～72h)，但结构比较复杂，价格很贵。

　　电磁式时间继电器延时时间短(0.3～1.6s)，但它结构比较简单，通常用在断电延时场合和直流电路中。

5. **热继电器**　热继电器是一种利用电流的热效应来推动动作机构使触点闭合或断开的保护电器，主要用于电动机的过载保护、断相保护、电流不平衡保护以及其他电气设备发热状态时的控制。热继电器的原理示意与符号如图 4-14 所示。

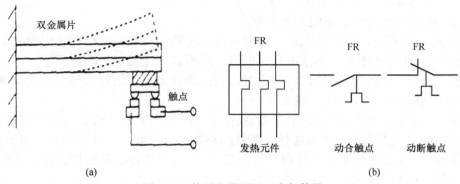

图 4-14　热继电器原理示意与符号

热元件由电阻丝组成，串接在电动机的电源中，动断触点串接在电动机的控制电路中。当电动机绕组中电流过大时，热元件的电阻丝中产生的热量使双金属片弯曲，推动触点连杆，使动、静触点分离，接触器断电释放，切断电源。电流越大，动作的时间就越短。因此，热继电器用于电动机或其他负载的过载保护以及三相电动机的缺相运行保护。

6. **固态继电器**　固态继电器是一种新型无触点继电器，它由光电耦合器件、集成触发电路和功率器件组成。图 4-15 为交流固态继电器原理框图与符号，这种器件为四端器件，其中两个输入端接控制电路，两个输出端接主电路。当输入端接通直流电源时，发光二极管 D 发光，光电晶体管导通使集成触发电路产生一个触发信号，功率器件双向晶闸管被触发而导通，负载与电源电路接通。

固态继电器没有机械触点，不会产生电弧，故其工作频率、耐冲击能力、可靠性、使用寿命、噪声等技术指标均优于电磁式继电器，因此应用日益广泛。

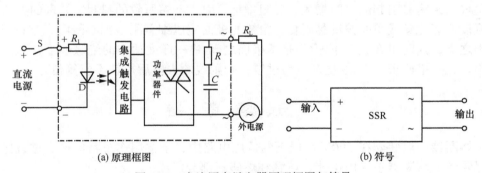

图 4-15　交流固态继电器原理框图与符号

（二）继电器常见故障及处理

X 射线机中广泛使用的各种类型的继电器是重要的电磁控制元件，它们在各种电路中担负着通断、转换、控制、保护等作用。继电器线圈通电后铁芯吸合，而断电后不能立即释放(机械性引起的故障除外)的现象，称为继电器"剩磁"(延时继电器除外)。继电器轻微剩磁在使用中不易觉察，严重的剩磁由于活动衔铁释放的延迟时间过长，触点无法复原，改变了电路的工作状态，可导致 X 射线机故障。

继电器动作频繁、撞击振动、维护保养不当及元件质量欠佳等也都可造成 X 射线机故障。继电器最常见故障有下列几种。

(1) 触点故障的常见现象及处理方法。

1) 有碳化痕迹。用四氯化碳、甲醇清洗，不能用一般的细砂擦，以免表面毛糙。

2) 不光滑凹凸不平。用细砂轻擦即可，严重者须先氧焊，再磨平。

3) 变形。可造成触点脱出，严重时可与其他触点发生短路，最好是更换触点。

(2) 线圈断电后，衔铁不能复位。

原因多为铁芯剩磁(磁铁片质量差)或铁芯间隙过于紧密。前者的处理方法为轻击铁芯或用喷灯对铁芯退火。因为这样可使铁芯内磁畴方向紊乱，从而达到去磁的目的；临时应急时，可在极之间塞一层纸或其他绝缘片。后者可用细砂纸在铁芯极面上轻轻摩擦，扩大气隙，以消除故障。

(3) 线圈开路或烧坏，线圈开路多为导体有隐伤或假焊，使用过久所致。继电器开启频繁或震颤时极易烧毁线圈，更新线圈可正常运行。

(4) 继电器线圈通电后震颤，衔铁吸合不稳定，其原因及处理如下。

1) 分磁环问题。如分磁环脱落或断裂，机械振动可致脱落或断裂，但多数为线圈电压过高或电流过大而使分磁环感应电流太大发热所致。处理的方法是更新分磁环，环与衔铁槽口要紧密黏合，必要时加以银焊。断裂的分磁环修复时最好是银焊，也可自制一规格相适应的铜环代替。

2) 线圈问题。匝间短路或电压低于额定值的 85% 时，可致电磁力不足而发生震颤。若是端电压不足的问题，提高电压后可解决问题。若在线圈空载时测得其端电压与额定值相符，但当其负载时实际端电压低于额定值，则可确定线圈已有短路存在(当然也可用其他方法确定)，这时要更新线圈。

3) 机械问题。如铁芯极面粗糙或磨损、撞击引起的变形或卡住以及极面生锈、油腻尘埃的黏附等引起的气隙增大，磁阻增加、引力不够所致的啸叫。处理的办法是用绸布蘸以四氯化碳或甲醇擦洗黏附物；粗糙的极面应以细金刚砂细心研磨光整；若铁芯属磨损之类，这时可在铁芯下面(不是两极面之间)垫一厚度适中的绝缘薄纸，以减少气隙间距，这一措施很是奏效(垫纸不易过厚，否则线圈失电后衔铁不能复位)。

五、熔　断　器

熔断器一般装配在 500V 及以下的低压电路中，主要用作短路保护、过载保护，俗称保险丝。熔断器主要由熔体、熔管和熔座三部分组成。

熔体是熔断器的主要组成部分，串接于被保护电路，一般由熔点较低、电阻率较高的合金或铅、锌、铜、银、锡等金属材料制成丝或片状。每一个熔体都有一个额定电流值，熔体允许长期通过额定电流而不熔断。当熔体流过 1.25 倍额定电流时，熔体 1h 以上熔断或长期不熔断；通过 1.6 倍额定电流时，应在 1h 内熔断；通过 2 倍额定电流时，30～40s 熔断；通过 8～10 倍额定电流时，熔体瞬间(1s)熔断。熔管是熔体的保护外壳，由陶瓷玻璃纤维等绝缘材料制成，在熔体熔断时兼有灭弧作用。

当电路正常工作时，熔断器允许通过一定大小的电流；当电路发生严重过载或短路，达到熔体熔点时，熔体熔断，自动切断电路，起到保护作用。

(一) 常用熔断器

1. **瓷插式熔断器**　瓷插式熔断器由瓷底、瓷盖、动触头、静触头和熔体五部分组成，熔管内放置熔体并填充石英砂，如图4-16(a)所示。其结构简单、价格低廉，更换熔体方便，是最常用的熔断器，常用于低压分支电路的短路保护。

2. **螺旋式熔断器**　螺旋式熔断器由瓷座、熔体、瓷帽等组成，熔体上端盖有一指示器，熔体熔断，指示器弹出，可透过瓷帽上的玻璃孔观察到。该种熔断器常用于控制设备的短路保护，如图4-16(b)所示。

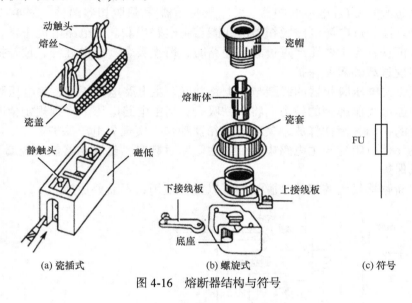

(a) 瓷插式　　　　(b) 螺旋式　　　　(c) 符号

图4-16　熔断器结构与符号

(二) 熔断器的主要参数

熔体有额定电流 I_N 和熔断电流两个参数指标，额定电流是指长时间通过熔体而不熔断的电流值，熔断电流一般是额定电流的 2 倍。通过熔体的电流越大，熔体熔断得越快。

(三) 熔断器选型基本原则

(1) 熔断器类型的选用。根据使用环境、负载性质和短路电流的大小选用适当类型的熔断器。

(2) 熔断器额定电压和额定电流的选用。熔断器的额定电压必须等于或大于线路的额定电压。熔断器的额定电流必须等于或大于线路的额定电流。

(3) 熔体额定电流的选用。设 I_L 为负载额定电流，①阻性负载的短路保护，如照明和电热设备等的短路保护，熔体的额定电流应稍大于或等于 I_L；②单台电动机的短路保护，熔体额定电流 $\geq (1.5\sim 2.5)I_L$；③多台电动机，熔体额定电流 $\geq (1.5\sim 2.5)I_{Lmax}+\sum I_L$。

六、断 路 器

自动空气断路器又称为自动空气开关，可用来接通和分断负载电路，控制不频繁启动的电动机，在线路或电动机发生严重的过载、短路以及欠电压等故障时，能够自动切断故障电路(俗称自动跳闸)，有效地保护串接在它后面的电气设备。

(一) 断路器结构和工作原理

自动空气断路器的种类很多，其结构大致相同，主要由动、静触点，脱扣器，手动操作机构以及外壳等组成。脱扣器用于检测故障并使操作机构脱扣，带动触头断开，常用的有电磁脱扣器(过电流脱扣器、欠电压脱扣器)和热脱扣器两种。图 4-17 是自动空气断路器原理图。过电流电磁脱扣器的线圈与主电路串联。主电路电流正常，电磁吸力不足以吸合衔铁；当主电路严重过载或短路时，衔铁吸合，撞击杠杆，顶开搭钩，主触头分断，实现过载和短路保护。

同理，欠电压脱扣器的线圈与主电路并联。主电路电压正常，欠电压脱扣器产生的电磁吸力能够克服弹簧的拉力而将衔铁吸合；当主电路电压下降到规定值时，电磁吸力小于弹簧的拉力，衔铁释放，欠电压脱扣器动作，实现欠电压保护。

发热元件电阻丝与主电路串联。当主电路过载时，热脱扣器使双金属片受热弯曲，实现过载保护。

使用断路器最大的好处是脱扣器可以重复使用，不需要更换。

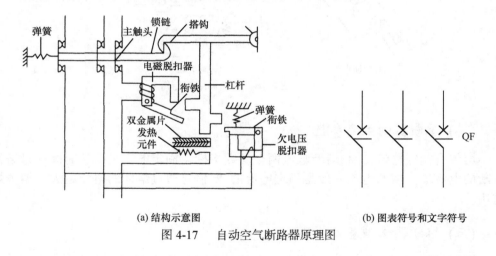

(a) 结构示意图　　　　　　　　　　　　　(b) 图表符号和文字符号

图 4-17　自动空气断路器原理图

(二) 断路器选用及使用注意事项

1. 在选用断路器时应注意以下几方面的问题
(1) 断路器的额定电压和额定电流应大于或等于电路、设备的正常工作电压和工作电流。
(2) 断路器的极限通断能力应大于或等于电路最大短路电流。
(3) 欠电压脱扣器的额定电压应等于电路的额定电压。
(4) 过电流脱扣器的额定电流应大于或等于电路的最大负载电流。

2. 在使用断路器时，需要注意的如下问题

(1) 定期检查断路器各部位的完整性和清洁程度，特别是触头表面应清擦污垢，被电弧烧伤严重时应将触头材料处理或磨平打光，一般磨损厚度超过 1mm 应更换。

(2) 检查触头弹簧的压力有无过热失效现象，各传动部件动作是否灵活、可靠，有无锈蚀和松动现象。各机构的摩擦部分应定期涂注润滑油。

(3) 发生故障跳闸后，按厂家说明书要求检修触头及灭弧栅，清除内部灰尘和金属细末及炭质。

(4) 发生故障跳闸后恢复送电时，手动操作的塑料外壳式低压断路器往往需将开关柄扳至"再扣"位置后，方能再次合闸。

习　题　四

4-1　常用低压电器有哪些?低压电器中动触点、静触点、动合触点、动断触点的含义是什么?

4-2　组合开关和按钮开关的作用有什么区别?

4-3　试分析交流接触器的工作原理?

4-4　接触器与继电器有什么区别?

4-5　固态继电器是一种新型继电器，它有何特点及应用?

4-6　在选用熔断器时应考虑哪些因素?

4-7　控制线路中，熔断器和热继电器的作用分别是什么?能否互相代替?

4-8　在电动机控制线路中短路保护和过载保护一般分别采用什么电器进行保护?

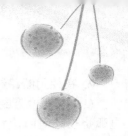

第五章　半导体器件

半导体二极管和晶体管是常用的半导体器件，它们的基本结构、工作原理、特性和参数是学习电子技术和分析电子电路必不可少的基础，而 PN 结又是构成各种半导体器件的共同基础。因此，本章讨论半导体的导电特性、PN 结的形成及二极管、晶体管的基本结构、工作原理、特性参数等器件的基本知识，为今后在医疗工作实践中科学应用电子技术，正确使用电子仪器和设备打下初步的基础，也为学习电子技术打下基础。

第一节　半导体基本知识

一、半导体及其导电性

自然界中的物质按其导电能力强弱可分为导体、半导体和绝缘体三类。电阻率很小在 $10^{-6} \sim 10^{-1} \Omega \cdot cm$ 范围，导电能力很强的物质，如金、银、铜、铝等称为导体；电阻率很大在 $10^{8} \sim 10^{20} \Omega \cdot cm$ 范围，导电能力极差的物质，如石英、玻璃、陶瓷、塑料等称为绝缘体；电阻率在 $10^{-5} \sim 10^{8} \Omega \cdot cm$ 范围，导电能力介于导体和绝缘体之间，且导电能力因温度、光照、掺杂杂质等因素而变化的物质，如硅、锗、砷化镓等称为半导体。

更为实质的判断标志是这三类物质中能够运载电荷的载流子数目的多少。一般认为，导体材料每立方米体积内含有 $10^{28} \sim 10^{29}$ 个自由电子。绝缘体中虽然每立方米体积内含有 10^{7} 个自由电子，但对电器组件来说，实际上是微不足道的。半导体中参与导电的载流子有两种，即带负电的自由电子和带正电的空穴。纯净的锗在常温下每立方米体积内约有 2.5×10^{19} 个自由电子和同样多个空穴。纯净的硅在常温下每立方米体积内约有 1.6×10^{18} 个自由电子和等量的空穴。

半导体中有两种载流子参与导电，这是半导体区别于其他两类物质的明显标志。因此半导体有着导体、绝缘体无法比拟的特殊性质。

(一) 光敏性

半导体的导电能力受光线照射强度的影响很大，当强光照射时导电能力增强，弱光照射时其导电能力减弱，利用这种特性可制成多种光电组件，如光电二极管、光电晶体管、光敏电阻等用于自动控制的光电组件。

(二) 热敏性

半导体材料的导电能力受环境影响显著，温度升高时，半导体的电阻率减少，导电能力显著提高；温度降低时，其电阻率随之增大，而导电能力降低。因此改变温度可以调节半导体导电能力。各种热敏元、器件就是利用它的这种特性制造出来的。

(三) 掺杂性

在纯净的半导体材料中掺入适量杂质，可以极大地提高导电能力，如在纯净的硅中掺入百万分之一的硼，其导电能力可以提高几十万倍，这是半导体最显著、最重要、应用价值最大的一个特殊性质。因此，人们可以用掺杂的方法制造出不同性能、不同用途的半导体材料，从而生产出各种各样不同种类的半导体器件。掺入杂质的半导体称为杂质半导体。

二、本征半导体

常用的半导体材料硅(Si)和锗(Ge)都是四价元素。图 5-1 是锗和硅的原子结构图，它们都有四个价电子，都是四价元素。将锗和硅材料提纯(去掉无用杂质)并形成单晶体后，所有原子便基本上整齐排列，其立体结构如图 5-2 所示。半导体一般都具有这种晶体结构，所以半导体也称为晶体，这就是晶体管名称的由来。

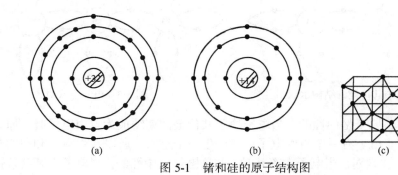

(a)　　　　　　　(b)　　　　　　　(c)

图 5-1　锗和硅的原子结构图

本征半导体是指完全纯净、具有晶体结构的半导体。因为极其微量的杂质都会影响半导体的导电性，所以在制造本征半导体时对其杂质含量要严格限制：硅中的杂质含量要小于 1 万亿分之一；锗中的杂质含量要小于 1 亿分之一才能成为本征半导体。因此，"提纯"在半导体器件中很重要。

将硅或锗等材料提纯后，再利用人工培育的方法使之成为单晶体结构。在单晶硅和单晶锗中，每个原子的四个价电子不仅要受自身原子核的束缚，而且还与相邻的四个原子有关。若以某一个原子为中心，这个中心原子拿出一个价电子和与它相邻的一个原子共享，而这个相邻原子也拿出一个价电子和中心原子共享，这样，每两个相邻的原子之间都共有一对价电子，而这一对电子中任何一个既要绕自身的原子核旋转，又要绕相邻的原子核旋转。实际上，晶体中每个原子都可以看成中心原子，它们的排列方式都是相同的。

由于相邻原子共享一对价电子，它们相邻的原子结合在一起，构成所谓共价键的结构。图 5-2 是单晶硅中共价键的结构示意图。由图可知，每个硅原子的最外层电子轨道上实际上都有 8 个价电子，而使最外层处于较稳定状态，处在共价键上的电子很难挣脱束缚而成为自由电子，因此，本征半导体导电能力还是很差的。但是，在一定温度下，由于热运动，总有一部分电子能够获得足够的能量而挣脱共价键的束缚，而成为自由电子。温度越高，挣脱出来的价电子就越多。由于价电子的出现，晶体就能够导电了。然而，由于共价键的束缚，价电子要成为自由电子比金属导体中的情况要困难得多，这就是半导体导电能力不如金属导电能力的原因。

在光和能量的激发下，更多的价电子可以脱离共价键的束缚而成为自由电子，所以半导体的导电能力受光照和温度影响很大。当一个电子脱离共价键而成为自由电子后，在原共价键上就留下了一个空位，称为空穴，如图 5-3 所示。

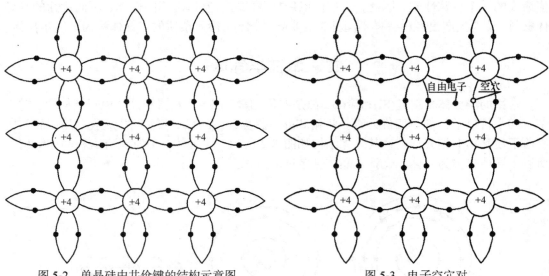

图 5-2　单晶硅中共价键的结构示意图　　　　　图 5-3　电子空穴对

在一般情况下，原子是中性的。当电子挣脱共价键的束缚成为自由电子时，原子的中性便被破坏，而带正电。有一个自由电子，就产生一个空穴，所以自由电子和空穴是成对出现的，称为电子-空穴对。当电子未离开时，共价键是电中性的，当电子离开共价键成为自由电子时，由于电子带负电，所以原来的位置就呈现正电，因此空穴就相当于一个正电荷，很容易吸引附近共价键上的电子前来填补空位，这种现象称为复合。这样一来，就在附近共价键上出现新的空穴，即相当于在原共价键上出现新的空穴，这就相当于空穴从原共价键移动到附近的共价键上，因此，可以认为空穴也是可以移动的。由以上分析可知，在半导体中存在着自由电子和空穴两种载流子，且都可以自由移动而形成电流。在通常情况下，没有外电场时，由于自由电子和空穴成对出现，所带电荷相反而电荷量相同，且它们的运动又是任意的，杂乱而无规律，所以不能形成电流。如果有外电场存在，在电场力作用下，自由电子将沿逆电场方向移动而形成电流，称为电子流。空穴将沿电场方向移动形成电流，称为空穴流。因为自由电子和空穴所形成的电流方向相同，所以半导体中的电流是电子流和空穴流的总和。在低温下，由于电子-空穴对数目较少，所以半导体的导电能力远不及导体好；当温度升高或受到强光照射时，半导体中电子-空穴对的数目增加，半导体的导电能力也就随之增强。在导体中只有自由电子一种载流子能形成电流，在半导体中却有自由电子和空穴两种载流子都可形成电流，这就是半导体和导体导电性能的最大差异。

三、N 型半导体和 P 型半导体

利用强光照和提高温度虽然都可增强本征半导体的导电能力，但这两种方法提高导电能力的程度极为有限，实际应用中多是采用掺入杂质的方法增加半导体的导电性能。如果在其中掺入微量的杂质(某种元素)，掺杂后半导体(杂质半导体)的导电性能将大大增强。根据掺入杂质的类型不同，杂质半导体可分为 N 型半导体和 P 型半导体两大类。

(一) N 型半导体

如果在半导体硅(Si)的晶体中掺入少量五价元素磷(P)(或锑 Sb、砷 As)，掺入的磷原子与硅原子组成共价键结构。由于磷原子比硅原子少得多，因此整个晶体结构基本不变，只是某些硅原子的位置被磷原子所取代，如图 5-4 所示。

磷原子有 5 个价电子，其中的 4 个价电子和周围相邻的 4 个硅原子组成共价键，还多余一个价电子只受原子核的吸引而不受共价键的束缚，很容易成为自由电子在晶体中自由运动，那么这个磷原子因失去一个电子而成为带正电的磷离子。这样有一个磷原子就会提供一个自由电子，所以掺入五价元素磷以后，半导体中就会出现大量的自由电子，从而使半导体的导电性能大大增强。虽然硅晶体中仍存在一定数量的电子-空穴对，但就整体而言，自由电子占多数，是多数载流子；空穴占少数，是少数载流子。因此，这种杂质半导体导电以自由电子为主，电流以电子流为主。

作为杂质的五价磷总是向半导体材料提供自由电子，所以把它称为施主杂质或 N 型杂质，这种杂质半导体称为电子型半导体或 N 型半导体。

(二) P 型半导体

如果在本征半导体硅晶体中掺入微量的三价元素铝 Al(或硼 B，稼 Ga，铟 In 等)，这些铝原子就会取代部分硅原子位置，由于铝原子只有 3 个价电子，它和周围相邻的 4 个硅原子组成共价键时，缺少一个电子，这样在铝原子附近就会出现一个空穴，如图 5-5 所示，其他硅原子的价电子很容易过来填补而产生一个新的空穴。铝原子因接受一个电子而成为带负电的铝离子。有一个铝原子，就可提供一个空穴，所以掺入三价元素铝以后，半导体中就会出现大量空穴。在这种杂质半导体中，空穴是多数载流子，自由电子是少数载流子，导电以空穴为主，电流以空穴流为主。

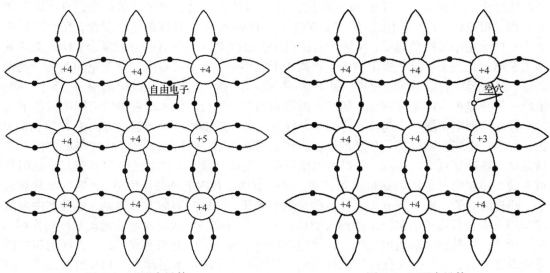

图 5-4　N 型半导体　　　　　　　　　图 5-5　P 型半导体

作为杂质的三价元素，铝总是接受一个电子而提供一个空穴，所以称为受主杂质或 P 型杂质。这种杂质半导体称为空穴型半导体或 P 型半导体。

综上所述，在本征半导体中掺入微量杂质可在其内部产生大量自由电子或空穴，从而大大提高其导电能力。但不管是 N 型半导体还是 P 型半导体，就整体而言，其所带正电荷和负电荷的总量是相等的，所以仍是电中性的。

不论 N 型或 P 型半导体，多数载流子是掺杂而产生的，少数载流子是由于外界能量激发，使价电子摆脱共价键束缚而产生的。因此，环境温度越高，热运动越剧烈，半导体中的少数载流子浓度就越大。

四、PN 结的形成

P 型或 N 型半导体的导电能力虽然大大提高，但并不能直接用来制造半导体器件。通常是采取一定的掺杂工艺措施，在一块芯片上的两边分别形成 P 型半导体和 N 型半导体，它们的交界面就形成 PN 结。PN 结是构成各种半导体器件的基础，是晶体管的主要部分，晶体管的许多作用及其能够在电子技术领域得到广泛应用都与 PN 结有着密切关系，所以有必要对 PN 结的形成机理及其特性加以讨论。

(一) PN 结的形成

图 5-6 所示是半导体芯片中 PN 结的形成原理，芯片两边分别形成 P 型和 N 型半导体。图中，负号代表得到一个电子的三价杂质(如硼)离子，带负电；正号代表失去一个电子的五价杂质(如磷)离子，带正电。任何物质都是由高浓度的地方向低浓度的地方运动，这种现象称为扩散运动。已经知道，在 P 型半导体中，空穴是多数载流子，浓度大，自由电子浓度小；在 N 型半导体中，自由电子是多数载流子，浓度大，空穴浓度小。如果向一块本征半导体材料中注入不同杂质，使其一半变为 P 型半导体，另一半变为 N 型半导体，那么在两种类型半导体的交界面处，由于自由电子和空穴浓度的差异，就产生扩散运动。空穴要从浓度大的 P 区向浓度小的 N 区扩散，而 N 区的自由电子要向 P 区扩散，自由电子和空穴都是带电的。由于扩散运动，P 区的空穴扩散到 N 与 N 区的电子复合，在 P 区就留下了一些受主杂质的负离子；N 区的自由电子扩散到 P 区与 P 区的空穴复合，N 区就留下施主杂质的正离子。这些带电的正、负离子不能移动，不参与导电，称为空间电荷。也就是说，扩散运动的结果是使交界面处 P 区一侧形成一带负电的空间电荷薄层，在 N 区一侧形成一带正电的空间电荷薄层。随着扩散运动的继续进行，分界面两侧的空间电荷越来越多，异性空间电荷层越来越厚，这两个异性空间电荷层形成一个电场，方向由 N 区指向 P 区，称为内电场。内电场一旦形成后，将产生两种作用。一方面，由于内电场的方向与扩散运动的电荷运动方向相反，所以内电场阻碍正电荷，即空穴从 P 区向 N 区运动；也阻碍负电荷，即自由电子从 N 区向 P 区扩散。另一方面，在内电场的作用下，P 区的少数载流子，即自由电子将向 N 区运动，N 区的少数载流子，即空穴要向 P 区运动，这种在内电场的作用下少数载流子的定向运动称为漂移。所以，内电场形成后对漂移运动起推动作用。综上所述，扩散运动形成内电场，且使内电场逐渐增强。内电场形成后，一方面阻碍扩散运动继续进行，一方面又促进了漂移运动。多数载流子的扩散运动方向和少数载流子的漂移运动方向相反，作用也相反。开始时，扩散运动较强，内电场较弱，漂移运动也较弱；

随着扩散运动的进行，内电场越来越强，漂移运动也逐渐加强，而扩散运动由于内电场的阻碍作用而变得越来越弱；直到扩散运动和漂移运动的作用相等时，分界面两侧的空间电荷量不再变化，空间电荷层的厚度也保持一定，内电场强度也不再改变，此时分界面两侧的电子和空穴仍有来有往，但分界面两侧总的电荷数量不再发生变化，这种状态称为动态平衡。两类异型半导体结合时，在结合面处所形成的异性空间电荷区称为 PN 结，所形成的内电场称为结电场。由于 PN 结对扩散运动起阻碍作用，所以 PN 结又称为阻挡层。

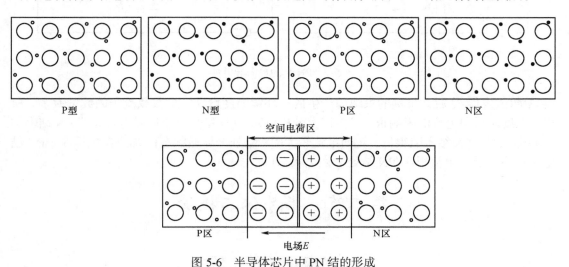

图 5-6 半导体芯片中 PN 结的形成

五、PN 结的单向导电性

上面讨论的是 PN 结没有外加电压的情况，这时半导体中的扩散和漂移处于动态平衡状态。下面讨论在 PN 结上加外部电压的情况。

如果 PN 结上加正向电压，即外电源的正端接 P 区、负端接 N 区，如图 5-7(a)所示。由图可见，外电场与内电场的方向相反，因此扩散运动与漂移运动的平衡被破坏。外电场驱使 P 区的空穴进入空间电荷区，抵消一部分负空间电荷；同时，N 区的自由电子进入空间电荷区，抵消一部分正空间电荷。于是，整个空间电荷区变窄，内电场被削弱，多数载流子的扩散运动增强，形成较大的扩散电流(正向电流)。在一定范围内，外电场愈强，正向电流(由 P 区流向 N 区的电流)愈大，这时，PN 结呈现的电阻很低。正向电流包括空穴电流和电子电流两部分。空穴和电子虽然是带有不同极性的电荷，但由于它们的运动方向相反，所以电流方向一致。外电源不断地向半导体提供电荷，使电流得以维持。

若给 PN 结加反向电压，即外电源的正端接 P 区、负端接 P 区，如图 5-7(b)所示，则外电场与内电场方向一致，也破坏了扩散运动与漂移运动的平衡。外电场驱使空间电荷区两侧的空穴和自由电子移走，使得空间电荷增加、空间电荷区变宽、内电场增强，多数载流子的扩散运动难于进行。但另一方面，内电场的增强也加强了少数载流子的漂移运动，在外电场的作用下，N 区中的空穴越过 PN 结进入 P 区，P 区中的自由电子越过 PN 结进入 N 区，在电路中形成了反向电流(由 N 区流向 P 区的电流)。由于少数载流子数量很少，因此反向电流不大，即 PN 结呈现的反向电阻很高。又因为少数载流子是由于价电子获

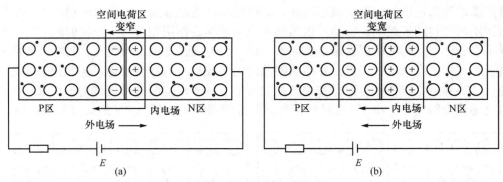

图 5-7　PN 结的单向导电性

得热能(激发能)挣脱共价键的束缚而产生的，环境温度愈高，少数载流子的数量愈多。所以，温度对反向电流的影响很大。由以上分析可知，PN 结具有单向导电性，即 PN 结上加正向电压时，PN 结电阻很低，正向电流较大(PN 结处于导通状态)；加反向电压时，PN 结电阻很高，反向电流很小(PN 结处于截止状态)。

第二节　半导体二极管

一、二极管的基本结构

将 PN 结加上相应的电极引线和管壳，就成为半导体二极管。二极管在电路中的符号如图 5-8(c)所示。按结构分，二极管有点接触型和面接触型两类。点接触型二极管(一般为锗管)的结构如图 5-8(a)所示，它的 PN 结面积很小(结电容小)，因此不能通过较大的电流，但其高频性能好，故一般适用于高频和小功率状态下工作，也可用作数字电路的开关组件。面接触型二极管(一般为硅管)的结构如图 5-8(b)所示，它的 PN 结面积大(结电容大)，故可通过较大的电流(可达上千安)，但这类二极管的工作频率较低，一般用于整流电路。二极管在通过大电流时，要产生较多热量。为了便于散热降温，常要求按规定加装散热装置。

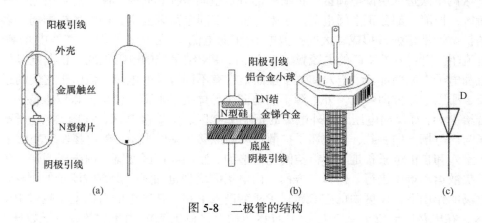

图 5-8　二极管的结构

二、二极管的伏安特性

二极管的伏安特性是指加在二极管两端的电压和流过二极管 PN 结中的电流之间的关系。通过实验方法可以描绘出电流和电压之间的函数曲线。这种曲线称为二极管的伏安特性曲线。图 5-9 所示为某二极管的伏安特性曲线。

由图可知，二极管伏安特性曲线是非线性的，伏安特性曲线可分为正向特性和反向特性两部分。

(一) 正向特性

在二极管两端加正向电压时，若正向电压较小，外电场还不足以克服 PN 结的正电场对多数载流子扩散运动的阻力，这时管中流过的正向电流很小，几乎是零，二极管呈现比较大的电阻，这就是伏安特性曲线的 *OA* 段。当二极管的两端电压超过一定数值以后，PN 结的内电场被大大削弱，管电流随电压增加而很快增大，此时管子呈现的电阻很小，这就是特性曲线的 *AB* 段。曲线上 *A* 点对应的电压称为二极管的死区电压，这个电压的大小与管子的构成材料有关：硅二极管的死区电压约为 0.5 V，锗二极管的死区电压约为 0.1 V。在环境温度变化时，二极管的死区电压值会略有变化。

从特性曲线 *AB* 段来看，管电流随着管子所加正向电压增大而越来越快地增加，曲线的后段逐渐趋于垂直横轴。

(二) 反向特性

二极管两端加上反向电压时，管子中由少数载流子漂移运动而形成很小的反向电流。一般二极管的反向电流很小，所以在二极管的伏安特性曲线坐标图上，正向电流常以毫安为单位，而反向电流则以微安为单位。

二极管反向电流有两个特点：一个是反向电压在一定范围内变化时，反向电流基本保持不变，如图 5-9 中的 *CD* 段所示，这个电流称为二极管反向饱和电流。因反向电流是由少数载流子漂移运动形成的，而少数载流子数量有限，所以它们全部参与导电也不会形成大的电流。另一个特点是在环境温度升高时，反向饱和电流将显著增大，原因是少数载流子数量随温度升高而显著增多。

从实验中可以发现，当反向电压增加到一定数值时，反向电流突然增大，如图 5-9 中 *DE* 段所示，二极

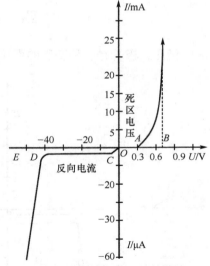

图 5-9　二极管的伏安特性曲线

管失去了单向导电性，这种现象称为反向击穿，此时二极管所加反向电压称为二极管的反向击穿电压。二极管反向击穿以后，若电流被限制在一定范围内，则当反向电压减少后，二极管仍能恢复正常，但反向电流过大，将会造成永久性损坏。

各种材料制造的二极管伏安特性曲线形状基本相似。普通二极管的正向压降很小，硅管的正向压降在 0.7V 左右，锗管的正向压降在 0.3V 左右。至于二极管的反向击穿电压，各种规格型号的管子差异很大，可以从几十伏到数百伏甚至可达数千伏。

三、主 要 参 数

二极管的特性除用伏安特性曲线表示外，还可用一些数据来说明，这些数据就是二极管的参数。二极管的主要参数有下面几个。

1. 最大整流电流 I_{OM} 最大整流电流是指二极管长时间使用时，允许流过二极管的最大正向平均电流。点接触型二极管的最大整流电流在几十毫安以下。面接触型二极管的最大整流电流较大，如 **2CP10** 型硅二极管的最大整流电流为 **100mA**。当电流超过允许值时，将由于 **PN** 结过热而使管子损坏。

2. 反向工作峰值电压 U_{RWM} 反向工作峰值电压是为保证二极管不被击穿而给出的电压，一般是反向击穿电压的一半或 **3/2**，如 **2CP10** 硅管的反向工作峰值电压为 **25V**，而反向击穿电压约为 **50V**。点接触型二极管的反向工作峰值电压一般是数十伏，面接触型二极管的反向工作峰值电压可达数百伏。

3. 反向峰值电流 I_{RM} 反向峰值电流是指在二极管上加反向工作峰值电压时的反向电流值。反向电流大说明二极管的单向导电性能差，并且受温度的影响大。硅管的反向电流较小，一般在几个微安以下。锗管的反向电流较大，为硅管的几十到几百倍。

此外，不同用途的二极管还有其他一些性能参数，如最高工作频率、结电容等，使用时可在晶体管手册中查到。

四、稳压二极管及其参数

稳压二极管是一种特殊的面接触型半导体硅二极管。由于它在电路中与适当数值的电阻配合后能起稳定电压的作用，故称为稳压二极管。

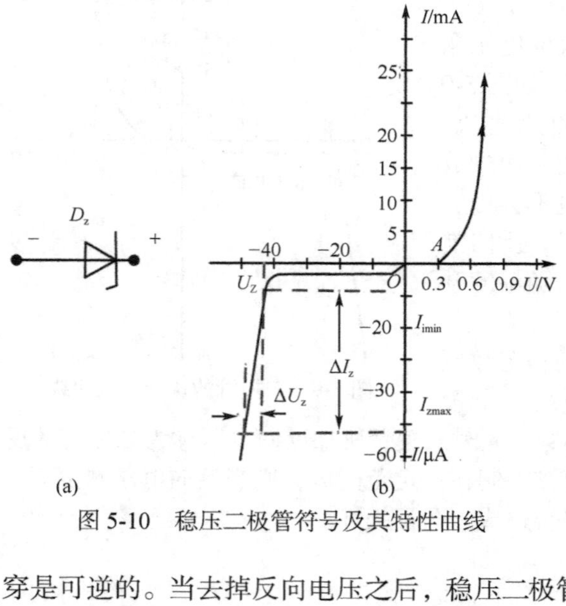

稳压二极管的伏安特性曲线与普通二极管的类似，其差异是稳压二极管的反向特性曲线比较陡。图 5-10 所示为稳压二极管符号及其特性曲线。

稳压二极管工作于反向击穿区。从反向特性曲线上可以看出，反向电压在一定范围内变化时，反向电流很小。当反向电压增高到击穿电压时，反向电流剧增，如图 5-10 所示，稳压二极管反向击穿。此后，电流虽然在很大范围内变化，但稳压二极管两端的电压变化很小。利用这一特性，稳压二极管在电路中能起稳压作用。稳压二极管与一般二极管不一样，它的反向击

图 5-10　稳压二极管符号及其特性曲线

穿是可逆的。当去掉反向电压之后，稳压二极管又恢复正常。但是，如果反向电流超过允许

范围，稳压二极管将会发生热击穿而损坏。

稳压二极管的主要参数有下面几个。

(一) 稳压电压 U_z

稳压电压是指正常工作时，稳压二极管两端的电压。对于同一型号的稳压二极管，稳压值具有一定的分散性，并不都是一定的。如手册中给出的2CW18稳压二极管的稳压值是10～12V，这就是说，如果把一个2CW18稳压二极管接到电路中，则可能稳压在10.5V；再换一个2CW18稳压二极管，则可能稳压在11.8V。对于某一个管子来说，它的稳定电压值是确定的。

(二) 稳定电流 I_z 和最大稳定电流 I_{zmax}

稳定电流是指工作电压等于稳定电压时的反向电流。最大稳定电流是指管子允许通过的最大反向电流。在使用稳压二极管时，管子中的反向电流不允许超过最大稳定电流值，否则管子会被损坏。

(三) 动态电阻 r_z

动态电阻是指稳压二极管端电压的变化量与相应电流变化量的比值，即 $r_z = \dfrac{\Delta U_z}{\Delta I_z}$，稳压二极管的反向伏安特性曲线愈陡，则动态电阻愈小，稳压性能愈好。

(四) 最大耗散功率 P_{zM}

最大耗散功率是指管子不至于发生热击穿的最大功率损耗，它等于最大稳定电流与稳定电压值的乘积，即 $P_{zM} = U_z I_{zmax}$。

(五) 电压温度系数 α_T

电压温度系数是说明稳压值受温度变化影响的系数，是指环境温度每变化 1℃，管子稳定电压值变化的百分数。该值越大则说明管子的稳定电压值受温度影响越严重。例如，2CW18 稳定电压温度系数是 0.095%/℃，就是说温度每增加 1℃，它的稳定电压值将升高 0.095%；假如管子在 20℃时的稳压值是 11V，那么在 50℃时的稳压值将是[11+0.095%×(50–20)×11]V≈11.3V。

一般来说，稳压值低于 4V 的稳压二极管，它的温度系数是负的；稳压值高于 7V 的稳压二极管，电压系数是正的；而在 6V 左右的管子，稳压值受温度的影响就比较小。因此，选用稳定电压为 6 V 左右的稳压二极管，可得到较好的温度稳定性。

五、特殊二极管

(一) 发光二极管(LED)

1. 发光二极管的类型

(1) 普通单色发光二极管：普通单色发光二极管具有体积小、工作电压低、工作电流小、发光均匀稳定、响应速度快、寿命长等优点，可用各种直流、交流、脉冲等电源驱动点亮。它属于电流控制型半导体器件，使用时需串接合适的限流电阻。普通单色发光二极管的发光颜色与发光的波长有关，而发光的波长又取决于制造发光二极管所用的半导体材料。红色发光二极管的波长一般为 650～700nm，琥珀色发光二极管的波长一般为 630～650nm，橙色发光二极管的波长一般为 610～630nm，黄色发光二极管的波长一般为 585nm，绿色发光二极管的波长一般为 555～570nm。

(2) 高亮度单色发光二极管和超高亮度单色发光二极管：高亮度单色发光二极管和超高亮度单色发光二极管使用的半导体材料与普通单色发光二极管不同，所以发光的强度也不同。通常，高亮度单色发光二极管使用砷铝化镓(GaAlAs)等材料，超高亮度单色发光二极管使用磷铟砷化镓(GaAsInP)等材料，而普通单色发光二极管使用磷化镓(GaP)或磷砷化镓(GaAsP)等材料。

(3) 变色发光二极管：变色发光二极管是能变换发光颜色的发光二极管。变色发光二极管发光颜色种类可分为双色发光二极管、三色发光二极管和多色(有红、蓝、绿、白四种颜色)发光二极管。变色发光二极管按引脚数量可分为二端变色发光二极管、三端变色发光二极管、四端变色发光二极管和六端变色发光二极管。

(4) 闪烁发光二极管：闪烁发光二极管(BTS)是一种由 CMOS 集成电路和发光二极管组成的特殊发光器件，可用于报警指示及欠压、超压指示。闪烁发光二极管在使用时，无须外接其他组件，只要在其引脚两端加上适当的直流工作电压(5V)即可闪烁发光。

(5) 电压控制型发光二极管：普通发光二极管属于电流控制型器件，在使用时需串接适当阻值的限流电阻。电压控制型发光二极管(BTV)是将发光二极管和限流电阻集成制作为一体，使用时可直接并接在电源两端。

(6) 红外发光二极管：红外发光二极管也称红外线发射二极管，它是可以将电能直接转换成红外光(不可见光)并能辐射出去的发光器件，主要应用于各种光控及遥控发射电路中。红外发光二极管的结构、原理与普通发光二极管相近，只是使用的半导体材料不同。红外发光二极管通常使用砷化镓(GaAs)、砷铝化镓(GaAlAs)等材料，采用全透明或浅蓝色、黑色的树脂封装。

2. 发光二极管的工作原理

(1) 发光二极管：发光二极管是一种固态的半导体器件，它可以直接把电转化为光。半导体芯片由两部分组成，一部分是 P 型半导体，在它里面的多子是空穴，另一端是 N 型半导体，里面的多子是电子。但这两种半导体连接起来的时候，它们之间就形成一个 PN 结。PN 结加正向电压时，N 区的电子移向 P 区，与 P 区的空穴复合，P区的空穴移向 N 区，与 N 区的电子复合，少数载流子与多数载流子复合时会把多余的能量以光的形式释放出来，从而把电能直接转换为光能。这就是发光二极管的发光的原理。而光的波长也就是光的颜色，是由形成 PN 结的材料决定的。PN 结加反向电压，不发光。

(2) 光电二极管：光电二极管是将光信号变成电信号的半导体器件。光电二极管和普通二极管一样，也是由一个 PN 结组成的半导体器件，也具有单方向导电特性。但在电路中它不是作整流组件，而是把光信号转换成电信号的光电传感器件。

1) 结构：光电二极管的核心部分也是一个 PN 结，和普通二极管相比，在结构上不同的是，为了便于接受入射光照，PN 结面积尽量做得大一些，电极面积尽量小一些，而且

PN 结的结深很浅，一般小于 1μm。

2) 工作原理：光电二极管是在反向电压作用之下工作的。没有光照时，反向电流很小（一般小于 0.1μA），称为暗电流。当有光照时，携带能量的光子进入 PN 结后，把能量传给共价键上的束缚电子，使部分电子挣脱共价键，从而产生电子-空穴对，称为光生载流子。它们在反向电压作用下参加漂移运动，使反向电流明显变大，光的强度越大，反向电流也越大。这种特性称为"光电导"。光电二极管在一般照度的光线照射下，所产生的电流叫光电流。如果在外电路上接上负载，负载上就获得了电信号，而且这个电信号随着光的变化而相应变化。

光电二极管是电子电路中广泛采用的光敏器件。光电二极管和普通二极管一样具有一个 PN 结，不同之处是在光电二极管的外壳上有一个透明的窗口以接收光线照射，实现光电转换，在电路图中文字符号一般为 VD。光电三极管除具有光电转换的功能外，还具有放大功能，在电路图中文字符号一般为 VT。

(3) 变容二极管：变容二极管也称为压控变容器，是根据所提供的电压变化而改变结电容的半导体。也就是说，作为可变电容器，可以被应用于 FM 调谐器及 TV 调谐器等谐振电路和 FM 调制电路中。

其实可以把它看成一个 PN 结，试想，如果在 PN 结上加一个反向电压 V(变容二极管是反向来用的)，则 N 型半导体内的电子被引向正极，P 型半导体内的空穴被引向负极，然后形成既没有电子也没有空穴的耗尽层。该耗尽层的宽度设为 d，随着反向电压 V 的变化而变化。如此一来，反向电压 V 增大，则耗尽层 d 变宽，二极管的电容量 C 就减少(根据 $C=kS/d$)，而耗尽层宽 d 变窄，二极管的电容量变大。反向电压 V 的改变引起耗尽层的变化，从而改变了压控变容器的结容量 C。

变容二极管属于反偏压二极管，改变其 PN 结上的反向偏压，即可改变 PN 结电容量。反向偏压越高，结电容则越少，反向偏压与结电容之间的关系是非线性的。

第三节　晶体三极管

晶体三极管简称晶体管，是重要的半导体器件，其放大作用和开关作用促使电子技术飞跃发展。晶体管的特性是通过特性曲线和主要参数来分析研究的。但是，为了更好地理解和熟悉管子的外部特性，先简单介绍管子内部的结构和载流子的运动规律。

一、晶体三极管的基本结构

晶体管是有两个 PN 结的半导体器件，它有三个电极，分别称为发射极(e)，基极(b) 和集电极(c)。按不同组合方式，管芯可分为 PNP 型和 NPN 型两种。无论哪种管芯，都包括三个区，即发射区、基区和集电区，三个电极就是由它们而引出的管脚。

PNP 型晶体管两边的材料是 P 型半导体，中间夹着的是 N 型半导体；NPN 型的则其两边材料是 N 型半导体，中间夹着的是 P 型半导体。晶体管的结构和符号如图 5-11 所示。

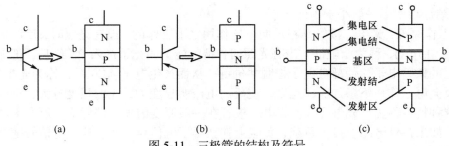

图 5-11　三极管的结构及符号

基区和发射区之间形成的 PN 结称为发射结，集电区和基区之间形成 PN 结称为集电结。

晶体管在结构上具有如下特点：基区作得很薄，而且掺入的杂质很少，厚度只有 1μm 到几十微米；发射区的杂质浓度很大，因此其中多数载流子浓度很大；集电区的几何尺寸最大。

以上这些特点是晶体管具有电流放大作用的重要因素，它并非是两个 PN 结的简单结合。

在电路图中，分别用两种不同的符号来表示 NPN 型和 PNP 型晶体管，如图 5-11 所示。符号中的箭头代表发射极，以便和集电极区别，箭头所指方向表示发射结加正向电压时的电流方向。NPN 型晶体管，箭头向外指向发射极；PNP 型晶体管，箭头向内，指向基区。

晶体管按用途可以分为高频管、低频管和开关管；按输出功率可以分为大功率管、中功率管和小功率管；按材料可以分为硅管和锗管；按其制造工艺又可以分为合金管、平面管等。

二、晶体管的电流分配和电流放大作用

(一) 电流分配关系

晶体管发射区是载流子的源泉，向基区注入载流子；基区起着控制和传递载流子的作用；集电区收集载流子。要使晶体管能正常工作，必须外加合适的电源。以 NPN 型管为例，接成图 5-12 所示电路。图中，晶体管的两个 PN 结分别接两个电源 E_C 和 E_B，发射结加正向电压(正向偏置)U_{BE}，一般 $U_{BE} < 1V$；集电结加反向电压(反向偏置)U_{CE}，U_{CE} 一般是几伏到几十伏。当电路接通后，管内载流子会产生如下传输过程。

(1) 在外加正向电压作用下，发射结所形成的内电场被削弱，使发射区的多数载流子(电子)在外加正向电压作用下不断地注入基区，如图 5-12 所示，与此同时，基区的空穴也越过发射结进入到发射区(数量极少，未画出)，二者便形成了发射极电流 I_E，其方向与电子流方向相反，从发射极流出。

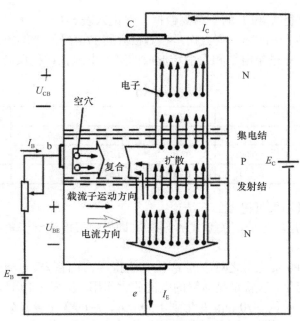

图 5-12 三极管的放大原理

应该指出，从基区注入发射区的空穴流是少数载流子，由于制作晶体管时已使它极少，故可以将其忽略不计。

(2) 电子流入基区后，就在基区靠近发射结一侧积累起来，而靠近集电结一侧的电子却很少，于是在基区形成了明显的浓度差，这样，电子就要向集电结方向扩散。由于集电结加的是反向电压，集电结的内电场增强，因而对集电结基区一侧的电子具有很强的吸引力，加之基区很薄，电子行程短，大量的电子很容易通过集电结被收集到集电区，形成集电极电流 I_C。

(3) 电子在向集电区扩散的过程中，尚有少量的电子与基区的空穴相遇而复合，被复合掉的空穴则由基极电源不断注入空穴(事实上是抽走共价键内的价电子)来补充，于是便形成了基极电流 I_B。由于复合的电子少，故 I_B 很小。

综合以上分析，显然 I_E、I_C、I_B 三者是符合基尔霍夫定律的，即 $I_E=I_C+I_B$，亦即发射极电流等于基极电流和集电极电流之和，这就是晶体管的电流分配关系。

(二) 放大作用

晶体管有三个电极，以发射极作为输出回路与输入回路公共点的电路称为共发射极电路。在实用中，共发射极电路用得最多。

以 NPN 型晶体管为例，接成如图 5-13 所示的电路。基极串联的微安表用来测量 I_B；集电极串联的毫安表用来测量 I_C；发射极与"地"之间串联的毫安表用来测量 I_E。

测量时，逐步调节基极电阻 R_B(串联 R_{B1} 是为了避免 R_B 调到 0 时，I_B 太大)，可连续改变 I_B

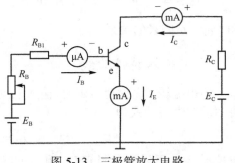

图 5-13 三极管放大电路

的大小，相应地可测得 I_C 和 I_E 的一系列数据，并记入表 5-1 中。

必须指出，表 5-1 中的第一列数据是在基极开路的情况下测得的，即 $I_B=0$，I_C 并不为零，它是少数载流子穿过集电结和发射结形成的穿透电流，或称反向截止电流。

表 5-1

	1	2	3	4	5	6
基极电流 I_B/mA	0	0.02	0.04	0.06	0.08	0.10
集电极电流 I_C/mA	<0.001	0.70	1.50	2.30	3.10	3.96
发射极电流 I_E/mA	<0.001	0.72	1.54	2.36	3.18	4.05

由此实验及测量结果可得出如下结论：

(1) 各数据都满足电流分配关系式 $I_E=I_B+I_C$，即发射极电流等于集电极电流和基极电流之和。

(2) 实验中测得的 I_B 比与之对应的 I_C 和 I_E 小得多，而且基极电流的少量变化可以引起集电极电流较大的变化，这就是晶体管的电流放大作用。从表 5-1 可以看出，I_B 从 0.02 mA 变到 0.04 mA 时，I_C 就从 0.70 mA 变化到 1.50 mA，I_C 的变化量 ΔI_C 比 I_B 的变化量 ΔI_B 要大得多，它们之间的比值称为晶体管的电流放大系数，用 β 表示，即

$$\beta = \Delta I_C / \Delta I_B = \frac{(1.50-0.70)\,\text{mA}}{(0.04-0.02)\,\text{mA}} = 40$$

电流放大特性是晶体管最重要的基本特性之一。

三、晶体三极管的特性曲线

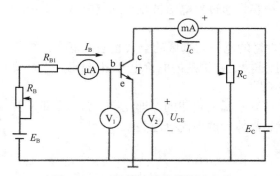

图 5-14　三极管特性曲线测试电路

晶体管的特性曲线表示该晶体管各个电极电压和电流之间的相互关系，它反映晶体管的性能，是分析放大电路的重要依据。

晶体管的特性曲线主要有输入特性曲线和输出特性曲线两种。测试电路如图 5-14 所示。

在电路中，调节可变电阻 R，就能改变输入电压 U_{BE} 及输入电流 I_B 的大小；调节电源 E_C 则能改变输出电压 U_{CE} 和输出电流 I_C 的大小，从而可以测出不同情况下 U_{BE}、I_B 和 U_{CE}、I_C 四者的关系。

(一) 输入特性曲线

输出电压 U_{CE} 保持恒定时，输入电流 I_B 与输入电压 U_{BE} 的关系曲线称为输入特性曲线，可写成数学表达式为

$$I_B = f(U_{BE})\Big|_{U_{CE}=\text{常数}} \tag{5-1}$$

电位器 R_B，可以用来调节 U_{BE} 和 I_B 的大小，R_C 则可以用来调节 U_{CE} 的大小。先调节 R_C，

使其滑臂至最下端，集电极和发射极这时短路，即 $U_{CE}=0$；然后调节 R_B 使阻值由大变小，可获得若干组 U_{BE} 和 I_B 的数值，根据这一组数据绘制的输入特性曲线如图 5-15(a)所示，它和二极管的伏安特性曲线相似。

再调节 R_C，使 $U_{CE}=2V$。再调节 R_B，可测得又一组相应的 I_B 和 U_{BE} 数据，这样就能绘制一条 $U_{CE}=2V$ 时的输入特性曲线。

将上述两条曲线进行比较，可以发现，$U_{CE}=2V$ 的一条曲线较第一条曲线向右移动了一段距离。这是因为 $U_{CE}=2V$ 时，集电结的反向电压使得集电结内电场增强，注入基区的自由电子被拉向集电极，形成集电极电流，从而使基极电流减少。当 $U_{CE}=3V$ 时，同样可再绘制一条曲线，但和 $U_{CE}=2V$ 的曲线很接近，以下不再分析。事实上 U_{CE} 在 $1\sim20V$ 范围内变动时，输入曲线基本都重合。

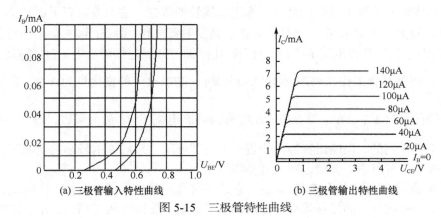

(a) 三极管输入特性曲线　　　　(b) 三极管输出特性曲线

图 5-15　三极管特性曲线

(二) 输出特性曲线

输入电流 I_B 保持恒定时，输出电流 I_C 与输出电压 U_{CE} 的关系曲线称为输出特性曲线，用函数关系表示为

$$I_C = f(U_{CE})\Big|_{I_B=常数}$$

输出特性曲线的画法是：先调节 R_B 使 I_B 固定在某一个数值，然后调节 R_C，测得 I_C 和 U_{CE} 的一组数据，绘制一条曲线；再调 R_B，选定另一 I_B 值，然后调节 R_C，可测得 I_C 和 U_{CE} 的又一组数据，绘制另一条曲线。依此类推，可得一组通过坐标原点的曲线簇，如图 5-15(b)所示。

通常把晶体管的输出特性曲线分三个工作区，如图 5-16 所示。

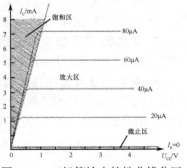

图 5-16　三极管输出特性曲线分区

1. 放大区　输出特性曲线接近于水平的部分是放大区。在放大区，$\Delta I_C = \beta \Delta I_B$。放大区也称为线性区，因为 I_C 和 I_B 成正比的关系。如前所述，晶体管工作于放大状态时，发射结处于正向偏置，集电结处于反向偏置，即对 NPN 型晶体管而言，应使 $U_{BE}>0$，$U_{BC}<0$。

2. 截止区　$I_B=0$ 曲线以下的区域称为截止区。$I_B=0$ 时，$I_C=I_{CEO}$(在表 5-1 中，$I_{CEO}<$

0.001mA)。

对于 NPN 型硅管而言，当 $U_{CE}<0.5V$ 时，即开始截止；但是为了截止可靠，常使 $U_{BE}<0$。截止时集电结也处于反向偏置。

3. 饱和区 当 $U_{CE}<U_{BE}$ 时，集电结处于正向偏置，晶体管工作于饱和状态。在饱和区，I_B 的变化对 I_C 的影响较小，两者不成比例，放大区的 β 不适用于饱和区。饱和时，发射结也处于正向偏置。

四、主 要 参 数

晶体管的特性除可用特性曲线表示外，还可用一些数据来说明，这些数据就是晶体管的参数。晶体管的参数也是设计电路、选用晶体管的依据，主要参数有下面几个。

1. 电流放大系数 $\bar{\beta}$ 和 β 当晶体管接成共发射极电路，静态(无输入信号)时，集电极电流 I_C(输出电流)与基极电流 I_B(输入电流)的比值称为共发射极静态电流(直流)放大系数，即 $\bar{\beta}=\dfrac{I_C}{I_B}$；当晶体管工作在动态(有输入信号)时，基极电流的变化量为 ΔI_B，它引起集电极电流的变化量为 ΔI_C，ΔI_C 与 ΔI_B 的比值称为动态电流(交流)放大系数，即 $\beta=\dfrac{\Delta I_C}{\Delta I_B}$。$\bar{\beta}$ 和 β 的含义是不同的，但输出特性曲线近于平行、等距，并且 I_{CEO} 较小的情况下，两者的数值较为接近。有时为了方便，对两者不加区别。

2. 集电极-基极反向饱和电流 I_{CBO} 它是发射极开路时，集电结处于反向偏置，集电区和基区中少数载流子的漂移运动所形成的电流。I_{CBO} 受温度的影响大，I_{CBO} 越大，晶体管的温度稳定性越差。

3. 集电极-发射极穿透电流 I_{CEO} 它是指 $I_B=0$(将基极开路)时，集电极和发射极之间的电流。I_{CEO} 和 I_{CBO} 之间存在以下关系

$$I_{CEO}=(1+\bar{\beta})I_{CBO}$$

可见，I_{CBO} 大的晶体管其 I_{CEO} 也大。由于 I_{CBO} 受温度影响显著，因此穿透电流 I_{CEO} 受温度影响更大。

4. 集电极最大允许电流 I_{CM} 集电极电流 I_C 超过一定值时，晶体管的 β 值要下降。β 值下降到正常值 2/3 时的集电极电流称为集电极最大允许电流 I_{CM}。

5. 集电极-发射极反向击穿电压 U_{CEO} 它是指当基极开路时，加在集电极和发射极之间的最大允许电压。若超过这一电压，I_{CEO} 剧增，说明晶体管已被击穿损坏。

6. 集电极最大允许耗散功率 P_{CM} 由于集电极电流在流经集电结时将产生热量，温度升高，从而引起晶体管参数变化。当晶体管因受热而引起的参数变化不超过允许值时，集电极所消耗的最大功率称为集电极最大允许耗散功率 P_{CM}。

五、光电三极管

光敏三极管是以接受光的信号而将其变换为电气信号为目的而制成的晶体管，也叫光电三极管。光敏三极管一般在基极开放状态使用(外部导线有两条线的情形比较多)，而将电压施加至射极、集极的两个端子，以便将逆偏压施至集极。

　　硅光电三极管是用 N 型硅单晶做成 N-P-N 结构的。管芯基区面积做得较大，发射区面积却做得较小，入射光线主要被基区吸收。与光电二极管一样，入射光在基区中激发出电子与空穴。在基区漂移场的作用下，电子被拉向集电区，而空穴被积聚在靠近发射区的一边。由于空穴的积累而引起发射区势垒的降低，其结果相当于在发射区两端加上一个正向电压，从而引起了倍率为 $\beta+1$(相当于三极管共发射极电路中的电流增益)的电子注入，这就是硅光电三极管的工作原理。

第四节　场效应管

　　场效应管(FET)是利用输入回路的电场效应来控制输出回路电流的一种半导体器件，并以此命名。由于它仅靠半导体中的多数载流子导电，又称单极型晶体管。场效应管不但具备双极型晶体管体积小、重量轻、寿命长等优点，而且输入回路的内阻高达 $10^7 \sim 10^{12}\,\Omega$，噪声低，热稳定性好，抗辐射能力强，且比后者耗电小，这些优点使之从 20 世纪 60 年代诞生起就广泛地应用于各种电子电路中。

　　场效应管分为结型和绝缘栅型两种不同的结构，本节将对它们的工作原理、特性及主要参数一一加以介绍。

一、结型场效应管

　　结型场效应管又有 N 沟道和 P 沟道两种类型，图 5-17 是结型场效应管结构图，图 5-18 为结型场效应管的符号。

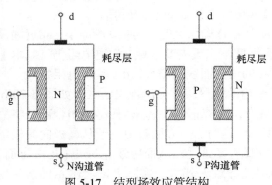

图 5-17　结型场效应管结构

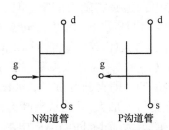

图 5-18　结型场效应管的符号

　　以图 5-17 中 N 沟道结型场效应管为例，制造时在同一块 N 型半导体上制作两个高掺杂的 P 区，并将它们连接在一起，所引出的电极称为栅极 g，N 型半导体的两端分别引出两个电极，一个称为漏极 d，一个称为源极 s。P 区与 N 区交界面形成耗尽层，漏极与源极间的非耗尽层区域称为导电沟道。

(一) 结型场效应管的工作原理

　　为使 N 沟道结型场效应管正常工作，应在其栅-源之间加负向电压(即 $U_{GS}<0$)，以保证耗尽层承受反向电压；在漏-源之间加正向电压 U_{DS}，以形成漏极电流 I_D。$U_{GS}<0$ 既保

证了栅-源之间内阻很高的特点，又实现了 U_{GS} 对沟道电流的控制。下面通过栅-源电压 U_{GS} 和漏-源电压 U_{DS} 对导电沟道的影响，来说明管子的工作原理。

1. 当 $U_{DS}=0$(即 d、s 短路)时，U_{GS} 对导电沟道的控制作用　当 $U_{DS}=0$ 且 $U_{GS}=0$ 时，耗尽层很窄，导电沟道很宽，如图 5-19(a)所示。当 U_{GS} 增大时，耗尽层加宽，沟道变窄如图 5-19(b)所示，沟道电阻增大。当 U_{GS} 增大到某一数值时，耗尽层闭合，沟道消失如图 5-19(c)所示，沟道电阻趋于无穷大，称此时 U_{GS} 的值为夹断电压 $U_{GS(off)}$。

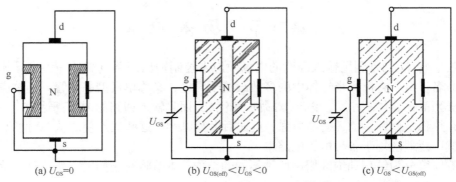

(a) $U_{GS}=0$　　　　(b) $U_{GS(off)}<U_{GS}<0$　　　　(c) $U_{GS}<U_{GS(off)}$

图 5-19　$U_{DS}=0$ 时 U_{GS} 对导电沟道的控制

2. 当 U_{GS} 为 $U_{GS(off)}<0$ 中某一固定值时，U_{DS} 对漏极电流 I_D 的影响　当 U_{GS} 为 $U_{GS(off)}<0$ 中某一固定值时，若 $U_{DS}=0$，则虽然存在由 U_{GS} 所确定的一定宽度的导电沟道，但由于 d 与 s 间电压为零，多子不会产生定向移动，因而漏极电流 i_D 为零。

若 $U_{DS}>0$，则有电流 I_D 从漏极流向源极，从而使沟道中各点与栅极间的电压不再相等，而是沿沟道从源极到漏极逐渐增大，造成靠近漏极一边的耗尽层比靠近源极一边的宽。换言之，靠近漏极一边的导电沟道比靠近源极一边的窄，如图 5-20(a)所示。

因为栅-漏电压 $U_{GD}=U_{GS}-U_{DS}$，所以当 U_{DS} 从零逐渐增大时，U_{GD} 逐渐减小，靠近漏极一边的导电沟道必将随之变窄。但是，只要栅-漏间不出现夹断区域，沟道电阻仍将基本上决定于栅-源电压 U_{GS}，因此，电流 i_D 将随 U_{DS} 的增大而线性增大，d-s 呈现电阻特性。而一旦 U_{DS} 的增大使 U_{GD} 等于 $U_{GS(off)}$，则漏极一边的耗尽层就会出现夹断区，如图 5-20(b)所示，称 $U_{GD}=U_{GS(off)}$ 为预夹断。若 U_{DS} 继续增大，则 $U_{GD}<U_{GS(off)}$，耗尽层闭合部分将沿沟道方向延伸，即夹断区加长，如图 5-20(c)所示。这时，一方面自由电子从漏极向源极定向移动所受阻力加大(只能从夹断区的窄缝以较高速度通过)，从而导致 i_D 减小；另一方面，随着 U_{DS} 的增大，d-s 间的纵向电场增强，也必然导致 i_D 增大。实际上，上述 i_D 的两种变化趋势相抵消，U_{DS} 的增大几乎全部降落在夹断区，用于克服夹断区对 i_D 形成的阻力。因此，从外部看，在 $U_{GD}<U_{GS(off)}$ 的情况下，当 U_{DS} 增大时，i_D 几乎不变，即 i_D 几乎仅决定于 U_{GS}，表现出 i_D 的恒流特性。

图 5-20 所示为 U_{DS} 对漏极电流 i_D 的影响。

3. 当 $U_{GD}<U_{GS(off)}$ 时，U_{GS} 对 i_D 的控制作用　在 $U_{GD}=U_{GS}-U_{DS}<U_{GS(off)}$，即 $U_{GS}-U_{GS(off)}<U_{DS}$ 的情况下，当 U_{DS} 为一常量时，对应于确定的 U_{GS} 就有确定的 i_D。此时，可以通过改变 U_{GS} 来控制 i_D 的大小。由于漏极电流受栅-源电压的控制，故称场效应管为电压控制组件。与晶体管用 $\beta(\beta=\Delta i_C/\Delta i_B)$ 来描述动态情况下基极电流对集电极电流的控制作用相类似，场效应管 g_m 用来描述动态的栅-源电压对漏极电流的控制作用，g_m 称为低频跨导

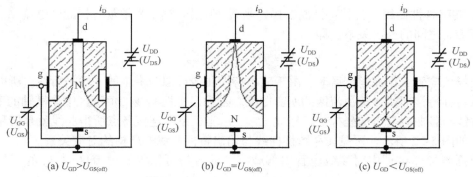

(a) $U_{GD}>U_{GS(off)}$　　　　(b) $U_{GD}=U_{GS(off)}$　　　　(c) $U_{GD}<U_{GS(off)}$

图 5-20　　$U_{GS(off)}<U_{GS}<0$ 且 $U_{DS}>0$

$$g_m = \frac{\Delta i_D}{\Delta U_{GS}}$$

由以上分析可知：

(1) 在 $U_{GD}=U_{GS}-U_{DS}<U_{GS(off)}$ 的情况下，即当 $U_{GS}-U_{GS(off)}<U_{DS}$(即 g-d 间未出现夹断)时，对应于不同的 U_{GS}，d-s 间等效成不同阻值的电阻。

(2) 当 U_{GS} 使 $U_{GD}=U_{GS(off)}$ 时，d-s 之间预夹断。

(3) 当 U_{GS} 使 $U_{GD}<U_{GS(off)}$ 时，i_D 几乎仅决定于 U_{GS}，而与 U_{DS} 无关。此时可以把 i_D 近似看成 U_{GS} 控制的电流源。

(二) 结型场效应管的特性曲线

1. 输出特性曲线　输出特性曲线描述当栅-源电压 U_{GS} 为常量时，漏极电流 i_D 与漏-源电压 U_{DS} 之间的函数关系，即

$$i_D = f(U_{DS})\big|_{U_{GS}=常数}$$

对应于一个 U_{GS} 就有一条曲线，因此输出特性为一族曲线，如图 5-21 所示。

场效应管有三个工作区域：

(1) 可变电阻区(也称非饱和区)。图中的虚线为预夹断轨迹，它是各条曲线上使 $U_{DS}=U_{GS}-U_{GS(off)}$，即 $U_{GD}=U_{GS(off)}$ 的点连接而成的。U_{GS} 愈大，预夹断时的 U_{DS} 值也愈大。预夹断轨道的左边区域称为可变电阻区，该区域中曲线近似为不同斜率的直线。当 U_{GS} 确定时，直线的斜率也唯一地被确定，直线斜率的倒数为 d-s 间等效电阻。因而在此区域中，可以通过改变 U_{GS} 的大小(即压控的方式)来改变漏-源电阻的阻值，故称之为可变电阻区。

(2) 恒流区(也称饱和区)。图中预夹断轨迹的右边区域为恒流区。当 $U_{DS}>U_{GS}-U_{GS(off)}$(即 $U_{GD}<U_{GS(off)}$)时，各曲线近似为一组横轴的平行线。当 U_{DS} 增大时，i_D 略有增大。因而可将 i_D 近似为电压 U_{GS} 控制的电流源，故称该区域为恒流区。利用场效应管作放大管时，应使其工作在该区域。

(3) 夹断区。当 $U_{GS}<U_{GS(off)}$ 时，导电沟道被夹断，$i_D \approx 0$，即图中靠近横轴的部分称为夹断区。一般将使 i_D 等于某一个很小电流(如 $5\mu A$)时的 U_{GS} 定义为夹断电压 $U_{GS(off)}$。

另外，当 U_{GS} 增大到一定程度时，漏极电流会骤然增大，管子将被击穿。由于这种击穿是因栅-漏间耗尽层破坏而造成的，因而若栅-源击穿电压为 $U_{(BR)GD}$，则漏-源击穿电压 $U_{(BR)GD}=U_{GS}-U_{(BR)DS}$，所以当 U_{GS} 增大时，漏-源击穿电压将增大，如图 5-21 所示。

2. 转移特性曲线 转移特性曲线描述当漏-源电压 U_{DS} 为常量时，漏极电流 i_D 与栅-源电压 U_{GS} 之间的函数关系，即

$$i_D = f(U_{GS})\Big|_{U_{DS}=常数}$$

当场效应管工作在恒流区时，由于输出特性曲线近似为横轴的一组平行线，所以可以用一条转移特性曲线代替恒流区的所有曲线。在输出特性曲线的恒流区中作横轴的垂线，读出垂线与各曲线交点的坐标值，建立 U_{GS}，i_D 坐标系，连接各点所得曲线就是转移特性曲线，如图 5-22 所示。可见转移特性曲线与输出特性曲线有严格的对应关系。

根据半导体物理中对场效应管内部载流子的分析可以得到恒流区中 i_D 的近似表达式为

$$i_D = I_{DSS}\left(1 - \frac{U_{GS}}{U_{GS(off)}}\right)^2 \quad (U_{GS(off)} < U_{GS} < 0) \tag{5-2}$$

当管子工作在可变电阻区时，对于不同的 U_{DS}，转移特性曲线将有很大差别。

应当指出，为保证结型场效应管栅-源间的耗尽层加反向电压，对于 N 沟道管 $U_{GS} < 0$，对于 P 沟道管 $U_{GS} > 0$。

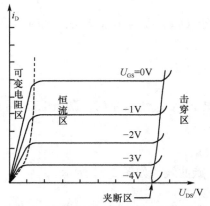

图 5-21 结型场效应管的输出特性曲线

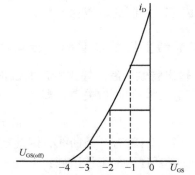

图 5-22 结型场效应管的转移特性曲线

二、绝缘栅型场效应管

绝缘栅型场效应管的栅极与源极、栅极与漏极之间均采用 Si 绝缘层隔离，因此而得名。又因栅极为金属铝，故又称为 MOS 管。它的栅-源间电阻比结型效应管大得多，可达 $10^{10}\Omega$ 以上，还因为它比结型场效应管温度稳定性好、集成化时工艺简单，而广泛用于大规模和超大规模集成电路之中。

与结型场效应管相同，MOS 管也有 N 沟道和 P 沟道两类，但每一类又分为增强型和耗尽型两种，因此 MOS 管的四种类型为：N 沟道增强型管、N 沟道耗尽型管；P 沟道增强型管和 P 沟道耗尽型管。凡栅-源电压 U_{GS} 为零时，漏极电流也为零的管子，均属于增强型管；凡栅-源电压 U_{GS} 为零时，漏极电流不为零的管均属于耗尽型管。下面讨论它们的工作原理及特性。

(一) N 沟道增强型 MOS 管

N 沟道增强型 MOS 管结构示意图如图 5-23(a)所示。它以一块低掺杂的 P 型硅片为衬底，利用扩散工艺制作两个高掺杂的 N_+ 区，并引出两个电极，分别为源极 s 和漏极 d，半导体之上制作一层 SiO_2 绝缘层，再在 SiO_2 之上制作一层金属铝，引出电极，作为栅极 g。通常将衬底与源极接在一起使用。这样，栅极和衬底各相当于一个极板，中间是绝缘层，形成电容。当栅-源电压变化时，将改变衬底靠近绝缘层处感应电荷的多少，从而控制漏极电流的大小。可见，MOS 管与结型场效应管的导电机理和对电流控制的原理均不相同。

图 5-23(b)所示为 N 沟道和 P 沟道两种增强型管的符号。

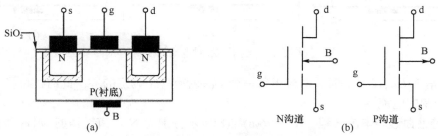

图 5-23 N 沟道增强型 MOS 管结构示意图及符号

1. 工作原理 当栅-源之间不加电压时，漏-源之间是两只背向的 PN 结，不存在导电沟道，因此即使漏-源之间加电压，也不会有漏极电流。

当 $U_{DS}=0$ 且 $U_{GS}>0$ 时，由于 SiO_2 的存在，栅极电流为零。但是栅极金属层将聚集正电荷，它们排斥 P 型衬底靠近 SiO_2 一侧的空穴，使之剩下不能移动的负离子区，形成耗尽层，如图 5-24(a)所示。当 U_{GS} 增大时，一方面耗尽层增宽，另一方面将衬底的自由电子吸引到耗尽层与绝缘层之间，形成一个 N 型薄层，称为反型层，如图 5-24(b)所示。这个反型层就构成了漏-源之间的导电沟道。使沟道刚刚形成的栅-源电压称为开启电压 $U_{GS(on)}$，U_{GS} 愈大，反型层愈厚，导电沟道电阻愈小。

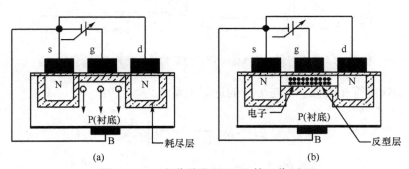

图 5-24 N 沟道增强型 MOS 管工作原理

当 U_{GS} 是大于 $U_{GS(on)}$ 的一个确定值时，若在 d-s 之间加正向电压，则将产生一定的漏极电流。此时 U_{DS} 的变化对导电沟道的影响与结型场效应管相似，即当 U_{DS} 较小时，U_{DS} 的增大使 i_D 线性增大，沟道沿源-漏方向逐渐变窄，如图 5-25(a)所示，一旦 U_{DS} 增大到使 $U_{DS}=U_{GS}-U_{GS(on)}$，沟道在漏极一侧出现夹断点，称为预夹断，如图 5-25(b)所示。如果 U_{DS}

继续增大，夹断区随之延长，如图 5-25(c)所示；而且 U_{DS} 的增大部分几乎全部用于克服夹断区对漏极电流的阻力。从外部看，i_D 几乎不因 U_{DS} 的增大而变化，管子进入恒流区，几乎仅决定于 U_{GS}。

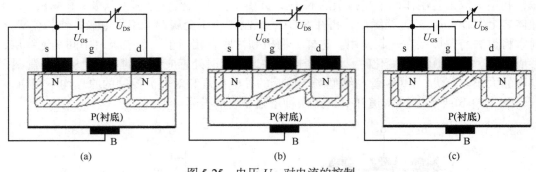

图 5-25 电压 U_{GS} 对电流的控制

在 $U_{DS} > U_{GS} - U_{GS(on)}$ 时，对应于每一个 U_{GS} 就有一个确定的 i_D。此时，可将 i_D 视为电压 U_{GS} 控制的电流源。

2. 特性曲线与电流方程　图 5-26(a)和(b)所示分别为 N 沟道增强型 MOS 管的转移特性曲线和输出特性曲线，它们之间的关系见图中标注。与结型场效应管一样，MOS 管也有三个工作区域：可变电阻区、恒流区及夹断区，如图中所标注。

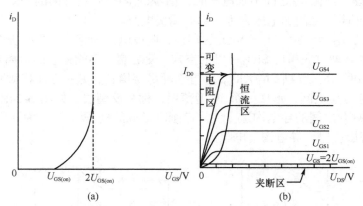

图 5-26 N 沟道增强型 MOS 管的转移特性曲线和输出特性曲线

与结型场效应管相类似，i_D 与 U_{GS} 的近似关系式为

$$i_D = I_{D0} \left(\frac{U_{GS}}{U_{GS(on)}} - 1 \right)^2 \tag{5-3}$$

其中，I_{D0} 是 $U_{GS} = 2U_{GS(on)}$ 时的 i_D。

(二) 其他类型的 MOS 管

1. N 沟道耗尽型 MOS 管　如果在制造 MOS 管时，在 SiO_2 绝缘层中掺入大量正离子，那么即使 $U_{GS} = 0$，在正离子作用下 P 型衬底表层也存在反型层，即漏-源之间存在导电沟道，只要在漏-源间加正向电压，就会产生漏极电流，如图 5-27(a)所示；并且 U_{GS} 为正时，反型层变宽，沟道电阻变小，i_D 增大；反之，U_{GS} 为负时，反型层变窄，沟道电阻变大，i_D 减小。而当 U_{GS} 从零减小到一定值时，反型层消失，漏-源之间导电沟道消失，$i_D=0$。此时的 U_{GS} 称为夹断电压，记为 $U_{GS(off)}$。与 N 沟道结型场效应管相同，N 沟道耗尽型 MOS 管的夹断电压也为负值；但是，前者只能在 $U_{GS}<0$ 的情况下工作，而后者的 U_{GS} 可以在正、负值的一定范围内实现对 i_D 的控制，且仍保持栅-源间有非常大的绝缘电阻。耗尽型 MOS 管的符号如图 5-27(b)所示。

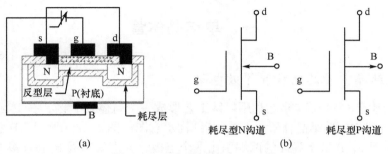

耗尽型N沟道   耗尽型P沟道

(a)   (b)

图 5-27 N 沟道耗尽型 MOS 管

2. P 沟道 MOS 管 与 N 沟道 MDS 管相对应，P 沟道增强型 MOS 管的开启电压 $U_{GS(on)}<0$。当 $U_{GS}<U_{GS(on)}$ 时管子才导通，漏-源之间应加负电源电压，P 沟道耗尽型 MOS 管的夹断电压 $U_{GS(on)}>0$。U_{GS} 可在正、负值的一定范围内实现对 i_D 的控制，漏-源之间也应加负电压。

三、场效应管与晶体管的比较

场效应管的栅极 g、源极 s、漏极 d 对应于晶体管的基极 b、发射极 e、集电极 c，它们的作用类似。

(1) 场效应管用栅-源电压 U_{GS} 控制漏极电流 i_D，栅极基本不取电流；而晶体管工作时基极总要索取一定的电流。因此，要求输入电阻高的电路应选用场效应管；而若信号源可以提供一定的电流，则可选用晶体管。利用晶体管组成的放大电路可以得到比场效应管更大的电压放大倍数。

(2) 场效应管只有多子参与导电；晶体管内既有多子又有少子参与导电，而且少子数目受温度、辐射等因素影响较大，因此场效应管比晶体管的温度稳定性好、抗辐射能力强。在环境条件变化很大的情况下应选用场效应管。

(3) 场效应管的噪声系数很小，所以低噪声放大器的输入级和要求信噪比高的电路应选用场效应管，当然也可选用特制的低噪声晶体管。

(4) 场效应管的漏极与源极可以互换使用，互换后特性变化不大；而晶体管的发射极与集电极互换后特性差异很大，因此只在特殊需要时才互换。

(5) 场效应管比晶体管的种类多，特别是耗尽型 MOS 管，栅-源电压 U_{GS} 可正、可负、可零，均能控制漏极电流。因而在组成电路时场效应管比晶体管有更大的灵活性。

(6) 场效应管和晶体管均可用于放大电路和开关电路，它们构成了品种繁多的集成电路。但由于场效应管集成工艺更简单，且具有耗电少、工作电源电压范围宽等优点，因此场效应管越来越多地应用于大规模和超大规模集成电路之中。

第五节　单结晶体管和晶闸管

根据 PN 结外加电压时的工作特点，还可由 PN 结构成其他类型的三端器件。本节将介绍利用一个 PN 结构成的具有负阻特性的器件——单结晶体管，以及利用三个 PN 结构成的大功率可控整流器件——晶闸管。

一、单结晶体管

（一）单结晶体管的结构和等效电路

在一个低掺杂的 N 型硅棒上利用扩散工艺形成一个高掺杂 P 区，在 P 区与 N 区接触面形成 P 结，就构成单结晶体管(UJT)。其结构示意图如图 5-28(a)所示，P 型半导体引出的电极为发射极 e；P 型半导体的两端引出两个电极，分别为基极 b_1 和基极 b_2。单结晶体管因有两个基极，故也称为双基极晶体管，其符号如图 5-28(b)所示。

单结晶体管的等效电路如图 5-28(c)所示，发射极所接 P 区与 N 型硅棒形成的 PN 结等效为二极管 D；N 型硅棒因掺杂浓度很低而呈现高电阻，二极管阴极与基极 b_2 之间的等效电阻为 r_{b2}，二极管阴极与基极 b_1 之间的等效电阻为 r_{b_1}；r_{b_1} 的阻值受 e-b 间电压的控制，所以等效为可变电阻。

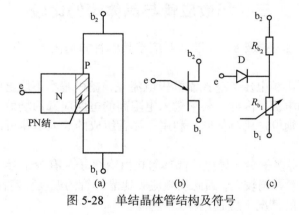

图 5-28　单结晶体管结构及符号

（二）工作原理和特性曲线

单结晶体管的发射极电流 I_E 与 e-b_1 间电压 U_{Eb_1} 的关系曲线称为特性曲线。特性曲线的测试电路如图 5-29(a)所示，虚线框内为单结晶体管的等效电路。

当 e-b_1 间加电源 U_{BB}，且发射极开路时，A 点电位为

$$U_A = \frac{r_{b_1}}{r_{b_1}+r_{b_2}} \times U_{BB} = \eta U_{BB} \tag{5-4}$$

式中，η 称为单结晶体管的分压比，其数值主要与管子的结构有关，一般在 0.5～0.9。基极 b_2 的电流为

$$I_{b_2} = \frac{U_{BB}}{r_{b_1} + r_{b_2}} \tag{5-5}$$

当 e-b$_2$ 间电压 U_{Eb_1} 为零时，二极管承受反向电压，其值 $U_A = -\eta U_{BB}$。发射极的电流 I_E 为二极管的反向电流，记作 I_{EO}。若缓慢增大 U_{Eb_1}，则二极管端电压 U_{EA} 随之增大；根据 PN 结的反向特性可知，只有当 U_{EA} 接近零时，I_E 的数值才明显减小；当 $U_{Eb_1} = U_{EA}$ 时，二极管的端电压为零 $I_E = 0$。若 U_{Eb_1} 继续增大，使 PN 结正向电压大于开启电压，则 I_E 变为正向电流，从发射极 e 流向基极 b$_1$。此时，空穴浓度很高的 PN 区向电子浓度很低的硅棒的 A-b$_1$ 区注入非平衡少子；由于半导体材料的电阻与其载流子的浓度紧密相关，注入的载流子使 r_{b_1} 减小；而且 r_{b_1} 的减小，使其压降减小，导致 PN 结正向电压增大，I_E 必然随之增大，注入的载流子将更多，于是 r_{b_1} 进一步减小；当 I_E 增大到一定程度时，二极管的导通电压将变化不大，此时 U_{Eb_1} 将因 r_{b_1} 的减小而减小，表现出负阻特性。

所谓负阻特性，是指输入电压(即 U_{Eb_1})增大到某一数值后，输入电流(即发射极电流 I_E)愈大，输入端的等效电阻愈小的特性。一旦单结晶体管进入负阻工作区域，输入电流 I_E 的增加只受输入回路外部电阻的限制，除非将输入回路开路或将 I_E 减小到很小的数值，否则管子将始终保持导通状态。

单结晶体管的特性曲线如图 5-29(b)所示，当 $U_{Eb_1} = 0$ 时，$I_E = I_{EO}$，当 U_{Eb_1} 增大至 U_P(峰点电压)时，PN 结开始正向导通，$U_P = U_A + U_{ON}$，U_{Eb_1} 再增大一点，管子就进入负阻区；随着 I_E 增大，r_{b_1} 减小，U_{Eb_1} 减小，直至 $U_{Eb_1} = U_V$(谷点电压)，$I_E = I_V$(谷点电流)，U_V 取决于 PN 结的导通电压和 r_{b_1} 的饱和电阻 r_g。当 I_E 再增大，管子进入饱和区。单结晶体管的三个工作区域如图 5-29(b)中所标注。

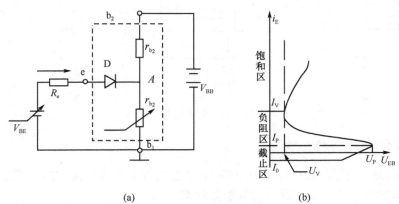

(a)　　　　　　　　　　　(b)

图 5-29　单结晶体管的工作电路图及特性曲线

单结晶体管的负阻特性广泛应用于定时电路和振荡电路之中。除了单结晶体管外，具有负阻特性的器件还有隧道二极管、双极型晶体管、负阻场效应管等。

二、晶　闸　管

晶体闸流管简称晶闸管，也称为硅可控组件(SCR)，是由三个 PN 结构成的一种大功率半导体器件，多用于可控整流、逆变、调压等电路，也作为无触点开关。

（一）结构和等效模型

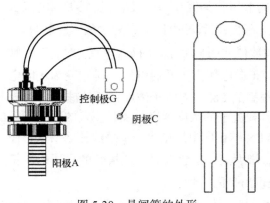

图 5-30　晶闸管的外形

由于晶闸管是大功率器件，一般均用在较高电压和较大电流的情况，常常需要安装散热片，故其外形都制造得便于安装和散热。常见的晶闸管外形有螺栓形和平板形，如图 5-30 所示。此外，其封装形式有金属外壳和塑封外壳等。

晶闸管的内部结构示意图如图 5-31(a)所示，它由四层半导体材料组成，四层材料由 P 型半导体和 N 型半导体交替组成，分别为 P_1、N_1、P_2 和 N_2，它们的接触面形成三个 PN 结，分别为 J_1、J_2 和 J_3，故晶闸管也称为四层器件或 PNPN 器件。P_1 区的引出线为阳极 A，N_2 区的引出线为阴极 C，P_2 区的引出线为控制极 G。为了更好地理解晶闸管的工作原理，常将其 N_1 和 P_2 两个区域分解成两部分，使得 P_1-N_1-P_2 构成一只 PNP 型管，N_1-P_2-N_2 构成一只 NPN 型管，如图 5-31(b)所示；用晶体管的符号表示等效电路如图 5-31(c)所示；晶闸管的符号如图 5-31(d)所示。

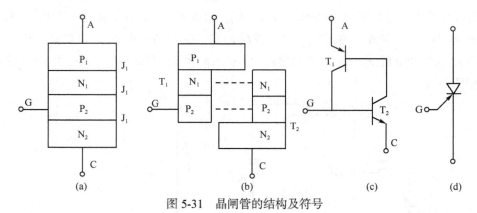

图 5-31　晶闸管的结构及符号

（二）工作原理和特性曲线

1. 工作原理　当晶闸管的阳极 A 和阴极 C 之间加正向电压而控制极不加电压时，晶闸管处于反向偏置，管子不导通，称为阻断状态。

当晶闸管的阳极 A 和阴极 C 之间加正向电压且控制极和阴极之间也加正向电压时，如图 5-32 所示，晶闸管处于导通状态。此时三极管 T_2 的基极电流为 I_{B2}，则其集电极电流为 βI_{B2}；T_2 管的基极电流 I_{B1} 等于 T_2 管的集电极电流 $\beta_2 I_{B2}$，因而 T_1 管的集电极电流 I_{C1} 为 $\beta_1 \beta_2 I_{B1}$；该电流又作为 T_2 管的基极电流，再一次进行上述放大过程，形成正反馈。在很短的时间内(一般不超过几微秒)，两只管子均进入饱和状态，使晶闸管完全导通，这个过程称为触发导通过程。晶闸管一旦导通，控制极就失去控制作用，管子依靠内部的正反馈始终维持导通状态。晶闸管导通后，阳极和阴极之间的电压一般为 0.6～1.2V，电源电压几乎全部加在负载电阻 R 上；阳极电流因型号不同可达几十到几千安。

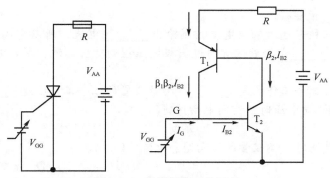

图 5-32　晶闸管的工作原理

晶闸管如何从导通变为阻断呢?如果能够使阳极电流 I_A 减小到小于一定数值 I_H,导致晶闸管不能维持正反馈过程,管子将关断,这种关断称为正向阻断,I_H 称为维持电流;如果在阳极和阴极之间加反向电压,晶闸管也将关断,这种关断称为反向阻断。因此,控制极只能通过加正向电压控制晶闸管从阻断状态变为导通状态;而要使晶闸管从导通状态变为阻断状态,则必须通过减小阳极电流或改变 A-C 电压极性的方法实现。

2. **特性曲线**　以晶闸管的控制极电流为参变量。阳极电流 i 与 A-C 间电压 u 的关系称为晶闸管的伏安特性,即

$$i = f(u)\big|_{i_G}\beta \tag{5-6}$$

$u>0$ 时的伏安特性称为正向特性。从图 5-33 所示的伏安特性曲线可知,当 $I_G=0$ 时,u 逐渐增大,在一定限度内,由于 J_2 处于反向偏置,i 为很小的正向漏电流,曲线与二极管的反向特性类似;当 u 增大到一定数值后,晶闸管导通,i 骤然增大,u 迅速下降,曲线与二极管的正向特性类似;电流的急剧增大容易造成晶闸管损坏,应当在 A-C 所在回路加电阻(通常为负载电阻)限制阳极电流。使晶闸管从阻断到导通的 A-C 电压 u 称为转折电压 U_{BO}。正常工作时,应在控制极和阴极间加触发电压,因而 $I_G>0$;而且,I_G 愈大,转折电压愈小。

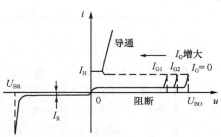

图 5-33　晶闸管的伏安特性曲线

$u<0$ 时的伏安特性称为反向特性。从图 5-33 所示的伏安特性曲线可知,晶闸管的反向特性与二极管的反向特性相似。当晶闸管的阳极和阴极之间加反向电压时,由于 J_1 和 J_3 均处于反向偏置,因而只有很小的反向电流 I_R;当反向电压增大到一定数值时,反向电流骤然增大,管子击穿。

习 题 五

5-1　N 型半导体是在本征半导体中掺入价元素,其多数载流子是_____,少数载流子是_____。P 型半导体是在本征半导体中掺入价元素,其多数载流子是_____,少数载流子是_____。

5-2　三极管工作在放大区时,发射结要_____偏置,集电结_____偏置,工作在饱和区时,发射结_____要偏置,集电结_____偏置,工作在截止区时,发射结要_____偏

置，集电结_____偏置。

5-3 半导体三极管通过基极电流控制输出_____电流，所以它属于_____控制器件。其输入电阻_____；场效应管通过栅极电压控制输出电流，所以它属于控制器件，其输入电阻_____。

5-4 晶体管的三个工作区是_____；场效应管的三个工作区是_____。

5-5 PN结加正向电压时，空间电荷区将( )。

    A. 变窄   B. 不变   C. 变宽

5-6 当温度升高时，二极管的反向饱和电流将( )。

    A. 增大   B. 不变   C. 减小   D. 先增大后减小

5-7 已知如图5-34所示电路，二极管都为理想二极管，试分析：(1)各二极管导通还是截止？(2)U_{AO}=？

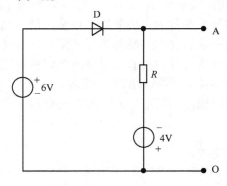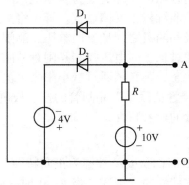

图5-34 习题5-7图

5-8 现有两只稳压管，其稳定电压分别为8V和12V，正向导通电压为0.7V，问：

(1) 若将它们串联使用，可获得几种不同的稳定电压？各为多少？

(2) 若将它们并联使用，可获得几种不同的稳定电压？各为多少？

5-9 有一只接在电路中的晶体三极管，今测得它的三个管脚的电位分别是9V，6V，6.7V，试判别三个管脚，并说明此晶体三极管是硅管还是锗管？是NPN型还是PNP型？是工作在截止区？放大区？还是饱和区？

5-10 如何用万用表判断出一个晶体管是NPN型还是PNP型？如何判断出三个管脚？如何确定是硅管还是锗管？

5-11 绝缘栅场效应管有哪几种类型？什么叫N型沟道？什么叫P型沟道？什么叫增强型？什么叫耗尽型？

5-12 场效应管与晶体管比较有什么特点？

5-13 试说明场效应管的夹断电压、开启电压、跨导等参数的意义。

5-14 耗尽型场效应管和增强型场效应管的夹断电压$U_{GS(off)}$和开启电压$U_{GS(on)}$的区别是什么？

5-15 设U_{BB}=10V，U_D=0.7V，单结晶体管的分压比μ=0.7，试问发射极电压升高到多少伏管子导通？

5-16 晶闸管在什么条件下由阻断转为导通？在什么条件下由导通转为阻断？控制极在晶闸管的导通中起什么作用？

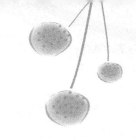

第六章 交流放大电路

第一节 基本交流放大电路

基本放大电路是组成各种复杂电路的基本单元。一个基本放大电路主要是利用晶体管的电流控制作用，把微弱的电信号放大为较强的电信号的电路。放大电路的应用非常广泛，如临床中使用的心电图机就是将电极获得的微弱心电信号进行放大，使其达到可以观测的程度，以便进行疾病的诊断。放大电路也是 X 射线机、CT 机、磁共振成像设备、超声成像设备等医疗设备的基本电路组成部分。本章将对放大电路的基本组成、工作原理、分析方法、放大电路的种类及特点进行分析讲解。

一、基本交流放大电路的组成

图 6-1 所示为一个基本的交流放大电路。电路的组成由一个起放大作用的元件 NPN 型晶体管，电阻 R_B、R_C，电容 C_1、C_2 及直流电源 E_B、E_C 组成。图中 u_i 为放大电路的输入端，外接信号源 u_s 为待放大信号，其中 R_s 为信号源内阻，u_o 为放大电路的输出信号，放大的输出信号从负载 R_L 取出。

待放大的输入信号电压 u_i 通过电容 C_1 加到晶体管 T 的基极，引起基极电流 i_B 的变化。i_B 的变化使集电极电流 i_C 随之发生变化。i_C 的变化量在集电极电阻 R_C 上产生电压降，再通过电容 C_2 加到外接负载电阻 R_L 上，得到放大的输出信号 u_o。

若没有负载 R_L，基本交流放大电路有两个回路。一个由发射极 e，信号源 u_s，电容 C_1，基极 b 回到发射极 e，这个回路称为放大电路的输入回路；另一个由发射极 e 经电源 E_C，集电极电阻 R_C，集电极 c 回到发射极 e，这一回路称为放大电路的输出回路。由于输入回路和输出回路是以发射极为公共端的，故该放大电路称为共射极放大电路。在放大电路中，根据输入回路和输出回路的公共端不同，放大电路分为三种基本的组态，分别为共基极、共射极、共集电极，三种放大电路，各有其特点，但分析方法基本相同，本节主要讨论典型的共射极放大电路。

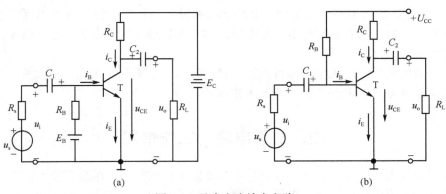

图 6-1 基本交流放大电路

二、放大电路中各元件的作用

1. **晶体管 T** 晶体管是电流放大电路的核心元件,通过基极电流 i_B 控制集电极电流 i_C,使放大电路的输出电流按照输入信号的变化而变化;将电源供给的直流能量转化为相对输入信号放大了的交流能量。

2. **基极电源 E_B 和基极电阻 R_B** 它们的作用是使发射结处于正向偏置,集电结处于反向偏置。R_B 的作用是为了控制基极电流 I_B 的大小,使放大电路获得正常放大所需的电流。R_B 的阻值比较大,一般为几十千欧到几百千欧。

3. **集电极电源 E_C** 电源 E_C 一般为几伏到几十伏,一方面为放大电路提供能量,另一方面与电阻 R_C 确定晶体管集电结的反向偏置电压,使集电结处于反向偏置,从而晶体管起到放大作用,即电源 E_B、电阻 R_B、电源 E_C、电阻 R_C 共同使晶体管工作在放大区。

4. **集电极电阻 R_C** 集电极电阻 R_C 的主要作用是将集电极电流的变化转换为电压的变化,以实现电压放大。若没有 R_C,则输出电压端的电压始终等于电源电压 E_C,不会随着输入信号的变化而变化。R_C 的阻值一般为几千欧到几十千欧。

5. **耦合电容 C_1、C_2** 电容 C_1、C_2 起到传递交流信号,隔离直流信号的作用,即耦合作用,所以又把 C_1、C_2 称为耦合电容或隔直电容。为了减小传递信号的损失,C_1、C_2 的容量比较大,一般为几微法到几十微法,通常选用电解电容,使用时要注意极性。

在实际应用中,为了简化电路,用电源 E_C 代替 E_B,并适当增大 R_B,从而使 I_B 保持不变。在放大电路中,通常把公共端接"地",设其电位为"零",作为电路中各点电位的参考点。在画电路图时,习惯上不画电源 E_C 的符号,只需要在接电源的位置标出它对参考点的电位值 U_{CC} 和极性("+"或"−")即可,如图 6-1(b)所示。

三、放大电路的组成原则

为了使放大电路不失真地放大输入信号,放大电路必须要遵循以下原则:

(1) 对直流电源的设置必须使发射结处于正向偏置,集电结处于反向偏置,即晶体管工作在放大状态。

(2) 输入信号能加在放大电路的输入端上,放大后的信号能顺利地从输出端取出,即保证信号电路畅通。

(3) 为了保证放大电路正常工作,必须在没有外加信号时,使三极管不仅处于放大状态,还要有一个合适的直流工作电压和电流,称之为合理设置静态工作点,以保证信号不失真地被放大。

在构成放大电路时,无论哪一种组态,都应遵从以上原则,否则,放大将失去意义。以上原则也是判断一个电路是否具有放大作用的依据。

四、放大电路的工作情况

在共射极放大电路图 6-1 中,由于电路中设置了直流电源,在没有输入信号(u_i=0)时,电路中就已存在直流电流和直流电压。当输入交流信号时,设输入电压 $u_i=U_{im}\sin\omega t$mV,

由于交流信号的输入，电路中各个电流和电压就要随之发生变化。

为了分析需要，特对电路中各参量的符号表示作以说明：

(1) 小写字母，小写下标，表示瞬时值(交流量)，如 i_b、i_c、u_{be}、u_{ce}、u_i、u_o 等。

(2) 大写字母，大写下标，表示静态值(直流量)，如 I_B、I_C、U_{BE}、U_{CE} 等。

(3) 小写字母，大写下标，表示交流量与直流量叠加的总量，如 u_{BE}、i_B、u_{CE}、i_C 等，$i_B=I_B+i_b$，$i_C=I_C+i_c$，$u_{BE}=U_{BE}+u_i$，$u_{CE}=U_{CE}+u_{ce}$。

由于输入信号加在晶体管的 B、E 之间，此时 B、E 之间的电压就是在原来直流电压上再叠加一个正弦交流电压，即 $u_{BE}=U_{BE}+u_i$。u_i 将产生 i_b，故基极电流也是直流与交流的叠加，即 $i_B=I_B+i_b$。由于晶体管的电流放大作用，$i_c=\beta i_b$，变化的 i_b 将引起变化的 i_c。晶体管的集电极电流就是在原来直流 I_C 的基础上再叠加一个交流 i_c，即 $i_C=I_C+i_c$。i_c 的变化通过电阻 R_C 导致 u_{CE} 的变化，同样 $u_{CE}=U_{CE}+u_{ce}$。由于电容的隔直作用，将 u_{CE} 中的直流成分 U_{CE} 隔离，输出电压 $u_o=u_{ce}$。基本共射放大电路工作时各电极电流、电压变化的情况如图 6-2 所示。

由以上分析可得以下两点：

(1) 放大电路在输入交流信号后，电路中各个电量(u_{BE}、i_B、u_{CE}、i_C)都是由直流分量(U_{BE}、I_B、U_{CE}、I_C)和交流分量(u_{be}、i_b、u_{ce}、i_c)叠加而成。因此，在放大电路中交流、直流信号共存。

(2) 当 u_i 增加时，i_b 增加，i_c 增加，$u_{ce}(u_o)$ 减小；反之，当 u_i 减小时，i_b 减小，i_c 减小，$u_{ce}(u_o)$ 增加，即输出电压 u_o 与输入电压 u_i 总是反相关系。

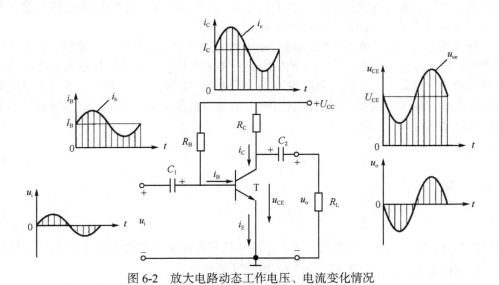

图 6-2　放大电路动态工作电压、电流变化情况

五、放大电路的性能指标分析

对一个放大电路的评估可以通过放大电路的性能指标来衡量，一个放大电路必须具有优良的性能才能较好地完成对信号的放大任务。图 6-2 可以等效为一个二端网络，如图 6-3 所示，左边为输入端，右边为输出端。输入信号 u_i，得到输出信号 u_o。不同的放大电路在

相同的 u_s 和 R_L 条件下，u_i、i_i、u_o、i_o 将不同，说明不同的放大电路从信号源索取的电流不同，且对同样信号的放大能力也不同。同一放大电路在幅值相同、频率不同的信号源 u_s 作用下，u_o 也将不同，即对不同频率的信号，同一放大电路的放大能力也存在差异。为了衡量放大电路的性能，常采用以下几个性能指标来表示。

1. 电压放大倍数 A_u　电压放大倍数是衡量电路放大能力的重要指标。定义为输出电压变化量与输入电压变化量之比。对于正弦波信号源，为有效值相量之比，即

$$A_u = \frac{\dot{U}_o}{\dot{U}_i} \tag{6-1}$$

A_u 反映了输出电压和输入电压的幅值比和相位差。

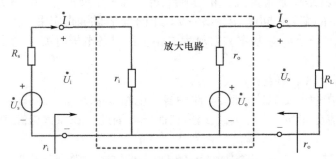

图 6-3　放大电路的交流等效电路

体现放大能力的性能指标除电压放大倍数外，还有电流放大倍数(输出电流与输入电流之比)和功率放大倍数(输出功率与输入功率之比)。

2. 输入电阻 r_i　放大电路的输入信号是由信号源提供的。对信号源来说，放大电路相当于它的负载，这个负载的电阻就是放大电路的输入电阻 r_i，它是衡量放大电路对信号源影响程度的一个指标，是从放大电路输入端看进去的等效电阻，数值上等于放大电路的输入电压变化量与输入电流变化量之比，当输入信号为正弦量时，为输入电压有效值与输入电流有效值之比，即

$$r_i = \frac{\dot{U}_i}{\dot{I}_i} \tag{6-2}$$

由图 6-3 可知

$$\dot{U}_i = \frac{r_i}{r_i + R_s}\dot{U}_s \tag{6-3}$$

当信号源 $\dot{U}_s$ 和 R_s 一定时，r_i 越大，放大电路从信号源中取得的输入电压 $\dot{U}_i$ 越大，信号源中流过的电流 $\dot{I}_i$ 越小，因此对信号源的影响程度就越小。

3. 输出电阻 r_o　放大电路的输出信号是提供给负载的。对负载来说，放大电路及其信号源可以由一个等效电压源替代，这个等效电压源的内阻就是放大电路的输出电阻 r_o，如图 6-3 所示。它等于当信号电压 $\dot{U}_s = 0$，输出端负载开路并接入一测试信号电压 $\dot{U}_o$ 时，电压 $\dot{U}_o$ 与电流 $\dot{I}_o$ 的比值，即

$$r_o = \frac{\dot{U}_o}{\dot{I}_o} \quad (R_L 开路，\dot{U}_s = 0) \tag{6-4}$$

r_o也可以通过实验的方法测得，当负载R_L开路时测得的输出电压为$\dot{U}_o'$，接上负载R_L时测得的输出电压为$\dot{U}_o$，则

$$r_o = \left(\frac{\dot{U}_o'}{\dot{U}_o} - 1\right)R_L \tag{6-5}$$

由于输出电阻r_o的存在，接入负载R_L后，输出电压将下降。r_o越小，输出电压下降得越少，放大电路的负载能力越强；反之，放大电路的负载能力越差。

4. **放大电路的通频带 f_{bw}**　因为放大电路中有电容存在，电容的容抗随频率的变化而变化，所以，放大电路的输出电压也随频率的变化而变化，因此，电压放大倍数A_u也随频率的变化而变化。电压放大倍数的大小随频率变化的曲线称为幅频特性曲线，如图 6-4 所示。图中A_{um}为中频段的电压放大倍数，

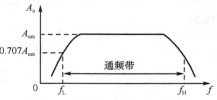

图 6-4　放大电路的幅频特性曲线

当信号频率升高或降低，使A_u下降至$A_{um}/\sqrt{2}$时，所对应的频率分别为f_H和f_L，称为上限截止频率和下限截止频率。两者之间的频率范围$f_H - f_L$称为通频带f_{bw}，即

$$f_{bw} = f_H - f_L$$

通频带能够衡量放大电路对不同频率信号的放大能力。通频带越宽，说明放大电路对不同频率信号的适应能力越强。对于心电图机，其通频带应宽于心电信号(0～80Hz)的频率范围，才能完全不失真地放大心电信号。而对于扩音机，其通频带应宽于音频信号(20Hz～20kHz)的频率范围，才能完全不失真地放大声音信号。

第二节　放大电路的静态分析

对一个放大电路的分析主要包括两个方面：静态分析和动态分析。静态分析主要确定静态工作点，动态分析主要研究放大电路的性能指标。

当放大电路无信号输入，即$u_i=0$时，放大电路所处的工作状态称为静态。静态时，电路只在直流电源下工作，电路中的电流、电压均为直流量，其值称为静态值。用大写字母与大写下标表示，如I_B、U_B、I_C、U_{CE}。由于这一组数据代表着输入、输出特性曲线上的一个点，所以习惯上称之为静态工作点，通常用Q表示，静态工作点是由电路中的直流通路确定的，静态分析就是确定电路中的I_B、I_C、U_{CE}，通常可用估算法和图解法求出。

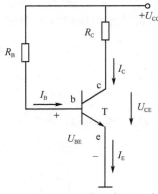

图 6-5　放大电路的直流通路

一、估　算　法

估算法是利用放大电路的直流通路计算静态值。在直流电源作用下直流电流流经的通路称为直流通路。画直流通路时，只考虑直流电源的作用，不考虑输入信号的作用，因此将信号源视为短路，电容视为开路。图 6-1(b)的直流通路如图 6-5 所示。

图 6-5 中，在U_{CC}、R_B、U_{BE}组成的回路中，由基尔霍夫定律可得

$$U_{CC} = I_B R_B + U_{BE}$$

得

$$I_B = \frac{U_{CC} - U_{BE}}{R_B} \approx \frac{U_{CC}}{R_B} \tag{6-6}$$

其中，U_{BE}(硅管约为 0.7V，锗管约为 0.2V)比 U_{CE} 小得多，可忽略不计。

由 I_B 可求得静态时的集电极电流

$$I_C = \bar{\beta} I_B \approx \beta I_B \tag{6-7}$$

图 6-5 中，在 U_{CC}、R_C、U_{CE} 组成的输出回路中，由基尔霍夫定律可得静态时的集-射极电压为

$$U_{CE} = U_{CC} - I_C R_C \tag{6-8}$$

二、图解分析法

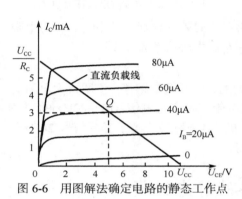

图 6-6 用图解法确定电路的静态工作点

根据晶体管的输出特性曲线，用作图求静态值的方法称为图解法，用图解法也可分析放大电路的动态工作过程。

设晶体管的输出特性曲线如图 6-6 所示。

(1)用估算法求出基极电流 I_B

$$I_B \approx \frac{U_{CC}}{R_B}$$

(2)作出直流负载线，求静态工作点 Q。

在图 6-5 所示放大电路的直流通路中，可列出下列关系

$$U_{CE} = U_{CC} - I_C R_C$$

$$I_C = -\frac{1}{R_C} U_{CE} + \frac{U_{CC}}{R_C} \tag{6-9}$$

这是一个线性方程，反映了输出回路的电流 I_C 和电压 U_{CE} 之间的关系，其斜率为 $-1/R_C$，在横轴上的截距为 U_{CC}，在纵轴上的截距为 U_{CC}/R_C。该直线由放大电路的直流通路得出，所以又称为直流负载线。将直流负载线作在晶体管输出特性曲线中，直流负载线与输出特性曲线中对应 I_B 的那条曲线的交点 Q，称为放大电路的静态工作点。根据工作点 Q 便可在输出特性曲线上查得静态值 I_C 和 U_{CE}。

综上所述，用图解法确定静态工作点的一般步骤为：

(1) 由直流通路的输入回路估算基极电流 I_B，根据晶体管输出特性曲线找到与 I_B 对应的输出特性曲线。

(2) 在输出特性曲线上作直流负载线。

(3) 找到曲线与直流负载线的交点，即 Q 点。

(4) 读出 Q 点对应的坐标值，静态工作值 I_B、I_C、U_{CE} 便确定。

例 6-1 在图 6-7(a)所示电路中，已知电压 $U_{CC}=12V$，$R_B=300k\Omega$，$R_C=4k\Omega$，$\beta=37.5$，其输出特性曲线如图 6-7(b)所示，求放大电路的静态工作点。

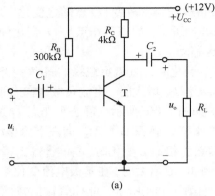
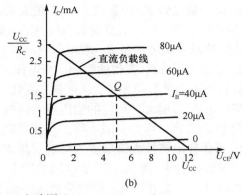

图 6-7　例 6-1 电路图

解　(1) 估算法

根据式(6-6)～(6-8)可得

$$I_B \approx \frac{U_{CC}}{R_B} = \frac{12}{300 \times 10^3}\, A = 4 \times 10^{-5} = 40\mu A$$

$$I_C \approx \beta I_B = 37.5 \times 40 \times 10^{-6}\, A = 1.5 \times 10^{-3}\, A = 1.5mA$$

$$U_{CE} = U_{CC} - I_C R_C = (12 - 1.5 \times 10^{-3} \times 4 \times 10^3)\, V = 6V$$

(2) 图解法

根据式(6-6)得

$$I_B \approx \frac{U_{CC}}{R_B} = \frac{12}{300 \times 10^3}\, A = 4 \times 10^{-5}\, A = 40\mu A$$

根据图 6-5 的直流通路，有

$$U_{CE} = U_{CC} - I_C R_C$$

当 $I_C = 0$ 时

$$U_{CE} = U_{CC} = 12V$$

当 $U_{CE} = 0$ 时

$$I_C = \frac{U_{CC}}{R_B} = \frac{12}{4 \times 10^3}\, mA = 3mA$$

在输出特性曲线上连接(0，3)、(12，0)两点，得到直流负载线，如图 6-7(b)所示。直流负载线与 I_B=40μA 的输出特性曲线的交点 Q 即静态工作点，根据 Q 点的坐标查得

$$I_C = 1.5mA, \quad U_{CE} = 6V$$

三、元件参数对静态工作点的影响

通过上面的分析可知，放大电路的静态工作点 Q 由参数 R_B、R_C、U_{CC} 和 β 决定，任何一个参数的变化都将影响 Q 点，以下分别对每一个参数的变化进行讨论。

1. 基极电阻 R_B 的影响　当基极电阻 R_B 增加或减小时，引起 I_B 的改变，相应的输出特性曲线改变，从而 Q 点变化。如当 R_B 减小时，I_B 增加(I_B=U_{CC}/R_B)，Q 点上移，如图 6-8(a)所示，静态工作点沿直流负载线从 Q_1 上移到 Q_2；反之，当 R_B 增加时，静态工作点向下移动。

2. 集电极电阻 R_C 的影响　当 R_C 变化时，直流负载线斜率改变，Q 点随之变化。例如，当 R_C 减小时，斜率减小，直流负载线变陡，如图 6-8(b) 所示，静态工作点从 Q_1 变化到 Q_2，向截止区移动。反之，当 R_C 增加时，Q 点向饱和区移动。

3. 电源电压 U_{CC} 变化的影响　当电源电压 U_{CC} 变化时，直流负载线的斜率不变，但直流负载线沿水平方向平移，Q 点随之变化。例如，当 U_{CC} 增大时，直流负载线向右平移，同时基极电流 I_B 增大，相应的输出特性曲线上移，如图 6-8(c) 所示，静态工作点 Q 从 Q_1 上移到 Q_2；反之，当 U_{CC} 减小时，直流负载线向左平移，静态工作点 Q 向左下角移动。

4. 晶体管电流放大倍数 β 的影响　晶体管电流放大倍数 β 变化时，晶体管输出特性曲线间距离发生变化，静态工作点 Q 随之发生变化。例如，β 增大时，在基极电流变化量 ΔI_B 不变的情况下，集电极电流的变化量 ΔI_C 就增大，如图 6-8(d) 所示，晶体管输出特性曲线由实线变为虚线，静态工作点从 Q_1 移到 Q_2；反之，当 β 减小时，静态工作点 Q 向截止区移动。

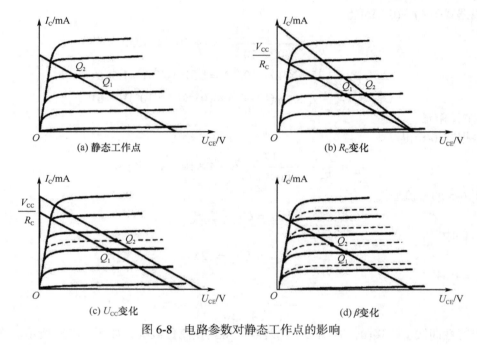

图 6-8　电路参数对静态工作点的影响

第三节　放大电路的动态分析

　　放大电路有交流信号输入时，放大电路所处的状态称为动态。此时放大电路中直流信号和交流信号同时工作，电路中的电流、电压既有直流分量，又有交流分量。动态分析就是在静态值确定后分析信号的传输情况，主要考虑电流、电压的交流分量。动态分析常用方法有图解分析法和微变等效电路法。

一、图解分析法

用图解分析法进行动态分析是在用图解法确定静态工作点的基础上进行的。当静态工作点确定时，动态分析有两种情况，一种是空载情况，即 $R_L \to \infty$，另外一种是负载情况。假设某放大电路的静态工作点如图 6-9 所示，$I_B = 40\mu A$、$I_C = 2mA$、$U_{CE} = 6V$，在输入端加交流信号 $u_i = 20\sin\omega t \ mV$，下面分析放大电路的动态工作情况。

(一) 电路空载时的动态分析

1. 从输入特性曲线分析 u_{BE} 和 i_B　当 $u_i = 0$ 时，$i_B = I_B = 40\mu A$，$u_{BE} = U_{BE} = 0.7V$；而当 $u_i = 20\sin\omega t \ mV$ 时，u_{BE} 是在静态基础上加入了一个交流量，即

$$u_{BE} = U_{BE} + u_{be}$$

在正半周，u_i 按正弦规律变化，大小从 0 增大到最大值 20mV，u_{BE} 从 0.7V 增加到 0.72V，i_B 从 40μA 增大到 60μA，如图 6-9(a)所示，工作点从 Q 上移到 Q_1；而 u_i 从 20mV 减小到 0 时，u_{BE} 从 0.72V 减小到 0.7V，i_B 从 60μA 减小到 40μA，工作点从 Q_1 下移到 Q。在负半周时，u_i 从 0V 变化到 –20mV 时，u_{BE} 从 0.7V 变到 0.68V，i_B 从 40μA 减小到 20μA，工作点从 Q 下移到 Q_2；u_i 从 –20mV 变化到 0V 时，u_{BE} 从 0.68V 变到 0.7V，i_B 从 20μA 变到 40μA，工作点从 Q_2 回到 Q；以后的变化随着函数周期性的变化而重复。

在输入信号的一个周期的变化中，动态工作点在 $Q \to Q_1 \to Q \to Q_2 \to Q$ 之间移动，若晶体管工作在输入特性曲线的近似直线段，输入信号 u_i 按正弦规律变化，形成的基极电流 i_b 也按正弦规律变化。因此基极电流 i_B 为

$$i_B = I_B + i_b$$

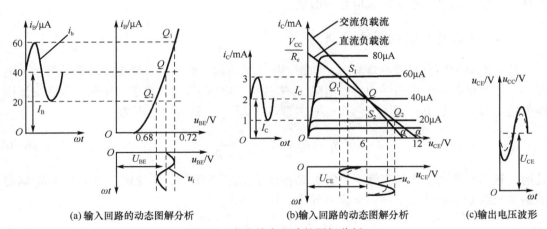

(a)输入回路的动态图解分析　　(b)输入回路的动态图解分析　　(c)输出电压波形

图 6-9　交流放大电路的图解分析

2. 从输出特性曲线分析 u_{CE} 和 i_C　基极电流 i_B 的变化必然引起集电极电流 i_C 和集电极电压 u_{CE} 的变化。由于放大电路工作在空载状态时的输出回路与静态时的输出回路相同，所以输出回路的工作状态与直流工作时的工作状态相似，工作点仍沿直流负载线移动，如图 6-9(b)所示。当 i_B 在 60μA 与 20μA 之间变化时，交流负载线与 60μA 的输出特性曲线的交点为 Q_1，与 20μA 的输出特性曲线的交点为 Q_2，Q_1、Q_2 确定了放大电

路的动态工作范围。

晶体管输出特性曲线反映了在一定基极电流 i_B 下，集电极电流 i_C 和发射极电压 u_{CE} 之间的关系。当放大电路工作点随着 i_B 的变化在 Q_1、Q_2 范围内变化时，从图 6-9(b) 可看到集电极电流 i_C 和 u_{CE} 的变化规律，画出相应的 i_C 和 u_{CE} 的波形。与分析基极电流的情况相似，i_C 和 u_{CE} 的波形也是由静态量与一个交流量叠加而成的，即

$$i_C = I_C + i_c$$
$$u_{CE} = U_{CE} + u_{ce}$$

式中，交流量 i_c、u_{ce} 的最大值分别为 1mA 和 3V。由于电容 C_2 的隔直作用，输出只有交流分量 u_{ce}，没有直流 I_C 分量，形成输出电压，如图 6-9(c) 所示。

3. 从上述动态分析得到的结果

(1) 当放大电路有信号输入时，电路中的电压和电流都包含有两个分量，一个是静态工作点对应的直流量(I_B、I_C、U_{BE}、U_{CE})；另一个是输入信号变化引起的交流量(i_b, i_c、u_{be} 和 u_{ce})。虽然动态时的电流、电压的瞬时值是变化的，但只要直流量大于交流量的最大值，动态电压和电流的方向始终不变。

(2) 放大电路中交流信号的传输情况过程如下所示：

$u_i \rightarrow u_{be} \rightarrow i_b \rightarrow i_c \rightarrow u_{ce} \rightarrow u_o$，且 u_i、u_{be}、i_b、i_c、u_{ce}、u_o 等交流信号都和输入信号一样按正弦波形变化。

(3) 分析图 6-9 可以发现，u_i、u_{be} 与 i_b、i_c 同相位，输出电压 $u_o(u_{ce})$ 与 i_b、i_c 反相位。输出电压 u_o 与输入电压 u_i 反相是由于当增加 u_i 时，i_B 增加并使 i_C 增大，所以晶体管的管压降 $u_{CE} = U_{CE} - i_C R_C$，将随着 i_C 的增加而减小，经隔直电容 C_2 将 u_{CE} 中的直流分量去掉后得到交流电压 u_o 与输入电压 u_i 相位相反。

(4) 从图中看出交流输出电压 u_o 比输入电压 u_i 幅度大得多，表明放大电路具有电压放大作用，放大后没有改变原来信号的形状。

(二) 电路负载时的动态分析

放大电路的输出端接有负载时，例如，接入扬声器、电动机、仪表或者下一级放大电路等，这些负载一般可用一个等效电阻 R_L 来代表。电容 C_2 对交流信号短路，因此交流回路的输出负载不是 R_C，而是 R_L 和 R_C 的并联值，即 R_L'，其等效电阻为

$$R_L' = R_C /\!/ R_L = \frac{R_C R_L}{R_C + R_L} \tag{6-10}$$

此时，输出回路的工作状态就不再沿由 R_C 确定的斜率直流负载线变化，而是沿由 R_L' 确定的斜率直线变化，该直线称为交流负载线，其斜率为

$$\tan\alpha' = -\frac{1}{R_L'} \tag{6-11}$$

由于 $R_L' < R_L$，则 $\tan\alpha' < \tan\alpha$，因此，交流负载线比直流负载线要陡。由于输入信号 u_i 为零时，电路中电压和电流都为静态值，所以交流负载线应与直流负载线相交于 Q 点，如图 6-9(b) 所示。这样，交流负载线是一条经过静态工作点 Q 且斜率为 $\tan\alpha'$ 的直线，它反映了放大电路动态时工作点的移动轨迹。显然，当输入信号 u_i 使基极电流 i_B 在 60～20μA 变动时，工作点的动态变化范围由空载时的 Q_1、Q_2 变为交流负载线上的 S_1、S_2，输出端的

电压波形 u_{CE} 发生变化(如虚线所示)，而电流波形 i_C 基本不变。

从输出波形看到，带负载后，输出交流电压 u_o 减小了。负载阻值越小，交流负载线越陡，输出电压越小，则电压放大倍数越低，因此负载阻值大小会影响放大电路的电压放大倍数。当负载趋向无穷大时，$R_L' \approx R_C$,交流负载线与直流负载线重合，所以说空载时的交流负载线就是放大电路的直流负载线。

(三) 图解法的特点

图解法的特点是可以直观、全面地了解放大电路的工作情况，能在输出特性曲线上合理选择静态工作点 Q 和理解电路参数对工作点的影响，从而估算动态工作范围；缺点是作图比较麻烦，定量分析时误差大，不易求得输入电阻 r_i、输出电阻 r_o 等电路的具体指标。另外，晶体管的特性曲线只能反映信号变化比较慢时的电压、电流关系，一般适用于分析输出幅值比较大且工作频率不太高的情况。

二、微变等效电路分析法

利用图解法可以直观、形象地分析放大电路的工作情况，易于理解，但作图过程繁琐、误差较大。如果放大电路只工作在小信号状态下，即工作点仅在静态工作点附近的小范围内变化，那么晶体管的非线性特性可近似看成是线性的。这样，由非线性元件晶体管组成的放大电路可以等效为一个线性电路，称为放大电路的微变等效电路。通过微变等效电路可以计算放大电路的放大倍数 A_u、输入电阻 r_i 和输出电阻 r_o 等。

(一) 晶体管微变等效电路

1. **输入特性曲线分析**　晶体管的输入特性曲线是非线性的，但当输入信号很小时，在静态工作点附近的工作段可以认为是直线。下面从共射放大电路中晶体管的输入特性曲线和输出特性曲线两方面来分析。

图 6-10(a)为晶体管的共射接法电路，在输入信号很小的情况下，静态工作点附近的工作段可以看成直线，即 ΔI_{BE} 与 ΔU_{BE} 成正比，这样，从输入端 b、e 看去相当于一只线性动态电阻，用 r_{be} 来表示，又称为晶体管的动态输入电阻。对于低频小功率晶体管，其值可由下式估算

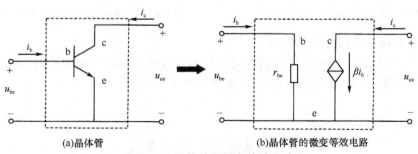

图 6-10　晶体管的微变等效电路

$$r_{be} = 300 + (1+\beta)\frac{26\text{mV}}{I_E\text{mA}} \qquad (6\text{-}12)$$

式中，I_E 为发射极静态电流，单位为毫安。r_{be} 一般为几百欧到几千欧，是交流动态电阻。

2. 输出特性曲线分析　晶体管的输出特性曲线在放大区的小范围内，输出特性曲线基本是水平的，不但互相平行、间隔均匀，而且与 U_{CE} 基本平行，即 i_c 仅由 i_b 决定，与 U_{CE} 无关，因此从输出端 c、e 看去，晶体管相当于一个受控电流源，电流为

$$i_c = \beta i_b$$

这样，晶体管可微变等效为图 6-10(b)所示电路。

对于晶体管的微变等效电路，应当注意以下几个问题：①微变等效电路只适用于低频、小信号放大电路；②等效电路中的两个参数 r_{be} 和 β 是按变化量(交流量)定义的，因此晶体管的微变等效电路只能用来分析晶体管各交流量之间的关系，不能用来分析静态值；③电路中的等效电流源 βi_b 是受控电流源，其大小和方向是 i_b 决定的，不能随意假定；④因为电路中的参数都是按变化量(交流量)定义的，所以 NPN 型和 PNP 型晶体管具有相同的微变等效电路。

(二) 用微变等效电路法分析放大电路

用微变等效电路分析放大电路时，首先要画出放大电路的交流通路，然后用晶体管微变等效电路取代其中的晶体管，这样就可以用解线性电路的方法进行各物理量的计算。

1. 画出放大电路的交流通路及微变等效电路　交流通路是交流信号传输的途径，在画出交流通路时，只考虑输入信号的作用，不考虑直流电源的作用。凡是固定不变的量均看成零(恒定的电压视为短路，恒定的电流视为开路)。电容元件 C_1、C_2 对交流信号可视为短路。图 6-11 就是图 6-1(b)所示的交流通路。将图 6-11 中晶体管微变等效并整理后，得到图 6-12 所示的基本交流放大电路的微变等效电路。

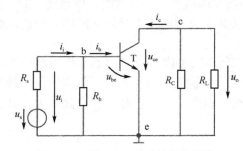

图 6-11　图 6-1(b)所示的交流通路

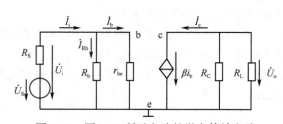

图 6-12　图 6-11 所示电路的微变等效电路

2. 放大电路动态指标分析计算

(1) 电压放大倍数 A_u：放大电路的电压放大倍数是输出电压与输入电压的比值，表示电路的放大能力。从图 6-12 所示的微变等效电路可以看出，输入电压 u_i 为

$$u_i = i_b r_{be}$$

输出电压 u_o 为

$$u_o = -i_c(R_C /\!/ R_L) = -\beta i_b R_L'$$

式中，负号表示 u_o 与 u_i 的参考方向相反。故放大电路的电压放大倍数 A_u 为

$$A_{\mathrm{u}} = \frac{u_{\mathrm{o}}}{u_{\mathrm{i}}} = \frac{-\beta i_{\mathrm{b}} R_{\mathrm{L}}'}{i_{\mathrm{b}} r_{\mathrm{be}}} = -\beta \frac{R_{\mathrm{L}}'}{r_{\mathrm{be}}} \qquad (6\text{-}13)$$

式中，负号表示共发射极放大电路中，输出电压相位与输入电压相位相反。式(6-13)说明共发射极放大电路的电压放大倍数 A_{u} 与晶体管的电流放大系数 β 和电路的等效负载 R_{L}' 成正比，而与晶体管的输入电阻 r_{be} 成反比。由于 r_{be} 和 β 都与晶体管的静态工作电流(如 I_E)有关，所以电压放大倍数实际上还是与静态工作电流密切相关。

当放大电路空载(即输出端开路 $R_{\mathrm{L}} \to \infty$)时，电压放大倍数为

$$A_{\mathrm{u}} = \frac{u_{\mathrm{o}}}{u_{\mathrm{i}}} = -\beta \frac{R_{\mathrm{C}}}{r_{\mathrm{be}}} \qquad (6\text{-}14)$$

从上式看出，电路空载时的电压放大倍数要比有负载时的高；接入负载阻值越小，电压放大倍数越低。

输出电压与信号源电压之比称为源电压放大倍数

$$A_{\mathrm{us}} = \frac{u_{\mathrm{o}}}{u_{\mathrm{s}}}$$

由于

$$u_{\mathrm{i}} = \frac{r_{\mathrm{i}}}{R_{\mathrm{s}} + r_{\mathrm{i}}} u_{\mathrm{s}}$$

所以

$$A_{\mathrm{us}} = \frac{u_{\mathrm{o}}}{u_{\mathrm{s}}} = -\frac{u_{\mathrm{o}}}{\dfrac{R_{\mathrm{s}} + r_{\mathrm{i}}}{r_{\mathrm{i}}} u_{\mathrm{s}}} = \frac{r_{\mathrm{i}}}{R_{\mathrm{s}} + r_{\mathrm{i}}} A_{\mathrm{u}} \qquad (6\text{-}15)$$

(2) 输入电阻 r_{i}：一个放大电路的输入端总是与信号源(或前级放大电路)相连的，因此放大电路对信号源(或前级放大电路)而言是一个负载，可等效为一个电阻，即放大电路的输入电阻 r_{i}，等于输入电压与输入电流的比值，也就是从放大电路输入端看进去的等效动态电阻。

$$r_{\mathrm{i}} = \frac{u_{\mathrm{i}}}{i_{\mathrm{i}}} = \frac{i_{\mathrm{i}}(R_{\mathrm{b}} // r_{\mathrm{be}})}{i_{\mathrm{i}}} = (R_{\mathrm{b}} // r_{\mathrm{be}}) \qquad (6\text{-}16)$$

一般情况下，$R_{\mathrm{b}} \gg r_{\mathrm{be}}$，则

$$r_{\mathrm{i}} \approx r_{\mathrm{be}}$$

(3) 输出电阻 r_{o}：放大电路对负载(或后级放大电路)而言是一个信号源，其信号源的内阻就是放大电路的输出电阻 r_{o}。分析计算输出电阻的方法是：将信号源短路($\dot{U}_{\mathrm{s}} = 0$ 但要保留信号源内阻 R_{s})，取掉负载，在输出端加电压 $\dot{U}_{\mathrm{o}}$，$\dot{U}_{\mathrm{o}}$ 和它产生的电流 $\dot{I}_{\mathrm{o}}$ 的比值，即为放大电路的输出电阻 r_{o}。图 6-13 是分析图 6-12 所示电路输出电阻的电路，它是从放大电路输出端看进去的等效动态电阻 r_{o}，由于输入端短路，$U_{\mathrm{s}} = 0$，则 $\dot{I}_{\mathrm{b}} = 0$，$\beta \dot{I}_{\mathrm{b}} = 0$，故

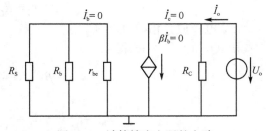

图 6-13　计算输出电阻的电路

$$r_{\mathrm{o}} = \frac{\dot{U}_{\mathrm{o}}}{\dot{I}_{\mathrm{i}}} = R_{\mathrm{C}} \qquad (6\text{-}17)$$

一般情况下，r_o 的数值越小，放大电路的输出电压受负载的影响越小，放大电路的带负载能力越强。因此，通常希望放大电路的输出电阻 r_o 小一些好。

例 6-2　放大电路如图 6-14 所示，已知 $U_{CC} = 12V$，$R_B = 280k\Omega$，$R_C = 3k\Omega$，$R_L = 3k\Omega$，$R_s = 500\Omega$，$\beta = 70$，三极管为硅管。试求：

(1) 放大电路的静态工作点。

(2) 画出微变等效电路；

(3) 放大电路的输入电阻 r_i；

(4) 放大电路的输出电阻 r_o；

(5) 电压放大倍数 A_u、A_{us}。

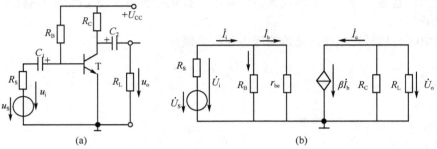

图 6-14　例 6-2 放大电路的计算

解　(1) 由式(6-6)～(6-8)可得

$$I_B = \frac{U_{CC} - U_{BE}}{R_B} = \frac{12 - 0.7}{28 \times 10^{-3}} \approx 40(\mu A)$$

$$I_C \approx \beta I_B = 70 \times 40\mu A = 2.8mA$$

$$U_{CE} = U_{CC} - I_C R_C = 12 - 2.8 \times 10^{-3} \times 3 \times 10^3 = 3.6(V)$$

(2) 微变等效电路如图 6-14(b)所示。

(3) 求放大电路的输入电阻 r_i

$$r_{be} = 300 + (1 + \beta)\frac{26mV}{I_E} = (300 + 71 \times \frac{26}{2.8})\ \Omega \approx 0.96k\Omega$$

$$r_i = \frac{u_i}{i_i} = \frac{i_i(R_b /\!/ r_{be})}{i_i} = (R_b /\!/ r_{be}) = (280 /\!/ 0.96)\ k\Omega \approx 0.96k\Omega$$

(4) 放大电路的输出电阻 r_o 由式(6-17)可得

$$r_o = R_C = 3k\Omega$$

(5) 电压放大倍数 A_u、A_{us}。

由式(6-13)和(6-15)得

$$A_u = -\beta \frac{R_L'}{r_{be}} = -70 \times \frac{3 /\!/ 3}{0.96} = -109$$

$$A_{us} = \frac{r_i}{R_s + r_i} A_u = \frac{0.96}{0.5 + 0.96} \times -109 = -72$$

从以上分析看出，共射极放大电路的优点是放大倍数高，缺点是输入电阻小，输出电阻较大。

第四节　静态工作点的稳定

一、静态工作点的设置和稳定

在放大电路放大信号时，如果静态工作点 Q 设置不当，将导致输出信号的波形与输入信号的波形不相似，即引起失真。由于信号进入晶体管的非线性区引起的失真称为非线性失真。非线性失真分为截止失真和饱和失真。

1. **截止失真**　当静态工作点设置得太低，接近晶体管的截止区，而输入信号 u_i 的幅度又相对比较大时，u_i 会在负半周里进入到晶体管输入特性曲线的死区电压部分，如图 6-15(a) 所示，使 i_b、i_c 的变化也进入到晶体管的截止区，使 i_c 的负半周和 u_{ce} 的正半周波形产生畸变，出现输出电压波形顶部被削的现象，如图 6-15(b) 所示。这种因信号进入晶体管的截止区引起的失真称为截止失真。

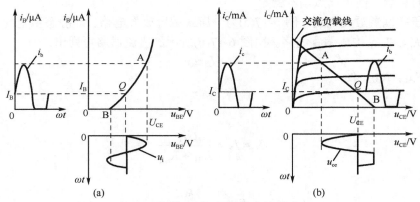

图 6-15　放大电路的截止失真

2. **饱和失真**　当静态工作点设置得太高，接近晶体管的饱和区，而输入信号 u_i 的幅度又相对比较大时，在 u_i 的正半周，i_b、i_c 的变化将进入到晶体管的饱和区，使 i_c 的正半周和 u_{ce} 的负半周波形产生畸变，出现输出电压波形底部被削的现象，如图 6-16 所示。这种因信号进入晶体管的饱和区引起的失真称为饱和失真。

即使 Q 点设置合适，但输入信号 u_i 的幅度过大，超出了晶体管的放大区域，将同时产生饱和失真和截止失真，称之为双向失真。

因此必须正确设置静态工作点，保证放大电路在输入信号时，晶体管始终工作在线性放大区，使信号不失真地放大。通常情况是将静态工作点大致选在交流负载线的中央，这样

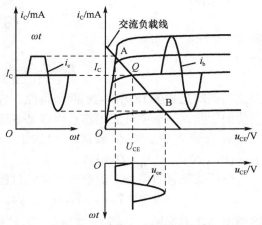

图 6-16　放大电路的饱和失真

可使放大电路工作正常，又能获得尽可能大地输出电压幅度。另外，限制输入信号 u_i 的大小，也是避免非线性失真的一个途径。

二、分压式偏置放大电路

1. 温度对静态工作点的影响　基本交流放大电路的静态工作点极易受温度等因素的影响。当温度变化时，静态工作点随着温度的变化而上、下移动，造成输出动态范围减小或引起非线性失真。分析其原因，是因为这种电路的偏置电流如式(6-6)所示，$I_B = (U_{CC} - U_{BE}) / R_B \approx U_{CC} / R_B$，$R_B$ 一经选定后 I_B 也就固定不变，所以把这种电路称为固定偏置放大电路。在固定偏置放大电路中，当更换晶体管或温度发生变化时，都会引起晶体管的参数(I_{CBO}、U_{BE}、β)发生变化，进而使静态电流 I_C 发生变化，从而引起非线性失真。例如，当温度升高时，晶体管的 β 和 I_{CBO} 等参数随之增大，导致 I_C 增大，而基极电流 I_B 固定不变，无法调整，所以工作点便会升高，接近饱和区，易产生饱和失真。因此，稳定静态工作点十分重要，即当温度等因素变化时，削弱温度对集电极电流 I_C 的影响，使工作点基本稳定。

2. 分压式偏置放大电路　图 6-17(a)为分压式偏置放大电路，即静态稳定的放大电路，其中 R_{B1}、R_{B2} 和 R_E 构成偏置电路。由图 6-17(b)所示的直流通路可列出

$$I_1 = I_2 + I_B$$

适当选择 R_{B1}、R_{B2}，使

$$I_2 \gg I_B \tag{6-18}$$

则

$$I_1 \approx I_2 = \frac{U_{CC}}{R_{B1} + R_{B2}}$$

基极电位

$$V_B = I_2 R_{B2} \approx \frac{R_{B2}}{R_{B1} + R_{B2}} U_{CC} \tag{6-19}$$

V_B 由 R_{B1} 和 R_{B2} 的分压电路所决定，而与温度无关。

如果使

$$V_B \gg U_{BE} \tag{6-20}$$

则有

$$I_C \approx I_E = \frac{V_E}{R_E} = \frac{V_B - U_{BE}}{R_E} \approx \frac{V_B}{R_E} \tag{6-21}$$

因此只要满足式(6-18)和(6-20)两个条件，V_B 和 I_C 就与三极管的参数几乎无关，不受温度变化的影响，从而使静态工作点得以基本稳定。

对硅管而言，在估算时一般取 $I_2 = (5 \sim 10) I_B$，$V_B = (3 \sim 5) \mathrm{V}$；对于锗管而言，$I_2 = (10 \sim 20) I_B$，$V_B = (1 \sim 3) \mathrm{V}$。

分压式偏置电路稳定静态工作点的过程可表示为

$$温度 T \uparrow \to I_C \uparrow \to I_E \uparrow \to V_E (I_E R_E) \uparrow \to U_{BE} \downarrow \to I_B \downarrow \to I_C \downarrow$$

即当温度 T 升高时，I_C 和 I_E 增大，发射极电位 $V_E = I_E R_E$ 也增大，但基极电位 V_B 基本恒定，$U_{BE} = V_B - V_E$ 减小，从而导致 I_B 减小，这就牵制了 I_C 的增加，使 I_C 基本恒定。

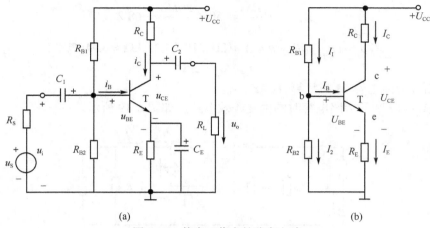

图 6-17　静态工作点的稳定电路

从以上分析知，调节过程与发射极电阻 R_E 有关，R_E 越大，稳定性越好。但 R_E 的存在，会对变化的交流信号产生影响，使放大倍数下降。为此，可在 R_E 两端并联电容 C_E，只要 C_E 的容量足够大，对交流分量便可视为短路，对直流分量也无影响。这样，在电阻 R_E 上不产生交流压降，避免了放大倍数的下降。通常把 C_E 称为旁路电容。

例 6-3　在图 6-17(a)所示电路中，已知 $U_{CC}=12\text{V}$，$R_{B1}=20\text{k}\Omega$，$R_{B2}=10\text{k}\Omega$，$R_C=2\text{k}\Omega$，$R_L=6\text{k}\Omega$，$R_E=2\text{k}\Omega$，$U_{BE}=0.7\text{V}$，$\beta=50$。试求：(1)电路的静态工作点；(2)画出微变等效电路；(3)计算电路的 A_u、r_i、r_o；(4)断开旁路电容 C_E 时计算 A_u、r_i、r_o。

解　(1) 估算静态工作点

$$V_B \approx \frac{R_{B2}}{R_{B1}+R_{B2}}U_{CC}=\frac{10\times10^3}{(20+10)\times10^3}\times12=4(\text{V})$$

$$I_C \approx I_E=\frac{V_E}{R_E}=\frac{V_B-U_{BE}}{R_E}=\frac{4-0.7}{2\times10^3}=1.65\times10^{-3}(\text{A})=1.65(\text{mA})$$

$$I_B=\frac{I_C}{\beta}=\frac{1.65}{50}=33\times10^{-3}(\text{mA})=33(\mu\text{A})$$

$$U_{CE}=U_{CC}-I_C(R_C+R_E)=12-1.65\times10^{-3}\times(2+2)\times10^3=5.4(\text{V})$$

(2) 微变等效电路如图 6-18 所示。

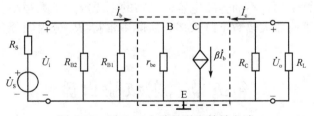

图 6-18　图 6-17 电路的微变等效电路

(3) 计算电路的 A_u、r_i、r_o

$$r_{be}=300\Omega+(1+\beta)\frac{26\text{mV}}{I_E}\Omega=(300+51\times\frac{26}{1.65})\Omega\approx1.1\text{k}\Omega$$

$$A_{\mathrm{u}} = -\beta\frac{R'_{\mathrm{L}}}{r_{\mathrm{be}}} = -50 \times \frac{2 /\!/ 6}{1.1} \approx -68.2$$

$$r_{\mathrm{i}} = (R_{\mathrm{B1}} /\!/ R_{\mathrm{B2}} /\!/ r_{\mathrm{be}}) = (20 /\!/ 10 /\!/ 1.1)\ \mathrm{k\Omega} \approx 0.94\mathrm{k\Omega}$$

$$r_{\mathrm{o}} = R_{\mathrm{C}} = 2\mathrm{k\Omega}$$

(4) 断开旁路电容 C_{E} 时计算 A_{u}、r_{i}、r_{o}。

画出图 6-17 断开旁路电容时的微变等效电路，如图 6-19 所示。

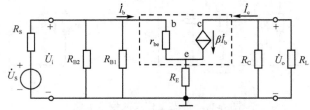

图 6-19　图 6-17 断开旁路电容 C_{E} 时的微变等效电路

由图可得

$$\dot{U}_{\mathrm{i}} = \dot{I}_{\mathrm{b}} r_{\mathrm{be}} + \dot{I}_{\mathrm{e}} R_{\mathrm{E}} = \dot{I}_{\mathrm{b}}\left[r_{\mathrm{be}} + (1+\beta)R_{\mathrm{E}}\right]$$

$$\dot{U}_{\mathrm{o}} = -\beta\dot{I}_{\mathrm{b}}(R_{\mathrm{C}} /\!/ R_{\mathrm{L}})$$

$$A_{\mathrm{u}} = \frac{\dot{U}_{\mathrm{o}}}{\dot{U}_{\mathrm{i}}} = -\frac{\beta(R_{\mathrm{C}} /\!/ R_{\mathrm{L}})}{r_{\mathrm{be}} + (1+\beta)R_{\mathrm{E}}}$$

代入数值得

$$A_{\mathrm{u}} = -50 \times \frac{2 /\!/ 6}{1.1 + (1+50) \times 2} = -0.73$$

从图中看出

$$r_{\mathrm{i}} = R_{\mathrm{B1}} /\!/ R_{\mathrm{B2}} /\!/ \left[r_{\mathrm{be}} + (1+\beta)R_{\mathrm{E}}\right]$$

代入数值得输入电阻

$$r_{\mathrm{i}} = 20 /\!/ 10 /\!/ \left[1.1 + (1+50) \times 2\right] \approx 6.26(\mathrm{k\Omega})$$

可见输入电阻增大。

$$r_{\mathrm{o}} \approx R_{\mathrm{C}} = 2\mathrm{k\Omega}$$

输出电阻基本保持不变。

　　通过上面的计算说明：不加旁路电容，电路的电压放大倍数很小。为了既能稳定放大电路倍数，又不至于使放大倍数下降太多，实际中常将 R_{E} 分为两部分，只将其中一部分接旁路电容。

第五节　射极输出器

　　在晶体管构成的放大电路中，如果选择晶体管不同的极作为放大电路输入回路和输出回路的公共端，则可以构成三种组态的基本放大电路，分别为：基本共集电极放大电路、基本共基极放大电路、基本共射极放大电路。前面介绍了基本共射放大电路，下面对共集电极放大电路进行详细介绍。

一、电路结构

射极输出器又叫射极跟随器，从晶体管的连接方式看，它实际上就是一个共集电极放大电路，如图 6-20(a)所示。电路的输入信号加在基极-集电极之间，输出信号从发射极和集电极两端取出，所以集电极是放大电路输入、输出回路的公共端点，由于信号是从发射极输出的，所以把这种共集电极电路称为"射极输出器"。

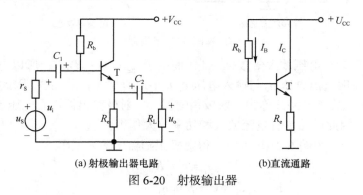

(a) 射极输出器电路　　　(b)直流通路

图 6-20　射极输出器

二、静 态 分 析

图 6-20(b)所示为射极输出器的直流通路，通过直流通路可以计算其静态工作点，其中在共射极放大电路中的静态值 I_C 在射极输出器中应该用 I_E 代替。

$$I_E = I_B + I_C = I_B + \beta I_B = (1+\beta) I_B$$

$$I_B = \frac{U_{CC} - U_{BE}}{R_b + (1+\beta) I_b} \tag{6-22}$$

$$U_{CE} = U_{CC} - I_E R_e \tag{6-23}$$

三、动 态 分 析

画出射极输出器的交流通路及其微变等效电路，如图 6-21 所示，可以求出射极输出器的电压放大倍数 A_u、输入电阻 r_i 及输出电阻 r_o。

1. 电压放大倍数 A_u　　由图 6-21 可以得出

$$u_o = i_e (R_e /\!/ R_L) = (1+\beta) i_b R_L'$$

$$R_L' = (R_e /\!/ R_L)$$

$$u_i = i_b r_{be} + i_e R_L' = i_b r_{be} + (1+\beta) i_b R_L'$$

$$A_u = \frac{u_o}{u_i} = \frac{(1+\beta) i_b R_L'}{i_b r_{be} + (1+\beta) i_b R_L'} \tag{6-24}$$

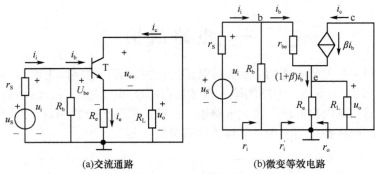

(a)交流通路   (b)微变等效电路

图 6-21　射极输出器

由式(6-24)可知，电压放大倍数 $A_\mathrm{u} < 1$，而由于 $r_\mathrm{be} \ll (1+\beta)R_\mathrm{L}'$，所以电压放大倍数 A_u 又近似等于 1，表明输出电压 u_o 与输入电压 u_i 大小近似相等且同相位。因此，输出电压"跟随着"输入电压，故该电路又称为"射极跟随器"。射极输出器没有电压放大作用，但由于 $i_\mathrm{e} = (1+\beta)i_\mathrm{b}$，因此电路具有电流放大和功率放大作用。

2. 输入电阻 r_i　由图 6-21(b)可以求得射极跟随器的输入电阻

$$r_\mathrm{i} = r_\mathrm{i}' \mathbin{/\mkern-5mu/} R_\mathrm{b}$$

$$r_\mathrm{i}' = \frac{u_\mathrm{i}}{i_\mathrm{b}} = \frac{r_\mathrm{be}i_\mathrm{b} + (1+\beta)i_\mathrm{b}R_\mathrm{L}'}{i_\mathrm{b}} = r_\mathrm{be} + (1+\beta)R_\mathrm{L}'$$

$$r_\mathrm{i} = R_\mathrm{b} \mathbin{/\mkern-5mu/} \left[r_\mathrm{be} + (1+\beta)R_\mathrm{L}' \right] \tag{6-25}$$

可见，射极输出器的输入电阻由基极电阻 R_b 和电阻 $r_\mathrm{be} + (1+\beta)R_\mathrm{L}'$ 并联而成，阻值很大，而且负载等效电阻比共射放大电路的输入电阻($r_\mathrm{i} = r_\mathrm{be}$)大得多，因此射极输出器大大提高了自身的输入电阻。若 R_C 或 R_L 变小，则输入电阻将减小；反之，输入电阻将增大。

3. 输出电阻 r_o　由图 6-21 也可以求得射极跟随器的输出电阻 r_o。

为了分析方便，根据输出电阻的定义，将图 6-21(b)微变等效电路改画成图 6-22，把信号源 u_s 短路，保留其内阻 r_s，R_L 不接，在输出端加入一个交流电压 u_p，则输出电阻 r_o 为

$$r_\mathrm{o} = r_\mathrm{o}' \mathbin{/\mkern-5mu/} R_\mathrm{e}$$

$$r_\mathrm{o}' = \frac{u_\mathrm{p}}{i_\mathrm{e}} = \frac{i_\mathrm{b}(r_\mathrm{be} + R_\mathrm{b} \mathbin{/\mkern-5mu/} r_\mathrm{s})}{(1+\beta)i_\mathrm{b}} = \frac{r_\mathrm{be} + R_\mathrm{b} \mathbin{/\mkern-5mu/} r_\mathrm{s}}{(1+\beta)}$$

所以

$$r_\mathrm{o} = R_\mathrm{e} \mathbin{/\mkern-5mu/} \frac{r_\mathrm{be} + R_\mathrm{b} \mathbin{/\mkern-5mu/} r_\mathrm{s}}{(1+\beta)} \tag{6-26}$$

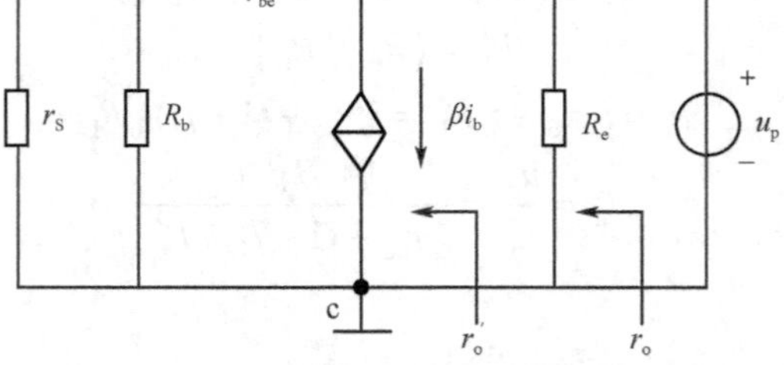

图 6-22　计算射极输出器输出电阻的等效电路

式(6-26)说明，输出电阻 r_o 由较大的发射极电阻 R_e 和很小的 r_o' 并联而成，所以射极输出器的输出电阻 r_o 比共射放大电路的输出电阻($r_o=R_C$)小得多。

一般情况下，r_s 很小，$r_s \ll R_b$，$r_s \ll r_{be}$，因此

$$r_o = R_e \mathbin{/\mkern-5mu/} \frac{r_{be}}{(1+\beta)} \approx \frac{r_{be}}{1+\beta} \tag{6-27}$$

上面的推导说明射极输出器的输出电阻很小，它有很强的带负载的能力。

综合上面的分析得出射极输出器具有以下特点：①电压放大倍数 $A_u < 1$，且 $A_u \approx 1$，输出电压 u_o 与输入电压 u_i 大小近似相等且同相，即输出电压"跟随着"输入电压变化而变化。②输入电阻很大，输出电阻很小。③没有电压放大作用，但有电流放大作用，因此有功率放大作用。④有稳定静态工作点的作用。

四、射极输出器的应用

由于射极输出器输入电阻高，向信号源吸取的电流小，对信号源影响也小，因而一般用作输入级。又由于它的输出电阻小，带负载能力强，当放大器的负载变化时，可保持输出电压稳定，所以也适于用作多级放大器的输出级。射极输出器还可作为多级放大器的中间级，隔离前后级之间的影响，并利用输入电阻高和输出电阻低的特点，在电路中起阻抗变换(匹配)的作用。

第六节　多级放大电路及耦合方式

前几节分析的放大电路，都是由一支晶体管组成的单级放大电路，其电压放大倍数很小。在信号非常微小时，为得到较大的输出信号电压，必须将若干个单级放大电路连接起来，组成多级放大电路。对信号进行多级放大，以得到所需要的放大倍数。

多级放大电路的基本组成如图 6-23 所示。基中输入级和中间级主要起电压放大作用，习惯上称为前置放大级，输出级的作用是使电路获得足够的功率推动负载，习惯上称为功率放大级。

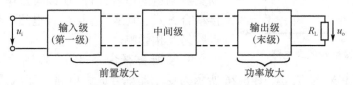

图 6-23　多级放大电路的组成方框图

一、多级放大电路的耦合方式

多级放大电路中级与级之间的连接方式称为耦合方式。耦合时要解决前后级相互影响的问题，因为前级的输出就是后级的信号源，而后极的输入就是前级的负载，因此多级放大电路对级间耦合方式的基本要求有以下三点。

(1) 耦合不影响各级静态工作点的正常设置；

(2) 前级输出信号应不失真地耦合到后级；

(3) 尽量减少信号在耦合电路上的损失。

常用的耦合方式有以下几种。

1. **阻容耦合** 阻容耦合是指级与级之间通过耦合电容和下一级的输入电阻连接起来的方式。图 6-24 所示为两级阻容耦合放大电路。图中以三极管 T_1 和 T_2 为核心的两级电路之间通过电容 C_2 相连接。耦合电容 C_2 的作用为，一方面将前级三极管的集电极交流电压送到后级三极管的输入端基极；另一方面，前级的集电极直流电流因 C_2 的隔直作用，不能流入后级。这样，前后两级的静态工作点互不影响，仅由它们的偏置电路决定。所以，阻容耦合电路的特点是：各级的静态工作点彼此独立、互不影响；只能放大交流信号，不能放大缓慢变化的直流信号。由于耦合电容的容量一般较大，不易集成，因此，阻容耦合方式适用于由分立元器件组成的放大电路。

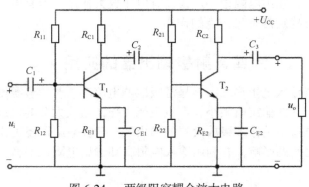

图 6-24　两级阻容耦合放大电路

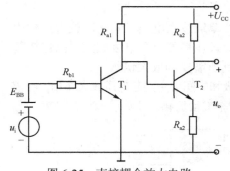

图 6-25　直接耦合放大电路

2. **直接耦合** 直接耦合是指把前级的输出端直接和后一级的输入端直接连接起来的方式。由于直接耦合放大电路能传输直流信号，所以直接耦合放大电路也称为直流放大电路，如图 6-25 所示。其特点是：各级静态工作点互相影响，既能放大缓慢变化的直流信号，又能放大交流信号。直接耦合电路中去掉了不易集成制造的电容元件，所以集成电路中普遍采用直接耦合方式。但是，直接耦合电路中各级的静态工作点容易互相影响。

3. **变压器耦合** 变压器耦合是指级与级之间用变压器连接起来的方式。图 6-26 所示为变压器耦合放大电路。变压器的初级绕组接

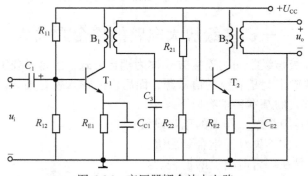

图 6-26　变压器耦合放大电路

在前级的集电极，作为前级的负载。次级绕组上感应的交流电压送到晶体管 T_2 的基极，作为后级的输入信号。因次级绕组直流短路，所以 R_{21} 和 R_{22} 仍然可以为 T_2 提供分压偏置。在变压器耦合电路中，由于变压器初级、次级绕组之间只有磁的耦合，只能传输交流信号，不能传输直流信号，因此变压器耦合的特点是：各级的静态工作点彼此独立、互不影响；在传递信号的同时能起到变换阻抗的作用，使前后级信号源内阻与负载的阻抗达到最佳匹配，获得最佳的传输效果。功率放大电路常采用变压器耦合方式。

4. 光电耦合　光电耦合是指多级放大电路之间通过光电耦合器连接的一种耦合方式。光电耦合器是一种光电结合的半导体器件，即由发光器和受光器组成的一个"电-光-电"器件。当输入端有电信号时，发光器发光，受光器受到光照后产生电流，输出端就有电信号输出，实现了以光为媒介的电信号的传输。这种电路使输入端与输出端之间没有电信号的直接联系，有优良的抗干扰性能，广泛应用于电气隔离、电平转换、级间耦合、开关电路、脉冲耦合等电路。

二、阻容耦合多级放大电路

在低频电压放大电路中最常见的是阻容耦合方式，这里以图 6-24 所示的两级阻容耦合放大电路为例作具体分析。图中，晶体管 T_1 和 T_2 各自组成分压式偏置放大电路，C_1 和 C_2、C_3 为耦合电容，输入信号 u_i 经第一级放大电路放大后，输出信号 u_{o1}；u_{o1} 经电容 C_2 耦合，作为第二级放大电路的输入信号 u_{i2}，u_{i2} 经第二级放大电路放大，输出电压信号 u_o。u_i 和 u_o 是两级阻容耦合放大电路的输入电压和输出电压。耦合电容 C_2 和第二级放大电路的输入电阻 r_{i2} 就是阻容耦合方式的电容和电阻。

1. 静态工作点　由于各级静态工作点相互独立，所以，可按照基本交流放大电路的计算方法，分别计算各级的静态工作点。

2. 电压放大倍数　在两级阻容耦合放大电路中，前级输出信号 u_{o1} 经耦合电容 C_2 加到后级输入端作为后级的输入信号 u_{i2}。所以，总的电压放大倍数 A_u 为

$$A_u = \frac{u_o}{u_i} = \frac{u_{o1}}{u_{i1}} \times \frac{u_{o2}}{u_{o1}} = \frac{u_{o1}}{u_{i1}} \times \frac{u_{o2}}{u_{i2}} = A_{u1} \times A_{u2} \tag{6-28}$$

式(6-28)说明，两级放大电路的电压放大倍数为各级电路电压放大倍数的乘积。对于 n 级放大电路，上述分析结果同样成立，即

$$A_u = \frac{u_o}{u_i} = \frac{u_{o1}}{u_{i1}} \times \frac{u_{o2}}{u_{i2}} \times \cdots \times \frac{u_{on}}{u_{in}} = A_{u1} \times A_{u2} \times \cdots \times A_{un} \tag{6-29}$$

式中，n 为多级放大电路的级数。需要注意的是，在计算各级电压放大倍数时，必须考虑后级对前级的影响，即后级的输入电阻是前级的负载电阻。

3. 输入电阻 r_i　多级放大电路的输入电阻就是从输入端看进去的等效电阻，一般是输入级的输入电阻。在图 6-24 中，两级放大电路的输入电阻 r_i 就是第一级的输入电阻 r_{i1}，即

$$r_i = r_{i1} = R_{11} /\!/ R_{12} /\!/ r_{be1} \tag{6-30}$$

在计算第一级放大电路的输入电阻时，要根据具体电路结构考虑后级对前级可能产生的影响。若第一级为射极跟随器，则输入电阻 r_{i1} 与它的负载(第二级的输入电阻 r_{i2})有关，即

$$r_i = r_{i1} = R_b /\!/ \left[r_{be1} + (1+\beta_1) R'_{L1} \right] = R_b /\!/ \left[r_{be1} + (1+\beta_1)(R_{e1} /\!/ r_{i2}) \right]$$

对于 n 级放大电路上述结果同样成立，即

$$r_i = r_{i1}$$

4. 输出电阻 r_o 多级放大电路的输出电阻就是从输出端看进去的等效电阻，一般是输出级的输出电阻。在图 6-24 中，两极放大电路的输出电阻 r_o 就是第二级的输出电阻 r_{o2}，即

$$r_o = r_{o2} \tag{6-31}$$

对于 n 级放大电路，输出电阻为

$$r_o = r_{on}$$

三、多级放大电路的频率特性

基本交流放大电路的幅频特性曲线如前述图 6-4 所示。在频率的低端和高端，电压放大倍数均有所下降。频率较低时，由于耦合电容的存在，容抗变大，传输时信号损失增加，所以电压放大倍数减小；频率较高时，由于三极管存在结电容，其容抗变小，分流效应增加，造成信号损失。此外，三极管的 β 值也会随频率升高到一定程度而明显下降。这些都是电压放大倍数在高端频率下降的主要原因。

在多级放大电路中，由于晶体管的结电容和耦合电容都增加了，在高、低端频率上对电压放大倍数的影响会更加明显，导致通频带要比单级放大电路更窄。所以多级放大电路的电压放大倍数虽然提高了，但是通频带却变窄了。

第七节 功率放大电路

从前面的分析看出，多级放大电路的输出级就是功率放大电路的末级，多级放大电路末级的主要任务是推动负载正常工作，因此输出级必须向负载提供足够大的功率。这种用来输出足够大功率的电路称为功率放大电路。功率放大电路和电压放大电路都要对信号进行放大，但功率放大电路以放大电流、电压，即功率为目的，而电压放大电路以放大电压为目的；功率放大电路通常在大信号状态下工作，电压放大电路在小信号状态下工作，因此功率放大电路有其自身的特点。

一、功率放大电路的特点和分类

(一) 功率放大电路的特点

1. 功率要大 为了获得大的功率输出，要求功放管的电压和电流都有足够大的输出幅度，因此晶体管往往在接近极限运行状态下工作，即晶体管通常在大信号下工作。因此在对电路进行分析时不宜用微变等效电路法分析，而应采用图解法来分析。

2. 效率要高 功率放大电路的效率是指负载上得到的信号功率与电源供给的直流功率之比。从能量角度看，直流电源提供的功率中，一部分转换成输出功率，另一部分则消耗在功放管和其他元件上。对于一定的电源功率，效率越高，管耗就越低。所以在电路的设计上要考虑提高效率。

$$\eta = \frac{P_O}{P_E} \times 100\% \tag{6-32}$$

3. 失真要小　当三极管工作在大信号状态下时，电压和电流的变化幅度较大，可能超出其特性曲线的线性范围，容易产生非线性失真。输出功率越大，非线性失真越严重。所以，功率放大器要使非线性失真限制在负载所允许的范围内。

4. 散热要好　在功率放大电路中，有相当大的功率消耗在管子的集电结上，使结温和管壳温度升高。为了充分利用允许的管耗而使管子输出足够大的功率，使用时要对功放管采取散热措施和过电压、过电流保护措施。放大器件的散热就成为一个重要问题。

(二) 功率放大电路的分类

功率放大电路根据其工作状态的不同，可分为甲类、乙类和甲乙类，功率放大电路的工作状态由其功放管静态工作点的设置位置决定。如图 6-27 所示，对于正弦输入信号，甲类功率放大电路功放管的静态工作点设置在放大区中间，功放管在输入信号的整个周期内都能导通，即在一个周期内都有电流通过晶体管；乙类功率放大电路功放管的静态工作点设置在截止点，管子只在输入信号的半个周期内导通；甲乙类功率放大电路的静态工作点处于甲类和乙类之间，功放管导通时间在大于半个周期小于一个周期之间。

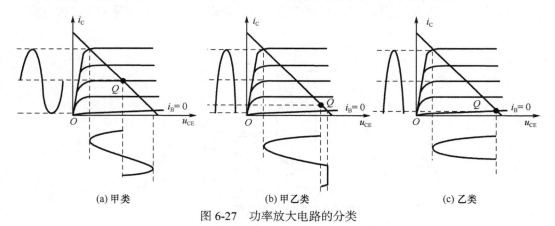

图 6-27　功率放大电路的分类

甲类功率放大电路在输入信号时，功放管始终工作在放大区，因此，这类功率放大电路与前述电压放大电路的结构与原理相似，它的非线性失真较小，缺点是功放管有较大的静态集电极电流，管耗大，电路的效率较低。尤其当输入信号为零时，输出功率也为零，直流电源供给的能量全部转换为管子的消耗能量。

乙类功率放大电路的静态工作点设置在截止点，集电极静态电流为零，所以能量转换效率高。但输出信号只有半个周期，出现严重的失真，解决的办法是采用两个对称的乙类功率放大电路，分别放大正、负半周输入信号，然后合成为完整的波形输出。常用的电路是互补对称功率放大电路。

二、互补对称功率放大电路

互补对称功率放大电路由两个参数完全相同的 NPN 型和 PNP 型晶体管组成，称为互补管。根据供电的方式不同分为两种形式：一种是双电源供电，输出直接与负载连接，不通过电容耦合，称为无输出电容的功率放大电路，简称 OCL(output capacitorless)；另一种是单电源供电，输出通过电容与负载连接，称为无输出变压器的功率放大电路，简称 OTL。

OCL 乙类互补对称功率放大电路

1. **电路组成**　双电源互补对称功率放大电路如图 6-28 所示，T_1 为 NPN 型晶体管，T_2 为 PNP 型晶体管，两支管子特性对称，称为互补管。它们的基极和发射极分别连接在一起，信号从基极输入，从发射极输出，集电极是输入、输出信号公共端，R_L 为公共负载，输入、输出信号采用直接耦合，电路由正负两个电源供电。

2. **电路工作原理**　当输入信号 u_i=0，即静态时，由于两只晶体管均无偏置，故两管的基极电流均为零，两管均截止，电路工作在乙类状态，此时输出电压 u_o=0。当输入信号 $u_i > 0$ 时，在输入信号的正半周，输入端上正下负，两管基极电压升高，NPN 管发射结因正向偏置而导通，PNP 管发射结因反向偏置而截止。T_1 的发射极电流经过 R_L，在 R_L 上获得正半周交流电压，如图 6-28 所示。负半周时，T_1 截止，T_2 导通。T_2 的发射极电流经过 R_L，在 R_L 上获得负半周交流电压。在输入信号 u_i 的一个周期内，晶体管 T_1 放大输入信号的正半周，晶体管 T_2 放大输入信号的负半周，两管轮流导通，在负载上得到一个完整的正弦波输出电压。该电路中两个晶体管交替工作，性能对称，互相补充，故称互补对称功率放大电路。

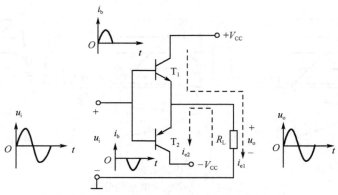

图 6-28　OCL 乙类对称功率放大电路

在上述电路中，两个晶体管 T_1、T_2 都没有加偏置，晶体管工作在乙类状态，因而两管的静态基极电流均为零。当输入信号为正弦波形时，若 u_i 小于晶体管的开启电压，输出电压 u_o=0，输出信号在正负半周交界处会产生失真，称为交越失真，如图 6-29 所示。

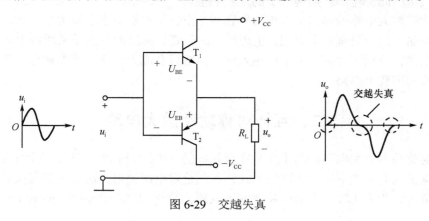

图 6-29　交越失真

为了克服这一弊端，需要对电路进行改进。在改善电路时，为了消除交越失真，需给两个晶体管设置一定的静态偏压，即在静态时让 T_1、T_2 均处于微导通状态。电路如图 6-30 所示，在电路中串联两个二极管，给 T_1、T_2 发射结加适当的正向偏压，使 T_1、T_2 导通时间稍微超过半个周期，让两个晶体管工作在甲乙类工作状态。

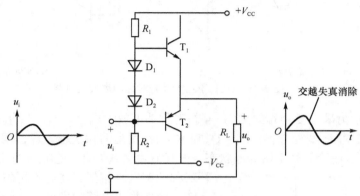

图 6-30　OCL 甲乙类互补对称功率放大电路

静态时，从电源 $+V_{CC}$ 经 R_1、R_2、D_1、D_2 到电源 $-V_{CC}$ 形成一个直流通路，使 D_1、D_2 导通，其导通电压分别为 T_1、T_2 两管提供静态偏置电压，使 T_1、T_2 两管处于临界导通状态。

动态时，由于二极管的交流电阻都很小，可以认为两个二极管对交流而言相当于短路，故两管的基极动态电位近似相等。输入电压 u_i 的正半周，T_1 导通，T_2 截止，有电流从上至下流过负载 R_L，在 u_i 的负半周，T_2 导通，T_1 截止，有电流从下向上流过负载 R_L，形成完整的正弦波，在正负半周的交接处不再发生交越失真。

三、复合互补功率放大电路

在互补对称功率放大电路中，为了保证信号正、负半周对称放大，两只互补管的参数必须完全相同，而对于大功率晶体管来说，这种配对比较困难，为此常用复合管接法以实现互补配对。

复合管就是将两只或两只以上的晶体管按一定的方式连接而等效成的一只晶体管。复合管又称为达林顿管。图 6-31 所示为常用的两只晶体管等效成的复合管。复合管的等效原则是：

(1) 复合管的极性取决于第一只晶体管的极性。如图 6-31(a) 所示为两只 NPN 型晶体管连接成一只 NPN 型复合管；图 6-31(b) 所示为由第一只 PNP 型晶体管和第二只 NPN 型晶体管连接成一只 PNP 型复合管。

(2) 复合管的电流放大倍数为两只晶体管电流放大倍数的乘积，即 $\beta=\beta_1\beta_2$。

(3) 连接原则是将前一个管子的集电极或发射极电流作为后一个管子的基极电流，并保证各管都工作在放大区。

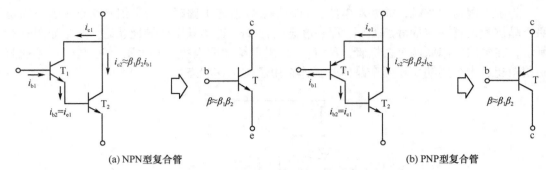

(a) NPN型复合管 (b) PNP型复合管

图 6-31　OCL 甲乙类互补对称功率放大电路

图 6-32 所示为采用复合管的 OCL 互补对称功率放大电路。T_1、T_3 组成 NPN 型复合管，T_2、T_4 组成 PNP 型复合管，D_1、D_2 和 R_p 的作用是消除交越失真，调节 R_p 可改变基极偏置电压大小，使管子处于微导通状态，正好消除交越失真。此电路的工作原理与 OCL 互补对称功率电路相似，在此不再叙述。

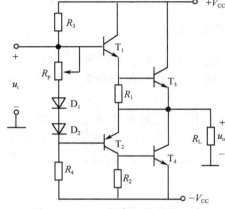

图 6-32　OCL 复合互补对称电路

随着线性集成电路的发展，目前已有多种不同型号、可输出不同功率的集成功率放大器，如 LM380、LM384 及 LM386 等，它们具有体积小、功耗低、非线性失真小和无需调整静态工作点等特点。在实际应用时，可根据需要选择合适的型号，按规定接入电源、电阻、电容就可实现功率放大。下面以 LM386 为例介绍集成功率放大电路的主要性能指标和典型应用电路。

LM386 为集成小功率音频功率放大电路，具有电压增益可调整、电源电压范围大、外界元件少、自身功耗低和失真小等优点，广泛应用于收音机和录音机之中。其主要性能指标如下。

电源电压：4～12V

电压放大倍数：20～200

输出功率：0.325W(U_{CC}=6V，R_L = 8Ω)；1W(U_{CC} = 16V，R_L = 32Ω)

静态电源电流：4mA(U_{CC} = 6V)

输入电阻：50kΩ

频带宽度：300kHz

LM386 的外形和引脚的排列如图 6-33(a)所示，引脚 3 为同相输入端，引脚 2 为反相输入端；引脚 5 为输出端；引脚 6 和 4 分别接电源和地；引脚 1 和 8 为电压增益设定端；使用时在引脚 7 和地之间接一旁路电容。典型应用电路如图 6-33(b)所示，其输出端应通过耦合电容接负载；引脚 1 和 8 之间开路时，A_u=20；R_W=0 时，A_u=200；改变 R_W 的阻值可获得不同的 A_u。

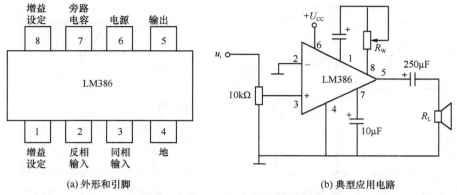

(a) 外形和引脚　　　　　　　　(b) 典型应用电路

图 6-33　LM386 集成功率放大电路

习　题　六

6-1　试判断图 6-34 中各放大电路对交流信号有无放大作用？为什么？

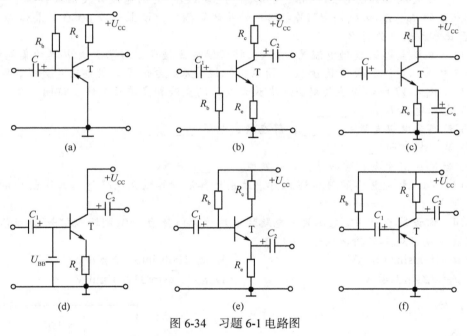

图 6-34　习题 6-1 电路图

6-2　晶体管设置静态工作点的目的是什么？

6-3　在基本放大电路中，若某三极管的 U_{CE} 保持不变，当测得 $I_B = 30\mu A$ 时，$I_C = 1.2mA$，则发射极的电流 $I_E =$ _____ mA；如果 I_B 增大到 $50\mu A$，I_C 增加到 2mA，则三极管的电流放大倍数 $\beta =$ _____。

6-4　基本共射放大电路如图 6-35 所示，已知 $U_{CC} = 12V$，$R_B = 300k\Omega$，$R_C = 4k\Omega$，$\beta = 37.5$，试用估算法计算放大电路的静态工作点 $Q(I_B、I_C、U_{CE})$ 的值。

6-5　基本放大电路如图 6-35 所示，如果增大负载电阻 R_L，则放大电路的直流负载线的斜率将 _____，电压放大倍数将 _____，输入电阻将 _____，输出电阻将 _____。

6-6　为了调整静态放大器的静态工作点，使 Q 点上移，应该使 R_B 电阻值 _____。

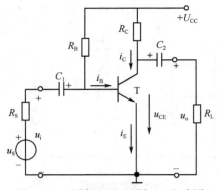

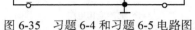

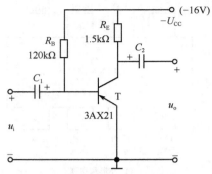

图 6-35 习题 6-4 和习题 6-5 电路图　　　　　图 6-36 习题 6-10 电路图

6-7 基本共射极放大电路的最佳静态工作点通常设置在直流负载线的_____。

6-8 如果静态工作点设置不当，则可能引起_____。

6-9 交流负载线是一条通过静态工作点 Q，比直流负载线更_____一些的直线，R'_L 越小，交流负载线越_____。

6-10 放大电路如图 6-36 所示，晶体管为 3AX21，它的电流放大倍数 $\beta=40$。(1)求静态工作点处的 I_B、I_C 和 U_{CE}；(2)若电路中的晶体管损坏，换上一只 $\beta=80$ 的晶体管，问电路 能否正常放大，为什么？

6-11 某继电器的吸动电流为 6mA，将该继电器接于三极管放大电路的集电极回路中，若三极管的电流放大倍数 $\beta=50$，请分析三极管基极电流多大继电器才会吸合？

6-12 图 6-37 所示为某共射极基本放大电路的直流和交流负载线，试问：

(1) 电源电压 $U_{CC}=$_____；

(2) 静态集电极电流=_____；静态输出电压=_____；

(3) 集电极电阻=_____；

(4) 当输入信号逐渐增加时，首先发生_____失真。

6-13 基本放大电路如图 6-38 所示，试用估算法计算放大电路静态工作点 Q 的值(I_B、I_C、U_{CE})。

6-14 假设图 6-35 中，基本放大电路的电压放大倍数为 250，则输入信号 $u_i=\sin314t$mV 时，在输出端可观察到输出信号为(　　)。

A. $u_o=1000\sin314t$ mV　　　　　　B. $u_o=1000\sin(314t+\pi)$mV

C. $u_o=\sqrt{2}\sin314t$ V　　　　　　D. $u_o=\sqrt{2}\sin(314t+\pi)$mV

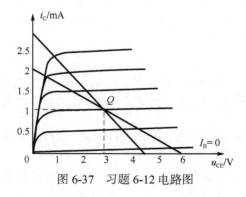

图 6-37 习题 6-12 电路图

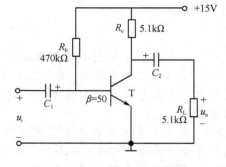

图 6-38 习题 6-13 电路图

6-15 微变等效电路分析法适用于_____工作条件下，晶体管的基极与发射极间相当于一只_____，估算式为_____；共发射极基本放大电路电压放大倍数为_____，其放大倍数与负载电阻值成_____比。

6-16 电路如图 6-39(a)所示，U_{CC}=10V，R_b=510kΩ，R_c=10kΩ，R_L=1.5kΩ，三极管的输出特性如图 6-39(b)所示。(1)试用图解法求出电路的静态工作点，并分析该工作点选得是否合适；(2)在 U_{CC} 和三极管不变的情况下，为了把 U_{CE} 提高到 5V 左右，可以改变哪些参数？如何改变？(3)在 U_{CC} 和三极管不变的情况下，为了使 I_C=2mA，U_{CE}=2V，如何改变参数？

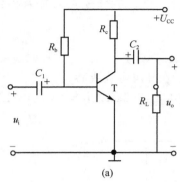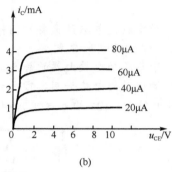

图 6-39 习题 6-16 电路图

6-17 电路如图 6-35 所示，三极管为硅管，$\beta=80$，U_{CC}=12V，R_B=560kΩ，R_C=5kΩ，R_L=5kΩ，R_s=1kΩ。(1)画出直流通路，计算其静态工作点 $Q(I_B$、I_C、$U_{CE})$ 的值；(2)求 r_{be}；(3)画出放大电路的交流通路及微变等效电路；(4)计算放大电路的电压放大倍数 A_u，源电压放大倍数 A_{us}；输入电阻 r_i 和输出电阻 r_o。

6-18 电路如图 6-40 所示，已知 U_{CC}=12V，R_{B1}=33kΩ，R_{B2}=10kΩ，$R_C=R_L=R_E=R_s$=3kΩ，$U_{BE}=0.7V$，$\beta=50$。(1)画出直流通路，计算其静态工作点 $Q(I_B$、I_C、$U_{CE})$ 的值；(2)画出微变等效电路；(3)计算放大电路的输入电阻 r_i 和输出电阻 r_o；(4)计算电压放大倍数 A_u。

6-19 图 6-41 所示为放大电路的分压式偏置放大电路，已知三极管的电流放大倍数 $\beta=40$。(1)画出直流通路，计算其静态工作点 $Q(I_B$、I_C、$U_{CE})$ 的值；(2)画出交流通路和微变等效电路；(3)试计算电压放大倍数 A_u，并说明电阻 R_{e1} 对电压放大倍数的影响。

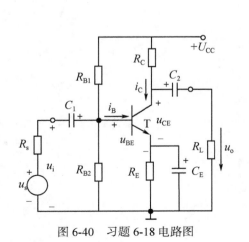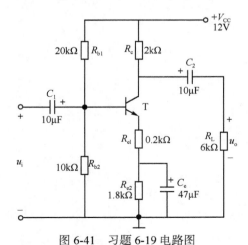

图 6-40 习题 6-18 电路图   图 6-41 习题 6-19 电路图

6-20　射极输出器具有输入电阻_____,输出电阻_____,电压放大倍数_____的特点。

6-21　射极输出器又称为射极跟随器,原因是什么?

6-22　多级放大电路常用的耦合方式有哪几种? 各有什么特点? 其中哪种方式既能放大缓慢变化的直流信号,又能放大交流信号?

6-23　在多级放大电路中,后级的输入电阻是前级的_____,而前级的输出电阻则可视为后级的_____。

6-24　功率放大电路处于多级放大电路的_____级,其任务是向负载提供足够大的_____。

6-25　功率放大电路最重要的指标是(　　)。

　　A. 输出功率和效率　　　　　　B. 输出电压和幅度　　　　C. 电压放大倍数

6-26　甲乙类功率放大器的静态工作点常常设置在直流负载线的_____。

6-27　两级放大电路如图 6-42 所示,已知:$\beta_1 = 80$, $r_{be1} = 2k\Omega$, $\beta_2 = 40$, $r_{be2} = 1.2k\Omega$。求: (1) 电压放大倍数; (2) 输入电阻 r_i 和输出电阻 r_o。

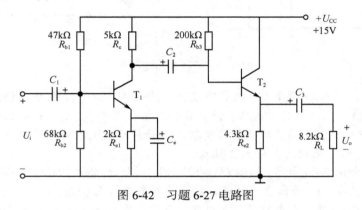

图 6-42　习题 6-27 电路图

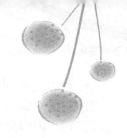

第七章　反馈和振荡

第一节　反馈电路

在实用的放大电路中，几乎都要引入这样或那样的反馈，以改善放大电路某些方面的性能。因此，掌握反馈的基本概念及判断方法是研究实用电路的基础。

一、反馈的基本概念及原理

(一) 反馈的基本概念

1. 什么是反馈　在电子电路中，将输出量(输出电压或输出电流)的一部分或全部通过一定的电路形式作用到输入回路，用来影响其输入量(放大电路的输入电压或输入电流)的措施称为反馈。

按照反馈放大电路各部分电路的主要功能可将其分为基本放大电路和反馈网络两部分，如图 7-1 所示。前者主要功能是放大信号，后者主要功能是传输反馈信号。基本放大电路的输入信号称为净输入，它不但决定于输入信号(输入量)，还与反馈信号(反馈量)有关。

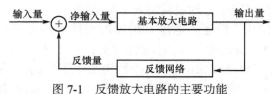

图 7-1　反馈放大电路的主要功能

2. 正反馈与负反馈　根据反馈的效果可以区分反馈的极性，使放大电路净输入量增大的反馈称为正反馈，使放大电路净输入量减小的反馈称为负反馈。由于反馈的结果影响了净输入量，因而必然影响输出量。所以，根据输出量的变化也可以区分反馈的极性，反馈的结果使输出量的变化增大时便为正反馈，使输出量的变化减小时便为负反馈。

3. 直流反馈与交流反馈　如果反馈量只含有直流量，则称为直流反馈，如果反馈量只含有交流量，则为交流反馈。或者说，仅在直流通路中存在的反馈称为直流反馈；仅在交流通路中存在的反馈称为交流反馈。在很多放大电路中，常常是交、直流反馈兼而有之。

直流负反馈主要用于稳定放大电路的静态工作点，本章的重点是研究交流负反馈。

(二) 反馈的判断

正确判断反馈的性质是研究反馈放大电路的基础。

1. 有无反馈的判断　若放大电路中存在将输出回路与输入回路相连接的通路，即反馈通路，并由此影响了放大电路的净输入，则表明电路引入了反馈；否则电路中便没有反馈。

在图 7-2(a)所示电路中，集成运放的输出端与同相输入端、反相输入端均无通路，故电路中没有引入反馈。在图 7-2(b)所示电路中，电阻 R_2 将集成运放的输出端与反相输入端相连接，因而集成运放的净输入量不仅决定于输入信号，还与输出信号有关，所以该电路中引入了反馈。在图 7-2(c)所示电路中，虽然电阻 R 跨接在集成运放的输出端与同相输入端之间，但是由于同相输入端接地，所以 R 只不过是集成运放的负载，而不会使 u_o 作用于输入回路，可见电路中没有引入反馈。

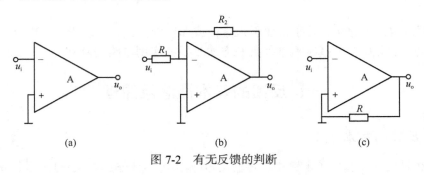

图 7-2　有无反馈的判断

由以上分析可知，通过寻找电路中有无反馈通路，即可判断出电路是否引入了反馈。

2. **反馈极性的判断**　瞬时极性法是判断电路中反馈极性的基本方法。具体方法是：规定电路输入信号在某一时刻对地的极性，并以此为依据，逐级判断电路中各相关点电流的流向和电位的极性，从而得到输出信号的极性；根据输出信号的极性判断出反馈信号的极性；若反馈信号使基本放大电路的净输入信号增大，则说明引入了正反馈；若反馈信号使基本放大电路的净输入信号减小，则说明引入了负反馈。

在图 7-3(a)所示电路中，设输入电压 u_i 的瞬时极性对地为正，即集成运放同相输入端电位 u_p 对地为正，因而输出电压 u_o 对地也为正；u_o 在 R_1 和 R_2 回路产生电流，方向如图中虚线所示，并且该电流在 R_1 上产生极性为上正下负的反馈电压 u_f，使反相输入端电位对地为正；由此导致集成运放的净输入电压 $u_D=(u_p-u_N)$ 的数值减小，说明电路引入了负反馈。

应当特别指出，反馈量是仅决定于输出量的物理量，而与输入量无关。例如，在图 7-3(a)所示电路中，反馈电压 u_f 不表示 R_1 上的实际电压，而只表示输出电压 u_o 作用的结果。因此，在分析反馈极性时，可将输出量视为作用于反馈网络的独立源。

在图 7-3(a)所示电路中，当集成运放的同相输入端和反相输入端互换时，就得到图 7-3(b)所示电路。若设 u_i 瞬时极性对地为正，则输出电压 u_o 极性对地为负；u_o 作用于 R_1 和 R_2 回路所产生的电流的方向如图中虚线所示，由此可得 R_1 上所产生的反馈电压 u_f 的极性为上负下正，即同相输入端电位 u_p 对地为负；所以必然导致集成运放的净输入电压 $u_D=(u_p-u_N)$ 的数值增大，说明电路引入了正反馈。

在图 7-3(c)所示电路中，设输入电流 i_i 瞬时极性如图所示。集成运放反相输入端的电流 i_N 流入集成运放，电位 u_N 对地为正，因而输出电压 u_o 极性对地为负；u_o 作用于电阻 R_f 产生电流 i_f，如图中虚线所标注，导致集成运放的净输入电流 i_N 的数值减小，故说明电路引入了负反馈。

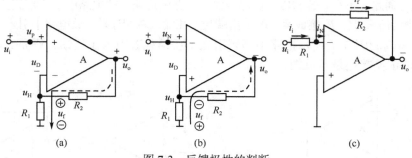

图 7-3　反馈极性的判断

　　以上分析说明，在集成运放组成的反馈放大电路中，可以通过分析集成运放的净输入电压 u_D，或者净输入电流 i_P 或 i_N 因反馈的引入是增大了还是减小了，来判断反馈的极性。凡使净输入量增大的为正反馈，凡使净输入量减小的为负反馈。

　　对于分立组件电路，可以通过判断输入级放大管的净输入电压(b-e间或e-b间电压)或者净输入电流 i_B 或 i_E 因反馈的引入被增大还是被减小，来判断反馈的极性。例如，在图 7-4 所示电路中，设输入电压 u_i 的瞬时极性对地为"+"，因而 T_1 管的基极电位对地为"+"；共射电路输出电压与输入电压反相，故 T_1 管的集电极电位对地为"-"，即 T_2 管的基极电位对地为"-"；第二级仍为共射电路，故 T_2 管的集电极电位对地为"+"，即输出电压 u_o 极性为上正下负；u_o 作用于 R_6 和 R_3 回路，产生电流，如图中虚线所示，从而在 R_3 上得到反馈电压 u_f；根据 u_o 的极性得到 u_f 的极性为上正下负，如图中所标注，u_f 作用的结果使 T_1 管 b-e 间电压减小，故判定电路引入了负反馈。

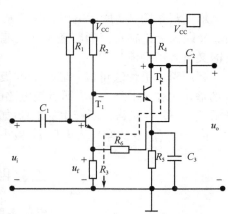

图 7-4　分立组件电路反馈的极性判断

　　3. 直流反馈与交流反馈的判断　根据直流反馈与交流反馈的定义，可以通过反馈是存在于放大电路的直流通路之中还是交流通路之中，来判断电路引入的是直流反馈还是交流反馈。

　　在图 7-5(a)所示电路中，已知电容 C 对交流信号可视为短路，因而它的直流通路和交流通路分别如图 7-5(b)和(c)所示，与图 7-2(b)和(c)所示电路相比较可知，图(a)所示电路中只引入了直流反馈，而没有引入交流反馈。

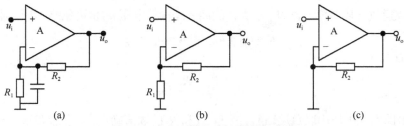

图 7-5　直流反馈与交流反馈的判断

　　在图 7-6 所示电路中，已知电容 C 对交流信号可视为短路。对于直流量，电容 C 相当于开路，即在直流通路中不存在连接输出回路与输入回路的通路，故电路中没有直流负反馈。对于交流量，C 相当于短路，R_2 集成运放的输出端与反相输入端相连接，故电路中引入了交流反馈。

例 7-1 判断图 7-7 所示电路中是否引入了反馈，若引入了反馈，则是直流反馈还是交流反馈?是正反馈还是负反馈?

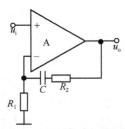 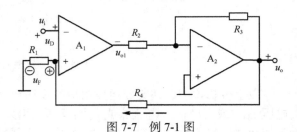

图 7-6 直流反馈与交流反馈的判断举例   图 7-7 例 7-1 图

解 观察图 7-7 所示电路，电阻 R_4 将输出回路与输入回路相连接，故电路中引入了反馈。又因为无论在直流通路还是在交流通路，反馈通路均存在，所以电路中既引入了直流反馈又引入了交流反馈。

利用瞬时极性法可以判断反馈的极性。设输入电压 u_1 的极性对地为"+"，集成运放 A_1 的输出电位 u_{o1} 为"−"，即后级电路的输入电压对地为"−"，故输出电压 u_o 对地为"+"作用于 R_4 和 R_3 回路，所产生的电流(如图中虚线所示)在 R_1 上获得反馈电压 u_F，如图中所注，由于 u_F 使 A_1 的净输入电压 u_D 减小，故电路中引入了负反馈。

二、四种负反馈组态

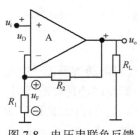

图 7-8 电压串联负反馈

1. 电压串联负反馈 若从输出电压取样，通过反馈网络得到反馈电压，然后与输入电压相比较，求得差值作为净输入电压进行放大，则称电路中引入了电压串联负反馈。而大多数电路都采用电阻分压的方式将输出电压的一部分作为反馈电压，如图 7-8 所示。电路各点电位的瞬时极性如图中所标注。

反馈电压

$$u_F = \frac{R_1}{R_1 + R_2} \times U_O \tag{7-1}$$

若输入电压 u_i 对 R_1 和 R_2 所组成的反馈网络的作用忽略不计，即可认为 R_1 上的电压 $u_{R1} \approx u_F$；并且由于集成运放开环差模增益 A_{od} 很大，因而其净输入电压 u_D 也可忽略不计，则

$$u_i = u_D + u_{R1} \approx u_D + u_F \approx u_F \tag{7-2}$$

所以输出电压

$$u_o \approx \left(1 + \frac{R_2}{R_1}\right) u_i \tag{7-3}$$

上式表明，电路引入电压串联负反馈后，一旦 R_1 和 R_2 的取值确定，u_o 就仅仅决定于 u_i，而与负载电阻 R_L 无关。因此，可以将电路的输出看成电压 u_i 控制的电压源 u_o，且输出电阻为零。

应当指出，上述结论是有条件的，只有认为集成运放同相输入端和反相输入端的电流

i_P、i_N 趋于零(称为"虚断路"),才能忽略 u_i 对反馈网络的作用;只有认为集成运放同相输入端和反相输入端的电位近似相等(称为"虚短路"),才能忽略净输入电压,使 $u_i \approx u_F$。实际上,只有集成运放的开环差模增益 A_{od} 和差模输入电阻 r_{id} 均趋近于无穷大时,才会在集成运放的输入端存在"虚断路"和"虚短路"。

2. 电流串联负反馈 在图 7-9 所示电路中,若集成运放的 A_{od} 和 r_{id} 均很大,则电阻 R_1 上的电流

$$i_{R1} \approx \frac{u_i}{R_1} \approx i_{R2} \tag{7-4}$$

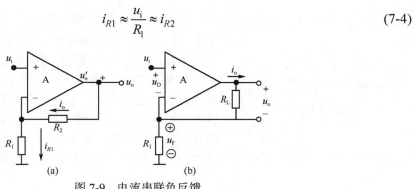

图 7-9 电流串联负反馈

因此,若将负载电阻 R_L 接在 R_2 处,则 R_L 中就可得到稳定的电流,如图 7-9(a)所示,习惯上常画成图(b)所示形式。电路中相关电位瞬时极性和电流流向如图中所标注。若将图中的 i_{R1} 用输出电流 i_D 取代,则

$$u_F = i_o R_1 \tag{7-5}$$

由于 $u_i \approx u_F$,所以

$$i_o \approx \frac{1}{R} u_i \tag{7-6}$$

式(7-5)表明,反馈电压 u_F 取自输出电流 i_o,i_1 与 u_F 求差后放大,因此图 7-9 所示电路中引入的是电流串联负反馈。

式(7-6)表明,电路引入电流串联负反馈后,一旦 R_1 取值确定,i_o 就仅决定于 u_i。因此,可将电路的输出看成电压 u_i 控制的电流源 i_o。在 u_i 不变的情况下,R_L 变化时,基本不变,说明放大电路的输出电阻趋于无穷大。

当某种原因使输出电流 i_o 增大时,必然产生如下过程:

$$i_o\uparrow\rightarrow u_F\uparrow\rightarrow u_o\downarrow\rightarrow\text{集成运放输出}$$
$$\downarrow\qquad\qquad\qquad\qquad\qquad\qquad u_o$$

当 i_o 因某种原因减小时,各物理量的变化均与上述过程相反。

总结上述两种反馈组态的特点,可得出如下结论:

(1) 电压负反馈能够稳定输出电压,电流负反馈能够稳定输出电流。

(2) 串联负反馈电路的输入电流很小,适用于输入信号为恒压源或近似恒压源的情况。

3. 电压并联负反馈 在放大电路中,当输入信号为恒流源或近似恒流源时,若反馈信号取自输出电压 u_o,并转换成反馈电流 i_F 与输入电流 i_I 求差后放大,则可得到电压并联负反馈放大电路,如图 7-10 所示。

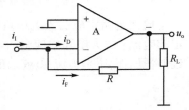

图 7-10 电压并联负反馈

若集成运放的 A_{od} 和 r_{id} 趋于无穷大，则其净输入电压和输入电流均可忽略不计。由此可得

$$u_N \approx u_p = 0, \quad i_F = -\frac{u_o}{R}, i_I = i_F \tag{7-7}$$

所以

$$u_o \approx -\frac{1}{R}i_I \tag{7-8}$$

上式表明，一旦 R 的取值确定，u_o 仅决定于 i_I，故可将电路的输出看成由电流 i_I 控制的电压源 u_o。在 i_I 一定的情况下，当 R_L 变化时，u_o 基本不变，近似为恒压源，因而放大电路的输出电阻趋于零。

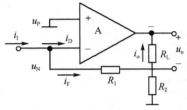

图 7-11 电流并联负反馈

4. 电流并联负反馈　在放大电路中，当输入信号为恒流源或近似恒流源时，若反馈信号取自从输出电流 i_o，并转换成反馈电流 i_F 与输入电流 i_I。求差后放大，则得到电流并联负反馈电路，如图 7-11 所示，各支路电流的瞬时极性如图中所标注。若集成运放的 i_I 趋于无穷，则

$$u_N \approx u_p = 0$$

$$i_I \approx i_F = -\frac{R_1}{R_1 + R_2} \cdot i_o$$

输出电流规定方向应与输出电压的规定方向一致，而由于图中 i 的方向与规定方向相反，故式中出现负号。由上式可得输出电流为

$$i_o \approx -\left(\frac{R_1}{R_1 + R_2}\right)i_I \tag{7-9}$$

上式表明，当 R_1 和 R_2 取值确定时，i_o 仅仅决定于 i_I，故可将电路的输出看成电流 i_I 控制的电流源 i_o。在 i_I 一定的情况下，当 R_L 变化时 i_o 基本不变，i_o 近似为恒流源，因而放大电路的输出电阻趋于无穷大。

综上所述，电路中引入不同组态的交流负反馈就可实现不同的控制关系，它们的放大倍数具有不同的物理意义，根据以上分析可知，四种反馈组态的放大倍数依次为

电压串联负反馈电路：$A_{uuf} = \dfrac{\Delta u_o}{\Delta u_I}$

电流串联负反馈电路：$A_{iuf} = \dfrac{\Delta i_o}{\Delta u_I}$

电压并联负反馈电路：$A_{uif} = \dfrac{\Delta u_o}{\Delta i_I}$

电流并联负反馈电路：$A_{iif} = \dfrac{\Delta i_o}{\Delta i_I}$

放大电路中应引入电压负反馈还是电流负反馈，取决于负载欲得到稳定的电压还是稳定的电流；放大电路中应引入串联负反馈还是并联负反馈，取决于输入信号源是恒压源(或近似恒压源)还是恒流源(或近似恒流源)。

三、负反馈对放大电路的影响

放大电路中引入交流负反馈后，其性能会得到多方面的改善，例如，可以稳定放大倍数，改变输入电阻和输出电阻，展宽频带，减小非线性失真等。下面将一一加以说明。

(一) 稳定放大倍数

当放大电路引入深度负反馈时，$\dot{A}_f \approx \dfrac{1}{\dot{F}}$，$\dot{A}_f$ 几乎仅取决于反馈网络，而反馈网络通常由电阻组成，因而可获得很好的稳定性。那么，就一般情况而言，是否引入交流负反馈就一定使 $\dot{A}_f$ 得到稳定呢？

在中频段，$\dot{A}_f$、$\dot{A}$ 和 $\dot{F}$ 均为实数，$\dot{A}_f$ 的表达式可写成

$$\dot{A}_f = \frac{A}{1+AF} \tag{7-10}$$

对上式求微分得

$$dA_f = \frac{(1+AF)dA - AFdA}{(1+AF)^2} = \frac{dA}{(1+AF)^2} \tag{7-11}$$

用式(7-11)的左右式分别除以式(7-10)的左右式，可得

$$\frac{dA_f}{A_f} = \frac{1}{1+AF} \cdot \frac{dA}{A} \tag{7-12}$$

上式表明，负反馈放大电路放大倍数 A_f 的相对变化量 $\dfrac{dA_f}{A_f}$ 仅为其基本放大电路放大倍数 A 的相对变化量 $\dfrac{dA}{A}$ 的 $\dfrac{1}{1+AF}$，也就是说 A_f 的稳定性是 A 的 $(1+AF)$ 倍。

例如，当 A 变化 10% 时，若 $1+AF=100$，则 A_f 仅变化 0.1%。

分析可知，引入交流负反馈，因环境温度的变化、电源电压的波动、组件的老化、器件的更换等原因引起的放大倍数的变化都将减小。特别是在制成产品时，因半导体器件参数的分散性所造成的放大倍数的差别也将明显减小，从而使电路的放大能力具有很好的一致性。

应当指出，A_f 的稳定性是以损失放大倍数为代价的，即 A_f 减小到 A 的 $\dfrac{1}{1+AF}$，才使其稳定性提高到 A 的 $(1+AF)$ 倍。

(二) 改变输入电阻和输出电阻

在放大电路中引入不同组态的交流负反馈，将对输入电阻和输出电阻产生不同的影响。

1. 对输入电阻的影响 输入电阻是从放大电路输入端看进去的等效电阻，因而负反馈对输入电阻的影响，取决于基本放大电路与反馈网络在电路输入端的连接方式，即取决于电路引入的是串联反馈还是并联反馈。

(1) 串联负反馈增大输入电阻：图 7-12 所示为串联负反馈放大电路的方块图，根据输入电阻的定义，基本放大电路的输入电阻

$$R_i = \frac{U_i'}{I_i}$$

而整个电路的输入电阻

$$R_{if} = \frac{U_i}{I_i} = \frac{U_I' + U_F}{I_i} = \frac{U_I' + AFU_I'}{I_i}$$

从而得出串联负反馈放大电路输入电阻 R_{if} 的表达式为

$$R_{if} = (1 + AF)R_i \qquad (7\text{-}13)$$

表明输入电阻增大到了 R_i 的 $(1+AF)$ 倍。应当指出，在某些负反馈放大电路中，有些电阻并不在反馈环内。引入串联负反馈，使引入反馈的支路的等效电阻增大到基本放大电路输入电阻的 $(1+AF)$ 倍。引入串联负反馈将增大输入电阻。

(2) 并联负反馈减小输入电阻：并联负反馈放大电路的方块图如图 7-13 所示。根据输入电阻的定义，基本放大电路的输入电阻

$$R_{if} = \frac{U_i}{I_i}$$

整个电路的输入电阻

$$R_{if} = \frac{U_i}{I_i} = \frac{U_i}{I_i' + I_F} = \frac{U_i}{I_i' + AFI_i'}$$

从而得出并联负反馈放大电路输入电阻 R_{if} 的表达式

$$R_{if} = \frac{R_i}{1 + AF} \qquad (7\text{-}14)$$

表明引入并联负反馈后，输入电阻仅为基本放大电路输入电阻的 $\dfrac{1}{1+AF}$。

从图 7-13 所示方块图可以进一步体会到，当并联负反馈电路加恒压源输入时，基本放大电路的净输入电流 I_i' 将为常量，即反馈网络参数的变化仅改变信号源所提供的电流 I_i，而不能改变 I_i'，即反馈不再起作用。

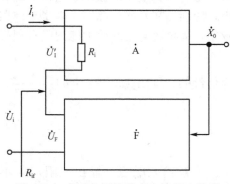

图 7-12　串联负反馈放大电路的方块图

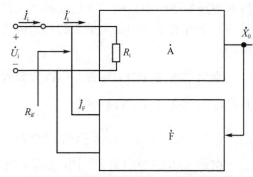

图 7-13　并联负反馈放大电路的方块图

2. 对输出电阻的影响　输出电阻是从放大电路输出端看进去的等效内阻，因而负反馈对输出电阻的影响取决于基本放大电路与反馈网络在放大电路输出端的连接方式，即取决于电路引入的是电压反馈还是电流反馈。

(1) 电压负反馈减小输出电阻：电压负反馈的作用是稳定输出电压，故必然使其输出电阻减小。电压负反馈放大电路的方块图如图 7-14 所示，令输入量 $\dot X_i = 0$，在输出端加交

流电压 u_0，产生电流 $\dot{I}_0$，则电路的输出电阻为

$$R_{\text{of}} = \frac{U_0}{I_0}$$

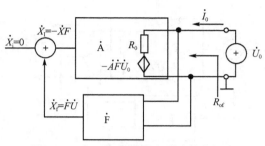

图 7-14　电压负反馈放大电路的方块图

$\dot{U}_0$ 作用于反馈网络，得到反馈量 $\dot{X}_F = \dot{F}\dot{U}_0$，$-\dot{X}_F$ 又作为净输入量作用于基本放大电路，产生输出电压为 $-\dot{A}\dot{F}\dot{U}_0$。基本放大电路的输出电阻为 R_0，因为在基本放大电路中已考虑了反馈网络的负载效应，所以可以不必重复考虑反馈网络的影响，因此 R_0 中的电流为 $\dot{I}_0$，其表达式为

$$\dot{I}_0 = \frac{\dot{U}_0 + (-\dot{A}\dot{F}\dot{U}_0)}{R_0} = \frac{(1+\dot{A}\dot{F})\dot{U}_0}{R_0} \tag{7-15}$$

将上式代入 $R_{\text{of}} = \dfrac{U_0}{I_0}$，得到电压负反馈放大电路输出电阻的表达式为

$$R_{\text{of}} = \frac{R_0}{1+AF} \tag{7-16}$$

表明引入负反馈后输出电阻仅为其基本放大电路输出电阻的 $\dfrac{1}{1+AF}$。当 $1+AF$ 趋于无穷大时，R_{of} 趋于零，因此电压负反馈电路的输出可近似认为是恒压源。

(2) 电流负反馈增大输出电阻：电流负反馈稳定输出电流，故其必然使输出电阻增大。

图 7-15 所示为电流负反馈放大电路的方块图，令 $\dot{X}_i = 0$，在输出端断开负载电阻并外加交流电压 u_0，由此产生了电流 $\dot{I}_0$，则电路的输出电阻为

$$R_{\text{of}} = \frac{U_0}{I_0} \tag{7-17}$$

$\dot{I}_0$ 作用于反馈网络，得到反馈量 $\dot{X}_F = \dot{F}\dot{I}_0$，$-\dot{X}_F$ 又作为净输入量作用于基本放大电路，所产生的输出电流为 $-\dot{A}\dot{F}\dot{U}_0$，R_0 为基本放大电路的输出电阻，由于在基本放大电路已经考虑了反馈网络的负载效应，所以可以认为此时作用于反馈网络的输入电压为零，即 R_0 上的电压为 u_0，因此，流入基本放大电路的电流 $\dot{I}_0$ 为

$$\dot{I}_0 = \frac{\dot{U}_0}{R_0} + (-\dot{A}\dot{F}\dot{I}_0) \tag{7-18}$$

即

$$\dot{I}_0 = \frac{\dfrac{\dot{U}_0}{R_0}}{1+\dot{A}\dot{F}} \tag{7-19}$$

将上式代入 $R_{of} = \dfrac{U_0}{I_0}$，得到电流负反馈放大电路输出电阻的表达式

$$R_{of} = (1 + \dot{A}\dot{F})R_0 \tag{7-20}$$

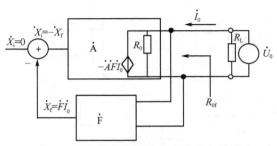

图 7-15　电流负反馈放大电路的方块图

说明 R_{of} 增大到 R_0 的 $(1+AF)$ 倍。当 $(1+AF)$ 趋于无穷大时，R_{of} 也趋于无穷大，电路的输出等效为恒流源。

　　需要注意的是，在一些电路中有的电阻并联在反馈环之外，反馈的引入对它们所在支路没有影响。因此，对这类电路，电流负反馈仅仅稳定了引出反馈的支路的电流，并使该支路的等效电阻增大到基本放大电路的 $(1+AF)$ 倍。

　　表 7-1 为四种组态负反馈对放大电路输入电阻与输出电阻的影响。表中括号内的"0"或"∞"，表示在理想情况下，即当 $1+AF=0$ 时，输入电阻和输出电阻的值。

　　应当特别指出，在由集成运放构成的反馈放大电路中，通常可以认为 $(1+AF)$ 趋于无穷大。因此，可以认为它们的输入电阻和输出电阻为表中的理想值。

表 7-1　四种组态负反馈对放大电路输入电阻与输出电阻的影响

反馈组态	电压串联	电流串联	电压并联	电流并联
R_{if}（或 R'_{if}）	增大(∞)	增大(∞)	减小(0)	减小(0)
R_{of}（或 R'_{of}）	减小(0)	增大(∞)	减小(0)	增大(∞)

(三) 展宽频带

　　由于引入负反馈后，各种原因引起的放大倍数的变化都将减小，当然也包括因信号频率变化而引起的放大倍数的变化，因此其效果是展宽了通频带。

　　为了使问题简单化，设反馈网络为纯电阻网络，且在放大电路波特图的低频段和高频段各仅有一个拐点；基本放大电路的中频放大倍数为 $\dot{A}_m$，上限频率为 f_H，下限频率为 f_L，因此高频段放大倍数的表达式为

$$\dot{A}_h = \dfrac{\dot{A}_m}{1 + j\dfrac{f}{f_H}} \tag{7-21}$$

引入负反馈后，由式(7-14)得电路的高频段放大倍数为

$$\dot{A}_{hf} = \frac{\dfrac{\dot{A}_m}{1 + j\dfrac{f}{f_H}}}{\dfrac{\dot{A}_m}{1 + j\dfrac{f}{f_H}} \cdot \dot{F}} = \frac{\dot{A}_m}{1 + j\dfrac{f}{f_H} + \dot{A}_m \dot{F}} \tag{7-22}$$

将分子分母均除以 $(1 + \dot{A}_m \dot{F})$, 可得

$$\dot{A}_{hf} = \frac{\dfrac{\dot{A}_m}{1 + \dot{A}_m \dot{F}}}{1 + j\dfrac{f}{(1 + \dot{A}_m \dot{F})f_H}} = \frac{\dot{A}_{mf}}{1 + j\dfrac{f}{f_{HF}}} \tag{7-23}$$

式中, $\dot{A}_{mf} = \dfrac{\dot{A}_m}{1 + A_m \dot{F}}$ 为负反馈放大电路的中频放大倍数, f_H 为其上限频率,

$$f_{HF} = (1 + \dot{A}_m \dot{F})f_H \tag{7-24}$$

表明引入负反馈后上限频率增大到基本放大电路的$(1+AF)$倍。但是, 由于不同组态负反馈电路放大倍数的物理意义不同, 因而式(7-24)所具有的含义也就不同。例如, 对于电压串联负反馈电路, 是将电压放大倍数的上限频率增大到基本放大电路的$(1+AF)$倍; 对于电流并联负反馈电路, 是将电流放大倍数的上限频率增大到基本放大电路的$(1+AF)$倍, 等等。可见针对不同的反馈组态, 是频率增大到基本放大电路的$(1+AF)$倍。

利用上述推导方法可以得到负反馈放大电路下限频率的表达式

$$f_{Lf} = \frac{f_L}{1 + \dot{A}_m \dot{F}} \tag{7-25}$$

可见, 引入负反馈后, 下限频率减小到基本放大电路的$\dfrac{1}{1+AF}$。与上限频率的分析相类似, 对于不同的反馈组态, $\dot{A}_m$ 的物理意义不同, 因而式的含义也将不同。

一般情况下, 由于 $f_H \gg f_L$, $f_{Hf} \gg f_{Lf}$, 因此, 基本放大电路及负反馈放大电路的通频带分别可近似表示为

$$f_{bw} = f_H - f_L \approx f_H \tag{7-26}$$

$$f_{bwf} = f_{HF} - f_{LF} \approx f_{HF} \tag{7-27}$$

即引入负反馈使频带展宽到基本放大电路的$(1+AF)$倍。

当放大电路的波特图中有多个拐点, 且反馈网络不是纯电阻网络时, 问题就比较复杂了, 但是频带展宽的趋势不变。

(四) 减小非线性失真

对于理想的放大电路, 其输出信号与输入信号应完全呈线性关系。但是, 由于组成放大电路的半导体器件(如晶体管和场效应管)均具有非线性特性, 当输入信号为幅值较大的正弦波时, 输出信号却往往不是正弦波。经谐波分析, 输出信号中除含有与输入信号频率相同的基波外, 还含有其他谐波, 因而产生失真。怎样才能消除这种失真呢?我们看下面的例子。

设放大电路输入级放大管的 b-e 间得到正弦电压 u_{BE}, 由于晶体管输入特性的非线性,

i_B将要失真，其正半周幅值大，负半周幅值小，如图 7-16(a)所示。这样必然造成输出电压、电流的失真。可以设想，如果能使 b-e 间电压的正半周幅值小些而负半周幅值大些，那么 i_B 将近似为正弦波，如图 7-16(b)所示。电路引入负反馈，将使净输入量产生类似上述 b-e 间电压的变化，因此减小了非线性失真。

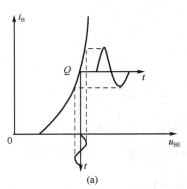 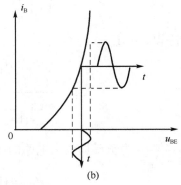

图 7-16　消除 i_B 失真的方法

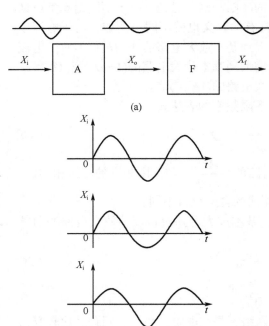

图 7-17　引入负反馈减小非线性失真

图 7-17(b)所示为减小非线性失真的定性分析。设在正弦波输入量 X_i 作用下，输出量 X_o 与 X_i 同相，且产生正半周幅值大、负半周幅值小的失真，反馈量 X_f 与 X_o 的失真情况相同，如图(a)所示。当电路闭环后，由于净输入量 $X_i = X_o - X_f$，因而其正半周幅值小而负半周幅值大，如图(b)所示。结果将使输出波形正、负半周的幅值趋于一致，从而使非线性失真减小。

设图 7-17(a)中的输出量(即电路开环时的输出量)为

$$X_i = AX_i' - X_o'$$

式中，AX_i' 为 X_o 中的基波部分，X_o' 为由半导体器件的非线性所产生的谐波部分。

为了使非线性失真情况在电路闭环前后具有可比性，当电路闭环后，应增大输入量 X_i，使 X_i' 中的基波成分与开环时相同，以保证输出量的基波成分与开环时相同。设此时 X_o 中的谐波部分为 X_o''，则可将 X_o'' 分为两部分，一部分是因 X_i'(与开环时相同)而产生的 X_o'，另一部分是输出量中的谐波 X_o'' 经反馈网络和基本放大电路而产生的输出 AFX_o''，写成表达式为

$$X_o'' = X_o' - AFX_o''$$

因此

$$X_o'' = \frac{X_o'}{1 + AF} \tag{7-28}$$

表明在输出基波幅值不变的情况下，引入负反馈后，输出的谐波部分被减小到基本放大电

路的 $\dfrac{1}{1+AF}$。

综上所述，可以得到如下结论：

(1) 只有信号源有足够的潜力，能使电路闭环后基本放大电路的净输入电压与开环时相等，即输出量在闭环前、后保持基波成分不变，非线性失真才能减小到基本放大电路的 $\dfrac{1}{1+AF}$。

(2) 非线性失真产生于电路内部，引入负反馈后才被抑制。换言之，当非线性信号混入输入量或干扰来源于外界时，引入负反馈将无济于事，必须采用信号处理(如有源滤波)或屏蔽等方法才能解决。

四、放大电路中引入负反馈的一般原则

通过以上分析可知，负反馈对放大电路性能方面的影响，均与反馈深度(1+AF)有关。应当指出，以上的定量分析是为了更好地理解反馈深度与电路各性能指标的定性关系。从某种意义上讲，对负反馈放大电路的定性分析比定量计算更重要；这一方面是因为在分析实用电路时，几乎均可认为它们引入的是深度负反馈，如当基本放大电路为集成运放时，便可认为(1+AF)趋于无穷大；另一方面，即使需要精确分析电路的性能指标，也不需要利用方块图进行手工计算，而采用如 SPICE 等电子电路计算机辅助分析和设计软件进行各种分析。因此，学习电子技术课程时，还应学习一种电子电路分析和设计软件的使用方法。对负反馈的定性了解，将在电路设计中起重要作用。

引入负反馈可以改善放大电路多方面的性能，而且反馈组态不同，所产生的影响也各不相同。因此，在设计放大电路时，应根据需要和目的，引入合适的反馈，主要遵循以下几方面的原则。

(1) 为了稳定静态工作点，应引入直流负反馈；为了改善电路的动态性能，应引入交流负反馈。

(2) 根据信号源的性质决定引入串联负反馈，或者并联负反馈。当信号源为恒压源或内阻较小的电压源时，为增大放大电路的输入电阻，以减小信号源的输出电流和内阻上的压降，应引入串联负反馈。当信号源为恒流源或内阻较大的电压源时，为减小放大电路的输入电阻，使电路获得更大的输入电流，应引入并联负反馈。

(3) 根据负载对放大电路输出量的要求，即负载对其信号源的要求，决定引入电压负反馈或电流负反馈。当负载需要稳定的电压信号时，应引入电压负反馈；当负载需要稳定的电流信号时，应引入电流负反馈。

(4) 根据表 7-1 所示的四种组态反馈电路的功能，在需要进行信号变换时，选择合适的组态。例如，若将电流信号转换成电压信号，应在放大电路中引入电压并联负反馈；若将电压信号转换成电流信号，应在放大电路中引入电流串联负反馈，等等。

第二节　振荡电路

振荡电路在工业生产、电测技术、自动控制、计算机以及无线电通信等方面都有广泛应用。例如，工业上的高频感应炉、超声波发生器，正弦波信号源、广播电视系统中的载频信号等都是振荡电路的应用。

一、振荡的基本概念及原理

振荡电路用来产生一定频率和幅度的交流信号，其频率范围很广，可以从 1Hz 以下至几百兆赫兹以上，输出功率可以从几毫瓦至几十千瓦。输出的交流电能是由电源的直流电能转化而来的，因此，振荡电路实际上是一个能量转换器。

自激振荡

一个放大器，当输入端接入信号源时，才有信号输出。若输入信号为零，则输出信号为零。如果放大电路中存在正反馈，放大器的工作就不稳定，当输入不接外加信号时，在放大器的输出端仍有一定频率和幅度的信号输出，这种现象称为自激振荡。例如，当调节扩音机的音量旋钮，使它更响时，常会导致扬声器中发出连续不断的啸叫声；虽然我们没有对话筒讲话，扩音机没有输入信号，但却有噪声输出。这种现象就是扩音机产生了自激振荡，扩音机已由放大器变成了自激振荡器。

可见，自激振荡在放大电路中并非好事。为了使放大器能正常工作，必须采取消振措施来破坏产生自激振荡的条件。但在振荡电路中，正是利用自激振荡而工作的。因此，无论是为了消除自激振荡，还是产生自激振荡，都要了解自激振荡的产生条件。

正弦波振荡电路是在没有外加输入信号的情况下，依靠电路自激振荡而产生正弦波输出电压的电路。它广泛地应用于量测、遥控、通信、自动控制、热处理和超声波电焊等加工设备之中，也作为模拟电子电路的测试信号。

1. 产生正弦波振荡的条件　在负反馈放大电路中，倘若在低频段或高频段中存在频率 f_0，使电路产生的附加相移为 $\pm\pi$，而且当 $f=f_0$ 时，$\left|\dot{A}\dot{F}\right|>1$，则电路将产生自激振荡。振荡频率除了决定于电路中的电阻和电容外，还决定于晶体管的极间电容、电路的分布电容等人们不能确定的因素。

图 7-18(a)所示带通滤波器中，同相比例运算电路的比例系数 $\dot{A}_{\mathrm{uf}}$、电路的品质因数 Q、中心频率 f_0、$f=f_0$ 时的放大倍数(即通带放大倍数 $\dot{A}_{\mathrm{up}}$)、截止频率 f_{p1} 与 f_{p2} 分别为

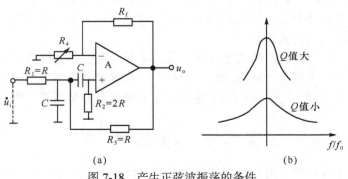

(a)　　　　　　　　(b)

图 7-18　产生正弦波振荡的条件

$$\dot{A}_{\mathrm{uf}} = \frac{\dot{U}_{\mathrm{o}}}{\dot{U}_{\mathrm{i}}} = 1 + \frac{R_1}{R_4}$$

$$Q = \frac{1}{3 - \dot{A}_{\mathrm{uf}}}$$

$$f_0 = \frac{1}{2\pi RC}$$

$$\dot{A}_{\mathrm{up}} = \frac{\dot{A}_{\mathrm{uf}}}{3 - \dot{A}_{\mathrm{uf}}} = Q\dot{A}_{\mathrm{uf}}$$

$$f_{\mathrm{p1}} = \frac{f_0}{2}\left[\sqrt{(3 - \dot{A}_{\mathrm{uf}})^2 + 4} + (3 - \dot{A}_{\mathrm{uf}})\right]$$

$$f_{\mathrm{p2}} = \frac{f_0}{2}\left[\sqrt{(3 - \dot{A}_{\mathrm{uf}})^2 + 4} - (3 - \dot{A}_{\mathrm{uf}})\right]$$

$$(7-29)$$

从以上表达式可以看出，当 R_4 减小时，$\dot{A}_{\mathrm{uf}}$ 增大，Q 值增大，$\dot{A}_{\mathrm{up}}$ 必将随之增大；而且 f_{p1} 与 f_{p2} 之差减小，即频带变窄。从图 7-18(b)所示的幅频特性可以看出，Q 值愈大，选频特性愈好。可以想象，当 $\dot{A}_{\mathrm{uf}}$ 趋近于 3 时，$\dot{A}_{\mathrm{up}}$ 趋近于无穷大，表明电路即使在无输入的情况下，也会有频率为 f_0 的输出电压，即电路产生了自激振荡。因为电路仅对频率为 f_0 的信号有无穷大的放大倍数，而对其他频率的信号却迅速衰减，所以输出电压为正弦波。输出电压是靠电阻 R_3 反馈回来的信号取代输入信号。可见，带通滤波器在参数取值合适时可以变换成正弦波振荡电路，而且振荡频率为 f_0。与负反馈放大电路中的自激振荡不同，正弦波振荡电路的振荡频率是人为确定的。

综上所述，在正弦波振荡电路中，一要反馈信号能够取代输入信号，而若要如此，电路中必须引入正反馈；二要有外加的选频网络，用以确定振荡频率。

通常，可将正弦波振荡电路分解为图 7-19(a)所示方框图，上面的方框为放大电路，下面的方框为反馈网络，反馈极性为正。当输量为零时，反馈量等于净输入量，如图 7-19(b)所示。由于电扰动(如合闸通电)，电路产生一个幅值很小的输出量，它含有丰富的频率，而如果电路只对频率为 f_0 的正弦波产生正反馈过程，则输出信号

$$X_0 \uparrow \longrightarrow X_{\mathrm{f}} \uparrow (X_{\mathrm{i}}' \uparrow) \longrightarrow X_0 \uparrow\uparrow$$

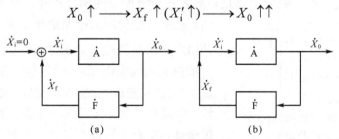

图 7-19 正弦波振荡电路分解

在正反馈过程中，X_0 越来越大。由于晶体管的非线性特性，当 X_0 的幅值增大到一定程度时，放大倍数的数值将减小。因此，X_0 不会无限制地增大，当 X_0 增大到一定数值时，电路达到动态平衡。这时，输出量通过反馈网络产生反馈量作为放大电路的输入量，而输入量又通过放大电路维持着输出量，写成表达式为

$$X_0 = \dot{A}\dot{F}\dot{X}_0 \qquad (7-30)$$

也就是说正弦波振荡的平衡条件为

$$AF=1$$

写成模与相角的形式为

$$\left|\dot{A}\dot{F}\right|=1$$

$$\varphi_A + \varphi_F = 2n\pi \quad (n为整数)$$

为了使输出量在合闸后能够有一个从小到大直至平衡在一定幅值的过程，电路的起振条件为

$$\left|\dot{A}\dot{F}\right|>1$$

电路把除频率 $f=f_0$ 以外的输出量均逐渐衰减为零，因此输出量为 $f=f_0$ 的正弦波。

2. 正弦波振荡电路的组成及分类 从以上分析可知，正弦波振荡电路必须由以下四个部分组成。

(1) 放大电路：保证电路能够有从起振到动态平衡的过程，使电路获得一定幅值的输出量，实现能量的控制。

(2) 选频网络：确定电路的振荡频率，使电路产生单一频率的振荡，即保证电路产生正弦波振荡。

(3) 正反馈网络：引入正反馈，使放大电路的输入信号等于反馈信号。

(4) 稳幅环节：也就是非线性环节，作用是使输出信号幅值稳定。

在不少实用电路中，常将选频网络和正反馈网络"合二为一"；而且，对于分立组件放大电路，也不再另加稳幅环节，而依靠晶体管特性的非线性来起到稳幅作用。

正弦波振荡电路常用选频网络所用组件来命名，分为 RC 正弦波振荡电路、LC 正弦波振荡电路和石英晶体正弦波振荡电路三种类型。RC 正弦波振荡电路的振荡频率较低，一般在 1MHz 以下；LC 正弦波振荡电路的振荡频率多在 1MHz 以上；石英晶体正弦波振荡电路也可等效为 LC 正弦波振荡电路，其特点是振荡频率非常稳定。

3. 判断电路是否可能产生正弦波振荡的方法和步骤

(1) 观察电路是否包含放大电路、选频网络、正反馈网络和稳幅环节四个组成部分。

(2) 判断放大电路是否能够正常工作，即是否有合适的静态工作点且动态信号是否能够输入、输出和放大。

(3) 利用瞬时极性法判断电路是否满足正弦波振荡的相位条件。具体做法是：断开反馈，在断开处给放大电路加频率为 f_0 的输入电压 $\dot{U}_i$，并给定其瞬时极性，如图 7-20 所示；然后以 $\dot{U}_i$ 极性为依据判断输出电压 $\dot{U}_0$ 的极性，从而得到反馈电压 $\dot{U}_f$ 的极性；若 $\dot{U}_f$ 与 $\dot{U}_i$ 极性相同，则说明满足相位条件，电路有可能产生正弦波振荡，否则表明不满足相位条件，电路不可能产生正弦波振荡。

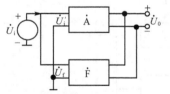

图 7-20 利用瞬时极性法判断电路是否满足正弦波振荡的相位条件

(4) 判断电路是否满足正弦波振荡的幅值条件，即是否满足起振条件。具体方法是：分别求解电路的 $\dot{A}$ 和 $\dot{F}$，然后判断 $\left|\dot{A}\dot{F}\right|$ 是否大于 1。只有在电路满足相位条件的情况下，判断是否满足幅值条件才有意义。换言之，若电路不满足相位条件，则不可能振荡，也就无需判断是否满足幅值条件了。

二、几种振荡电路

(一) RC 正弦波振荡电路

RC 正弦波振荡电路一般用于产生频率较低的正弦波。它的优点是可以使用小型的阻容组件，便于小型化和制作集成电路。缺点是没有高 Q 值的振荡回路起选频作用，不容易获得较好的正弦波形，频率稳定度也不高。

实用的 RC 正弦波振荡电路多种多样，在此仅介绍最典型的 RC 桥式正弦波振荡电路的电路组成、工作原理和振荡频率。RC 桥式正弦波振荡电路也称文氏电桥振荡电路。

1. 电路原理图 RC 桥式正弦波振荡电路由一个同相放大器和一个 RC 串并联选频网络组成，如图 7-21 所示。下面将证明，RC 串并联选频网络在振荡电路中，既有选频特征，又作为正反馈网络。它在某一频率 f_0 上，相移为零，且具有最大的放大倍数。如果放大器有一定的放大倍数，并且 U_0 与 U_i 同相位，那么就可以在 f_0 这一频率上满足自激振荡条件，输出单一频率的正弦波电压。

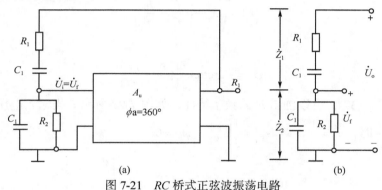

图 7-21 RC 桥式正弦波振荡电路

2. RC 选频网络的频率特性 RC 选频网络的基本电路如图 7-21(b)所示。这一网络的最大特点是：输出信号 $\dot{U}_o$ 的幅度不仅随其输入信号 $\dot{U}_i$ 的频率而变化，而且有一个最大值；在输出幅度最大值的频率 f_0 上，相移为零，定量分析如下。

由图 7-21(b)可知

$$\dot{Z}_1 = R_1 + \frac{1}{j\omega C_1} \tag{7-31}$$

$$\dot{Z}_2 = R_2 \,/\!/\, \frac{1}{j\omega C_2} = \frac{R_2}{1 + j\omega R_2 C_2} \tag{7-32}$$

因此网络的传输系数(即反馈系数) $\dot{F}$ 为

$$\dot{F} = \frac{\dot{U}_f}{\dot{U}_0} = \frac{\dot{Z}_2}{\dot{Z}_1 + \dot{Z}_2} = \frac{\dfrac{R_2}{1 + j\omega R_2 C_2}}{R_1 + \dfrac{1}{j\omega C_1} + \dfrac{R_2}{1 + j\omega R_2 C_2}} \tag{7-33}$$

即

$$\dot{F} = \frac{1}{\left(1 + \dfrac{R_1}{R_2} + \dfrac{C_1}{C_2}\right) + j\left(\omega R_1 C_2 - \dfrac{1}{\omega R_2 C_1}\right)} \tag{7-34}$$

为调节方便，通常取 $R_1=R_2=R$，$C_1=C_2=C$，则上式简化为

$$\dot{F} = \cfrac{1}{\left(1 + \cfrac{R_1}{R_2} + \cfrac{C_1}{C_2}\right) + j\left(\omega RC - \cfrac{1}{\omega RC}\right)} \tag{7-35}$$

$$= \cfrac{1}{3 + j\left[\omega RC - \cfrac{1}{\omega RC}\right]}$$

令 $\omega_0 = \cfrac{1}{RC}$，则 $f_0 = \cfrac{1}{2\pi RC}$，代入式(7-35)得

$$\dot{F} = \cfrac{1}{3 + j\left(\cfrac{f}{f_0} - \cfrac{f_0}{f}\right)}$$

因此，$\dot{F}$ 的幅频特性为

$$|\dot{F}| = \sqrt{3^2 + \left(\cfrac{f}{f_0} - \cfrac{f_0}{f}\right)^2} \tag{7-36}$$

相频特性为

$$\varphi_{\mathrm{F}} = -\arctan\frac{1}{3}\left(\cfrac{f}{f_0} - \cfrac{f_0}{f}\right) \tag{7-37}$$

根据式(7-36)和(7-37)，可以画出 $\dot{F}$ 的频率特性，如图 7-22 所示。当输入电压 $\dot{U}_0$ 的频率，$f = f_0 = \cfrac{1}{2\pi RC}$ 时，$\dot{F} = \cfrac{1}{3}$，即 $|\dot{U}_{\mathrm{F}}| = \cfrac{1}{3}|\dot{U}_{\mathrm{o}}|$，$\varphi_{\mathrm{F}} = 0$。

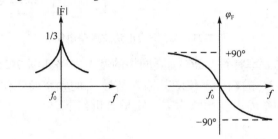

(a) 幅频特性　　　　　　　　　(b) 相频特性

图 7-22　RC 桥式正弦波振荡电路频率特性

由上述分析可知，RC 串并联桥式正弦波振荡电路中，在 RC 选频网络的谐振频率 $f_0 = \cfrac{1}{2\pi RC}$ 上，电路的相移 $\varphi = \varphi_{\mathrm{A}} + \varphi_{\mathrm{F}} = 2\pi$，符合相位平衡条件；如果放大器的放大倍数 $A_{\mathrm{u}} > 3$，则 $A_{\mathrm{u}}F > 3 \times \cfrac{1}{3} = 1$，又符合幅度平衡条件。因此，在 $f = f_0$ 这一频率上，只要 $A_{\mathrm{u}} > 3$，电路就能起振且维持振荡。而对于 $f \neq f_0$ 的其他频率，$\varphi_{\mathrm{F}} \neq 0$，于是 $AF < 1$，不满足相位平衡条件和幅度平衡条件，不能振荡。因此，RC 串并联电桥振荡电路的振荡频率为

$$f = f_0 = \cfrac{1}{2\pi RC} \tag{7-38}$$

而实现正弦振荡，要求放大器的放大倍数为

$$A_{\mathrm{u}} > 3$$

3. RC 桥式正弦波振荡电路　由上述分析可知，只要为 RC 串并联选频网络选配一个电压放大倍数等于 3，且输出电压与输入电压同相的放大电路，就可以构成一个正弦波振荡电路。但实际上，所选配的放大电路还应具有尽可能大的输入电阻和尽可能小的输出电阻，以减小放大电路对选频网络的影响，使正弦波振荡电路的振荡频率仅由选频网络决定。因此，常选用电压串联负反馈放大电路以满足上述要求。图 7-23 所示为采用运算放大器构成的 RC 桥式正弦波振荡器。

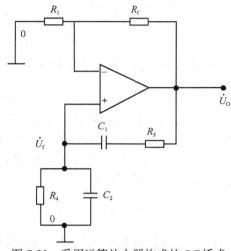

图 7-23　采用运算放大器构成的 RC 桥式
正弦波振荡器

运算放大器是一个高输入电阻、高增益、低输出电阻的放大器。如果输入信号 $\dot{U}_i$ 接图中的"+"输入端(称同相输入端)，则输出信号 $\dot{U}_o$ 与 $\dot{U}_i$ 同相。因此 RC 串并联选频网络如图 7-23 中所示接在同相输入端与输出端之间，能保证反馈电压 $\dot{U}_f = \dot{U}_i$ 与 $\dot{U}_o$ 同相，为正反馈，从而使之满足相位平衡条件；如果输入信号 $\dot{U}_i$ 从"−"端(反相输入端)输入，则输出电压与输入电压反相，由 R_f 与 R_1 组成的负反馈网络接在反相输入端与输出端之间，R_1 上的反馈电压与 $\dot{U}_i$ 反相，为负反馈。由于运算放大器的"+""−"输入端对地的输入电阻非常大，基本上无电流流进运算放大器，而且两输入端等电位 $U_+ = U_-$，因此

$$\left| \dot{A}_u \right| = \frac{U_o}{U_i} = \frac{U_o}{U_-} = \frac{I(R_f + R_1)}{IR_1} = 1 + \frac{R_f}{R_1} \tag{7-39}$$

只要 $R_f \geqslant 2R_1$，就有

$$\left| \dot{A}_u \right| = 1 + \frac{R_f}{R_1} \geqslant 3$$

当 A_u 值远大于 3 时，放大器工作于非线性区，波形将严重失真，因此 R_f 的值略大于 $2R_1$

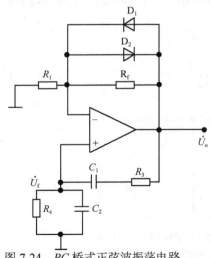

图 7-24　RC 桥式正弦波振荡电路

即可。由于 U_o 与 U_i 具有良好的线性关系，为了使输出电压具有稳定的幅度，一般在负反馈回路中加入非线性组件。例如，R_1 可选用正温度系数的热敏电阻，当 U_o 因某种因素而增大时，流过 R_f 和 R_1 的电流增大，R_1 上的热功耗增大而导致温度升高；R_1 的阻值增大，负反馈加强，而使 A_u 的数值减小，U_o 也随之减小，达到稳定输出电压幅度的目的。如果 U_o 因某种因素减小，上述各量的变化相反，从而使输出电压稳定。也可选为负温度系数的热敏电阻，同样能达到稳定输出电压幅度的目的。

图 7-24 所示为在 R_f 两端并联两个二极管 D_1、D_2，利用二极管电流增大时的动态电阻减小，电流减小时动态电阻增大的特征，使输出电压稳定。此

时的电压放大倍数可修改为

$$\left|\dot{A}_{u}\right| = 1 + \frac{R_f \; // \; r_D}{R_1} \tag{7-40}$$

RC 桥式振荡电路输出的正弦波频率为

$$f_0 = \frac{1}{2\pi RC} \tag{7-41}$$

RC 振荡电路具有振荡频率稳定、带负载能力强，输出电压失真小等优点。但输出信号频率不高，如果提高输出频率，由上式可知，必须减小 R 或 C 的数值，这时晶体管的极间电容和电路组件的分布电容等将影响选频特性和输出频率 f_0，在要求振荡频率较高时，应选用 LC 正弦波振荡电路。

(二) LC 振荡电路

LC 正弦波振荡电路的组成，也包含放大电路、正反馈网络和选频网络三部分。选频网络多数采用 LC 并联谐振电路，而放大器多为选频放大器。

1. **选频放大器**(调谐放大器)　收音机、电视机等的中频放大电路就是采用调谐放大器。调谐放大器与基本放大器的不同在于集电极回路中接入了 LC 并联谐振回路，以代替集电极负载电阻 R。而 LC 并联网络的频率特性，决定了 LC 选频放大器的频率特性。

(1) LC 并联谐振回路的频率特性。

图 7-25(a)所示为理想情况，电路中无损耗电阻时电路的阻抗为

$$\dot{Z} = j\omega L \; // \; \frac{1}{j\omega C} = \frac{j\omega L \cdot \dfrac{1}{j\omega C}}{j\omega L + \dfrac{1}{j\omega C}} = \frac{j\omega L}{1 - \omega^2 LC} = \frac{j}{\dfrac{1}{\omega L} - \omega C} \tag{7-42}$$

$$\left|\dot{Z}\right| = \frac{1}{\dfrac{1}{\omega L} - \omega C} \tag{7-43}$$

可见，当信号角频率 ω 较低时，$\dfrac{1}{\omega L} > \omega C$，电路阻抗 $\dot{Z}$ 呈电感性；当 ω 较高时，有 $\dfrac{1}{\omega L} < \omega C$，电路阻抗 $\dot{Z}$ 呈电容性；而当 $\dfrac{1}{\omega_0 L} = \omega_0$ 时，即

$$\omega_0 = \frac{1}{\sqrt{LC}} \quad \text{或} \quad f_0 \frac{1}{2\pi\sqrt{LC}} \tag{7-44}$$

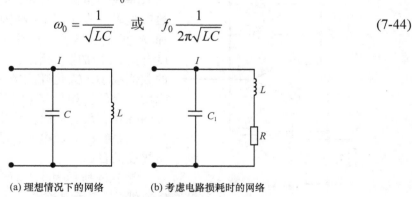

(a) 理想情况下的网络　　　　(b) 考虑电路损耗时的网络

图 7-25　LC 并联谐振回路

回路的阻抗$|\dot{Z}|$达无穷大，LC并联网络呈纯电阻性，此时电路产生并联谐振。谐振频率如式(7-44)所示。回路在电流谐振过程中，电容中储存的电场能与电感中储存的磁场能互相转换，周而复始。

　　但是，实际的LC并联网络，总存在电阻，总有损耗，如果把各种损耗等效为一个电阻R，如图7-25(a)中所示。当电路在频率f_0处产生谐振时，谐振回路仍呈纯电阻性，但电阻抗不会趋于无穷大，而是一个确定的极大值如图7-26所示。在此频率上，电感的感抗$\omega_0 L$与电容的容抗$\frac{1}{\omega_0 C}$近似相等，将之与损耗电阻R的比值定义为回路的品质因素Q

$$Q = \frac{\omega_0 L}{R} = \frac{1}{\omega_0 RC} \tag{7-45}$$

把$\omega_0 = \frac{1}{\sqrt{LC}}$代入上式可得

$$Q = \frac{1}{R}\sqrt{\frac{L}{C}} \tag{7-46}$$

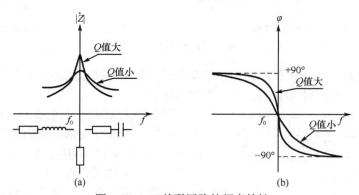

图7-26　LC并联回路的频率特性

一般有$Q \gg 1$，选频网络的损耗电阻R越小，则回路的品质因数Q值越大；在相同的谐振频率下，回路的L越大，C越小，则Q值越大。对谐振回路而言，Q值越大，则谐振曲线越尖锐，选频能力越强。

　　(2) 选频(调谐)放大器。

　　若以LC并联网络作为共射放大电路的集电极负载，如图7-27所示，则电路的电压放大倍数为

$$\dot{A}_u = -\beta \frac{\dot{Z}}{r_{be}} \tag{7-47}$$

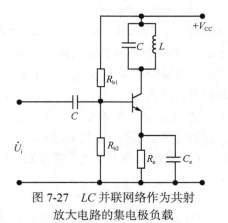

图7-27　LC并联网络作为共射放大电路的集电极负载

　　根据LC并联网络的频率特性，当$f = f_0$时，电压放大倍数的数值最大，且无附加相移。对于其他频率，电压放大倍数不但数值减小，而且有附加相移。电路具有选频特征，故称为选频放大器。若在电路中引入正反馈，并能够用反馈电压取代输入电压，则电路就能产生正弦波振荡输出。根据所引入的反馈方式不

同，LC 并联正弦波振荡器可分为变压器反馈式、电感反馈式、电容反馈式三种电路。

2. 变压器反馈式振荡电路

(1) 电路和其工作原理在上述选频放大电路的基础上，采用变压器反馈的方式最简单，只要增加一个副绕组，并正反馈至输入端，用以取代输入电压，就得到变压器反馈式振荡电路，如图 7-28 所示。

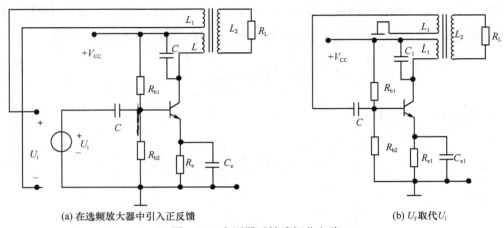

(a) 在选频放大器中引入正反馈   (b) U_f 取代 U_i

图 7-28   变压器反馈式振荡电路

为判断电路是否符合正反馈的相位平衡条件，可画出交流通路，如图 7-29 所示。因为直流电源 V_{CC} 对交流信号无变化，故可等效为接地。

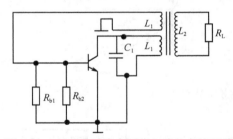

图 7-29   变压器反馈式振荡电路的交流通路

当电源接通时，在集电极回路激起一个电流变化，它包含一系列频率丰富的正弦分量，其中总有与 LC 谐振频率 f_0 相同的，发生并联谐振，阻抗最大，且为纯电阻性，电压放大倍数最大。当满足自激振荡条件时，就产生自激振荡。对其他频率的分量，不能产生并联谐振，从而达到选频目的。至于正反馈，由变压器反馈线圈的同名端的正确连接加以保证，如图 7-28(b) 所示。设输入电压 U_i 的瞬时极性为正，即上正下负，则集电极电位(交流)对地为负，即 L 上的电压上正下负。根据同名端 L_1 上电压也上正下负，即反馈电压 U_f 对地为正，与原输入 U_i 瞬时极性相同为正反馈。

在 $|A_u F| > 1$ 的条件下，电路能产生自激振荡，输出电压 U_0 幅值将不断增大，直至进入晶体管的非线性区，使 β 减小，$|A_u|$ 也随之减小，最后达到 $|A_u F| = 1$，振荡幅度自动稳定。

(2) 振荡频率由上述分析可知，变压器反馈振荡器的输出正弦波的频率 f_0 为

$$f_0 = \frac{1}{2\pi\sqrt{LC}} \tag{7-48}$$

(3) 变压器反馈式振荡电路的优缺点。

变压器反馈式振荡电路易于起振，输出电压波形失真不大，应用广泛。但反馈电压与输出电压靠变压器磁路耦合，损耗较大，且振荡频率稳定性不高。

3. 电感三点式振荡电路

(1) 电路组成。

为了克服变压器反馈式振荡电路中变压器原边线圈和反馈线圈耦合不紧密的缺点，可将 L_1 和 L 合并为一个线圈，把图 7-28 中 L_1 的接地端和 L 接电源端相连作为中间抽头；为加强谐振效果，将电容 C 跨接在整个线圈两端，便得到电感反馈式振荡电路，如图 7-30 所示。

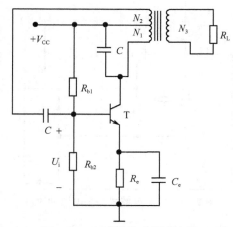

图 7-30　电感反馈式振荡电路

(2)工作原理。

电路中包含了放大电路、选频网络、反馈网络和非线性组件(晶体管)，而且放大电路能正常工作。

正反馈的判断：设 U_i 的瞬时极性为正，则 U_e 的交流电位为负，因而 N_2 上的反馈电压 $U_f = U_i$ 为正，保证实现了正反馈。反馈电压的大小可以通过改变抽头的位置来调整。通常取反馈线圈 N_2 的匝数为电感线圈总匝数的 $\frac{1}{8} \sim \frac{1}{4}$。

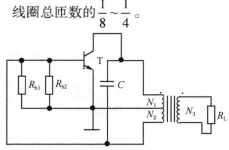

图 7-31　电感反馈式振荡电路的交流通路

图 7-31 为电感反馈式振荡电路的交流通路，原边线圈的三端分别接晶体管的三个电极，故称电感反馈式振荡电路为电感三点式电路，也称为考毕兹电路。

(3) 振荡频率。

设 N_1 的电感量为 L_1，N_2 的电感量为 L_2，N_1 与 N_2 间的互感为 M，且品质因数 $Q \gg 1$，则其振荡频率

$$f_0 = \frac{1}{2\pi\sqrt{(L_1 + L_2 + 2M)C}} \tag{7-49}$$

(4) 电感反馈式振荡电路的优缺点。

电感反馈式振荡电路中 N_1 与 N_2 耦合紧密，振幅大；当 C 采用可变电容时，振荡频率调节范围较宽，最高可达几十兆赫兹。由于反馈电压取自电感，对高频信号具有较大电抗，故输出电压中常含有高次谐波，常用于要求不高的设备之中，如高频加热器、接收机的本机振荡器等。

4. 电容三点式振荡电路

为了获得较好的输出电压波形，可采用电容反馈式振荡电路，如图 7-32 所示。

并联谐振回路由 C_1、C_2、L 组成，谐振回路的三端分别和晶体管的三个电极相连，故称为电容三点式振荡器。

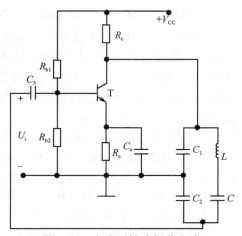

图 7-32　电容反馈式振荡电路

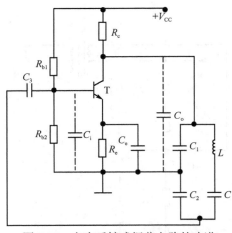

图 7-33　电容反馈式振荡电路的改进

反馈电压自 C_2 上取出,容易判断(见图中的瞬时极性),这样的连接能保证实现正反馈。

由于反馈信号取之电容 C_2,频率越高则容抗越小,反馈越弱。故可削弱高次谐波分量,输出波形较好,其振荡频率为

$$f_0 = \frac{1}{2\pi\sqrt{L\dfrac{C_1 \cdot C_2}{C_1 + C_2}}} \tag{7-50}$$

为了提高振荡频率,必须减小 C_1、C_2、L 的数值。但 C_1、C_2 减小到一定程度时,晶体管极间电容和杂散电容,如图 7-33 所示,等效为 C_i、C_0,将并联在 C_1、C_2 上,从而影响振荡频率的提高及其稳定性。改进办法是在电感支路中串联一个小电容 C,使 $C \ll C_1$，$C \ll C_2$，这样

$$\frac{1}{C_1} + \frac{1}{C_2} + \frac{1}{C} \approx \frac{1}{C} \tag{7-51}$$

回路的总电容约为 C,因而电路的振荡频率为

$$f_0 \approx \frac{1}{2\pi\sqrt{LC}} \tag{7-52}$$

几乎与 C_1、C_2 无关,也就与极间电容和杂散电容 C_i、C_0 无关,能有效提高电路的振荡频率及其稳定性,而且可以很方便地通过调节 C 的大小而调节振荡频率 f_0,f_0 可以达到 100MHz 以上。

(三) 石英晶体振荡器

在许多应用中,要求振荡器的振荡频率十分稳定。如通信系统中的射频振荡器、计算机等数字系统中的时钟发生器等。衡量振荡器振荡频率稳定程度的质量指标称为频率稳定度,记 $\Delta f/f_0$,其中 f_0 为振荡频率, Δf 为频率偏移。

实践证明,在 LC 振荡器中,即使采用各种稳频措施,频率稳定度也难于达到 10^{-5} 数量级,其根本原因在于 LC 回路的 Q 值不能作得很高,仅可以达数百左右。而石英晶体谐振器的 Q 值很高,可达 10^5 以上,如果用石英晶体代替振荡器的 LC 谐振回路,作成石英晶体振荡器,其频率稳定度可达 $10^{-6} \sim 10^{-8}$,甚至达到 $10^{-10} \sim 10^{-11}$ 数量级。因此石英晶体振荡器获得了广泛的应用。

下面首先介绍石英晶体的基本特性,然后简单介绍石英晶体振荡电路的工作原理。

1. 石英晶体的特性　将二氧化硅(SiO_2)晶体(即石英晶体)按一定的方向切割成很薄的芯片,再将芯片两个对应的表面抛光和涂敷银层,并引出两个管脚并封装,就成为石英晶体谐振器,俗称晶振。其结构示意图和符号如图 7-34 所示。

(1) 压电效应和压电振荡。

石英晶体在电路中之所以能代替 LC 谐振回路,是因为它具有压电效应,即若在芯片两面施加机械力,则在芯片两面产生异种电荷。这种现象称为正压电效应,若在芯片上加

一个电场，会使芯片产生形变，称为逆压电效应。正、逆压电效应同时存在，互为因果。就是说，当芯片上外加电场时，芯片发生形变，而形变又引起电荷和电场。

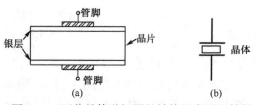

图 7-34 石英晶体谐振器的结构示意图和符号

如果在石英谐振器的两板极上加交变电压，由于压电效应，芯片就随交变电压的频率作周期性的机械振动，同时两表面周期性地产生正负电荷，从外电路看来，相当于有一交流电流通过了晶体。一般情况下，机械振动的振幅和交变电流的大小都非常小。但是，当外加的交变电压的频率等于芯片的固有的机械振动频率时，机械振动的幅度和交变电流的大小都达到最大，产生共振，称为压电振荡。这一频率称为石英晶体的固有频率，也称为谐振频率。

(2) 石英晶体的等效电路和谐振频率。

石英晶体的等效电路如图 7-35(a)所示，当石英晶体不振动时，可等效为一个平行板电容 C_0，称为静态电容；它只和芯片的大小尺寸有关，一般约为几皮法到几十皮法。图中的 L、C、R 为芯片在振动时的等效电感、等效电容和等效电阻。其值与芯片的切割方位、形状和大小等有关。一般 L 的数值在 $10^{-3} \sim 10^2$H，C 为 $10^{-2} \sim 10^{-1}$pF，R 为晶体振动时摩擦损耗的等效电阻，约为 $10^2 \Omega$，因此 $C \ll C_0$。

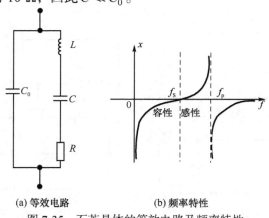

(a) 等效电路　　　　(b) 频率特性

图 7-35　石英晶体的等效电路及频率特性

当等效电路中的 L、C、R 支路产生串联谐振时，该支路呈纯电阻性，等效电阻为 R，谐振频率为

$$f_s = \frac{1}{2\pi\sqrt{LC}} \tag{7-53}$$

在此串联谐振频率下，整个网络的电抗等于 R 和 C_0 的容抗相并联，因 $R \ll \dfrac{1}{\omega_0 C_0}$，故可近似认为石英晶体也呈纯电阻性，等效电阻为 R。

当 $f < f_s$ 时，C_0 和 C 电抗较大，起主导作用，石英晶体呈容性；当 $f > f_s$ 时，L、C、R 支路呈感性，将与 C_0 产生并联谐振，石英晶体又呈纯电阻性，其并联谐振频率为

$$f_{\mathrm{p}} = \frac{1}{2\pi\sqrt{L\dfrac{C_1 \cdot C_2}{C_1 + C_2}}} \approx f_{\mathrm{s}}\sqrt{1 + \frac{C}{C_0}} \tag{7-54}$$

因为 $C \ll C_0$，所以 $f_{\mathrm{p}} \approx f_{\mathrm{s}}$。

石英晶体的频率特性如图 7-35(b)所示。在 $f_{\mathrm{s}} < f < f_{\mathrm{p}}$ 的情况下，石英晶体才呈感性，在此之外，它呈容性。由于 f_{s} 与 f_{p} 常接近，石英晶体呈感性的频带非常狭窄，它通常就工作在这一范围，在石英晶体振荡电路中，通常利用石英晶体作为电感组件来代替 LC 回路中的电感。

2. 石英晶体正弦波振荡电路 石英晶体振荡电路形式多样，但其基本电路可分为两类。一类是工作在石英晶体的串联谐振频率 f_{s} 处，利用其阻抗为纯电阻且最小的特征来构成谐振电路，称为串联型晶体振荡电路；另一类是工作在石英晶体的串联谐振频率 f_{s} 与并联谐振频率 f_{p} 之间，利用其阻抗为电感性的特点，代替 LC 振荡器中的电感 L 使用来组成振荡电路，称为并联型晶体振荡电路。

(1) 并联型石英晶体正弦波振荡电路：如果用石英晶体取代图 7-32 所示的电容三点式振荡电路中的电感 L，就得到并联型石英晶体正弦波振荡电路，如图 7-36 所示。

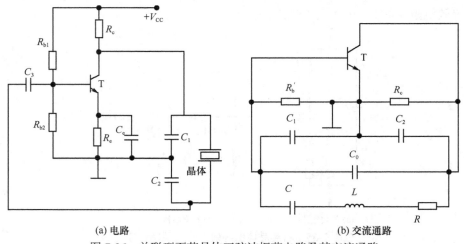

(a) 电路　　　　　　　　　　　　　　　(b) 交流通路

图 7-36　并联型石英晶体正弦波振荡电路及其交流通路

由图 7-36(b)可知，石英晶体中的 C_0 与 C_1、C_2 并联，总电容量 $\gg C_0 \gg C$。因此，电路的振荡频率为石英晶体的并联谐振频率 f_{p}。

(2) 串联型石英晶体振荡电路：图 7-37(a)所示为串联型石英晶体振荡电路。电容 C_{b} 为旁路电容，对交流信号可视为短路。其交流通路如图 7-37(b)所示。T_1 为共基电路，T_2 为共集电路。若给放大电路加入输入电压 U_{i} 为上正下负，则 T_1 管集电极动态电位对地为"+"，T_2 管的发射极动态电位对地也为"+"(射极跟随器)，输出 U_0 对地也为"+"。只有在石英晶体产生串联谐振时，其阻抗才呈纯电阻性且很小，U_0 才能经晶体和 R_{f} 反馈到输入端，且 U_{f} 与输入端电压同相，电路才能满足正弦波振荡的相位平衡条件。由此可知，电路的振荡频率为石英晶体的串联谐振频率 f_{s}。调整 R 的大小，可使电路满足正弦波振荡的幅值平衡条件。

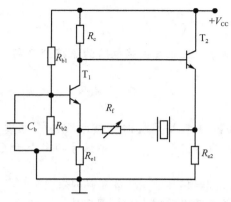
(a) 串联型石英晶体振荡电路

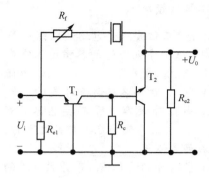
(b) 串联型石英晶体振荡电路交流通路

图 7-37 串联型石英晶体振荡电路及其交流通路

习 题 七

7-1 在输入信号不变的情况下，若引入反馈后( )，则说明引入的反馈是负反馈。

A. 输入电阻增大　　　　　　　　B. 输出信号增大

C. 净输入信号增大　　　　　　　D. 净输入信号减小

7-2 选择合适答案，填入下列空内。

A. 直流负反馈　　　　　　　　　B. 交流负反馈

(1) 为稳定静态工作点，应引入＿＿＿＿＿。

(2) 为稳定放大倍数，应引入＿＿＿＿＿。

(3) 为改变输入电阻和输出电阻，应引入＿＿＿＿＿。

(4) 为展宽通频带，应引入＿＿＿＿＿。

7-3 在下列空内填入合适的答案。

A. 电压　　　　　B. 电流　　　　　C. 串联　　　　　D. 并联

(1) 为了稳定放大电路的输出电压，应引入＿＿＿＿＿负反馈。

(2) 为了稳定放大电路的输出电流，应引入＿＿＿＿＿负反馈。

(3) 为了增大放大电路的输入电阻，应引入＿＿＿＿＿负反馈。

(4) 为了减小放大电路的输入电阻，应引入＿＿＿＿＿负反馈。

(5) 为了增大放大电路的输出电阻，应引入＿＿＿＿＿负反馈。

(6) 为了减小放大电路的输出电阻，应引入＿＿＿＿＿负反馈。

7-4 已知一个负反馈放大电路的 $A_u=10^5$，$F=2\times10^{-3}$，则

(1) $A_{uf}=?$

(2) 若 A_u 的相对变化率为 20%，则 A_{uf} 的相对变化率是多少？

7-5 一个电压串联负反馈放大电路的电压放大倍数 $A_{uf}=20$，其基本放大电路的电压放大倍数的相对变化率为 10%，A_{uf} 的相对变化率为 0.1%，试求 F 和 A_u 之值。

7-6 判断下列说法是否正确，正确的打"√"，错误的打"×"。

(1) 电路只要引入了正反馈，就一定会产生正弦波振荡。　　　　　　　( )

(2) 电路中只要满足 $|\dot{A}\dot{F}|=1$，就一定会产生正弦波振荡。　　　　( )

(3) 在 RC 桥式正弦波振荡电路中，若 RC 串并联选频网络中的电阻均为 R，电容均为

C，测其振荡频率 $f_0 = \dfrac{1}{RC}$。 ( )

(4) RC 正弦波振荡电路的振荡频率一般比 LC 正弦波振荡电路的振荡频率高。( )

7-7 选择下列合适的答案填入空内。

A. 容性 B. 电阻性 C. 电感性

(1) LC 并联网络在谐振时呈_____。

(2) 当信号频率等于石英晶体的串联谐振频率或并联谐振频率 f 时，石英晶体呈_____；当信号频率在 f_s 与 f_p 之间时，石英晶体呈_____；当信号频率小于 f_s 或大于 f_p 时，石英晶体呈_____。

(3) 当信号频率与 RC 串并联电路的谐振频率相等时，RC 串并联网络呈_____。

7-8 在调试图 7-29 所示的变压器反馈式振荡电路时，若对调反馈线圈的两个接头后就能起振，说明原反馈极性_____；若调 R_{b1}、R_{b2} 后就能起振，说明放大电路的原静态工作点_____；若调 R_e 后就能起振，说明放大电路的负反馈_____，放大倍数太_____；若改用 β 值较大的管子就能起振，说明放大电路的放大倍数太_____；适当增加反馈线圈的匝数后就能起振，说明正反馈太_____。

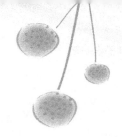

第八章　集成运算放大电路

放大缓慢变化的交流信号和直流信号，不能采用阻容耦合交流放大电路，因为其电路中的耦合电容具有"隔直通交"和"隔低频通高频"的作用，对于这些信号表现出很高的阻抗，几乎不能使之通过。而在医学领域中，各种生物医学信号都包含有许多频率很低的成分，尤其在胃液压力和 pH 的测量中还会遇到很多不变化或变化很慢的信号。它们需要通过不同类型的传感器将相应的物理量变换成电信号，再经过放大去推动执行机构。转换后的电信号往往随时间变化极为缓慢，通常把这类电信号称为直流信号。因此，要放大直流信号，需要使用通频带从零开始的直流放大电路。直流放大有直接耦合放大和调制放大两种方式，本章只介绍直接耦合放大方式，并主要介绍差动放大电路。

第一节　差动放大电路

一、放大电路的直接耦合

直接耦合是级与级连接方式中最简单的，就是将后级的输入与前级的输出连接在一起。这种为了放大变化缓慢的直流信号，把前级的输出端与后级的输入端直接连接的耦合方式称为直接耦合。直接耦合放大电路既能对交流信号进行放大，也可以放大变化缓慢的直流信号，并且由于电路中没有大容量电容，所以易于将全部电路集成在一片硅片上，构成集成放大电路。由于电子工业的飞速发展，集成放大电路的性能越来越好，种类越来越多，价格也越来越便宜，所以直接耦合放大电路的使用越来越广泛。除此之外很多物理量如压力、液面、流量、温度、长度等经过传感器处理后转变为微弱的、变化缓慢的非周期信号，这类信号还不足以驱动负载，必须经过放大。这类信号不能通过耦合电容逐级传递，所以，要放大这类信号，必须采用直接耦合放大电路。如图 8-1 所示的电路中，就是将前级晶体管的集电极与后级晶体管的基极直接连接起来，R_{c2} 既是晶体管 T_1 的负载电阻，又是晶体管 T_2 的基极偏置电阻，由于电路中没有隔直电容，所以能放大直流信号和变化缓慢频率很低的信号。

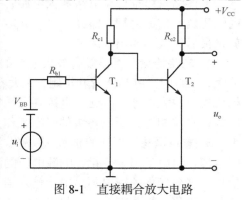

图 8-1　直接耦合放大电路

二、直流信号放大原理及零点漂移

对于直流信号的放大，不能采用阻容耦合的方式，而是采用将前一级电路的输出端直接连接到后一级电路的输入端的直接耦合方式。

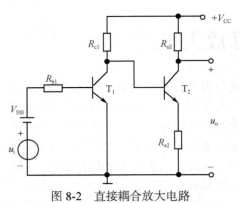

图 8-2 直接耦合放大电路

在图 8-1 所示电路中，由于 $V_{C1} = V_{BE2}$，而 V_{BE2} 很小，使 T_1 的工作点接近于饱和区，限制了输出的动态范围。因此，要想使直接耦合放大电路能正常工作，必须解决前后级直流电位的配合问题。在 T_2 的发射极接一个电阻 R_{e2}，这样 $V_{CE1} = V_{BE2} + I_{E2} \cdot R_{e2} > V_{BE2}$，增大了 T_1 管的工作范围，电路如图 8-2 所示。适当调节 R_{e2} 值，可使前后级静态直流电位设置合理。为减小 R_{e2} 对第二级放大倍数的影响，可以用稳压管代替 R_{e2}。

由于直接耦合放大电路级与级之间是直接相连，所以各级的静态工作点是互相影响的，在求解静态工作点时，应写出直流通路中各个回路的方程，然后求解。

1. 多级直接耦合放大电路的电压放大倍数及输入、输出电阻　在两级直接耦合共射放大电路中，求第一级的电压放大倍数 A_{u1} 时，要把第二级的输入电阻 R_{i2} 当作负载 R_L；求第二级的电压放大倍数 A_{u2} 时，要把第一级的输出电阻 R_{o1} 当作信号源内阻。而电路的输出信号与输入信号是同相的，总的电压放大倍数等于每一级电路的电压放大倍数之积，即

$$A_u = A_{u1} \cdot A_{u2} \tag{8-1}$$

两级放大电路的输入电阻 R_i 就是第一级的输入电阻 R_{i1}，即

$$R_i = \frac{U_i}{I_i} = R_{b1} + r_{be1} \tag{8-2}$$

两级放大电路的输出电阻 R_o 就是后一级的输出电阻 R_{o2}，即

$$R_o = \frac{U_o}{I_o} = R_{c2} \tag{8-3}$$

上述结论可推广至 n 级放大电路：一个 n 级放大电路的电压放大倍数等于每一级电路的电压放大倍数之积，即 $A_u = A_{u1} \cdot A_{u2} \cdots A_{un}$，输入电阻就是第一级的输入电阻，输出电阻就是最后一级的输出电阻。

2. 电路特点　直接耦合放大电路的突出优点是具有良好的低频特性，对直流信号都能放大，电路中只有晶体管和电阻，无大容量电容，所以易于将全部电路集成在一片硅片上，构成集成放大电路。因此，直接耦合是集成电路中最常用的级间连接方式。但级与级之间因为是直接相连，所以各级的静态工作点互相影响，特别要注意抑制零点漂移。

3. 零点漂移　对于直流放大电路，要求在输入电压为零时，输出电压应该为零或某一固定值。但由于温度变化、电源电压的波动等因素的影响，输出端出现不规则缓慢变化的信号，这个变化的输出不是由于输入信号引起的，它是放大电路本身产生的，这种现象称为零点漂移，简称零漂。引起零点漂移的原因很多，如晶体管参数随温度变化、电源电压波动、元件参数的变化等，都将使输出电压产生漂移。其中以温度变化的影响最为严重，它会引起电路中静态工作点的变化，所以零点漂移也称温漂。尤其在多级直流放大电路中，前级产生的缓慢变化直接耦合到后级且逐级加以放大，致使零漂不能被忽视。显然，对整个放大电路来说，第一级的漂移影响最为严重。当用直流放大电路放大微弱信号时，如不克服零漂，往往使输出端难于区别有用的放大信号还是漂移信号，从而使放大电路无法正常工作。因此如何减小输入级的零点漂移是多级放大电路关键的问题。解决零点漂移办法

有多种，其中最有效的方法就是采用差动放大电路，下面来分析差动放大电路的组成和基本工作原理。

直接耦合放大电路虽然存在上述问题，但由于其电路内部没有耦合电容，便于集成化，在集成运算放大电路内，级间都是直接耦合。此外，直接耦合放大电路能放大直流信号和低频信号，具有良好的低频特性，所以对低频特性要求高的交流放大电路也采用直接耦合放大电路。

三、差动放大电路原理

为了有效地抑制零漂，一般采用差动放大电路。差动放大电路简称为差放，它有许多优点，应用十分广泛。

1. 基本差动放大电路的构成　图 8-3 是由两个晶体三极管组成的最基本的差动放大电路。其主要特点是电路的结构对称，T_1、T_2 管的特性和参数相同，即 $R_{b1}=R_{b2}=R_b$，$R_{c1}=R_{c2}=R_c$，具有相同的温度特性和静态工作点。输入信号 u_{i1}、u_{i2} 由两管的基极输入，输出信号取自两管的集电极。

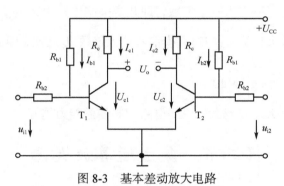

图 8-3　基本差动放大电路

2. 基本差动放大电路对零漂的抑制　在静态时，输入信号 $u_{i1}=u_{i2}=0$，由于电路完全对称，$I_{c1}=I_{c2}$，$U_{c1}=U_{c2}$，故输出电压 $U_o=U_{c1}-U_{c2}=0$，即静态时输出电压为零，当温度变化或电源电压波动时，两管都产生零点漂移，由于电路的对称性，引起两管电流与电压的变化相同，即 $\Delta I_{c1}=\Delta I_{c2}$，$\Delta U_{c1}=\Delta U_{c2}$，所以输出电压 $U_o=\Delta U_{c1}-\Delta U_{c2}=0$，可见对称差动放大器对由温度或电源电压变化引起的零点漂移进行了有效的抑制。

3. 差动放大电路对信号的放大作用　差动放大电路的信号输入有共模输入和差模输入两种方式。

(1) 共模输入。如果两管基极输入的信号大小相等，极性相同，即 $u_{i1}=u_{i2}$，这样的输入称为共模输入，共模信号 $u_c=u_{i1}=u_{i2}$。

共模信号用来描述无用信号，即外界因素(如电源电压、环境温度变化等)对电路的影响。在共模输入方式下，如果两管完全对称，显然两管的集电极电位变化相同，因而输出电压等于零，所以差动放大器没有放大作用，即放大倍数为零。实际上，温度和电源电压变化所引起的零点漂移和其他干扰信号都可以视为共模信号。差动放大器抑制共模信号能力的大小也反映出它对零点漂移的抑制水平，所以在高质量的直流放大器中第一级总是采用差动放大器。

(2) 差模输入。如果两管基极输入的信号大小相等，而极性相反，即 $u_{i1}=-u_{i2}$，这样的输入称为差模输入，差模信号 $u_d=u_{i1}-u_{i2}=2u_{i1}$。

差模信号用来描述有用信号，即待放大信号。在差模输入方式下，如果两管完全对称，差模输入使两管的集电极电流变化相反(一增一减)，相应的两管的集电极电位也相反变化(一减一增)，即

$$\Delta I_{c1} = -\Delta I_{c2}$$
$$\Delta U_{c1} = -\Delta U_{c2}$$
$$U_o = \Delta U_{c1} - \Delta U_{c2} = 2\Delta U_{c1} = 2\Delta U_{c2}$$

可见，在差模输入方式下，差动放大器的输出电压为两管各自输出电压变化量的两倍，因此，差分放大电路对差模信号有放大作用。

共模信号往往是干扰，差模信号则通常是有用的。实际上，这两种信号经常混合在一起进入放大电路。对任意输入方式的输入信号 u_{i1} 和 u_{i2}，可以分解为一对差模信号 u_{id} 的作用和一对共模信号 u_{ic} 的作用。因此只要求得电路在差模和共模两种输入方式下电路的输出电压，则根据线性叠加原理，可以求得输入为任意输入方式下的输出电压。

4. 差动放大电路的共模抑制比　为了全面衡量差动放大器对共模信号的抑制能力和对差模信号的放大能力，特引入一个参数，即共模抑制比，用 K_{CMRR} 来表示。其定义为放大电路对差模信号的放大倍数 A_d 与对共模信号放大倍数 A_c 之比，即 $K_{CMRR} = \left|\dfrac{A_d}{A_c}\right|$，或用对数形式表示为 $K_{CMRR} = 20\log\left|\dfrac{A_d}{A_c}\right| \text{dB}$。

显然，共模抑制比 K_{CMRR} 越大，说明电路抑制零漂能力越好。

第二节　集成运算放大器

运算放大器是一种具有高放大倍数的直接耦合放大电路。它首先应用于电子模拟计算上，作为基本运算单元完成加、减、乘、除、积分和微分等数学运算，故称为运算放大器，简称运放。若将整个运算放大器制作在面积很小的硅片上，就构成集成运算放大器。由于集成运放具有性能稳定、可靠性高、寿命长、体积小、重量轻、耗电量小等优点，因而在电子技术中得到广泛的应用。利用它可以实现放大、振荡、调制、解调以及模拟信号的各种运算和脉冲信号的产生等。因此，熟悉集成运放的组成、主要性能和应用是非常重要的。

一、集成运算放大器的组成

集成运算放大器是一种高电压放大倍数、高输入电阻和低输出电阻的多级直接耦合放大电路，简称集成运放，其基本组成方框图如图8-4所示。集成运放通常由输入级、中间级、输出级及偏置电路四部分组成，输入级一般采用差动放大电路，要求其输入电阻高、零点漂移小、抗共模干扰能力强；中间级一般由共发射级放大电路组成，主要利用其较高的电压放大能力；输出级与负载相连接，一般由互补对称功放电路组成，要求其输出电阻低、带负载能力强，能够输出足够大的电压和电流；偏置电路一般由各种恒流源电路构成，

它的作用是给上述各级电路提供稳定和合适的偏置电流，决定各级的静态工作点。

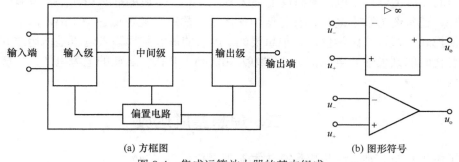

(a) 方框图　　　　　　　　　　　(b) 图形符号

图 8-4　集成运算放大器的基本组成

图 8-4(b)是集成运算放大器的图形符号。它有两个输入端和一个输出端，反相输入端标"–"号，同相输入端标"+"号。输出电压与反相输入端电压相位相反，与同相输入端电压相位相同。此外还有两个端子分别接正、负电源。有些集成运放还有调零端和相位补偿端等，这些在电路图中可以不画出来。在应用集成运放时，只需要知道它的几个管脚的用途及主要性能指标即可，至于它的内部电路结构如何一般无需进行深入的了解。

二、集成运算放大器的主要性能指标

为了正确挑选和使用集成运算放大器，下面简略地介绍集成运算放大器的主要性能指标。

1. 输入失调电压 U_{IO}　对于集成运算放大器，当输入电压为零时，输出电压应该为零。但由于制造工艺等原因，实际的集成运算放大器在输入电压为零时，输出电压常不为零。为了使输出电压为零，需在输入端加一适当的直流补偿电压，这个输入电压叫做输入失调电压 U_{IO}，其值等于输入电压为零时，输出的电压折算到输入端的等效电压值。U_{IO} 一般为毫伏级，它的大小反映了差分输入级的对称程度，失调电压越大，集成运放的对称性越差。

2. 输入失调电流 I_{IO}　输入失调电流是指输入信号为零时，两个输入端静态电流 I_+ 与 I_- 之差，即 $I_{IO}=I_+-I_-$，一般为输入静态偏置电流的 1/10 左右。输入失调电流是由差分输入级两个晶体管 β 值不一致所引起的。

3. 开环电压增益 A_{od}　开环电压增益是指集成运算放大器在无外接反馈电路时的差模电压放大倍数，也可用 A_{od} 的常用对数表示，即 $20\log A_{od}$(dB)，一般集成运算放大器的电压增益都很大，其值为 60～100dB，高增益运算放大器可达到 140dB。

4. 输入阻抗 r_i 和输出阻抗 r_o　其中输入阻抗是指集成运算放大器开环运用时，从两个输入端看进去的动态阻抗，它等于两个输入端之间的电压 U_i 的变化与其引起的输入电流 I_i 的变化之比，即 $r_i=\Delta U_i/\Delta I_i$，输入阻抗越大越好。输出阻抗 r_o 是指集成运算放大器开环运用时，从输出端与地端看进去的动态阻抗。输出阻抗越小越好，一般 r_o 在几百欧姆之内。

5. 共模抑制比 K_{CMRR}　共模抑制比是指集成运算放大器开环运用时，差模电压增益 A_{od} 与共模电压增益 A_{oc} 之比，即 $K_{CMRR}=A_{od}/A_{oc}$，该值越大，抗共模干扰能力越强，一般集成运算放大器的 K_{CMRR} 都可达到 80dB，高质量的集成运放可达 100dB 以上。

集成运算放大器还有很多其他指标，例如，转换速率是指放大器在闭环状态下，输入放大信号时，放大器输出电压对时间的最大变化速率。运放的静态功耗是指没有输入信号时的功耗，通常约为数十毫瓦，有些低功耗运放，静态功耗可低达 2.1mW 以下，这个指标对于便携式或植入式医学仪器是很重要的。运放的最大共模输入电压是指运放共模抑制比明显恶化时的共模输入电压值，通常约为几伏到十几伏。运放的电源电压，一般从几伏到几十伏。

三、理想集成运放

为了便于分析，常常将集成运算放大器理想化。

1. 集成运算放大器理想化的条件 开环电压增益 $A_{od} \to \infty$；差模输入电阻 $r_{id} \to \infty$；开环输出电阻 $r_o \to 0$；共模抑制比 $K_{CMRR} \to \infty$。

输入信号为零时，输出电压为零，且特性不随温度而变化。

2. 理想集成运算放大器工作在线性区的特点 对于工作于线性区的理想运算放大器，其同相输入端的电压为 u_+，反相输入端的电压为 u_-，输出电压为 u_o，则有 $u_o = A_{od}(u_+ - u_-)$。因为 $A_{od} \to \infty$，而输出电压 u_o 是个有限值，所以

$$u_+ - u_- \approx 0，即 u_+ \approx u_-$$

两个输入端电位近似相等，相当于短路，但内部并未短路，称为"虚短"。当其中一个输入端接地时，另一个输入端也为零电位，称为"虚地"，意即并非真正"接地"。

另外，理想集成运放的输入阻抗 $r_{id} \to \infty$，所以其输入电流

$$I_i = \frac{u_+ - u_-}{r_{id}}$$

而 $r_{id} \to 0$，因此可得 $I_i = i_+ = i_- \approx 0$，两个输入端输入电流近似为零，就如同两个输入端断路一样，但内部并未真正断路，故称为"虚断"。

因此，从上面的分析中，对于理想集成运算放大器我们可以得到两个重要的结论：

(1) $u_+ \approx u_-$，反相输入端与同相输入端电位近似相等。

(2) $I_i = i_+ = i_- \approx 0$，两个输入端的输入电流近似为零。

上面两个结论虽然是从理想运放的特性得到的，但比较符合实际情况，因此，对于各种实际的集成运放电路，可以用理想模型进行分析、计算，这样可使电路的分析大大地简化，同时也不影响结果。

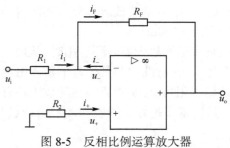

图 8-5　反相比例运算放大器

四、基本集成运放

1. 反相比例运算放大器 反相比例运算放大器如图 8-5 所示。输入电压 u_i 经输入电阻 R_1 由反相输入端输入，输出端与反相端之间接一反馈电阻 R_F，同相输入端与地之间接一平衡电阻 R_2，且 $R_2 = R_1 // R_F$，以保证运放输入端的对称。反相比例放大器是一种电压并联负反馈放大器。

由于理想运放输入电流近似为零，即 $I_i = i_+ = i_- \approx 0$ ，故 $i_1 \approx i_F$ ，从图 8-5 所示电路中可以看出

$$i_1 = \frac{u_i - u_-}{R_1}, \qquad i_F = \frac{u_- - u_o}{R_F}$$

所以

$$\frac{u_i - u_-}{R_1} = \frac{u_- - u_o}{R_F}$$

又因为理想运放两个输入端电位近似相等，即 $u_+ \approx u_- = 0$(称为虚地)，代入上式得

$$\frac{u_i}{R_1} = \frac{-u_o}{R_F}$$

反相比例运算放大器的闭环增益 A_{uF} 为

$$A_{uF} = \frac{u_o}{u_i} = -\frac{R_F}{R_1} \tag{8-4}$$

式中，A_{uF} 为反相放大器的闭环电压增益。上式表明：反相放大器的闭环电压增益只与外接电阻 R_1、R_F 有关，而与集成运放本身参数无关。只要电阻值足够精确，则输出电压 u_o 与输入电压 u_i 可得到高精度的比例关系，式中的负号表示输出电压 u_o 与输入电压 u_i 相位相反，所以称反相放大器。当 $R_1=R_F$ 时，$u_o=-u_i$，构成反相器。

例 8-1　电路如图 8-5 所示，已知 $R_1=10\text{k}\Omega$，$R_F=30\text{k}\Omega$，求该反相比例放大电路的闭环放大倍数 A_{uF}；如果 $u_i= -0.2\text{V}$，求 $u_o=$?；R_2 应取多大的数值？

解　由式(8-4)可得

$$A_{uF} = \frac{u_o}{u_i} = -\frac{R_F}{R_1} = -\frac{30}{10} = -3$$

所以输出电压

$$u_o=A_{uf}u_i=-3\times(-0.2)=0.6(\text{V})$$

反馈电阻

$$R_2=R_1 /\!/ R_F = \frac{30\times10}{30+10}=7.5(\text{k}\Omega)$$

2. 同相比例运算放大器　同相比例运算放大器如图 8-6 所示，输入电压 u_i 经电阻 R_2 由同相输入端输入，输出端与反相输入端之间接反馈电阻 R_F，同样为了保证输入参数对称，电阻 R_2 应为 $R_2=R_1 /\!/ R_F$。同相比例放大器是一种电压串联负反馈放大器，具有高输入阻抗、低输出阻抗的特点。

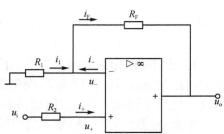

图 8-6　同相比例运算放大器

由于理想运放输入电流近似为零，即 $I_i = i_+ = i_- \approx 0$ ，故 $i_1 \approx i_F$ ，从图 8-6 所示电路中可以看出

$$i_1 = \frac{0 - u_-}{R_1}, \qquad i_F = \frac{u_- - u_o}{R_F}$$

所以

$$\frac{0 - u_-}{R_1} = \frac{u_- - u_o}{R_F}$$

又因为理想运放两个输入端电位近似相等，即 $u_+ \approx u_- = u_i$，代入上式得

$$\frac{0 - u_i}{R_1} = \frac{u_i - u_o}{R_F}$$

$$A_{uF} = \frac{u_o}{u_i} = 1 + \frac{R_F}{R_1} \tag{8-5}$$

式(8-5)表明，同相比例放大器的输出电压 u_o 与输入电压 u_i 为比例关系，且比例系数即闭环电压增益为正，始终大于或等于 1，与集成运算放大器本身参数无关。其电路精度和稳定度都很高。当反馈电阻 $R_F=0$ 时，$A_{uF} = \frac{u_o}{u_i} = 1 + \frac{R_F}{R_1} = 1$，输出电压 u_o 与输入电压 u_i 大小相等，相位也相同，具有电压跟随作用，此时电路称为电压跟随器，电路如图 8-7 所示。电压跟随器具有电压放大倍数等于 1，输入阻抗高、输出阻抗低的特点，广泛应用于电路的输入级与输出级。

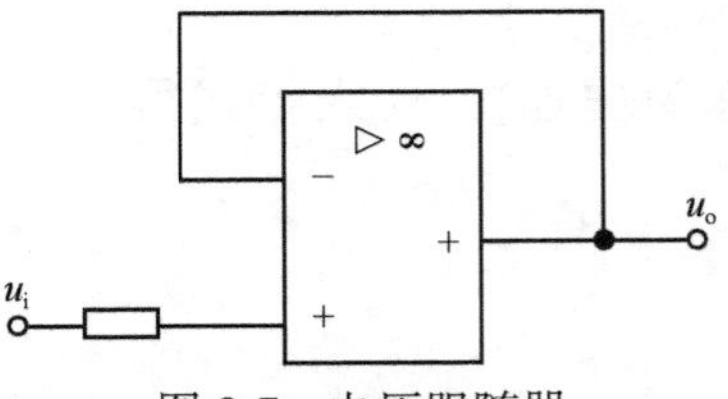

图 8-7　电压跟随器

例 8-2　电路如图 8-6 所示，已知 $R_1=20\text{k}\Omega$，$R_F=60\text{k}\Omega$，求该同相比例放大电路的闭环放大倍数 A_{uF}；如果 $u_i=-0.3\text{V}$，求 u_o=?；R_2 应取多大的数值？

解　由式(8-5)可得

$$A_{uF} = \frac{u_o}{u_i} = 1 + \frac{R_F}{R_1} = 1 + \frac{60}{20} = 4$$

所以输出电压

$$u_o = A_{uF}u_i = 4 \times (-0.3) = -1.2(\text{V})$$

反馈电阻

$$R_2 = R_1 /\!/ R_F = \frac{60 \times 20}{60 + 20} = 15(\text{k}\Omega)$$

第三节　集成运算放大器的应用电路

一、加减法运算放大电路

1. **反相加法运算电路**　当多个信号同时从运算放大器反相输入端输入放大器，便组成反相加法运算电路，也称反相加法器，电路如图 8-8 所示。

根据理想运放的同相输入端和反相输入端电位近似相等，两端输入电流近似为零，即 $u_+ \approx u_-$，$i_+ = i_- = 0$，故 $i_1 + i_2 + i_3 = i_F$，$u_+ \approx u_- = 0$，从图 8-8 所示电路中可以看出

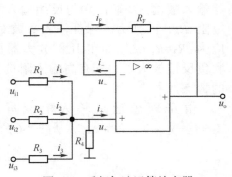

图 8-8　反相加法运算放大器

$$\frac{u_{i1}}{R_1} + \frac{u_{i2}}{R_2} + \frac{u_{i3}}{R_3} = \frac{0 - u_o}{R_F}$$

$$u_o = -R_F\left(\frac{u_{i1}}{R_1} + \frac{u_{i2}}{R_2} + \frac{u_{i3}}{R_3}\right) \tag{8-6}$$

式(8-6)表明，该电路的输出电压等于各输入电压按不同比例反相相加之和。

若 $R_1 = R_2 = R_3 = R$，则 $u_o = -\dfrac{R_F}{R}(u_{i1} + u_{i2} + u_{i3})$；

若 $R = R_F$，则 $u_o = -(u_{i1} + u_{i2} + u_{i3})$。为了保证运放电路的对称性，图 8-8 中 $R_4 = R_1 /\!/ R_2 /\!/ R_3 /\!/ R_F$。

2. 同相加法运算电路　当多个信号同时从运算放大器同相输入端输入放大器，便组成同相加法运算电路，也称同相加法器，电路如图 8-9 所示。

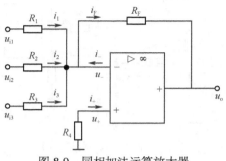

图 8-9　同相加法运算放大器

同样根据理想运放的同相输入端和反相输入端电位近似相等，两端输入电流近似为零，即 $u_+ \approx u_-$，$i_+ = i_- = 0$，故 $i_1 + i_2 + i_3 = i_4$。从图 8-9 所示电路中可以看出

$$\frac{u_+}{R_4} = \frac{u_{i1} - u_+}{R_1} + \frac{u_{i2} - u_+}{R_2} + \frac{u_{i3} - u_+}{R_3}，\quad \frac{u_-}{R} = \frac{u_o - u_-}{R_F}$$

经过变换后得

$$u_+ = \frac{\dfrac{u_{i1}}{R_1} + \dfrac{u_{i2}}{R_2} + \dfrac{u_{i3}}{R_3}}{\dfrac{1}{R_1} + \dfrac{1}{R_2} + \dfrac{1}{R_3} + \dfrac{1}{R_4}}，\quad u_- = R\frac{u_o}{R_F + R}$$

因为 $u_+ \approx u_-$，所以

$$\frac{\dfrac{u_{i1}}{R_1} + \dfrac{u_{i2}}{R_2} + \dfrac{u_{i3}}{R_3}}{\dfrac{1}{R_1} + \dfrac{1}{R_2} + \dfrac{1}{R_3} + \dfrac{1}{R_4}} = R\frac{u_o}{R_F + R}$$

因为电路具有一定对称性，$R /\!/ R_F = R_1 /\!/ R_2 /\!/ R_3 /\!/ R_4$，因此同相加法运算电路的输出

$$u_o = R_F\left(\frac{u_{i1}}{R_1} + \frac{u_{i2}}{R_2} + \frac{u_{i3}}{R_3}\right) \tag{8-7}$$

若 $R_1 = R_2 = R_3 = R_F$，则 $u_o = u_{i1} + u_{i2} + u_{i3}$。由此可见，不论是反相加法运算电路还是同相加法运算电路，输出电压与运算放大器本身的参数无关，只要电阻值足够精确，就可以保证加法运算的精确。

若把输入信号分别加在运算放大器的反相输入端与同相输入端，便可组成加减法运算放大器，读者可自行推导分析，这里不再展开讨论。

二、测量放大电路

测量放大电路具有高输入阻抗、低输出阻抗、强抗共模干扰、低温漂、低失调电压的特点，广泛应用于放大微弱信号，特别是在生物医学信号测量中占有重要地位。

运放构成的差放电路具有良好的性能，但必须解决不能直接与信号源配接的问题。为此，需要在信号源与差放之间加接跟随器。跟随器的高输入电阻使它能与高内阻信号源配接，它很低的输出电阻又不会影响后面的差放电路，保证了差放电路抑制共模干扰的能力。

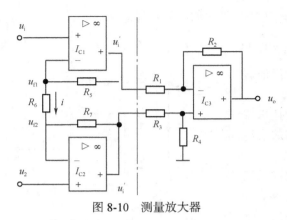

图 8-10 测量放大器

由于差放有两个输入端，它前面要加接两个跟随器作为前置级，又因为往往要求前置级有一定的放大量以提高抗噪声干扰的能力，所以实际的电路如图 8-10 所示，这个电路称为测量放大器。电路图中虚线右侧就是差放电路，电路图中虚线左侧就是由两个运放组成的同相放大电路，因为当同相放大电路的电压放大倍数 $A_{uf}=1$ 时就是跟随器，所以它具有与跟随器一样的输入电阻高、输出电阻低的特性，只不过放大倍数可调节($\geqslant 1$)。虚线左侧前置放大电路的分析如下。

根据理想运放的条件 $u_+ \approx u_-$，$i_+ = i_- = 0$，可以得出

$$u_1 = u_{f1}, u_2 = u_{f2}$$

且 R_5、R_6、R_7 上流过相同的电流 i，由此得到

$$u_1' - u_{f1} = u_1' - u_1 = R_5 i \ , \ u_1 - u_2 = u_{f1} - u_{f2} = R_6 i \ , \ u_2 - u_2' = R_7 i$$

将三个方程中的 i 消去，得出下面两个方程

$$u_1' = u_1 + \frac{R_5}{R_6}(u_1 - u_2)$$

$$u_2' = u_2 - \frac{R_7}{R_6}(u_1 - u_2)$$

其差模输出电压

$$u_1' - u_2' = \frac{R_5 + R_6 + R_7}{R_6}(u_1 - u_2)$$

可以看出，差模输出 $(u_1' - u_2')$ 仅与差模输入 $(u_1 - u_2)$ 有关，并没有受到共模输入 $(u_1 - u_2)/2$ 的影响，其差模放大倍数为

$$A_d = \frac{R_5 + R_6 + R_7}{R_6}$$

因为一般有 $R_5 = R_7$，因此

$$A_d = 1 + 2\frac{R_5}{R_6}$$

说明由 IC_1、IC_2 组成的输入电路具有适当放大差模信号的作用。

在 $R_5 = R_7$ 的情况下，其共模输出电压为

$$\frac{1}{2}(u_1' + u_2') = \frac{1}{2}(u_1 + u_2)$$

说明共模输出电压等于共模输入电压，或者说共模输出完全是由共模输入引起的，并没有放大。

这样，测量放大器电压放大倍数总是等于两部分电路差模放大倍数的乘积。

$$A_u = -\frac{R_2}{R_1}\left(1 + 2\frac{R_5}{R_6}\right) \quad (R_1 = R_3, \ R_2 = R_4) \tag{8-8}$$

图 8-10 所示完整的测量放大器具有如下特性：①有很高的输入电阻。②有很低的输出电阻。③差模电压放大倍数由前置级和差放级各自放大倍数的乘积确定。调节 $R_5(R_7)$、R_6 可调节差放的放大量，调节 $R_1(R_3)$、$R_2(R_4)$ 可调节前置级的放大量。④精心选配电阻，可使前置级的共模电压放大倍数 $A_c=1$，使差放级的共模电压放大倍数 $A_c \to 0$，因而使总的共模电压放大倍数趋于零，即有很高的共模抑制比、有很强的抑制共模干扰的能力。⑤具有平衡双端输入、单端对地输出的电路结构。

可见，测量放大器性能很好，适合测量有较高内阻信号源的微弱信号，它在测量和控制系统中有着广泛的应用。

三、微分和积分运算电路

1. 微分运算电路　图 8-11 所示是微分运算电路。信号 u_i 通过电容器 C 输入运放反相输入端，由于 $u_+ \approx u_- = 0$，$i_1 = i_F$，所以

$$i_1 = C\frac{d_{ut}}{d_t}, \qquad i_F = \frac{u_o}{R_F}$$

由上式可以得出

$$u_o = -R_F C\frac{d_{ut}}{d_t} \tag{8-9}$$

即输出电压与输入电压的微分成正比，实现了微分运算。需要指出的是微分运算电路的输入信号不能太大，否则将使运算放大器进入饱和状态，甚至可能损坏运算放大器。

2. 积分运算电路　若将图 8-12 中的电容 C 与反馈电阻 R_F 对调，则组成了积分运算电路，如图 8-12 所示。

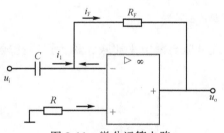

图 8-11　微分运算电路

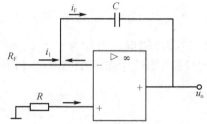

图 8-12　积分运算电路

由于 $u_+ \approx u_- = 0$，$i_1 = i_F$，经过分析可得

$$i_F = -C\frac{d_{uo}}{d_t}, \qquad i_1 = \frac{u_i}{R_F}$$

$$-C\frac{d_{uo}}{d_t} = \frac{u_i}{R_F}$$

经数学变换后，可得

$$u_o = -\frac{1}{R_F C}\int u_i d_t$$

即输出电压与输入电压的积分成正比，电路实现了对输入信号的积分运算。

四、电压比较电路

运算放大器除了能对输入信号进行运算外，还能对输入信号进行处理，如进行信号幅度比较的电压比较器，进行有源滤波的有源滤波器等。电压比较器的作用就是对两个输入信号进行比较，来判别输入信号的大小和极性。通常用于自动控制、数字仪表、波形变换、模数转换等电路中。

1. **电压比较器**　图 8-13 中 U_R 是参考电压，加在同相输入端，输入电压 u_i 加在反相输入端，运算放大器工作于开环状态。由于集成运算放大器的开环电压增益很高，即使输入端加一个非常微小的差模信号，也会使集成运算放大器工作于饱和区，输出电压达到饱和电压值，接近集成运算放大器的电源电压。

当 $u_i < U_R$ 时，运放输出正饱和电压值 $+U_{OM}$；

当 $u_i > U_R$ 时，运放输出负饱和电压值 $-U_{OM}$。

图 8-13 是运算放大器工作在开环状态时电压比较器的传输特性，可见比较器输入端进行的是模拟信号大小的比较，输入的是模拟量；而输出端只有高电平或低电平两种状态来反映其比较结果，输出的是数字量。因而电压比较器是模拟电路与数字电路之间的过渡电路，在自动控制、数字仪表、模数转换等方面都广泛地使用。

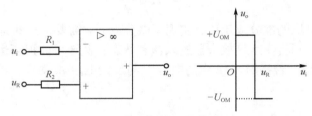

图 8-13　电压比较器及传输特性

2. **过零比较器**　当参考电压 $U_R = 0$ 时，即输入电压与零电平比较，称为过零比较器，过零比较器电路与传输特性如图 8-14 所示。

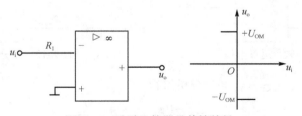

图 8-14　过零比较器及传输特性

实际上，电压比较器的参考电压也可接到运算放大器反相输入端，而输入信号电压 u_i 则接到同相输入端，其电压传输特性与上述电路刚好相反。

3. **滞回电压比较器**　上述电压比较器在实际应用时，如果 u_i 恰好在 U_R 的幅度附近，则由于零点漂移的存在，输出电压 u_o 将不断从一个极限跳到另一个极限值，并且如果信号中夹杂着噪声，输出状态可能随噪声而变化。为了改善输出特性，通常采用带有正反馈的滞回电压比较器，如图 8-15 所示。

图中 D_Z 是双向稳压管，用来使输出电压稳定在 $\pm U_Z$。R_4 是限流电阻，限制稳压管的电流。电路输出电压 U_o 经 R_2 和 R_3 分压后得到 U_B 并把它作为基准电压。U_B 的值是随着输出电压而改变。

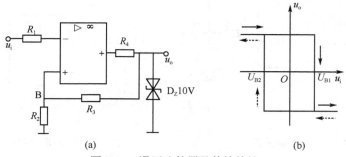

图 8-15　滞回比较器及传输特性

当运算放大器输出为 $+U_{OM}$ 时，$U_o=+U_Z$，$U_{B1}=\dfrac{R_2}{R_2+R_3}U_Z$；当运算放大器输出为 $-U_{OM}$ 时，

$U_o=-U_Z$，$U_{B2}=\dfrac{R_2}{R_2+R_3}U_Z$。假设开始时 U_o 为正，u_i 由负向正变化，这时必须有 $u_i>U_{B1}$，才能由正转换成负；而后当 u_i 由正向负变化时，因为 U_o 原来为负，必须有 $u_i<U_{B2}$，才能使 U_o 由负转换为正，于是产生图 8-15 所示的滞回特性，其中 U_{B1}、U_{B2} 为门限电压。

第四节　集成运算放大器使用常识

利用集成运放组成电路时应该了解一些使用常识，否则面对异常现象会束手无策，使用不当也会损坏集成运放。本节对使用集成运放时应该注意的事项作一简单介绍。

一、集成运放的保护措施

集成运放在使用中经常因为以下原因被损坏：输入信号过大，使 PN 结击穿；电源电压极性接反；输出端对电源或"地"短路。因此，为使集成运放安全工作，必须从运放输入端、输出端和电源三方面进行保护。

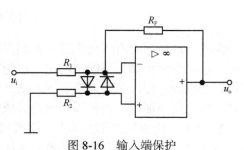

图 8-16　输入端保护

1. **输入端保护**　当输入端所加的电压过高时会损坏输入级的晶体管。为此，在输入端处接入两个反向并联的二极管，如图 8-16 所示，将输入电压限制在二极管的正向压降以下。

2. **输出端保护**　为了防止输出电压过大，可利用稳压管来保护，如图 8-17 所示，将两个稳压管反向串联，将输出电压限制在 $\pm(U_Z+U_D)$ 的范围内，其中 U_Z 是稳压管的稳定电压，U_D 是它的正向管压降。

3. **电源保护**　为了防止正、负电源接反，可利用二极管的单向导电性，在电源连接线上串联二极管来进行保护，如图 8-18 所示。

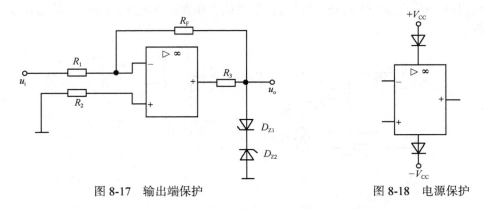

图 8-17　输出端保护　　　　　　　　　图 8-18　电源保护

二、常见故障分析

1. **调零**　实际运算放大器，当输入为零时，输出并不为零，采用调零技术可使输入为零时，输出也等于零。对于有外接调零端的集成运放，可以按照产品说明书的要求外接调零元件，其中大多数采用集电极调零电路如图 8-19(a)所示。对无外接调零的运算放大器，可采用基极调零电路，如图 8-19(b)所示。

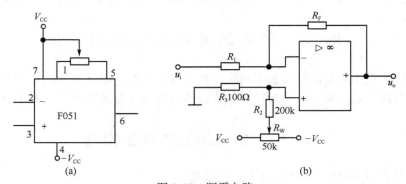

图 8-19　调零电路

集成运放使用时有时会出现不能调零现象，即当输入端对地短路使输入信号为零时，调整外接调零电位器仍不能使输出电压为零。出现这种故障是输出电压处于极限状态，电压接近于电源电压。在开环状态下调试出现这种现象属于正常情况，如果闭环状态下调零不起作用，则可能是接线错误、电路有虚焊点或运放组件损坏。

2. **消振**　集成运放是多级直接耦合的放大器，因而存在着分布电容等分布参数，使信号在传输过程中产生相移。信号频率变化时，相移也变化，当运放闭环(输出端与输入端经过导线、元器件相连)后，可能在某些频率上使放大器产生自激振荡。为了使放大器工作稳定，通常外接 RC 消振电路或消振电容，用它来破坏产生自激振荡的条件。图 8-20(a)所示为电容消振，其具体做法是在补偿端子上接一个电容。图 8-20(b)所示为 RC 串联消振电路，对于 R、C 的数值的选择，在实际应用中，可采用近似估算和试验调整的方法。若自激振荡波形近似正弦波，则 RC 取值由自激振荡频率 f_o 来估算，一般取 $RC \gg 2\pi f_o$。

如果电路输出端有容性负载、接线太长或补偿元件参数选择不当，都会产生自激现象。这时应该重新调整 RC 补偿元件，加强正负电源退耦或在反馈电阻两端并联电容等。

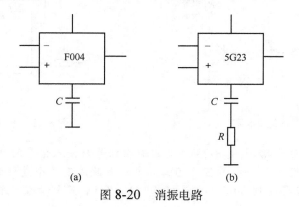

(a)　　　　　　　(b)

图 8-20　消振电路

习　题　八

8-1　阻容耦合放大电路能放大直流信号吗？为什么？直接耦合的直流放大电路有什么突出的问题需要解决？

8-2　什么叫零点漂移？零点漂移产生的主要原因有哪些？如何抑制零点漂移？

8-3　差放电路为什么要求两边的元件对称？差动放大器双端输入-双端输出时，是如何克服零点漂移的？

8-4　解释下面术语的含义：共模信号、差模信号、共模信号放大倍数、差模信号放大倍数、共模抑制比。

8-5　集成运算放大器的内部电路一般由哪几个主要部分组成？各部分的作用是什么？

8-6　理想集成运算放大器的性能指标有哪些？

8-7　什么叫做"虚地"？什么叫做"虚短"？什么叫做"虚断"？在反相比例放大电路中，同相输入端接"地"，反相输入端的电位接近"地"电位。既然这样，是否可以把两个输入端直接连起来？

8-8　图 8-21 是监控报警装置，如需对某一参数(如温度、压力等)进行监控，可由传感器取得监控信号 u_i，U_R 是参考电压。当超过正常值时，报警灯亮，试说明其工作原理。二极管 D 和电阻 R_3 在此起何作用？

8-9　某差动放大器两个输入端的电压信号分别为 $u_{i1}=3.16V$，$u_{ii2}=3.07V$，试计算两管之间输入的差模信号 u_d 和共模信号 u_c 的大小。

8-10　按下列各运算关系画出运算电路，并计算各电阻的阻值。

(1)　$u_o = -(0.5u_{i1} + u_{i2})$，$R_F=100k\Omega$；

(2)　$u_o = 2u_{i1} - 5u_{i2} + 0.1u_{i3}$。

8-11　在图 8-22 所示电路中，若输入电压为 u_i，试推导出输出电压 u_o 的表达式。

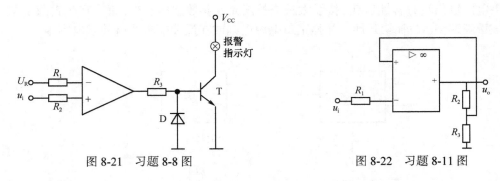

图 8-21　习题 8-8 图　　　　　　　　图 8-22　习题 8-11 图

8-12　根据给出的电路图(图 8-23)，写出输出信号与输入信号的运算关系式。

8-13　应用集成运放将一个量程为 5V 的电压表改成有多个量程的电压表，改装电路图如图 8-24 所示，设要得到 50V、10V、5V、1V、0.5V 五个量程。求 R_{11}、R_{12}、R_{13}、R_{14} 和 R_{15} 的电阻值。

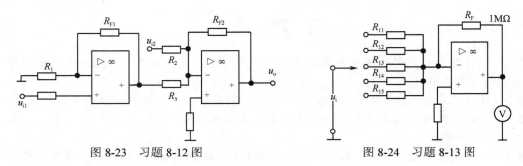

图 8-23　习题 8-12 图　　　　　　　　图 8-24　习题 8-13 图

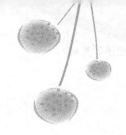

第九章　直流稳压电源

许多电子电路都需要稳定的直流电源供电，而直流电源通常由交流电转换而来。目前被广泛采用的是由交流电源经变压、整流、滤波、稳压而得到的直流稳压电源，其原理框图如图 9-1 所示。变压就是将电网电压变换成负载所需要的电压值；整流就是将交流电变换成单向脉动直流电；滤波就是滤去脉动直流中的交流成分；稳压就是通过自动调节，在电源电压或负载变化时仍保持输出电压基本恒定，目前集成稳压器因其性能可靠、使用方便而得到广泛应用。

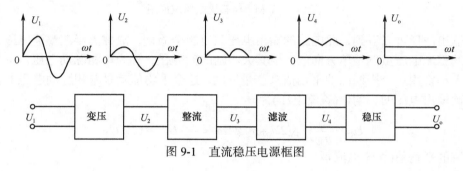

图 9-1　直流稳压电源框图

第一节　整　流　电　路

将交流电转换成脉动直流电的过程称为整流，能实现整流的电路称为整流电路。利用二极管的单向导电性可实现整流，因此整流电路的核心元件是二极管。

一、单相半波整流电路

若整流电路输入的是单相交流电，则称为单相整流电路。图 9-2 所示为单相半波整流电路，它是最简单的整流电路。

单相半波整流电路由整流变压器 T_r、整流二极管 D 及负载电阻 R_L 组成，变压器 T_r 将交流电网电压 u_1 变换为交流电压 u_2，u_2 是整流电路的输入电压，整流二极管 D 与负载 R_L 串联，R_L 上得到整流输出电压 u_o。

设整流电路输入电压为 $u_2 = \sqrt{2}U_2\sin\omega t$，波形如图 9-3(a)所示。将整流二极管看成理想二极管，正向电阻为零，反向电阻为无穷大。ωt 在 $0\sim\pi$ 区间时，输入电压处于正半周

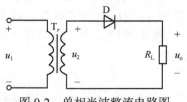

图 9-2　单相半波整流电路图

$(u_2 > 0)$，瞬时极性上正下负，二极管 D 因承受正向偏置而导通，此时 $u_0 = u_2$，ωt 在 $\pi \sim 2\pi$ 区间时，输入电压处于负半周$(u_2 < 0)$，瞬时极性上负下正，二极管 D 因承受反向偏置而截止，此时 $u_0 = 0$，此输出电压 u_o 的波形如图 9-3(b)所示，流过负载电阻的电流波形与输出电压的波形相似。

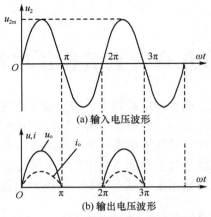

(a) 输入电压波形

(b) 输出电压波形

图 9-3 单相半波整流电路波形图

由输出波形可以看到，此电路的输出电压只有半个周期，故称为半波整流电路，负载上得到的整流电压虽然是单方向的，但其大小随时间变化，称为单相脉动电压。单相脉动电压的大小常用一个周期内的平均值来衡量反映，这个平均值就是单相脉动电压的直流分量，因此输出电压的平均值(直流电压)为

$$U_0 = \frac{1}{2\pi} \int_0^{\pi} \sqrt{2}U_2 \sin\omega t \mathrm{d}\omega t = \frac{\sqrt{2}}{\pi} U_2 \approx 0.45U_2 \qquad (9\text{-}1)$$

输出电流的平均值(直流电流)为

$$I_{\mathrm{o}} = \frac{U_{\mathrm{o}}}{R_{\mathrm{L}}} = 0.45 \frac{U_2}{R_{\mathrm{L}}} \qquad (9\text{-}2)$$

式(9-1)和(9-2)反映了单相半波整流电路输出电压平均值和输出电流平均值与输入电压有效值之间的关系。

由于二极管与负载串联，所以流过二极管的平均电流 I_{D} 就是流过负载的直流电流 I_0，即

$$I_0 = I_{\mathrm{D}} = 0.45 \frac{U_2}{R_{\mathrm{L}}} \qquad (9\text{-}3)$$

在负半周，二极管截止，二极管承受的最高反向工作电压 U_{DRM} 为输入电压的最大值 $U_{2\mathrm{m}}$，即

$$U_{\mathrm{DRM}} = U_{2\mathrm{m}} = \sqrt{2}U_2 \qquad (9\text{-}4)$$

根据式(9-3)和(9-4)求得的流过二极管的平均电流 I_{D} 和二极管承受的最高反向电压 U_{DRM}，可以选择二极管的最大整流电流 I_{F} 和反向工作峰值电压 U_{RM}，从而选择满足要求的二极管类型。为了使用安全，一般选择

$$I_{\mathrm{F}} \geqslant I_{\mathrm{D}} \qquad (9\text{-}5)$$

$$U_{\mathrm{RM}} = (2 \sim 3)U_{\mathrm{DRM}} \qquad (9\text{-}6)$$

单相半波整流电路虽然结构简单，但输出电压平均值低，脉动成分大，变压器利用率低。目前使用最广泛的是单相桥式整流电路。

二、单相桥式整流电路

单相桥式整流电路由整流变压器 T_r、四只整流二极管 $D_1 \sim D_4$ 以及负载电阻 R_L 组成。二极管 $D_1 \sim D_4$ 构成桥式整流，整流桥的两组对角分别连接整流电路的输入电压 u_2 和负载 R_L，电路如图 9-4(a)所示。图 9-4(b)是图 9-4(a)的简化画法。

设 $u_2 = \sqrt{2}U_2 \sin\omega t$，其波形如图 9-5(a)所示。$\omega t$ 在 $0 \sim \pi$ 区间时，输入电压处于正半周($u_2 > 0$)，极性上正下负，a 点电位高于 b 点电位，二极管 D_1、D_3 因承受正向电压而导通，二极管 D_2、D_4 因承受反向电压而截止，电流沿 $a \to D_1 \to R_L \to D_3 \to b$ 形成回路，如图中实线箭头所示；若忽略二极管 D_1、D_3 的导通压降，则此时负载上的电压为 $u_0=u_2$。ωt 在 $\pi \sim 2\pi$ 时，输入电压处于负半周($u_2<0$)，瞬时极性上负下正，b 点电位高于 a 点电位，二极管 D_2、D_4 因承受正向电压而导通，二极管 D_1、D_3 因反向电压而截止，电流沿 $b \to D_2 \to R_L \to D_4 \to a$ 形成回路，如图中虚线箭头所示；若忽略二极管 D_2、D_4 的导通压降，则此时负载上的电压为 $u_0=u_2$。

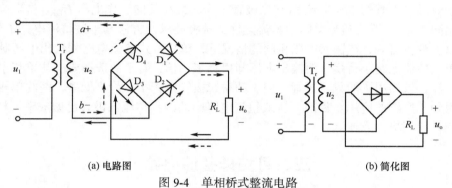

(a) 电路图　　　　　　　(b) 简化图

图 9-4　单相桥式整流电路

由此可见，桥式整流电路中，负载上的电压在输入电压的正、负半周都存在，它是方向一定、大小变化的脉动电压，波形如图 9-5(b)所示。

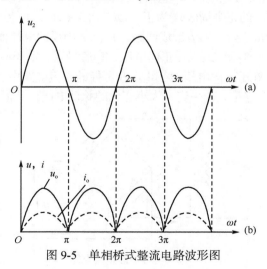

图 9-5　单相桥式整流电路波形图

由输出波形可以看到，桥式整流电路输出电压的平均值是半波整流电路的两倍，即

$$U_0 = 2 \times 0.45 U_2 = 0.9 U_2 \tag{9-7}$$

输出电流的平均值同样增加一倍，即

$$I_0 = \frac{U_0}{R_L} = 0.9 \frac{U_2}{R_L} \tag{9-8}$$

因为一个信号周期内，每只二极管轮流导通半个周期，所以流过每只二极管的平均电流 I_D 只有负载电流 I_0 的一半，即

$$I_D = \frac{1}{2} I_0 = 0.45 \frac{U_2}{R_L} \tag{9-9}$$

从图 9-4(a)可以看出，当二极管 D_1、D_3 导通时，二极管 D_2、D_4 的阴极接于 a 点、阳极接于 b 点，因此二极管 D_2、D_4 因承受反向电压而截止，所承受的最高反向工作电压 U_{DRM} 是输入电压的最大值 U_{2m}，即

$$U_{DRM} = U_{2m} = \sqrt{2} U_2 \tag{9-10}$$

同理可知，二极管 D_1、D_3 也承受 $\sqrt{2} U_2$ 的最高反向工作电压。

由于流过二极管的平均电流 I_D 和二极管承受的最高反向工作电压 U_{DRM} 与半波整流电路时的相同，因此，桥式整流电路中整流元件的选择要求及方法与半波整流电路中的相似。

从以上分析可知，在输入电压相同的情况下，单相桥式整流电路的输出电压脉动程度比单相半波整流电路小得多，而输出电压却提高了一倍；管子的选择要求与单相半波整流电路中一样，虽然用了四只二极管，但小功率二极管体积小、价格低廉，因此单相桥式整流电路得到了广泛的应用。目前，桥式整流电路中的四只整流二极管已做成整流桥模块，俗称桥堆，使用更为方便。

三、可控硅整流电路

将交流电变为大小可调的直流输出电压的过程称为可控整流。较常用的可控硅整流电路是半控桥式整流电路，电路如图 9-6 所示。由整流变压器 T_r、两只整流二极管 D_1、D_2 和两只晶闸管 T_1、T_2 以及负载电阻 R_L 组成。

在变压器副边电压 u_2 的正半周(a 端为正，ωt 在 $0 \sim \pi$ 时)，T_1 和 D_2 承受正向电压，T_1 管导通，电流沿 $a \rightarrow T_1 \rightarrow R_L \rightarrow D_2 \rightarrow b$ 形成回路，T_2、D_1 因反向电压而截止。在 u_2 的负半周(b 端为正，ωt 在 $\pi \sim 2\pi$ 时)，T_2 和 D_1 承受正向电压，T_2 管导通，电流沿 $b \rightarrow T_2 \rightarrow R_L \rightarrow D_1 \rightarrow a$ 形成回路，这时 T_1、D_2 处于反向电压而截止。在可控硅整流电路中，负载上的电压在输入电压的正、负半周都存在，它是方向一定、大小变化的脉动电压，波形如图 9-7 所示。

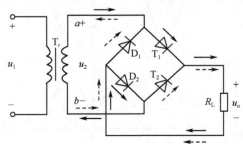

图 9-6 可控硅整流电路

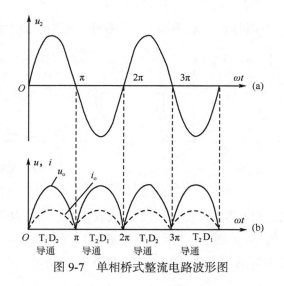

图 9-7 单相桥式整流电路波形图

在图 9-7 中，设 t 时刻对应的 $\alpha = \omega t$ 称为控制角，而 $\theta = \pi - \alpha$ 称为导通角。设 $u_2 = \sqrt{2}U_2\sin\omega t$，则

$$U_0 = \frac{1}{\pi}\int_\alpha^\pi \sqrt{2}U_2\sin\omega t\,\mathrm{d}\omega t = \frac{\sqrt{2}}{\pi}U_2\left(1+\cos\alpha\right) = 0.9U_2\frac{1+\cos\alpha}{2} \tag{9-11}$$

当 $\alpha = 0$（即导通角 $\theta = 180°$）时，$U_0 = 0.9U_2$，输出电压最高，相当于不可控二极管单相桥式整流电压；当 $\alpha = 180°$ 时，$U_0 = 0$，这时可控硅全关断。由式(9-11)可进一步得到负载电阻 R_L 中整流电流的平均值为

$$I_0 = \frac{U_0}{R_L} = 0.9\frac{U_2}{R_L}\cdot\frac{1+\cos\alpha}{2} \tag{9-12}$$

可见，当 U_2 一定时，改变控制角 α，即改变触发脉冲的加入时刻，就可改变电压的平均值，也就达到可控整流的目的。

四、倍压整流电路

在有些电子仪器和设备中，需要有能供给高电压(kV 级)、小电流(mA 以下)的直流电源，若采用上述整流电路，变压器副边电压很高，需要副绕组的匝数很多，体积大，而且二极管的反向耐压也需很高。为避免这些缺点，可采用倍压整流电路，它对变压器次级电压要求不高，利用低耐压二极管，便可获得比输入交流电压峰值高很多倍的直流电压。

倍压整流电路是利用二极管的单向导电性引导电源分别对每一个电容充电，然后将电容上的电压顺极性串联相加，来获得高电压的。图 9-8 是二倍压整流电路，它的工作原理如下：在变压器副边电压 u_2 的正半周时，其极性为上正下负，即 a 点电位高于 b 点，如图 9-8(a)所示，二极管 D_1 导通，D_2 截止，电流通路是 $a \to C_1 \to D_1 \to b$，C_1 被充电至 u_2 的峰值，即 $U_{C1} = \sqrt{2}U_2$。在变压器副边电压 u_2 的负半周时，其极性为上负下正，即 b 点电位高于 a 点，如图 9-8(b)所示，二极管 D_2 导通，D_1 截止，电流通路是 $b \to C_2 \to D_2 \to C_1 \to a$，$u_2$ 与 C_1 上的电压 U_{C1} 串联起来对 C_2 充电，C_2 上得到的最大电压为 $U_{C2} = 2\sqrt{2}U_2$。从前面的分析可以看出，二极管 D_1 所承受的反向电压是负半周时 u_2 与 C_1 上电压 u_{C1} 的代数和，D_2

所承受的反向电压是正半周时 u_2、u_{C1} 和 u_{C2} 的代数和，它们的最大值均为 $2\sqrt{2}U_2$。

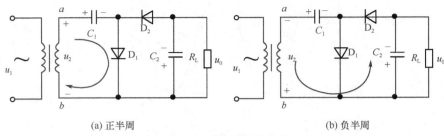

(a) 正半周　　　　　　　　　　　　　(b) 负半周

图 9-8　二倍压整流电路

再接一个二极管 D_3 和电容器 C_3，或多个二极管和电容器可以得到三倍压、多倍压的整流电路。而每个二极管所承受的最高反向电压基本上仍为 $2\sqrt{2}U_2$，电容除了 C_1 的耐压为 $\sqrt{2}U_2$ 外，C_2、C_3 等电容的耐压都是 $2\sqrt{2}U_2$，如图 9-9 所示。

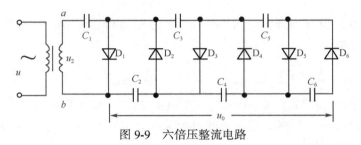

图 9-9　六倍压整流电路

这种电路的优点是，可以从低电压的交流电源获得很高的直流输出电压，而对变压器次级绕组绝缘层、电容和二极管的耐压要求都不高。但在接上负载后，电容将对负载放电，电压将会降低。若负载电阻小，则电容放电快，输出电压下降较多，电容放电产生的电压脉动也较大。所以倍压整流电路只适用于高电压、小电流的场合。

五、三相全波整流电路

图 9-10(a)是三相全波整流电路，它是由两个三相半波整流电路合成的。D_1、D_3、D_5 的阳极连在一起，电位相同，如果 a、b、c 三点中某点电位最低，则相应的二极管就导通。D_2、D_4、D_6 的阴极连在一起，电位相同，如果 a、b、c 三点中某点电位最高，则相应的二极管就导通。如图 9-10(b)所示，在 $t_1 \sim t_2$ 期间，a 点电位最高，所以 D_2 导通，则 A 点与 a 点电位近似相等，D_4、D_6 阴极电位因比其阳极电位高而截止。同时 b 点电位最低，使 B 点电位与 b 点电位相等，则 D_1、D_5 阴极电位比阳极高而截止。这时电流回路为 $a - D_2 - R_f - D_5 - c$。由此可知，在任一瞬间只有两个二极管导电，图 9-10(b)所示输入电压波形的下面列出了各二极管的导电次序。依次循环变化，在负载上就得到一个比较稳定的直流脉冲电压。这种电路的变压器利用率很高，整流电压脉冲较小，所以大功率整流器多采用这种电路。

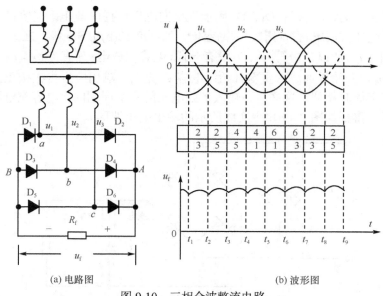

(a) 电路图　　　　　　　　　　(b) 波形图

图 9-10　三相全波整流电路

第二节　滤　波　电　路

从前面的分析可以看出，整流电路的输出电压是脉动直流，脉动直流中包含了很多脉动成分(交流分量)，这些交流分量可以通过滤波电路滤除，使其变成比较平滑的电压波形。常用的滤波电路有电容滤波电路、电感滤波电路和 π 型滤波电路等。本节主要介绍电容滤波电路。

一、电容滤波电路

图 9-11 所示为单相桥式整流电容滤波电路，电容滤波电路就是在整流电路的输出端与负载电阻之间并联一个足够大的电容。由于电容两端的电压不会突变，所以负载两端的电压也不会突变，使输出电压变得平稳，从而达到滤波的目的。

(一) 工作原理

设桥式整流电路输入电压 u_2 的波形如图 9-12(a)所示。电路不接滤波电容时，整流电路的输出电压波形如图 9-12(b)中的虚线所示。接入滤波电容 C 后，负载两端的输出电压 u_0 就是电容两端电压 u_c，即 $u_0 = u_c$。假设电容器初始电压为零 $u_c = 0$，当 $0 < \omega t < \pi/2$ 时，u_2 按正弦规律上升，$u_2 > u_c$，整流二极管 D_1、D_3 导通，u_2 一方面给负载供电，另一方面对电容 C 充电。在忽略二极管正向压降的情况下，充电速度很快，充电电压 u_c 与 u_2 上升一致，使得 $u_0 = u_2$，如图 9-12(b)中 On 段。当 $\omega t = \pi/2$ 时，u_c 充电至最大值 u_{2m}。然后，u_2 按正弦规律下降，电容开始放电，u_c 按指数规律下降，在开始的一段时间内($\pi/2 < \omega t < \omega t_1$)，由于 u_2 下降(正弦规律)速度慢，u_c 下降(指数规律)速度快，仍满足 $u_2 > u_c$，所以，整流二极管 D_1、D_3 仍然导通，则 $u_0 = u_2$，输出电压仍然按正弦规律下降；当 $\omega t \geqslant \omega t_1$ 时，u_c 下降速

度变慢，使得 $u_2 < u_c$，二极管 D_1、D_3 因承受反向电压而提前截止，电容通过负载电阻继续放电，输出电压按放电规律(指数规律)变化，如图 9-12(b)中 mp 段。在 u_2 的负半周刚开始时，由于 $|u_2| < u_c$，所以二极管 D_2、D_4 没有导通，电容仍放电；只有当 $\omega t = \omega t_2$ 时，$|u_2| = u_c$，二极管 D_2、D_4 才开始导通，u_2 重新开始给电容 C 充电，输出电压再次按正弦规律上升，工作情况与正半周时相似。这样，在输入正弦电压的一个周期内，电容充电两次、放电两次，反复循环，得到如图 9-12(b)中实线所示的输出电压波形。

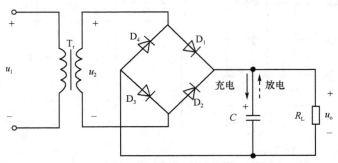

图 9-11　单相桥式整流电容滤波电路

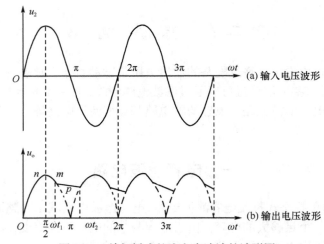

图 9-12　单相桥式整流电容滤波的波形图

(二) 滤波电容的选择与输出电压的关系

从电容滤波电路的工作原理分析，电容越大，负载越大，放电就越慢，滤波效果就越好，输出电压的脉动性就越小，输出电压的平均值就越高，因此，输出电压的平均值与电容放电时间常数 $R_L C$ 有关。显然，当 $R_L = \infty$ 时，电容 C 不再放电；理想情况下，$U_o = U_c = \sqrt{2} U_2 = 1.4 U_2$，此时输出电压最大；当 R_L 很小时，电容 C 放电很快，输出电压与 u_2 同步下降，输出电压平均值减小，滤波效果变差。为了得到比较平直的输出电压，一般要求

$$R_L C \geq (3 \sim 5)\frac{T}{2} \tag{9-13}$$

式中，T 是输入交流电的周期。

当电路满足上述要求时，输出电压的平均值一般取

$$U_0 = 1.2U_2 \qquad (9\text{-}14)$$

必须注意的是，半波整流电容滤波电路中，由于滤波电容在负半周始终放电，故输出电压脉动要大些，电压的平均值要小些，一般取

$$U_0 = U_2 \qquad (9\text{-}15)$$

(三) 电容滤波电路的特点

(1) 电容滤波电路结构简单，输出电压较高，脉动较小，滤波效果较好，应用较为广泛。

(2) 滤波电容容量较大，一般为电解电容，使用时应注意正确连接极性，以防止被击穿损坏。

(3) 电路开始工作时，电容上的电压 $u_c = 0$，通电后电源经整流二极管向电容 C 充电。充电瞬间，二极管流过的短路电流是正常电流的 5～7 倍，因此选择二极管参数时，二极管的正向平均电流应选择大些。

(4) 电容滤波电路的输出电压与负载有关，图 9-13 所示为输出电压与输出电流的关系曲线，称为电容滤波器的外特性曲线。从图中可以看到，随着输出电流的增大（R_L 减小），电容放电的时间常数 $R_L C$ 随之减小，放电速度加快，U_0 随之下降，说明电路的外特性较差，或者说电路的带负载能力较差。因此，电容滤波电路适用于负载电流小且负载变化不大的场合。

例 单相桥式整流电容滤波电路中，其输入交流电压的频率 $f = 50\text{Hz}$，负载电阻 $R_L = 200\,\Omega$，要求直流输出电压 $U_0 = 24\text{V}$，试选择整流二极管和滤波电容。

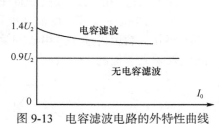

图 9-13 电容滤波电路的外特性曲线

解 (1) 因为流过二极管的平均电流为

$$I_D = \frac{1}{2}I_0 = \frac{1}{2} \times \frac{U_0}{R_L} = 0.06\text{A}$$

二极管承受的最高反向工作电压为

$$U_{DRM} = \sqrt{2}U_2 = \sqrt{2} \times \frac{U_0}{1.2} = \sqrt{2} \times \frac{24}{1.2}\text{V} \approx 28\text{V}$$

因此，可选择最大整流电流 $I_F \geqslant 7 \times 0.06\text{A} = 0.42\text{A}$，反向工作峰值电压 $U_{RM} \geqslant 3 \times 28\text{V} = 84\text{V}$ 的整流二极管。

(2) 根据式(9-13)，取

$$R_L C = 5 \times \frac{T}{2}$$

则

$$C = \frac{5T}{2R_L} = \frac{5}{2 \times 50 \times 200}\text{F} = 250 \times 10^{-6}\text{F} = 250\mu\text{F}$$

取 C 的耐压值为 50V。因此，可以选择容量为 250μF、耐压值为 50V 的电容。

二、电感滤波电路

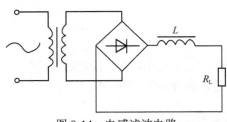

图 9-14 电感滤波电路

图 9-14 是桥式整流电感滤波电路。铁芯电感线圈 L 与负载 R_L 串联,利用电感线圈产生自感电动势来阻碍输出电流和电压变化,从而减小脉动程度。

桥式整流电路输出电压波形可分解为直流分量和交流分量。电感线圈 L 对交流分量具有感抗 $|Z_L| = \omega L$,谐波频率愈高,感抗愈大,若使 $\omega L \gg R_L$,则交流分量绝大部分降落在电感线圈 L 上;而电感线圈对直流分量的感抗为零,线圈内阻很小,因此直流分量电压几乎全部降落在负载电阻 R_L。所以,电感滤波的输出电压平均值与桥式整流的输出电压平均值相同,即

$$U_0 = 0.9U_2 \tag{9-16}$$

电感滤波电路适用于电流较大、负载变动较大,而对输出电压脉动程度要求不高的场合,高频时更为合适。

三、π 型滤波电路

为了获得平滑程度较高的直流电,常采用电容和电感组合的 π 型 LC 滤波电路。

图 9-15 为一 π 型 LC 滤波电路,整流输出的单向脉动电压中的交流分量先经 C_1 滤去一大部分,然后再经 LC_2 组成的第二级滤波电路滤波,使输出电压的脉动程度大大减小,滤波效果显著提高。

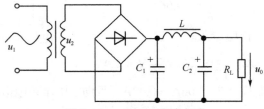

图 9-15 π 型 LC 滤波电路

由于电感线圈的体积大而笨重,成本又高,所以在负载电流较小的场合可以用电阻去代替 π 型 LC 滤波电路中的电感线圈,这样就构成了 π 型 RC 滤波电路,如图 9-16 所示。

整流输出的单向脉动电压中的交流分量先经 C_1 滤去一大部分,然后再经 RC_2 组成的第二级滤波电路滤波。虽然电阻对于交、直流分量具有同样的降压作用,但是由于电容 C_2 的容抗绝对值为 $|Z_c| = \dfrac{1}{\omega C_2}$,对交流信号的容抗小,信号频率愈高容抗愈小。因此,在 RC_2 组成的分压电路中,脉动电压的交流分量绝大部分降落在电阻 R 上,而与 C_2 并联的负载 R_L 两端的交流电压就非常小了。

π 型 RC 滤波电路比 π 型 LC 滤波电路的重量轻、体积小、成本低,但电阻 R 既要损耗功率,又使直流输出电压降低,因此,它只适用于负载电流较小的场合。

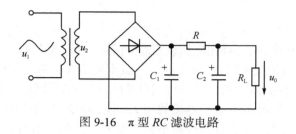

图 9-16　π 型 RC 滤波电路

第三节　稳 压 电 路

前面讨论的整流滤波电路不能保证输出稳定的直流电压，一是因为电源电压并不稳定，会引起输出电压发生变化；二是因为整流滤波电路存在内阻，当负载变化引起电流变化时，内阻上产生变化的压降，使输出直流电压随之改变。为了得到稳定的直流电压，必须在整流滤波之后接入稳压电路。

一、硅稳压管稳压电路

硅稳压管稳压电路最常用的是硅稳压二极管稳压电路。

(一) 电路组成

图 9-17 所示为由稳压二极管 D_Z 和限流电阻 R 构成的最简单的稳压电路。U_1 是经整流滤波后的直流电压，用作稳压电路的输入电压；负载 R_L 与稳压二极管 D_Z 并联。负载上的输出电压 U_0 就是稳压二极管的稳定电压，因为稳压二极管工作在反向击穿区时，通过稳压二极管的电流可以在 $I_{Zmin} \sim I_{Zmax}$ 较大的范围内变化，而稳压二极管的稳定电压变化很小，所以 U_0 是一个比较稳定的电压。

(二) 工作原理

在整流滤波电路中，引起输出电压不稳定的主要原因是电源电压的变化和负载电流的变化，以下分别对这两种情况的稳压原理进行分析。

当交流电源电压增大时，稳压电路的输入电压 U_1 随之上升，负载电压 U_0 也有增大的趋势。而当 U_0 有增加时，引起稳压二极管的端电压 U_Z 有增加，而稳压二极管的电流 I_Z 显著增加，于是通过限流电阻 R 上的电流增加，使 R 两端的电压也显著增加，以抵消 U_1 的增加，从而使输出电压 U_0 近似保持不变。上述稳压过程可表示为

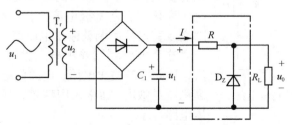

图 9-17　硅稳压二极管稳压电路

$$U_1 \uparrow \to U_0 \uparrow \to U_Z \uparrow \to I_Z \uparrow \to I \uparrow \to IR \uparrow \to U_0 (U_0 = U_1 - IR)$$

反之，当交流电源电压减小时，输出电压也能近似保持不变，稳压过程与上述过程相反。

当电源电压不变而负载电阻 R_L 减小时，负载电流增大，进而使限流电阻 R 上的电压增大，负载电压 U_0 因而有减少的趋势。负载电压($U_0=U_Z$)的下降使得稳压二极管电流 I_Z 显著减小，这个减小的电流抵消了负载电流的增大，使得通过限流电阻 R 的电流和电压近似保持不变，因而输出电压 U_0 也近似保持不变。反之，负载电阻增大时，输出电压也能基本保持不变，其稳压过程相似。

由上述分析可知，在硅稳压二极管稳压电路中，稳压二极管的电流调节作用与限流电阻 R 的电压调节作用是稳压的关键，也就是利用了稳压二极管端电压的微小变化可引起较大电流变化的性质，再通过 R 的电压调节作用，以保证输出电压的恒定。这里，限流电阻是关键元件。对于已经确定的稳压电路，R 的大小不能随便改变。若 R 过大，则稳压二极管将不能起稳压作用；若 R 太小，则起不到限流作用，甚至可能烧坏稳压二极管。

由于稳压二极管与负载是并联的，故此电路也称为并联型稳压电路。并联型稳压电路结构简单，稳压效果较好，但输出电压不可调节，稳定精度不高，所以适用于稳压要求不高和负载电流较小的场合，常作为基准电压源使用。

二、串联型晶体管稳压电路

串联型晶体管稳压电路克服了硅稳压二极管稳压电路存在的缺点，是目前应用较为广泛的稳压电路，而且它还是集成稳压器的基础。

(一) 简单的串联型稳压电路

串联型稳压电路的原理是将一个可变电阻与负载串联，通过改变电阻的阻值大小来改变电阻上的电压降，从而达到使负载上的电压保持基本不变的目的。由于晶体管的基极电流对集电极电流具有控制作用，它的集电极与发射极之间的电阻 $R_{CE} = \dfrac{U_{CE}}{I_C}$ 相当于一个受基极电流控制的可变电阻，所以可将它作为调整电阻，实现稳压作用。

图 9-18 所示为一个简单的串联型晶体管稳压电路，U_1 是经整流滤波后的电压，为稳压电路的输入电压；U_0 为稳压电路的输出电压，$U_0=U_1-U_{CE}$；晶体管 T 为调整电阻，称为调整管，与负载串联；电阻 R 与稳压管 D_Z 组成基准电压源，提供基准电压 U_Z，保证调整管基极电压 U_B 恒定。

电源电压或负载电流的变化引起晶体管发射极电位的变化，由于晶体管的基极电位不变，所以，发射结电压变化，引起基极电流变化，晶体管集-射极间电压随之改变，从而调整输出电压值。

这个电路利用输出电压直接控制调整管的基极电流，从而控制输出电压，电路的稳压灵敏度不高。为提高稳压灵敏度，通常采用带放大环节的串联型晶体管稳压电路。

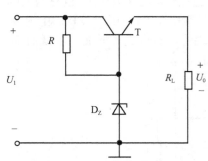

图 9-18　简单的串联型稳压电路

（二）串联型晶体管稳压电路

图 9-19(a)所示为串联型晶体管稳压电路的原理框图，它由取样电路、比较放大电路、基准电压电路和调整管四个部分组成，电路如图 9-19(b)所示。它是将输出电压的变化量通过直流放大器放大后，去控制调整管，使微小的输出电压变化量产生很强的调节作用，从而大大地提高了输出电压的稳定性。

取样电路由 R_1、R_2 和 R_P 组成，取样电压

$$U_f = \frac{R_2 + R_P^{'}}{R_1 + R_2 + R_P} U_0$$

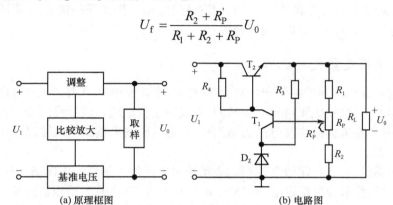

(a) 原理框图　　　　　　　(b) 电路图

图 9-19　串联型晶体管稳压电路

基准电压电路由 R_3 与 D_Z 组成，提供基准电压 U_Z，T_1 组成直流放大器，取样电压和基准电压分别加到 T_1 的基极和发射极，将两者的差值放大后控制调整管工作，R_4 既是 T_1 的集电极电阻，又是 T_2 的基极偏置电阻，调整管由功放管 T_2 实现；它的基极电流受 T_1 的集电极电流控制，只要 T_2 的基极电流改变，集-射极间电压改变，输出电压随之变化，实现对输出电压的调节。设电源电压变化使输入电压 U_1 升高，则稳压过程可表示为

$$U_1 \uparrow \rightarrow U_0 \uparrow \rightarrow U_f \uparrow \rightarrow U_{be1}(U_{be1} = U_1 - U_Z) \uparrow \rightarrow I_{b1} \uparrow \rightarrow U_{c1} \downarrow \rightarrow U_{be2} \downarrow \rightarrow I_{b2} \downarrow \rightarrow U_{ce2} \uparrow \rightarrow$$
$$U_0(U_0 = U_1 - U_{ce2}) \downarrow$$

这是一个自动调整过程。由于电路存在

$$U_f = \frac{R_2 + R_P^{'}}{R_1 + R_2 + R_P} U_0$$

即

$$U_0 = \frac{R_1 + R_2 + R_P}{R_2 + R_P^{'}} U_f \approx \frac{R_1 + R_2 + R_P}{R_2 + R_P^{'}} U_Z \tag{9-17}$$

式(9-17)反映了输出电压可随电位器 R_P 的调节连续改变，其调节范围为

$$\frac{R_1 + R_2 + R_P}{R_2 + R_P} U_Z \leq U_0 \leq \frac{R_1 + R_2 + R_P}{R_2} U_Z$$

由于这种电路带有放大环节，因此电路的稳压性比简单的串联型稳压电路提高了许多，实际使用时电路还应有限流和减流等保护措施，这里不再展开讨论。

三、集成稳压电路

当调整管、比较放大环节、基准电压源、取样电路、各种保护环节及连接导线均制作在一块硅片上时，就构成了集成稳压器。由于集成稳压器具有体积小、可靠性高、使用方便、价格低廉等优点，所以目前得到了广泛的应用。

集成稳压器的类型很多。集成稳压器按内部工作方式分为串联型(调整电路与负载串联)，并联型(调整电路与负载并联)，开关型(调整电路工作在开关状态)。集成稳压器按外部使用特点分为三端固定式和三端可调式。

(一) 三端固定集成稳压器

三端固定集成稳压器的典型产品有 W7800 系列和 W7900 系列，图 9-20 所示为其外形和管脚。W7800 系列输出正电压，W7900 系列输出负电压。这种稳压器只有三个管脚：电压输入端(通常连接整流滤波电路的输出)、稳定电压输出端和输入输出公共端，故称为三端集成稳压器。

对于具体器件，"00"用数字代替，表示输出电压值，例如，W7815 表示输出稳定电压+15V，W7915 表示输出稳定电压-15V，W7800 和 W7900 系列稳压器的输出电压有 5V、8V、12V、15V、18V、24V 等，最大输出电流是 1.5A。使用时，除了要考虑输出电压和最大输出电流外，还必须注意输入电压的大小。要保证稳压，输入电压的绝对值必须至少高出输出电压 2~3V，但也不能超过最大输入电压(一般为 35V 左右)。

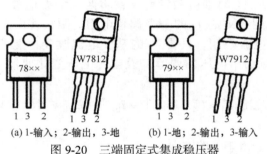

(a) 1-输入；2-输出，3-地　　　(b) 1-地；2-输出，3-输入

图 9-20　三端固定式集成稳压器

三端集成稳压器的应用十分方便、灵活。下面介绍几种常用电路。

1. 输出固定正电压的电路　电路如图 9-21 所示。其中，U_1 为整流滤波后的直流电压；C_1 用于改善纹波特性，通常取 $0.33\mu F$；C_2 用于改善负载的瞬态响应，一般取 $1\mu F$。

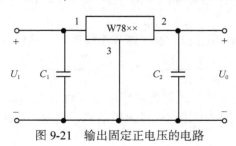

图 9-21　输出固定正电压的电路

2. 输出固定负电压的电路　电路如图 9-22 所示。当要求输出负电压时，应选择相应的 W7900 集成稳压器，并注意电压极性及管脚功能。

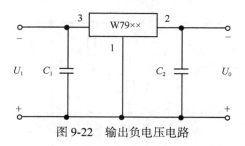

图 9-22　输出负电压电路

3. 同时输出正、负电压的电路　电路如图 9-23 所示。

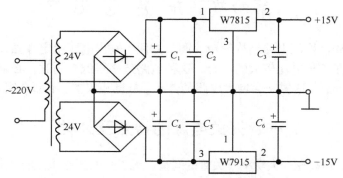

图 9-23　同时输出正、负电压的稳压电路

（二）三端可调集成稳压器

三端可调集成稳压器按输出电压分为正电压输出 W317(W117、W127)和负电压输出 W337(W137)两大类，输出电流有 0.1A、0.5A、1.5A 。图 9-24 所示为 W317、W337 三端可调式稳压器的外形及管脚排列图。

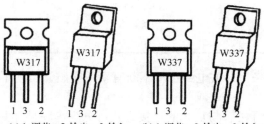

(a) 1-调节；2-输出，3-输入　　(b) 1-调节；2-输出，3-输入

图 9-24　三端可调集成稳压器外形及管脚排列

图 9-25 所示为 W317 典型应用电路。为使电路正常工作，一般输出电流不小于 5mA，输入电压在 2～40V，输出电压可在 1.25～37V 调整。由于调整端的输出电流非常小(50μA)且恒定，故可忽略，由 R、R_P 的分压关系，可得输出电压为

$$U_0 = \left(1 + \frac{R_P}{R}\right) \times 1.25\text{V}$$

其中，1.25V 是集成稳压器输出端与调整端之间的固定参考电压，即稳压器的最低输出电压；R 一般取 $120\sim240\,\Omega$，调节 R_P 可改变输出电压的大小。

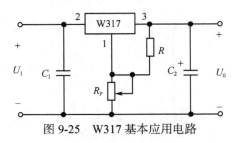

图 9-25 W317 基本应用电路

第四节 开 关 电 源

上面介绍的线性稳压电路结构简单、调节方便、输出电压稳定性强，但是由于调整管功耗较大，因此在负载电流较大的场合，这种电路效率很低。同时，必须安装散热器以解决调整管的散热问题，这样又会增大电路的体积、重量和成本。下面介绍开关型稳压电源。

一、开关电源的特点及分类

随着高频率、耐高压、大功率开关管的问世，无工频电源变压器的开关型稳压电源已得到越来越广泛的应用。开关型稳压电源与前面介绍的线性稳压电源相比，具有自身功耗小、体积轻、效率高等优点。表 9-1 列出了线性稳压电源与开关型稳压电源一些指标的比较。

表 9-1 线性稳压电源与开关型稳压电源的比较

参数	线性电源	开关电源
线路和负载的调整率	0.1%	相同
输出噪声和纹波	3mV	50mV
效率	30%~40%	70%~95%
体积	0.5 瓦/寸^2	2.5 瓦/寸^2
重量	40 瓦/磅	50 瓦/磅

20 世纪 80 年代以来，开关电路技术不断有新的突破，出现了许多不同类型的开关稳压电源。

开关型稳压电源按开关管与负载的连接方式可分为串联型和并联型；按稳压的控制方式可分为脉冲宽度调制型(PMW)、脉冲频率调制型(PFW)和混合调制型；按开关管是否参与振荡可分为自激式和他激式；按开关管的类型可分为晶体管型、VMOS 管型和晶闸管型。

二、开关型稳压电路

下面简单介绍用晶体管作开关管的串联开关型稳压电路和并联开关型稳压电路的电路组成和工作原理。

(一) 串联开关型稳压电路

图 9-26 所示为串联开关型稳压电路的结构框图。该电路包括了开关管 T、电压比较器 (A_2)、比较放大电路(A_1)、取样电路(R_1R_2)、三角波发生电路、基准电压电路、滤波电路(LC) 等几部分。

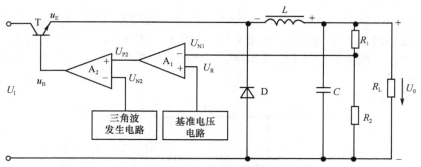

图 9-26　串联开关型稳压电路结构框图

电路中，取样电路输出的取样电压 U_{N1} 与基准电压电路输出的稳定电压 U_R 之差经比较放大电路 A_1 放大后输出电压 U_{P2}，三角波产生电路的输出电压 U_{N2} 与 U_{P2} 经电压比较器 A_2 比较，输出控制电压 u_B 来控制开关管的工作状态，将输入电压 U_1 变成断续的矩形波电压 u_E。

当 u_B 为高电平电时，T 饱和导通，U_1 经 T 加到二极管 D 两端，D 因承受反向电压而截止，此时 $U_B=U_1-U_{CES}\approx U_1$，电感 L 存储能量，电容 C 充电，负载中有电流 I_0 流过；当 u_B 为低电平电时，T 截止，滤波电感产生自感电动势(极性如图 9-26 所示)，二极管 D 导通，电感 L 中存储的能量通过 D 向负载 R_L 释放，同时电容 C 也放电，使负载上继续有电流流过，并且电流方向不变，因此 D 也称为续流二极管，此时，$U_E=-U_D\approx 0$。在 u_B 变化的一个周期内，若开关管的导通时间为 T_{on}，截止时间为 T_{off}，那么占空比 $q=T_{on}/T_{off}$。电路可以通过改变占空比来稳定输出电压。

当输出电压 U_0 由于某种原因升高时，取样电压 U_{N1} 也同时增大，作用于 A_1 的反向输入端，与同相输入端的基准电压 U_R 比较后，使 A_1 的输出电压 U_{P2} 减小，作用于 A_2 同相输入端，与三角波产生电路输出电压 U_{N2} 比较，使 A_2 输出 u_B 的占空比变小，因此输出电压随之降低，调节结果是 U_0 保持不变。当 U_0 由于某种原因降低时，电路变化与上面相反，同样能保持 U_0 基本不变。

上面介绍的电路是通过改变开关管导通时间 T_{on} 来调节脉冲占空比，从而实现稳压的目的，因此被称为脉宽调制型开关电路。另外还有两种调节脉冲占空比的方式，一种是 T_{on} 固定，通过改变脉冲频率来调节开关管的截止时间 T_{off}，从而实现稳压的目的，这种电路称为频率调制型开关电路；另一种是同时调节 T_{on} 和 T_{off} 来稳定输出电压，这种电路称为混合调制型开关电路。

(二) 并联开关型稳压电路

串联开关型稳压电路中的开关管与负载串联，输出电压总小于输入电压，因此也称为降压型稳压电路。实际应用中，经常需要将直流电压升高，就要用到升压型稳压电路。并联开关型稳压电路就是升压型稳压电路，电路中开关管与负载并联。图 9-27 为并联开关型稳压电路原理图。

当 u_B 为高电平电时，T 饱和导通，U_I 经 T 给电感 L 储存能量，D 截止，C 对负载放电；当 u_B 为低电平电时，T 截止，L 产生自感电动势，与 U_I 同方向，两个电压相加后通过 D 对 C 充电，负载 R_L 上电流方向不变。并联开关型稳压电路的稳压原理与串联开关稳定电路基本相同。

开关型稳压电路中，要求 L 和 C 足够大，这样才能使输出电压幅度较高、脉冲较小。开关型稳压电路的最佳开关频率 f 一般在 10～100kHz，f 越高，需要使用的 L、C 值越小，这样电路的体积、重量就会减小，成本将随之降低。但是开关频率过高会增加开关管的功耗，使效率降低。

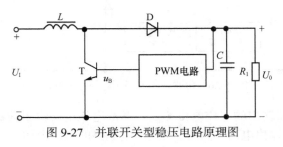

图 9-27　并联开关型稳压电路原理图

第五节　逆　变　电　路

一、逆变技术简介

随着各行各业控制技术的发展和对操作性能要求的提高，许多行业的用电设备都不直接使用通用交流电网提供的交流电作为电能源，而是通过各种形式对其进行变换而得到各自所需的电能形式。它们的幅值、频率、稳定度及变化方式因用电设备的不同而不尽相同，如通信电源、电弧焊电源、电动机变频调速器、加热电源、不间断电源、医用电源、充电器等，它们所使用的电能都是通过整流和逆变组合电路对原始电能进行变换后得到的。

交流电变成直流电的过程叫做整流；完成整流功能的电路叫做整流电路。与之相对应，把直流电变成交流电的过程叫做逆变，完成逆变功能的电路称为逆变电路，实现逆变过程的装置叫做逆变设备或逆变器。

现代逆变技术的种类很多，可以按照不同的形式进行分类。其主要的分类方式如下：

(1) 按逆变器输出交流的频率，可以分为工频逆变、中频逆变和高频逆变。

(2) 按逆变器输出的相数，可分为单相逆变、三相逆变和多相逆变。

(3) 按逆变器输出能量的去向，可分为有源逆变和无源逆变。

(4) 按逆变主电路的形式，可分为单端式、推挽式、半桥式和全桥式逆变。

(5) 按逆变主开关器件的类型，可分为晶闸管逆变、晶体管逆变、场效应管逆变，等等。

(6) 按输出稳压的参量，可分为电压型逆变和电流型逆变。

(7) 按输出电压或电流的波形，可分为正弦波输出逆变和非正弦波输出逆变。

(8) 按控制方式可分为调频式(PFM)逆变和调脉宽式(PWM)逆变。

二、逆变电路简介

下面以晶闸管逆变器和晶体管逆变器为例介绍逆变电路的基本工作原理。

(一) 晶闸管逆变电路

图 9-28(a)所示为电压型单相桥式逆变电路，是采用晶闸管作为开关器件的逆变电路。整流器输出的直流电压为 U_I，令晶闸管 T_1、T_3 和 T_2、T_4 轮流切换导通，则在负载上得到交变电压 u_o。它是一矩形波电压，如图 9-28(b)所示，其幅值为 U_I，频率 f_0 由晶闸管切换导通的时间来决定。如果负载是电感性的，则 i_0 应滞后于 u_o。为此，特设有与各个晶闸管反向并联的二极管 D_1、D_4。当 T_1、T_3 导通时，负载电流 i_0 的方向如图所示；当 T_2、T_4 导通时，电流通路为 $D_I \rightarrow$ 电源 $\rightarrow D_4$，i_0 的方向没有改变，并将电感性能量由负载反馈回电源(此时，输出电压不是矩形波)。如果是电阻性负载，导通时，i_0 与 u_o 同向，此时二极管中没有电流流过，不起作用。

需要指出的是，图中所用晶闸管不是普通的晶闸管，而是一种具有自关断能力的快速功率开关元件，叫可关断晶闸管。当其阳极和阴极间加正向电压时，控制极加正脉冲可使其导通；反之，加负脉冲可使其关断。

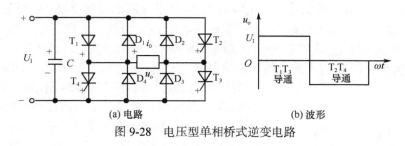

(a) 电路　　　　　　　　　　(b) 波形

图 9-28　电压型单相桥式逆变电路

(二) 晶体管逆变电路

晶体管逆变电路是采用晶体管作为开关元件的逆变电路。目前各种医学仪器中大多采用双管推挽式逆变电路，图 9-29 所示为这种逆变电路的原理图。

当加上低压直流电源 U_1 后，分压电阻 R_1、R_2 使逆变器启动，R_2 上的电压同时加到晶体管的 T_1、T_2 的基极。由于电路中各元件参数的不完全对称，T_1、T_2 两管的导通程度不同。假设 T_1 导通能力较强，那么它的集电极电流 i_{c1} 就比 i_{c2} 上升得快，i_{c1} 流过 N_1 绕组使变压器 T_r 磁化，并同时在所有的绕组上产生感应电动势，极性如图 9-29 所示。其中，N_{b1} 绕组感应的电动势使 u_{be1} 增加，从而增加了基极电流 i_{b1}，又使集电极电流 i_{c1} 增加，因而 T_1 导电更强。与此同时，绕组 N_{b2} 感应的电动势使 u_{be2} 减小，因而 i_{b2} 减小，i_{c2} 也进一步减小，所以 T_2 导电更弱。对于 T_1 管，有

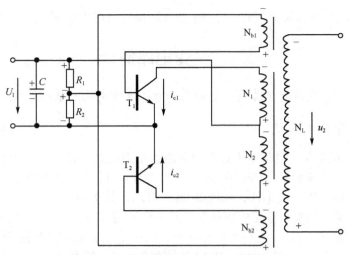

图 9-29　双管推挽式逆变器原理图

$$i_{c1} \uparrow \rightarrow u_{c1} \downarrow \rightarrow N_{b1}耦合 \rightarrow u_{b1} \uparrow \rightarrow u_{e1} \uparrow \rightarrow i_{b1} \uparrow \rightarrow i_{c1} \rightarrow \uparrow\uparrow$$

这个强烈的正反馈，使 T_1 迅速饱和。对于 T_2 管，有

$$i_{c2} \downarrow \rightarrow u_{c2} \uparrow \rightarrow N_{b2}耦合 \rightarrow u_{b2} \downarrow \rightarrow u_{be2} \downarrow \rightarrow i_{b2} \downarrow \rightarrow i_{c2} \downarrow\downarrow$$

这个过程使 T_2 迅速截止。

　　在 T_1 饱和、T_2 截止的状态下，电源电压 U_1 几乎全部都加到绕组 N_1 的两端，通过 N_1 和 N_L 耦合，在变压器输出绕组 N_L 上产生感应电压 u_L，极性为上负下正。当 T_1 的集电极电流 i_{ct} 增加到最大值 I_{cm} 或铁芯内的磁通趋于饱和时，磁能的变化趋近于零，N_b、N_L 两端的感应电压减小，以致 i_{b1} 不能维持在最大基极电流 I_{bm} 上，i_{c1} 开始下降，变压器所有绕组上感应反电动势，极性与图 9-29 所示的相反。铁芯内的磁通脱离饱和，形成一个与前述相反的过程，其结果是 T_1 迅速由饱和转变为截止，而 T_2 迅速由截止转变为饱和。这时电源电压 U_1 几乎全部加到初级绕组 N_2 的两端，并通过 N_2、N_L 的耦合作用，在变压器的输出绕组 N_L 上感应电压 u_L，极性为上正下负。

　　流过 N_2 的电流线性增加到一定程度时，铁芯内磁通反向饱和，其变化趋近于零，即感应电动势趋近于零，电路再次翻转。如此反复，在变压器 T_r 输出绕组上产生矩形波电压 u_2，如图 9-30 所示。如果再接上整流滤波电路，输出可得到高压直流电。

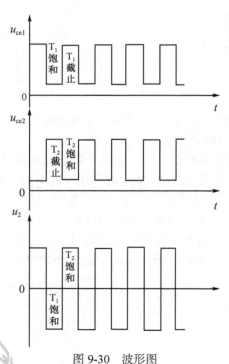

图 9-30　波形图

习　题　九

　　9-1　单相桥式整流电路中，若某种原因使其中一只二极管烧断，试分析电路，画出输出波形 u_0；若某只二极管接反，则电路会出现什么后果？

　　9-2　桥式整流电路中，变压器二次电压 $U_2=10V$，则直流电压 U_0 为_____，每只二极管承受的最高

反向电压 U_{DRM} 为_____，通过 1kΩ 负载的电流为_____。

9-3　有一电阻性负载 R_L=10kΩ，要求由 9V 直流电压供电。现用桥式整流方式供电，试问电源变压器二次电压为多少?通过二极管的电流为多少?若以半波整流方式供电，变压器二次电压和通过二极管的电流又为多少?试比较并回答应用哪个电路更佳?为什么?

9-4　滤波电路是利用_____或_____元件对交流直流呈现不同阻抗的特点而实现的。所谓滤波，就是保留脉动直流中的_____成分，尽可能滤掉其中的_____成分。

9-5　电容滤波效果的好坏取决于_____成分，通常的要求是_____。

9-6　桥式整流电容滤波电路中，由于某种原因 100μF 的滤波电容被击穿，现用一只 470μF 的电容代替它，则输出电压的平均值将_____。

9-7　在桥式整流电容滤波电路图 9-11 中，U_2=18V，当分别出现下列情况时，(1)二极管 D_1 被烧坏;(2)电容 C 连接不好;(3)负载 R_L 开路，试述输出电压 U_0 分别为多少?为什么?

9-8　桥式整流电路中，每只二极管的导通时间为_____;而桥式整流电容滤波电路中，每只二极管的导通时间为_____。

9-9　稳压电路的任务是:输出的直流电压在_____或_____发生变化时也能保持输出电压的稳定。

9-10　在并联型硅稳压二极管稳压电路中，稳压二极管的稳定电压为 U_Z=6V，稳压电路的输入电压为 U_i=10V，则(1)输出电压 U_0=_____;(2)当电网电压波动而使 U_i 增大时，通过稳压二极管的电流 I_Z 将_____，通过限流电阻的电流 I_R 将_____，U_0 最终将_____;(3)若限流电阻短路，则_____(请选择:A. U_0 不变;B. 电容被击穿;C. 稳压二极管可能被烧穿)。

9-11　在图 9-19(b)所示的串联型稳压电路中，已知 $R_1=R_2=R_P$=10kΩ，当电位器 R_P 的抽头调至中间时，测得 U_0=12V，试计算此电路输出电压的调节范围。

9-12　试比较 W7800 系列和 W337 三端集成稳压器有哪些相似之处?有哪些不同之处?

9-13　图 9-31 所示为利用 W7812 可少量提高输出电压的电路，试分析电路原理并推导输出电压公式。

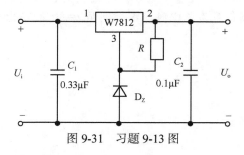

图 9-31　习题 9-13 图

9-14　线性电源和开关电源是怎样划分的?

9-15　开关电源为什么效率高?

9-16　开关电源是靠什么来调节输出电压的?

9-17　工频变压器型开关稳压电源的特点是什么?

9-18　半波整流电容滤波电路如图 9-32 所示，当开关 K 闭合前，电表的指示为 28.2V，当 K 闭合后，电表指示的电压值是增大、不变还是减小，为什么?

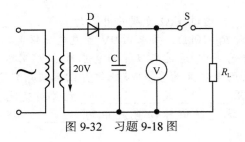

图 9-32　习题 9-18 图

9-19　试画出桥式整流、电容滤波、W78××集成稳压的直流稳压电源电路图。

9-20　有一电阻性 R_L，要求有 6V 直流电压和 30mA 的直流电流供电。若用(1)单相半波整流供电；(2)单相桥式整流供电，试分别求出电源变压器副边电压有效值和整流二极管的平均电流。

9-21　图 9-33 所示为倍压整流电路，试算出每个电容上的最大电压值和极性，并估计 U_o 等于多少？

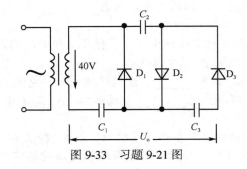

图 9-33　习题 9-21 图

9-22　有一单相半波可控调整电路，负载电阻 $R_L=10\Omega$，直接由 220V 电网供电，控制角 $\alpha=60°$。试计算整流电压下的平均值及整流电流下的平均值。

9-23　有一单相半波桥式半控整流电路，当控制角 $\alpha=0°$ 时，输出平均电压 $U_c=180V$，输出平均电流 $I_c=50A$，当负载为电阻时，求控制角 $\alpha=30°$ 的输出平均电压；若输出平均电压 $U_c=90V$，则控制角为多少？

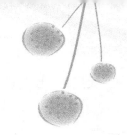

第十章　门电路及逻辑电路

第一节　数字电路基础

一、数字信号与数字电路

电子技术中的工作信号一般分为模拟信号和数字信号两大类。模拟信号是指时间和数值上都是连续变化的信号，如人体体温信号、正弦交流电的电流或电压等。数字信号是指时间和数值上都是不连续变化的离散信号，又称脉冲信号，如脉搏波的有和无、照明电路的开和关等。

处理模拟信号的电路叫模拟电路。在模拟电路中晶体管一般工作在特性曲线的放大区，晶体管处于放大状态，电路的输出信号与输入信号之间具有线性关系，主要研究的是信号的放大和变换等问题。

处理数字信号的电路叫数字电路。在数字电路中晶体管一般工作在特性曲线的饱和区和截止区，晶体管处于开关状态，电路的输出信号与输入信号都是数字量，主要研究的是输出信号与输入信号之间对应的逻辑关系。

数字电路采用二进制的 0 和 1 表示数字信号，这里的 0 和 1 不是十进制数中的数字，没有数值的大小，二进制数码 0 和 1 在此只代表两种不同的状态。例如，用 1 和 0 分别表示一件事的是与非、真与假，电压的高与低，一盏灯的亮与灭、一个开关的开通与断开等。因此，数字电路在结构、工作状态、研究内容和分析方法等方面都不同于模拟电路，具有以下特点。

1. **电路结构简单，稳定可靠，抗干扰能力强**　以二进制作为基础的数字逻辑电路，电路简单，便于集成化和批量生产，成本低，使用方便。在数字电路中，对电路的要求不高，只要求能够区分两个状态 0 和 1 即可，电源电压小的波动对其没有影响，因此大大提高了电路工作的可靠性，也不易受到噪声干扰。温度和工艺偏差对其工作的可靠性影响也比模拟电路小得多。因此数字电路具有抗干扰能力强、可靠性高的优点。

2. **同时具有算术运算和逻辑运算功能**　数字电路是以二进制逻辑代数为数学基础，使用二进制数字信号，既能进行算术运算又可以进行逻辑推演与逻辑判断，有一定的逻辑思维能力。因此极其适合于运算、比较、存储、传输、控制、决策等应用，是计算机的硬件基础。

3. **数字电路的分析方法和分析工具不一样**　在数字电路中研究的是输出信号与输入信号之间的逻辑关系，故数字电路又称为逻辑电路。数字电路的分析工具是逻辑代数，表达电路的功能主要用功能表、真值表、卡诺图、逻辑表达式、逻辑图和时序图等。

综上所述，数字电路具有抗干扰能力强、便于存储、集成度高、体积小、功耗低等优点，数字电路已广泛地应用于各个领域。数字化技术的应用也推动了数字医学影像设备的快速发展。目前医学影像设备将采集的数据信息以数字信号的形式进行传输与存储，通过计算机进行处理和重建，可获得更多、更准确的医学影像信息，使医生的诊断水平得到较大提高，医学影像技术进入了全新的数字化影像时代。

二、数　　制

数制也称计数制，也就是计数的方法，是用一组固定的符号和统一的规则来表示数值的方法。人们通常采用的数制有十进制、二进制、八进制和十六进制(表 10-1)。

表 10-1　几种常用计数进制对照表

十进制	二进制	十六进制	十进制	二进制	十六进制
0	0000	0	8	1000	8
1	0001	1	9	1001	9
2	0010	2	10	1010	A
3	0011	3	11	1011	B
4	0100	4	12	1100	C
5	0101	5	13	1101	D
6	0110	6	14	1110	E
7	0111	7	15	1111	F

(一) 几个基本概念

数码　数制中表示基本数值大小的不同数字符号。例如，十进制有 10 个数码：0、1、2、3、4、5、6、7、8、9。二进制有 2 个数码：0、1。

基数　数制所使用数码的个数。例如，十进制的基数为 10；二进制的基数为 2；八进制的基数为 8；十六进制的基数为 16。

位权　数制中某一位置上的 1 所表示数值的大小，它的大小与它所处的位置及数制有关。例如，十进制数 458，第三位 4 的位权是 $100(10^2)$，第二位 5 的位权是 $10(10^1)$，第一位 8 的位权是 (10^0)。二进制中的 1101，第四位 1(最左边)的位权是 $8(2^3)$，第三位 1 的位权是 $4(2^2)$，第二位 0 的位权是 $2(2^1)$，第一位 1 的位权是 $1(2^0)$。位权与基数的关系是：各进位制中位权的值是基数的若干次幂。对于 N 进制数，整数部分第 i 位的位权为 N^{i-1}，而小数部分第 j 位的位权为 N^{-j}。

(二) 十进制

日常生活中最常见到的就是十进制。

(1) 在十进制中，每一位有 0、1、2、3、4、5、6、7、8、9 十个数码，计数的基数位 10。

(2) 进位规则为逢十进一，故称为十进制。

(3) 在十进制中，每个数码所处位置不同时，所代表的数值也是不同的，例如：

$$(265.87)_{10}=2\times10^2+6\times10^1+5\times10^0+8\times10^{-1}+7\times10^{-2}$$

式中，整数部分百位、十位、个位的权依次是 10^2、10^1、10^0，小数部分十分位和百分位的权分别是 10^{-1} 和 10^{-2}，式中 2×10^2、6×10^1、5×10^0、8×10^{-1}、7×10^{-2} 是数码与权的乘积，称为加权系数。因此十进制的数值大小是各加权系数之和。

（三）二进制

数字系统中使用最多的就是二进制。

(1) 在二进制中，每一位有 0、1 两个数码，计数的基数为 2。

(2) 二进制是以 2 为基数的计数制，只有 0 和 1 两个数码，逢二进一，即 0+1=1，1+1=10，10+1=11，11+1=100，…。二进制同样可以展开成加权系数之和的形式，例如：

$$(101.01)_2=1\times2^2+0\times2^1+1\times2^0+0\times2^{-1}+1\times2^{-2}=4+0+1+0+0.25=(5.25)_{10}$$

式中，下标 2 和 10 表示括号里的数为二进制与十进制，也可用字母 B(Binary) 和 D(Decimal) 代替 2 和 10。

其他常用的数制还包括八进制与十六进制等，读者可自行类比运用，需要时也可查阅相关资料。

（四）不同数制之间的转换

(1) 二进制转换为十进制。只要将一个二进制数按每位的加权系数展开，然后把各项的数按十进制数相加，所得结果就是其对应的十进制数，例如：

$$(1011.01)_2=1\times2^3+0\times2^2+1\times2^1+1\times2^0+0\times2^{-1}+1\times2^{-2}$$
$$=8+0+2+1+0+0.25$$
$$=(11.25)_{10}$$

(2) 十进制转换为二进制。将十进制数转换成二进制数时整数部分的转换方法与小数部分的转换方法是不同的。整数部分采用的是"除 2 取余法"，即用二进制的基数 2 去除十进制的整数，第一次除所得的余数为二进制数的最低位，把所得的商再除以 2，所得的余数为二进制数的次低位，以此类推，直到商为 0 时，所得的余数为二进制的最高位。例如，把十进制数 18 转换成二进制数：

```
2 | 18    ………余数 0………最低位   ↑
  2 | 9    ………余数 1………次低位
    2 | 4  ………余数 0
      2 | 2  ………余数 0
        2 | 1  ………余数 1………最高位
            0
```

所以

$$(18)_{10}=(10010)_2$$

注意书写时从下到上(从高位到低位)。

小数部分采用的是"乘 2 取整法"，即用十进制的小数部分连续乘以二进制基数 2，取乘数的整数部分作为二进制的位数。例如，把十进制数 0.8125 转换成二进制数：

$0.8125\times2=1.6250$　整数部分=1………最高位

$0.6250\times2=1.2500$　整数部分=1………次高位

$0.2500\times2=0.5000$　整数部分=0

$0.5000\times2=1.0000$　整数部分=1

所以

$$(0.8125)_{10}=(0.1101)_2$$

十进制数 18.8125 转换为二进制数则为 10010.1101。

若有乘不尽的无限循环小数情况出现，就看精度要求了。注意书写时从上到下(从高位到低位)。

第二节　逻辑代数

一、逻辑代数

在现实生活中,存在着大量的因果关系。如果其条件和结果可以分为两种对立的状态,如是与否、正与负、对与错等,而且可以从条件状态推出结果状态,则条件与结果的这种关系,称为逻辑关系。研究这种逻辑关系的数学工具,就是逻辑代数。

逻辑代数又称为布尔代数,是由英国数学家乔治·布尔(George Boole)于1848年首先提出的,现在已成为分析和设计数字电路必不可少的工具。

逻辑代数是一种研究二元性逻辑关系的数学方法,在逻辑代数中同样用字母表示变量,但变量的取值只有两个:0和1。0和1不再具有数值的意义,而只表示两个相反的状态。例如,用0和1表示开关的断开与闭合,电灯的亮和灭,脉冲的有和无等。这种二值变量称为逻辑变量,一般用字母A,B,C,…表示。

逻辑关系可用数学表达式描述,称为逻辑函数。将因果关系中条件作为输入,视为自变量,用A,B,C,…表示。结果作为输出,视为因变量,用$Y(F, L, …)$表示,则当输入逻辑变量取值确定后,输出逻辑变量将被唯一确定,那么就称Y是A,B,C,…的逻辑函数,可写成如下数学表达式:

$$Y=f(A, B, C, …)$$

逻辑函数的表示方法有逻辑表达式、真值表、逻辑图、卡诺图和波形图等,在后续的内容中会详细介绍。

二、基本逻辑关系

基本的逻辑关系有三种:与逻辑、或逻辑和非逻辑。

(一) 与逻辑关系(逻辑乘、AND)

在图10-1(a)所示简单的与逻辑关系电路中,电源通过开关A和B向灯泡Y供电。开关的闭合或断开与灯的亮或灭之间存在着因果关系。分析电路后可得电路功能表10-2。只有当两个开关同时接通时,灯才点亮。也就是说,当一事件(灯亮)的所有条件(A、B都闭合)全部具备后,这一事件(灯亮)才会发生,这种条件与结果的关系称为与逻辑关系。

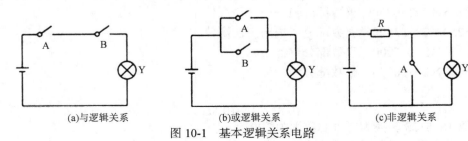

(a)与逻辑关系　　　(b)或逻辑关系　　　(c)非逻辑关系

图10-1　基本逻辑关系电路

若用逻辑变量 A、B 表示开关 A、B 的状态，以 1 表示开关闭合，以 0 表示开关断开；用变量 Y 表示灯 Y 的状态，以 1 表示灯亮，0 表示灯灭，则表 10-2 可以改写为表 10-3。如表 10-3 形式的图表称为逻辑真值表，简称真值表。真值表可以直观地描述输入变量和输出变量之间的逻辑关系。

表 10-2　图 10-1(a)的电路功能表		
开关 A	开关 B	灯 Y
断开	断开	灭
断开	闭合	灭
闭合	断开	灭
闭合	闭合	亮

表 10-3　与逻辑真值表		
A	B	Y
0	0	0
0	1	0
1	0	0
1	1	1

逻辑代数中，与逻辑关系用与运算描述，其运算符号用"·"来表示。当 A 和 B 作与运算得到 Y 时，与逻辑表达式为

$$Y = A \cdot B$$

式中，小圆点"·"表示与运算，读作 Y 等于 A 与 B。与运算与普通代数中乘法运算相类似，所以与运算又称逻辑乘运算。在不引起混淆的情况下，小圆点可以省略。与运算的运算规则是

$$0 \cdot 0 = 0, \qquad 1 \cdot 0 = 0$$
$$0 \cdot 1 = 0, \qquad 1 \cdot 1 = 1$$

即在所给各逻辑变量中，只有各个变量均为"1"时，它们的逻辑乘才等于"1"，否则为"0"。

实现与运算的电路称为与门，与门的逻辑符号如图 10-2(a)所示。符号"&"表示与逻辑运算。

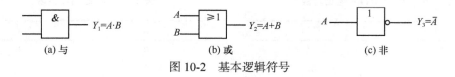

图 10-2　基本逻辑符号

(二) 或逻辑关系(逻辑加、OR)

在图 10-1(b)所示简单的或逻辑关系电路中，开关 A 和开关 B 属于并联关系。开关的闭合或断开与灯的亮或灭之间也存在着因果关系。分析电路后可得电路功能表 10-4。只要有任何一个开关接通，灯就会点亮。根据电路功能表可以得到这样的逻辑关系："当一事件(灯亮)的几个条件(A、B 闭合)中只要有一个条件或几个条件具备，该事件(灯亮)就会发生"，这种条件和结果的关系称为或逻辑关系。

同样用逻辑变量 A、B 表示开关 A、B 的状态，以 1 表示开关闭合，以 0 表示开关断开；用变量 Y 表示灯 Y 的状态，以 1 表示灯亮，0 表示灯灭，则表 10-4 可以改写为真值表 10-5。

表 10-4 图 10-1(b)的电路功能表			表 10-5 或逻辑真值表		
开关 A	开关 B	灯 Y	A	B	Y
断开	断开	灭	0	0	0
断开	闭合	亮	0	1	1
闭合	闭合	亮	1	0	1
闭合	断开	亮	1	1	1

逻辑代数中，或逻辑关系用或运算描述，其运算符号用"+"表示。或逻辑表达式为

$$Y=A+B$$

式中，"+"号与普通代数中的加号不同，它代表逻辑加，读作 Y 等于 A 或 B。或运算与普通代数中加法运算相类似，所以或运算又称逻辑加运算。或运算的运算规则是

$$0+0=0, \qquad 1+0=1$$
$$0+1=1, \qquad 1+1=1$$

即在所给各逻辑变量中，只要有一个变量为"1"，它们的逻辑加就等于"1"，否则为"0"。

实现或逻辑的电路称为或门，或门的逻辑符号如图 10-2(b)所示，符号"≥"表示或逻辑运算。

(三) 非逻辑关系(NOT)

图 10-1(c)所示是一个简单的非逻辑关系电路，分析电路后可得电路功能表 10-6，开关接通时，灯不亮；开关断开时，灯才亮，即决定某一事件发生的条件具备了，结果却不会发生；当条件不具备时反而发生，这种因果关系称为非逻辑关系。

同样用逻辑变量 A 表示开关 A 的状态，以 1 表示开关闭合，以 0 表示开关断开；用变量 Y 表示灯 Y 的状态，以 1 表示灯亮，0 表示灯灭，则表 10-6 可以改写为真值表 10-7。

表 10-6 图 10-1(c)的电路功能表		表 10-7 非逻辑真值表	
开关 A	灯 Y	A	Y
闭合	灭	0	1
断开	亮	1	0

逻辑代数中，非逻辑关系用非运算描述，非运算符号常用在该变量的上面加符号"−"表示。如逻辑变量 A 的逻辑非为 $\bar{A}$，读作"A 非"或"A 反"。非逻辑表达式为

$$Y = \bar{A}$$

式中，字母上方的"−"表示非运算，读作 Y 等于 A 非，或者 Y 等于 A 反。非运算的运算规律是

$$\bar{0}=1, \quad \bar{1}=0$$

实现非逻辑的电路称为非门，非门的逻辑符号如图 10-2(c)所示，逻辑符号中用小圆圈"。"表示非逻辑运算，符号中的"1"表示缓冲。由于非门的输入信号与输出信号反相，故"非门"又称"反相器"。

上述与、或逻辑运算可以推广到多个输入变量的情况：

$$Y = A \cdot B \cdot C \cdots$$
$$Y = A + B + C + \cdots$$

逻辑代数中，除了与、或、非三种基本逻辑运算外，还用到由三种基本逻辑运算组合的较为复杂的逻辑运算，常用的有与非、或非、与或非、异或、同或等。

(1) 与非运算：先与后非，它的输出是输入与运算结果的非，逻辑表达式为

$$Y = \overline{A \cdot B}$$

(2) 或非运算：先或后非，它的输出是输入或运算结果的非，逻辑表达式为

$$Y = \overline{A + B}$$

(3) 与或非运算：先与后或再非，它的输出是输入与运算结果所得乘积项或的非，逻辑表达式为

$$Y = \overline{A \cdot B + C \cdot D}$$

(4) 异或运算：异或运算与同或运算都是二变量逻辑运算。异或运算的逻辑关系为：当输入 A、B 相同时，输出为 0；当输入 A、B 不同时，输出为 1。异或运算的真值表如表10-8 所示。逻辑表达式为

$$Y = \overline{A} \cdot B + A \cdot \overline{B} = A \oplus B$$

式中，"$\oplus$"表示异或运算。

(5) 同或运算：同或运算的逻辑关系为当输入 A、B 相同时，输出为 1；当输入 A、B 不同时，输出为 0。同或运算的真值表如表 10-9 所示。逻辑表达式为

$$Y = A \cdot B + \overline{A} \cdot \overline{B} = A \odot B$$

式中，"$\odot$"表示同或运算。

表 10-8　异或运算真值表

A	B	Y
0	0	0
0	1	1
1	0	1
1	1	0

表 10-9　同或运算真值表

A	B	Y
0	0	1
0	1	0
1	0	0
1	1	1

比较表 10-8 和表 10-9 可以看出，同或运算和异或运算在逻辑关系上是互反的，即有

$$A \odot B = \overline{A \oplus B}$$

实现以上这些逻辑运算的电路分别叫做与非门、或非门、与或非门、异或门、同或门，如图 10-3～图 10-7 所示。各图中(a)是用基本逻辑门符号表示的逻辑关系图，叫做逻辑图或逻辑电路图，逻辑图同样可以用来描述逻辑函数。(b)是逻辑符号。

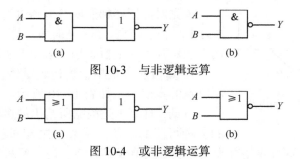

图 10-3　与非逻辑运算

图 10-4　或非逻辑运算

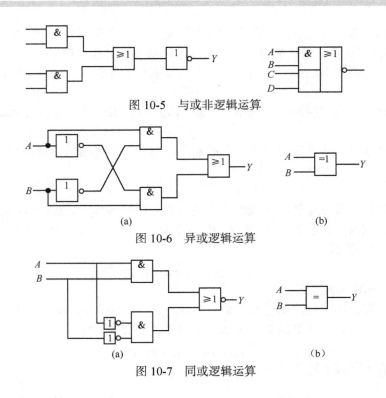

图 10-5　与或非逻辑运算

(a)　　　　　　　　(b)

图 10-6　异或逻辑运算

(a)　　　　　　　　(b)

图 10-7　同或逻辑运算

三、逻辑函数的表示方法与化简

(一) 逻辑函数的表示方法

逻辑函数的表示方法有许多种，常用的有逻辑表达式、真值表、逻辑图、卡诺图、波形图等。 它们各有特点，互有区别，又互相联系。下面以控制楼梯照明灯的电路为例，如图 10-8 所示，说明逻辑函数的真值表、逻辑函数表达式、逻辑图的表示方法。用卡诺图、波形图表示逻辑函数的方法将在后面的相关内容里作介绍。

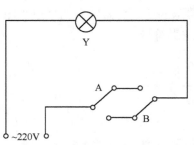

图 10-8　控制楼梯照明灯的电路

控制楼梯照明灯电路的两个单刀双掷开关 A 和 B 分别装在楼上和楼下。无论在楼上还是在楼下都能单独控制开灯和关灯。

首先对控制楼梯照明灯电路进行逻辑赋值：设灯为 Y，Y 为 1 时表示灯亮，Y 为 0 时表示灯灭。对于开关 A 和 B，用 1 表示开关向上扳，用 0 表示开关向下扳。

1. 真值表　根据上述逻辑赋值，可得到控制楼梯照明电路的真值表，如表 10-10 所示。

可见，真值表是根据所给出的逻辑关系，将输入变量的各种可能的取值组合和与之相对应的输出函数值以表格的形式排列出来，这种表格称为真值表。真值表具有唯一性。若两个逻辑函数的真值表相等，这两个逻辑函数一定相等。

n 个输入变量一共有 2^n 个取值组合，将它们按二进制的顺序排列起来，并在相应的位置写上输出变量的值，就可得到逻辑函数的真值表。真值表直观明了，一旦确定输入变量的值，即可从表中查出输出变量的值。但是使用真值表，很难进行运算和变换；而且当变量比较多时，列写真值表将会变得十分烦琐。

表 10-10　控制楼梯照明电路的真值表

A	B	Y
0	0	1
0	1	0
1	0	0
1	1	1

2. **逻辑表达式**　逻辑表达式用与、或、非等基本的逻辑运算，来表示输入变量和输出变量之间的逻辑关系的代数式。

逻辑表达式简洁、方便，可以灵活地使用公式和定理。但对于比较复杂的逻辑函数，难以从逻辑表达式中看出输入变量和输出变量之间的逻辑关系。

由真值表可以方便地写出逻辑表达式。方法为：①找出真值表中使输出为 1 的输入变量取值组合；②变量组合中取值为 1 用原变量表示，取值为 0 用反变量表示，则每组输出为 1 的变量组合可写成一个乘积项；③将乘积项相加即得控制楼梯照明电路的逻辑表达式为 $Y = \overline{A} \cdot \overline{B} + A \cdot B$。该逻辑函数变量取值相同时，函数值为 1，变量取值不同时，函数值为 0，这种逻辑关系为同或逻辑关系。

3. **逻辑图**　用基本和常用的逻辑符号将逻辑表达式的逻辑运算关系表示出来，便可以画出逻辑函数的逻辑图，又称为逻辑电路图。逻辑图是表示逻辑函数的基本方法之一。

逻辑图的优点是接近工程实际，可以将复杂电路的逻辑功能，层次分明地表示出来。缺点是表示的逻辑关系不直观，不能使用公式和定理进行运算和变换。控制楼梯照明灯电路的逻辑图如图 10-9 所示。

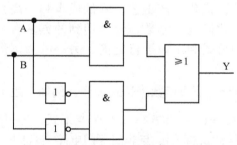

图 10-9　控制楼梯照明灯电路的逻辑图

(二) 逻辑函数的基本定律

1. 0-1 律

$$0 \cdot A = 0, \quad 1 + A = 1 \tag{10-1}$$

2. 自等律

$$1 \cdot A = A, \quad 0 + A = A \tag{10-2}$$

3. 重叠律

$$A \cdot A = A, \quad A + A = A \tag{10-3}$$

4. **互补律**

$$A \cdot \overline{A} = 0, \quad A + \overline{A} = 1 \tag{10-4}$$

5. **交换律**

$$A \cdot B = B \cdot A, \quad A + B = B + A \tag{10-5}$$

6. **结合律**

$$A \cdot (B \cdot C) = (A \cdot B) \cdot C, \quad A + (B + C) = (A + B) + C \tag{10-6}$$

7. **分配律**

$$A \cdot (B + C) = A \cdot B + A \cdot C$$

$$A + (B \cdot C) = (A + B)(A + C) \tag{10-7}$$

8. **还原律**

$$\overline{\overline{A}} = A \tag{10-8}$$

9. **反演律**

$$\overline{A \cdot B \cdot C} = \overline{A} + \overline{B} + \overline{C}$$

$$\overline{A + B + C} = \overline{A} \cdot \overline{B} \cdot \overline{C} \tag{10-9}$$

式(10-9)是两个非常重要的公式，又称为德·摩根定律，在逻辑函数的化简和变换中经常会用到这两个公式。

在复杂逻辑运算中，运算的优先顺序与普通代数相同，即先计算括号内的运算，再进行逻辑乘(与)运算，最后进行逻辑加(或)运算。

(三) 逻辑函数的化简

逻辑函数的表达式有多种形式，实现其逻辑功能的电路各不相同，其电路的繁简程度相差很大。实际进行逻辑设计时，要求使用最简的逻辑表达式，设计出最简洁的逻辑电路，以节省元器件，优化生产工艺，降低成本和提高系统的可靠性。因此对逻辑函数的化简是必要的。化简逻辑函数，经常用到的方法有两种：一种叫做公式化简法，就是用逻辑代数中的公式和定律进行化简；另一种为图形化简法，用来化简的工具是卡诺图。

1. **最简逻辑函数的概念** 逻辑函数表达式多样，例如，逻辑函数 $Y = AB + \overline{B}C$ 表现为与-或形式，也可以变换为 $Y = (A + \overline{B})(B + C)$ 的或-与形式，还可以变换为 $Y = \overline{\overline{AB} \cdot \overline{BC}}$ 的与非-与非等形式，可分别用与门、或门、与非门等门电路实现同一功能。这就提示我们，在设计电路时，若手头缺少某种逻辑门器件，可通过逻辑表达式的变换，避免使用这种器件而改用其他器件，以实现同一逻辑功能。

由于从逻辑函数的与-或表达式，使用德·摩根定律进行适当变换，可以很方便地得到逻辑函数的其他表达式，故以下主要讨论最简与-或表达式的化简。

最简与或表达式的标准是：

(1)逻辑函数式中的乘积项(与项)的个数最少，这样可以保证所需门电路的数目最少。

(2)每个乘积项中的变量数最少，这样可以保证每个门电路输入端的个数最少。

注意：满足以上条件的最简与-或表达式并不是唯一的。

2. **逻辑函数的公式化简法** 公式化简法就是利用逻辑函数的基本公式和定律消去逻辑函数表达式中多余的乘积项和每个乘积项中多余的变量，从而得到逻辑函数最简形式的方法。

利用上面基本定律，可以推导出下面几个逻辑函数的常用公式。

公式 1： $A+AB=A$，$A(A+B)=A$

公式 2： $A+\overline{A}B=A+B$，$A(\overline{A}+B)=AB$

公式 3： $AB+A\overline{B}=A$，$(A+B)(A+\overline{B})=A$

公式 4： $AB+\overline{A}C+BC=AB+\overline{A}C$，$AB+\overline{A}C+BCDE=AB+\overline{A}C$

例 10-1 将逻辑函数 $Y=AB+\overline{A}C+\overline{B}C$ 化为最简与-或形式。

$$Y=AB+\overline{A}C+\overline{B}C$$

解
$$=AB+(\overline{A}+\overline{B})C$$
$$=AB+\overline{AB}C$$
$$=AB+C$$

例 10-2 将逻辑函数 $Y=A\overline{B}+B\overline{C}+\overline{A}B+\overline{B}C$ 化为最简与-或形式。

$$Y=A\overline{B}+B\overline{C}+\overline{A}B+\overline{B}C$$

$$=A\overline{B}+B\overline{C}+\overline{A}B(C+\overline{C})+\overline{B}C(A+\overline{A})$$

解
$$=A\overline{B}+B\overline{C}+\overline{A}BC+\overline{A}B\overline{C}+A\overline{B}C+\overline{A}\overline{B}C$$

$$=A\overline{B}+B\overline{C}+\overline{A}BC+\overline{A}B\overline{C}+A\overline{B}C+\overline{A}\overline{B}C$$

$$=A\overline{B}+B\overline{C}+\overline{A}C \quad (1、5项，2、4项，3、6项结合)$$

例 10-3 将逻辑函数 $Y=\overline{A}\overline{B}C+\overline{A}BC+ABC$ 化为最简与-或形式。

$$Y=\overline{A}\overline{B}C+\overline{A}BC+ABC$$

$$=\overline{A}C(\overline{B}+B)+ABC$$

解
$$=\overline{A}C+ABC$$

$$=(\overline{A}+AB)C$$

$$=(\overline{A}+B)C$$

$$=\overline{A}C+BC$$

例 10-4 将逻辑函数 $Y=A+\overline{\overline{A}\cdot\overline{BC}}(\overline{A}+\overline{\overline{B}\overline{C}}+D)+BC$ 化为最简与-或形式。

解
$$Y=A+\overline{\overline{A}\cdot\overline{BC}}(\overline{A}+\overline{\overline{B}\overline{C}}+D)+BC$$

$$=A+\overline{\overline{A}\cdot\overline{BC}}(\overline{A}+\overline{\overline{B}\overline{C}}+D)+BC$$

$$=A+(A+BC)(\overline{A}+\overline{\overline{B}\overline{C}}+D)+BC$$

$$=(A+BC)+(A+BC)(\overline{A}+\overline{\overline{B}\overline{C}}+D)$$

$$=A+BC$$

3. 逻辑函数的卡诺图化简法 卡诺图化简法是逻辑函数的图形化简法。它具有确定的化简步骤，能方便地获得逻辑函数的最简与-或表达式，但首先需要了解最小项的概念。

(1) 最小项的概念。在 n 个变量的逻辑函数中，如果乘积项中含有全部变量，并且每个变量在该乘积项中以原变量或反变量仅出现过一次，则该乘积项就定义为逻辑函数的最小项。n 个变量共有 2^n 个最小项。

例如，3 个变量 A、B、C 共有 $2^3=8$ 个最小项，分别是

$$\overline{ABC},\quad \overline{AB}C,\quad \overline{A}B\overline{C},\quad \overline{A}BC,\quad A\overline{BC},\quad A\overline{B}C,\quad AB\overline{C},\quad ABC$$

(2) 最小项的性质。为了分析最小项的性质，下面列出三个变量的所有最小项的真值表，如表 10-11 所示。

表 10-11　三个变量的最小项真值表

A B C	$\overline{ABC}$	$\overline{AB}C$	$\overline{A}B\overline{C}$	$\overline{A}BC$	$A\overline{BC}$	$A\overline{B}C$	$AB\overline{C}$	ABC
0 0 0	1	0	0	0	0	0	0	0
0 0 1	0	1	0	0	0	0	0	0
0 1 0	0	0	1	0	0	0	0	0
0 1 1	0	0	0	1	0	0	0	0
1 0 0	0	0	0	0	1	0	0	0
1 0 1	0	0	0	0	0	1	0	0
1 1 0	0	0	0	0	0	0	1	0
1 1 1	0	0	0	0	0	0	0	1

由表 10-11 可以看出最小项具有以下性质：

①对于任意一个最小项，只有一组变量取值使得它的值为 1，而其余各组变量取值时，这个最小项的值都是 0。

②不同的最小项，使它的值为 1 的那一组变量取值也不同。

③对于变量的任一组取值，任意两个最小项的乘积为 0。

④对于变量的任一组取值，全体最小项之和为 1。

⑤具有逻辑相邻性的两个最小项之和可以合并成一项并消去一个因子。

若两个最小项只有一个因子不同，称这两个因子具有逻辑相邻性。例如，$\overline{A}\,\overline{B}C$ 和 $\overline{A}BC$ 两个最小项只有 C 这个因子不同，所以它们具有逻辑相邻性。这两个最小项相加时可以将 C 这个因子消去而合并成一项

$$\overline{A}\,\overline{B}\,\overline{C}+\overline{A}\,\overline{B}C=\overline{A}\,\overline{B}(\overline{C}+C)=\overline{A}\,\overline{B}$$

(3) 最小项的编号：为了便于书写，最小项用 m_i 表示，其下标 i 是最小项的编号。编号的方法是：将最小项中原变量取 1，反变量取 0，则一个最小项对应一组二进制数，其相对应的十进制数即是该最小项的编号，如表 10-12 所示。

表 10-12　三个变量最小项的编号表

A B C	对应十进制数	最小项名称	最小项编号
0 0 0	0	$\overline{A}\,\overline{B}\,\overline{C}$	m_0
0 0 1	1	$\overline{A}\,\overline{B}C$	m_1
0 1 0	2	$\overline{A}B\overline{C}$	m_2
0 1 1	3	$\overline{A}BC$	m_3
1 0 0	4	$A\overline{B}\,\overline{C}$	m_4
1 0 1	5	$A\overline{B}C$	m_5
1 1 0	6	$AB\overline{C}$	m_6
1 1 1	7	ABC	m_7

有了最小项的编号，逻辑函数也可用字母 m 和相应的编号表示，如 $Y = \sum m(0,1,2,3,\cdots)$。

（4）逻辑函数的最小项表示。任意一个逻辑函数都可以通过基本公式 $A + \overline{A} = 1$ 变换为一组最小项之和的标准形式，且这组最小项是唯一的。

例 10-5 将逻辑函数 $Y = (A,B,C) = AB + BC$ 展开为最小项的形式。

解 将逻辑函数展开成最小项

$$
\begin{aligned}
Y = (A,B,C) &= AB + BC \\
&= AB(C + \overline{C}) + BC(A + \overline{A}) \\
&= ABC + AB\overline{C} + ABC + \overline{A}BC \\
&= \overline{A}BC + AB\overline{C} + ABC \\
&= m_3 + m_6 + m_7 = \sum m(3,6,7)
\end{aligned}
$$

（5）逻辑函数的卡诺图表示。卡诺图是逻辑函数的一种图形表示法，又称最小项方格图。用 2^n 个小方格表示 n 个变量的 2^n 个最小项，并且使具有逻辑相邻的最小项在几何位置上也相邻地排列起来，按这样要求排列起来的方格图称为卡诺图。比较常用的卡诺图有二变量卡诺图、三变量卡诺图和四变量卡诺图。

二变量卡诺图如图 10-10 所示。在图 10-10(a)中标出了两个变量全部四个最小项的安放位置。这样放的目的是为了保证最小项的逻辑相邻性。若用 0 表示反变量，1 表示原变量可以得到图 10-10(b)，方格中的数字就是相应最小项的变量取值。卡诺图也可用最小项的编号表示，如图 10-10(c)所示。人们最常使用的是图 10-10(d)给出的简化形式。

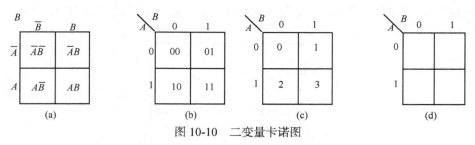

图 10-10　二变量卡诺图

三变量卡诺图、四变量卡诺图如图 10-11 所示。注意，在三变量卡诺图中横向变量 B、C，四变量卡诺图中横向变量 A、B 和纵向变量 C、D 不是按照自然二进制码(00，01，10，11)的顺序排列，而是按照格雷码(00，01，11，10)的顺序排列的，这样做的目的是为了保证卡诺图中最小项的逻辑相邻性。

五变量及以上卡诺图，画法比较麻烦，其逻辑相邻性比较复杂，在逻辑函数化简时很少使用，这里不再介绍，有兴趣或需要的读者可参阅有关资料。

常见逻辑函数的卡诺图表示有以下两种情况：①已知逻辑函数表达式，可将其展开成最小项之和的形式，然后在卡诺图上于这些最小项对应的位置填入 1，其余的位置填入 0，即可得到该逻辑函数的卡诺图表示；②已知逻辑函数的真值表，在卡诺图中对应变量取值组合的每一个方格内，根据真值表的函数值，是 1 填 1，是 0 填 0。

(a) 三变量卡诺图

A \ BC	00	01	11	10
0	m_0	m_1	m_3	m_2
1	m_4	m_5	m_7	m_6

(b) 四变量卡诺图

AB \ CD	00	01	11	10
00	m_0	m_1	m_3	m_2
01	m_4	m_5	m_7	m_6
11	m_{12}	m_{13}	m_{15}	m_{14}
10	m_8	m_9	m_{11}	m_{10}

图 10-11　三变量、四变量卡诺图

例 10-6　画出逻辑函数 $Y=\overline{A}\,\overline{B}\,\overline{C}+\overline{\overline{AB}+C\overline{D}}$ 的卡诺图。

解　首先将逻辑函数式展开为最小项之和的形式

$$
\begin{aligned}
Y &= \overline{A}\,\overline{B}\,\overline{C}+\overline{\overline{AB}+C\overline{D}} \\
&= \overline{A}\,\overline{B}\,\overline{C}+AB(\overline{C}+D) \\
&= \overline{A}\,\overline{B}\,\overline{C}+AB\overline{C}+ABD \\
&= \overline{A}\,\overline{B}\,\overline{C}(D+\overline{D})+AB\overline{C}(D+\overline{D})+ABD(C+\overline{C}) \\
&= \overline{A}\,\overline{B}\,\overline{C}D+\overline{A}\,\overline{B}\,\overline{C}\,\overline{D}+AB\overline{C}D+AB\overline{C}\,\overline{D}+ABCD+AB\overline{C}D \\
&= \overline{A}\,\overline{B}\,\overline{C}\,\overline{D}+\overline{A}\,\overline{B}\,\overline{C}D+AB\overline{C}\,\overline{D}+AB\overline{C}D+ABCD \\
&= m_0+m_1+m_{12}+m_{13}+m_{15}
\end{aligned}
$$

将对应这些最小项的位置里填入 1,其余位置填入 0,可以得到 Y 的卡诺图如图 10-12 所示。

AB \ CD	00	01	11	10
00	1	1	0	0
01	0	0	0	0
11	1	1	1	0
10	0	0	0	0

图 10-12　例 10-6 中 Y 的卡诺图

例 10-7　已知逻辑函数的真值表，画出它的卡诺图。

解　将真值表 10-13 中对应每一组变量取值的函数值填入卡诺图,是 1 填 1,是 0 填 0,如图 10-13 所示。

表 10-13　例 10-7 真值表

A	B	C	Y	A	B	C	Y
0	0	0	1	1	0	0	1
0	0	1	1	1	0	1	0
0	1	0	0	1	1	0	1
0	1	1	1	1	1	1	1

（6）逻辑函数的卡诺图化简法。利用卡诺图化简逻辑函数的方法称为卡诺图化简法或图形化简法。其基本原理是利用卡诺图的相邻性，找出具有逻辑相邻的最小项加以合并，消去互反变量，达到化简的目的。

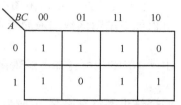

图 10-13　例 10-7 中 Y 的卡诺图

卡诺图化简法的基本步骤是：

1）画出逻辑函数的卡诺图。

2）按合并相邻最小项的原则，画出合并最小项的包围圈，写出各包围圈合并后的与项。

3）将各与项进行逻辑加，写出逻辑函数的最简与-或表达式。

最小项合并规则是：

A. 只有逻辑相邻最小项才能合并(逻辑相邻一是几何相邻，二是循环相邻，即每一行或列的头、尾两个方格)。

B. 两个相邻最小项合并为一个与项，可消去一个变量；四个相邻最小项合并为一个与项，可消去两个变量，2^n 个相邻最小项合并为一个与项，可消去 n 个变量。

C. 相邻最小项合并时，消去的是它们中的互反变量，保留的是它们中的共有变量，且合并的相邻最小项越多，消去的变量也越多，化简后的与项就越简单。

化简时必须将卡诺图中的 2^n 个相邻为 1 的最小项方格用包围圈圈起来进行合并，直到所有 1 方格都被圈过。画圈的注意事项是：

①画圈时，圈尽量大但个数应尽量少，包围圈之间可重复，但每个圈内至少有一个新的最小项，这样，消去的变量就越多，与项中的变量个数就越少。

②含 1 的方格都应被圈入，无几何相邻项的"1"格，独立构成一个圈，自己组成一个乘积项。

最后需注意一点：卡诺图中 4 个角上的最小项也是几何相邻最小项，可以圈在一起合并。

例 10-8　利用卡诺图化简逻辑函数

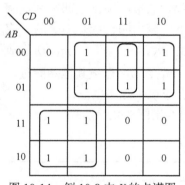

图 10-14　例 10-8 中 Y 的卡诺图

$$Y(ABCD) = \sum m\ (1,2,3,5,6,7,8,9,12,13)$$

解　（1）将最小项分别填入卡诺图，画包围圈，可得图 10-14。

（2）合并最小项可得函数的最简与-或表达式

$$Y = \overline{A}D + \overline{A}C + A\overline{C}$$

例 10-9　利用卡诺图化简逻辑函数

$$Y = \overline{A}C + A\overline{C} + BC + \overline{A}\,\overline{B} + \overline{B}\,\overline{C}$$

解　（1）画出逻辑函数 Y 的卡诺图，画包围圈，如图 10-15(a)和(b)所示。

事实上，若给出逻辑函数与-或表达式，如上式，则在填写卡诺图时，可不必将函数化成最小项的形式；由于与-或表达式中，每一个乘积项是所有包含该乘积项的最小项的公因子，所以可在这些最小项方格中填入 1。如式中 $A\overline{C}$ 是所有包含 A 和 $\overline{C}$ 的最小项的公因子，或者说，$A\overline{C}$ 是 $AB\overline{C}$ 和 $A\overline{B}\,\overline{C}$ 两个最小项合并的结果。因此可以直接在卡诺图上所有 $A=1$、$C=0$ 的小方格内填入 1，其他与项也类似。

(2) 合并最小项，由图中可以看出，有两种可能的最小项的合并形式，由图 10-15(a) 可得如下逻辑函数的最简与-或表达

$$Y = \overline{BC} + \overline{A}C + AB$$

由图 10-15(b)可得如下逻辑函数的最简与-或表达

$$Y = \overline{A}\,\overline{B} + BC + A\overline{C}$$

两个结果都符合最简与-或表达式的标准。

在某些情况下，圈最小项的方法不止一种，因而所得到的与-或表达式也会各有不同，虽然它们同样包括了该函数的所有最小项，但在这些与-或表达式中，哪一个是最简单的，必须要经过比较才能够确定。而且，有可能有几种结果都是最简与-或表达式的情况出现，如上例题。

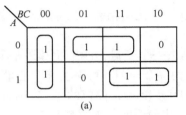
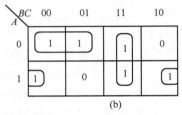

图 10-15　例 10-9 中 Y 的卡诺图

例 10-10　利用卡诺图化简逻辑函数

$$Y(ABCD) = \sum m\,(1,5,6,7,11,12,13,15)$$

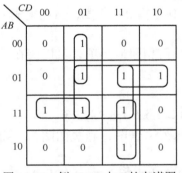

图 10-16　例 10-10 中 Y 的卡诺图

解　(1) 将最小项分别填入卡诺图，画包围圈，可得图 10-16。

(2)合并最小项可得函数的最简与-或表达式

$$Y = \overline{A}CD + \overline{A}BC + ACD + AB\overline{C}$$

在合并最小项时，一般是先圈大圈，后圈小圈，以保证每一个乘积项中变量的个数最少。这时候应该注意有可能会出现原先所圈大圈中所包含的最小项已全部被其他圈所包含的情况。在这种情况下，该大圈已经是多余的，应该被去除不要。在上例中，由 m_5、m_7、m_{13}、m_{15} 所组成的圈虽然最大，但 m_5、m_7、m_{13}、m_{15} 已被其他圈圈过，不符合"每圈有新"的原则，应该去除不要。

例 10-11　已知逻辑函数的真值表如表 10-14 所示，试用卡诺图法化简。

表 10-14　例 10-11 逻辑函数的真值表

A	B	C	Y	A	B	C	Y
0	0	0	0	1	0	0	0
0	0	1	1	1	0	1	1
0	1	0	0	1	1	0	1
0	1	1	1	1	1	1	0

解　(1)直接将真值表填入卡诺图，结果如图 10-17 所示。

(2) 合并最小项可得逻辑函数的最简与-或表达式为

$$Y = \overline{B}C + AB\overline{C}$$

m_6 最小项不与其他最小项逻辑相邻，故单独圈圈，自己组成一个乘积项 $AB\overline{C}$ 。

例 10-12　将图 10-18 所示的逻辑函数化为最简与-或形式。

观察卡诺图可以发现，本题卡诺图中 1 多而 0 少，在这种情况下，可以利用圈 0 的方法对逻辑函数进行化简。用圈 0 的方法可以得到所求逻辑函数的反，再利用摩根定律求出逻辑函数的最简形式。同样亦可用这种方法求逻辑函数的反函数。

解　利用圈 0 的方法合并最小项可得

$$\overline{Y} = A\overline{C}D$$

则 $Y = \overline{\overline{Y}} = \overline{A\overline{C}D} = \overline{A} + C + \overline{D}$ 。

当然，本题也可利用圈 1 的方法进行化简，其结果是一样的，有兴趣的读者可以自行验证。

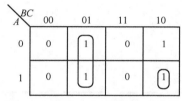

図 10-17　例 10-11 中 Y 的卡诺图　　　図 10-18　例 10-12 中 Y 的卡诺图

(7) 具有无关项的逻辑函数的卡诺图化简法。逻辑函数具有约束，说明逻辑函数中各个变量之间有相互制约的关系。它包括两种情况：①逻辑函数的输入变量受到限制，某些输入变量的取值不能出现，那些不会出现的变量取值所对应的最小项称为约束项。约束项的值恒为零。②在真值表内，对应于输入变量的某些取值，函数值可以是任意的，是 0 是 1 均可，对逻辑关系没有影响。这些变量取值称为任意项。

由于约束项的取值恒为 0，所以既可以把约束项写入逻辑表达式中，也可以把约束项从逻辑表达式中去除，而对函数值没有影响。同样，由于任意项对函数值没有影响，任意项既可以写入逻辑表达式中，也可以不写进去。

约束项和任意项统称为无关项，无关项是指那些与所讨论的逻辑问题没有关系的变量取值组合所对应的最小项，是否将这些最小项写入逻辑表达式无关紧要，可以写入也可以删除。在卡诺图中，无关项对应的方格中常用 "×" 来标记，有需要时方格中为 1，不需要时方格中为 0。无关项在逻辑函数中用字母 d 和相应的编号表示：$\sum d(1,2,3,\cdots)$ 。利用卡诺图化简时，无关项方格是作为 1 方格还是 0 方格，应根据化简需要灵活确定，合理地利用无关项的性质对具有无关项的逻辑函数进行化简，可使包围圈更大，通常可以得到最简单的结果。

例 10-13　某大学为对学生进行思想教育，丰富学生业余生活，准备包一场电影。试分析该逻辑问题，并化简之。

解　(1) 根据题意可列出该逻辑问题功能表，见表 10-15。

表 10-15　例 10-13 功能表

单位	人员	电影票	可否进场	说明
非本大学	其他	无	否	
非本大学	其他	有		不能出现
非本大学	学生	无	否	
非本大学	学生	有		不能出现
本大学	其他	无	否	
本大学	其他	有		不能出现
本大学	学生	无	否	
本大学	学生	有	可	

在本题中，应注意区分两种情况：①有的人员无票，这种情况会出现，但不允许进场。②本学校学生以外的人员有票，这种情况不允许出现，是无关项。

作如下设定：

A 代表单位　　　　$A=1$ 本校，　$A=0$ 非本校

B 代表人员　　　　$B=1$ 学生，　$B=0$ 其他人员

C 电影票　　　　　$C=1$ 有，　$C=0$ 无

Y 可否进场　　　　$Y=1$ 可以进场，　$Y=0$ 不能进场

根据以上分析可得到真值表 10-16。

表 10-16　例 10-13 真值表

A	B	C	Y	A	B	C	Y
0	0	0	0	1	0	0	0
0	0	1	×	1	0	1	×
0	1	0	0	1	1	0	0
0	1	1	×	1	1	1	1

在真值表和卡诺图中，无关项用×表示。

(2) 将真值表中各个最小项填入卡诺图(图 10-19)。

(3) 由卡诺图可得最简逻辑表达式为 $Y=C$。

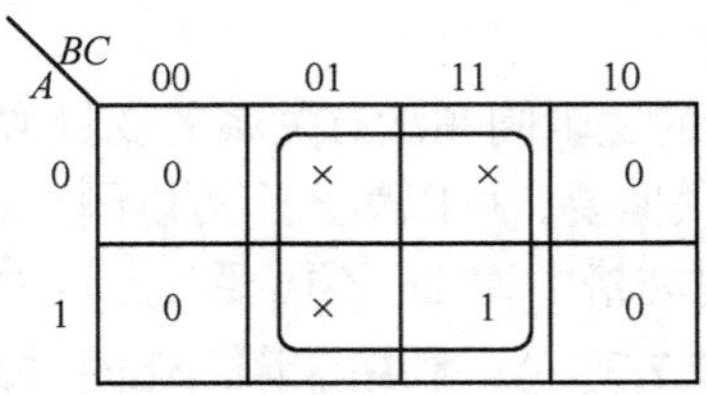

图 10-19　例 10-13 中 Y 的卡诺图

在用卡诺图对具有无关项的逻辑函数化简时，无关项取 0 还是取 1，应以使逻辑函数尽量得到简化而定。本例题是将无关项作为 1 使用的，使包围圈更大，结果更简。

应该注意，如果利用约束项对逻辑函数进行化简，就必须遵守约束，否则可能出现错误。

卡诺图的用途很广，可以利用卡诺图将任一逻辑函数展开成标准形式；也可利用卡诺图证明两函数相等、互补及进行异或叠加运算；还可利用卡诺图求函数得反函数；最重要的用途是进行逻辑函数的化简。使用卡诺图进行逻辑函数化简，避免了用公式法化简时的繁杂运算，且可以方便地求出最简形式。但应注意，对于五变量及以上的逻辑函数，由于卡诺图比较复杂，各最小项之间的逻辑相邻性不直观，因此不适合使用卡诺图法进行化简。

第三节　基本逻辑门电路

数字电路主要讨论的是电路输出与输入之间的逻辑关系。逻辑是指"条件"与"结果"的关系，即因果关系。在数字电路中，门电路是最基本的逻辑元件，所谓"门"是一种开关，有控制信号传递的作用，在一定条件下它允许信号通过，条件不满足信号就不能通过。如果以门电路的输入信号作为条件，输出信号作为结果，那么，输出信号和输入信号之间存在一定的逻辑关系。因此，门电路又称为逻辑门电路。最基本的逻辑关系有与逻辑、或逻辑和非逻辑，实现这些逻辑关系的门电路分别称为与门、或门和非门。

在逻辑电路中，只存在两种相反的工作状态，通常用 1 和 0 来表示。门电路输入和输出信号电位(或叫电平)的高低也是用 1 和 0 两种状态来区分。若规定用 1 表示高电平，用 0 表示低电平，则称为正逻辑；若规定用 0 表示高电平，用 1 表示低电平，则称为负逻辑。本书除另加说明外，均采用正逻辑。

门电路可用二极管及晶体管等分立元件组成，分立元件电路体积大、效率低，目前在数字电路中大都采用集成电路。但为便于理解，仍从分立元件电路入手，介绍门电路的组成和分析方法。

一、二极管与门电路

(一) 与逻辑关系

若决定某一事件的全部条件都具备，这一事件就必然发生，这种因果关系称为与逻辑关系。

(二) 与逻辑门电路

实现与逻辑功能的电路称为与门电路。图 10-20 所示为二极管与门电路和逻辑符号。A、B 是电路的两个输入端，Y 是输出端。

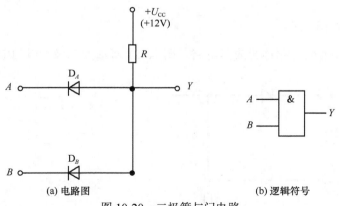

(a) 电路图　　　　　　　　(b) 逻辑符号

图 10-20　二极管与门电路

对于电路中的每一个输入端 A、B 而言，均只能有两种状态：高电平或低电平。而输出的状态究竟是高电平还是低电平，则是根据 A、B 两个输入端的状态组合情况而定，这里规定：

+5V 左右为高电平，用逻辑"1"表示，0V 左右为低电平，用逻辑"0"表示。按输入信号的不同状态，输出有四种可能的工作情况(如无特殊说明，二极管的正向压降均忽略不计)。

(1) 输入 A、B 均为低电平时，即 $U_A = U_B = 0\,\text{V}$，此时二极管 D_A、D_B 均处于正向偏置而导通，输出端 $Y = U_A = U_B = 0\,\text{V}$ 为低电平。

(2) 输入 A 为低电平、B 为高电平时，即 $U_A = 0\,\text{V}$，$U_B = +5\,\text{V}$，此时二极管 D_A 优先导通，输出端 $Y = U_A = 0$ 为低电平，此时二极管 D_B 处于反向偏置而截止。

(3) 输入 A 为高电平、B 为低电平时，即 $U_A = +5\,\text{V}$，$U_B = 0\,\text{V}$，其结果和第二种情况相似，二极管 D_B 承受正向电压优先导通，输出端 $Y = U_B = 0$ 为低电平，此时二极管 D_A 处于反向偏置而截止。

(4) 输入 A、B 均为高电平时，即 $U_A = U_B = +5\,\text{V}$，此时二极管 D_A、D_B 均处于正向偏置而导通，输出端 $Y = U_A = U_B = +5\,\text{V}$ 为高电平。

由此可见，与门电路只有当输入均为高电平"1"时，输出才是高电平"1"，只要有一个或一个以上输入为低电平"0"，输出就是低电平"0"。

用 A、B 表示逻辑条件，称为输入逻辑变量；Y 表示逻辑结果，取决于输入逻辑变量，称为逻辑函数。与门电路的逻辑函数表达式写为 $Y = A \cdot B$ 或 $Y = A \times B$ 或 $Y = AB$。上述四种情况填入表 10-17，它反映了图 10-20 与门电路的逻辑关系，称为与门电路的真值表。

表 10-17　与门电路的真值表

A	B	Y
0	0	0
0	1	0
1	0	0
1	1	1

二、二极管或门电路

(一) 或逻辑关系

若决定某一事件的诸多条件中，只要有一个或一个以上条件具备，这一事件就必然发生，这种因果关系称为或逻辑关系。

(二) 或逻辑门电路

实现或逻辑功能的电路称为或门电路。图 10-21 所示为二极管或门电路和逻辑符号。

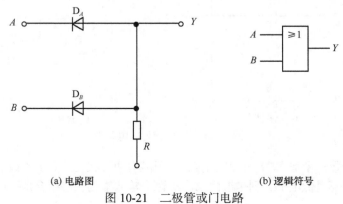

(a) 电路图　　　　　　　　　　(b) 逻辑符号

图 10-21　二极管或门电路

图中 A、B 是电路的输入端，Y 是输出端。它也有四种可能的工作情况。

(1) 输入 A、B 均为低电平时，即 $U_A = U_B = 0\text{V}$，此时二极管 D_A、D_B 均处于正向偏置而导通，输出端 $Y = U_A = U_B = 0\text{V}$ 为低电平。

(2) 输入 A 为低电平、B 为高电平时，即 $U_A = 0\text{V}$，$U_B = +5\text{V}$，此时二极管 D_B 承受的正向电压高于 D_A 而优先导通，输出端 $Y = U_B = +5\text{V}$ 为高电平，此时二极管 D_A 处于反向偏置而截止。

(3) 输入 A 为高电平、B 为低电平时，即 $U_A = +5\text{V}$，$U_B = 0\text{V}$，其结果和第二种情况相似，二极管 D_A 承受正向电压高于 D_B 而优先导通，输出端 $Y = U_A = +5\text{V}$ 为高电平，此时二极管 D_B 处于反向偏置而截止。

(4) 输入 A、B 均为高电平时，即 $U_A = U_B = +5\text{V}$，此时二极管 D_A、D_B 均处于正向偏置而导通，输出端 $Y = U_A = U_B = +5\text{V}$ 为高电平。

由此可见，或门电路只有当输入均为低电平 "0" 时，输出才是低电平 "0"，输入端只要有一个为高电平 "1"，无论其他输入端如何，输出就是高电平 "1"。

或门电路的逻辑函数表达式写为 $Y=A+B$。同样用 "1" 和 "0" 分别表示高、低电平，上述四种情况填入表 10-18，得到或门电路的真值表。

表 10-18 或门电路的真值表

A	B	Y
0	0	0
0	1	1
1	0	1
1	1	1

三、三极管非门电路

(一) 非逻辑关系

非逻辑关系是指条件和结果总是处于相反的状态，即某条件具备时，这一事件不会发生，某条件不具备时，这一事件反而会发生。这种因果关系称为非逻辑关系。

(二) 非逻辑门电路

实现非逻辑功能的电路称为非门电路。图 10-22 所示为三极管非门电路和逻辑符号。

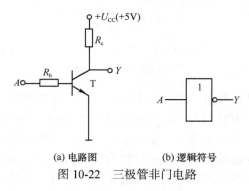

(a) 电路图　　　　(b) 逻辑符号

图 10-22 三极管非门电路

图中 A 是电路的输入端，Y 是输出端。它有以下两种可能的工作情况。

(1) 输入 A 为低电平时，即 $U_A=0\text{V}$，此时三极管 T 的基极处于反向偏置而截止，输出

端 $Y \approx U_{CC} = 5V$ 为高电平。

(2) 输入 A 为高电平时，即 $U_A = 5V$，只要合理选择电路参数，使 $I_B \geq I_{BS}$，此时三极管处于饱和导通状态，其饱和压降 $U_{BES} \approx 0V$，输出端 $Y = U_{CES} \approx 0V$ 为低电平。

表 10-19 非门电路的真值表

A	Y
0	1
1	0

由此可见，非门电路的输出与输入状态总是相反，当输入为低电平"0"时，输出为高电平"1"，当输入为高电平"1"时，输出为低电平"0"，所以非门电路也称反相器。

非门电路的逻辑函数表达式写为 $Y = \overline{A}$。非门电路的真值表如表 10-19 所示。

四、复合门电路

二极管门电路具有电路简单、经济等优点，但在许多门电路互相连接的时候，由于二极管有正向压降，通过一级门电路以后，输出电平对输入电平约有 0.7(硅管)的偏移。这样，经过一连串的门电路后，高低电平就会严重偏离原来的数值，以致造成错误的结果。此外，二极管门电路带负载能力也较差。

为了解决这些问题，往往在与门、或门后加一级非门，组成与非门、或非门、与或非门等复合门电路。这些电路在带负载能力、工作速度和可靠性方面都大为提高，因此是逻辑电路中最常用的基本单元。

(一) 与非门电路

图 10-23(a)所示是与非门电路，它是由二极管与门和三极管非门串接而成，图 10-23(b)所示是与非门的逻辑符号。

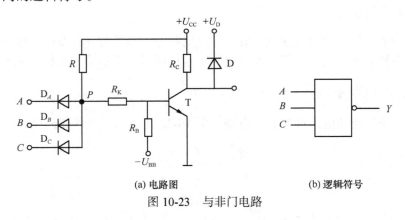

(a) 电路图　　　　　　　　　　(b) 逻辑符号

图 10-23　与非门电路

该电路的逻辑功能是：当输入端有一个或一个以上为低电平"0"时，"与"门输出 P 点为低电平"0"。这时，因负电源($-U_{BB}$)的作用，发射结反向偏置，三极管截止，输出 Y 为高电平"1"；当输入端全为高电平"1"时，与门输出 P 点为高电平"1"。P 点高电平抵消了负电源的作用，发射结正向偏置，三极管饱和，输出 Y 为低电平"0"。

可见，当输入全为高电平时，输出为低电平，只要有一个输入端为低电平时，输出就为高电平，与非门电路的逻辑功能可简单归纳为"有低出高，全高出低"。与非门的逻辑表达式为

$$Y = \overline{A \cdot B \cdot C} \quad 或 \quad Y = \overline{ABC}$$

与非门的逻辑真值表如表 10-20 所示。

表 10-20 与非门电路的真值表

A	B	C	Y	A	B	C	Y
0	0	0	1	1	0	0	1
0	0	1	1	1	0	1	1
0	1	0	1	1	1	0	1
0	1	1	1	1	1	1	0

(二) 或非门电路

图 10-24(a)所示是或非门电路，它是由二极管或门和三极管非门串接而成，图 10-24(b)所示是或非门的逻辑符号。

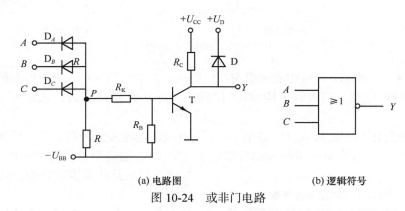

(a) 电路图   (b) 逻辑符号

图 10-24 或非门电路

该电路的逻辑功能是：当输入端有一个或一个以上为高电平"1"时，"或"门输出 P 点为高电平"1"，既非门输入高电平"1"，三极管饱和导通，输出 Y 为低电平"0"；当输入端全为低电平"0"时，"或"门输出 P 点为低电平"0"，即非门输入低电平"0"，三极管截止，输出 Y 为高电平"1"。

可见，当输入全为低电平时，输出为高电平，只要有一个输入端为高电平，输出就为低电平，或非门电路的逻辑功能可简单归纳为"有高出低，全低出高"。或非门的逻辑表达式为

$$Y = \overline{A + B + C}$$

或非门的逻辑真值表如表 10-21 所示。

表 10-21 或非门真值表

A	B	C	Y	A	B	C	Y
0	0	0	1	1	0	0	0
0	0	1	0	1	0	1	0
0	1	0	0	1	1	0	0
0	1	1	0	1	1	1	0

(三) 与或非门电路

图 10-25(a)所示是与或非门电路，它是由二极管与门、或门和三极管非门构成，图 10-25(b)所示是与或非门的逻辑符号。

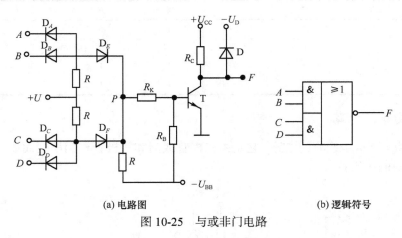

(a) 电路图　　　　　　　　　　　(b) 逻辑符号

图 10-25　与或非门电路

该电路中二极管 $D_A \sim D_D$ 构成两组与门电路(A、B 为一组，C、D 为另一组)，二极管 D_E、D_F 组成或门电路，三极管 T 构成非门电路。与或非门的逻辑表达式为

$$Y = \overline{AB + CD}$$

当各组输入中有任何一组输入全为高电平"1"时(或两组输入全为高电平"1"时)，输出 Y 是低电平"0"；只有当每一组输入都有低电平"0"时，输出则为高电平"1"。

与或非门电路的真值表如表 10-22 所示。

表 10-22　与或非门电路的真值表

A	B	C	D	Y
0	0	0	0	1
0	0	0	1	1
0	0	1	0	1
0	0	1	1	0
0	1	0	0	1
0	1	0	1	1
0	1	1	0	1
0	1	1	1	0
1	0	0	0	1
1	0	0	1	1
1	0	1	0	1
1	0	1	1	0
1	1	0	0	0
1	1	0	1	0
1	1	1	0	0
1	1	1	1	0

第四节　集成门电路

集成门电路与分立元件门电路相比，具有速度快、可靠性高和便于微型化等优点。目前，随着半导体技术的高速发展，分立元件电路已被集成电路替代。

集成门电路按内部有源器件的不同可分为两大类：一类是以晶体三极管为主要器件，称为双极型集成门电路，TTL 集成门电路(即晶体管-晶体管逻辑集成电路)就是其中的典型代表；另一类是以 MOS 型场效应管为主要器件，称为 MOS 型或单极型集成门电路，有 NMOS、PMOS 和 CMOS，以 CMOS 最为常见。

集成门电路按其集成度又可分为：小规模集成电路(SSI)、中规模集成电路(MSI)、大规模集成电路(LSI)、超大规模集成电路(VLSI)。

一、TTL 与非门电路

(一) TTL 与非门电路结构

图 10-26 是 TTL 与非门的典型电路，它由输入级、中间级和输出级三部分组成。输入级由多发射极 T_1 和 R_1 组成，其中 T_1 的集电极可视为一个二极管，而发射极则可看成是几个二极管，输入级的作用和二极管与门电路的作用相似。T_2 和电阻 R_2、R_3 组成中间级，它作为输出级的驱动电路，将单端输入信号转变为互补的双端信号，分别由 T_2 的集电极和发射极送入输出级，又称倒相级。T_3、T_4、T_5 和 R_4、R_5 组成推拉式输出级，以提高 TTL 电路的开关速度和负载能力。

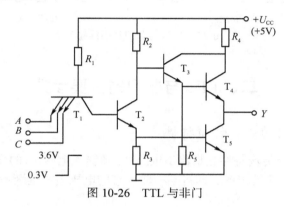

图 10-26　TTL 与非门

TTL 与非门电路的电源电压为 5V，输入和输出信号的高电平、低电平分别规定为 3.6V 和 0.3V。

(二) TTL 与非门电路的逻辑功能

(1) 当输入端有一个或一个以上接低电平 "0" 时，T_1 的基极与低电平发射极之间处于正向导通状态，T_1 的基极电位 $U_{B1} = 0.3 + U_{BE1} = 1V$，不足以向 T_2 提供正向基极电流，故 T_2 截止。因 T_2 截止，其集电极电位接近于 U_{CC}，使 T_3、T_4 导通，T_3、T_4 的发射极分别具有 0.7V 的导通压降，所以输出端 Y 为高电平 "1"。

$$U_Y = U_{CC} - I_{B3}R_2 - U_{BE3} - U_{BE4} \approx 5 - 0.7 - 0.7 = 3.6 \text{ (V)}$$

(因 T_3 的基极电流 I_{B3} 很小，可忽略不计)。这种输入有 "0"，输出为 "1" 的工作情况称为与非门关闭。

(2) 当输入端全为高电平 "1" 时(即输入端电压为 3.6V)，T_1 的发射结处于反偏，集电结处于正偏，T_1 工作于 "倒置" 状态，集电极作发射极用，发射极作集电极用。T_1 的集电结、T_2 和 T_3 的发射结导通，从而使 T_1 基极电位箝定在 2.1V，即等于三个 PN 结(T_1 的集电结、T_2 和 T_5 的发射结)的正向压降。此时，T_2 处于饱和状态，其集电极电位 $U_{C2} = U_{CE2} + U_{BE5} = 1V$，可使 T_3 导通，T_4 的基极电位为 $U_{B4} = U_{E3} = U_{C2} - U_{BE3} = 0.3V$，故 T_4 截止。T_5 则由 T_2 提供足够的基极电流而使其处于饱和状态，使输出 $U_5 = U_{CE5} = 0.3V$，输出 Y 为低电平 "0"。这种输入全为 "1"，输出为 "0" 的工作情况称为与非门开启。

总之，当输入有一个或几个为"0"时，输出就为"1"；只有当输入全为"1"时，输出才为"0"，符合与非的逻辑关系。

图 10-27 是两种 TTL 与非门外引线排列图。每一集成电路芯片内的各个逻辑门互相独立，可单独使用，但共用一根电源引线和一根接地线。

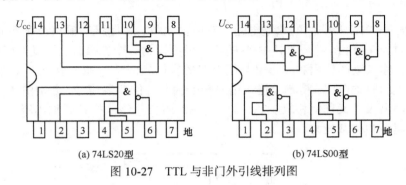

(a) 74LS20型   (b) 74LS00型

图 10-27   TTL 与非门外引线排列图

二、TTL 与非门的主要参数

(一) TTL 与非门的电压传输特性

TTL 与非门的电压传输特性是指输出电压 U_o 随输入电压 U_i 的变化关系，如图 10-28 所示，它是通过实验方法得出的，即将某一输入端的电压由零逐渐增大，而将其他输入端保持高电平。

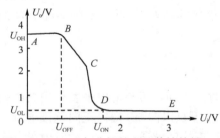

图 10-28   TTL 与非门的电压传输特性

由图 10-28 可看出，当 $U_i < 0.7V$ 时，输出电压 $U_o = 3.6V$，即图中 AB 段；当 $0.7V < U_i < 1.3V$ 时，U_o 随 U_i 的增大而线性地减小，即图 BC 段；当 U_i 增至 1.4V 左右时，输出突变为低电平，$U_o = 0.3V$，即图中 CD 段；当 $U_i > 1.4V$ 时，输出保持低电平，即图 DE 段。

(二) TTL 与非门的主要参数

从电压传输特性曲线中可以反映出 TTL 与非门的几个主要参数如下。

(1) 输出高电平 U_{OH}：当输入端有一个(或几个)接低电平，输出空载时的输出电平。

(2) 输出低电平 U_{OL}：当输入端全为高电平，输出在额定负载条件下的输出电平。

(3) 开门电平 U_{ON}：在额定负载条件下，确保输出为额定低电平时，所允许的最小输入高电平值。它表示使与非门开通时的最小输入电平。

(4) 关门电平 U_{OFF}：在空载条件下，确保输出为额定高电平时，所允许的最大输入低电平值。它表示使与非门关断所需的最大输入电平。

(5) 扇出系数 N：表示与非门输出端最多能接几个同类与非门的个数，它表征了 TTL 带负载的能力。表 10-23 列出了 TTL 与非门的几个主要参数数据。

表 10-23 TTL 与非门主要参数

参数名称	符号	测试条件	单位	规范值
输出高电平	U_{OH}	任一输入端接地,其余悬空	V	≥2.7
输出低电平	U_{OL}	$u_i=1.8V$,$R_L=380\Omega$	V	≤0.35
开门电平	U_{ON}	$U_{OL}=0.35V$,$R_L=380\Omega$ $u_i=1.8V$	V	≤1.8
关门电平	U_{OFF}	$U_{OH}≥2.7V$,$u_i=0.8V$	V	≥0.8
扇出系数	N	$u_i=1.8V$,$u_0≤0.35V$	个	≥28

在 TTL 与非门使用过程中,若有多余或暂时不用的输入端,其处理的原则应该保证其逻辑状态为高电平。一般方法是:①直接悬空或剪断悬空;②与其他已用输入端并联使用;③将其接电源$+U_{CC}$。电路的安装应该尽量避免干扰信号的侵入,以确保电路的稳定工作。

三、CMOS 门电路

CMOS 电路是在 MOS 电路的基础上发展起来的一种互补对称场效应管集成电路,目前应用得很普遍。图 10-29 是 CMOS 非门电路(常称 CMOS 反向器),它由一个 N 沟道增强型 MOS 管 T_1 和一个 P 沟道增强型 MOS 管 T_2 连成互补对称的结构。两管的栅极相连,作为输入端;两管的漏极也相连,作为输出端。P 沟道管的源极接电源正极,N 沟道管的源极接电源的公共端(电源负端)。

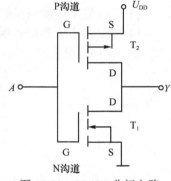

图 10-29 CMOS 非门电路

当输入端为高电平"1"(约为 $U_{DD}=+5V$)时,T_1 管导通,而 T_2 管截止,输出 Y 为低电平(约为 0V);当输入端为低电平"0"时,T_1 管截止,T_2 管导通,输出端 Y 为高电平"1"。可见,此电路输出与输入之间的逻辑关系为 $Y=\overline{A}$。

除了上述介绍的 CMOS 非门电路外,CMOS 传输门、CMOS 与非门、CMOS 或非门都是很常见的 CMOS 集成门电路,因篇幅限制,这里不再介绍。

在使用 CMOS 门电路时,应特别注意:①未使用的输入端不允许悬空;②使用时应先接直流电源,后接信号源,工作结束时应先去除信号源,后关闭直流电源;③焊接和测试时电烙铁和测试仪器应有良好的接地。

在各种集成门电路中,TTL 电路和 CMOS 电路的应用最为普遍,已被广泛应用于医学电子仪器中。两种电路各自有其特点和用途,TTL 电路具有比较快的开关速度,比较强的抗干扰能力以及足够大的输出幅度,且带负载的能力也比较强。CMOS 电路具有制造工艺简单、功耗低、输入阻抗高、集成度高以及没有电荷储存效应等特点。

第五节 组合逻辑电路

数字电路按逻辑功能的不同特点,可以分成两大类:一类为组合逻辑电路(简称组合电路),另一类为时序逻辑电路(简称时序电路)。组合逻辑电路的特点是:任一时刻的输出只取决于该时刻的输入状态,而与电路原来的状态无关,电路不具有记忆功能。而时序逻辑电路在逻辑功能上特点是任意时刻的输出不仅取决于当时的输入信号,而且还取决于电路原来的状态，或者说，还与以前的输入有关，也就是说电路具有记忆功能，这是组合逻辑电路与时序逻辑电路的本质区别。任何一种组合逻辑电路，不管是简单的还是复杂的，其电路结构均有以下特点：①由逻辑门电路组成。②电路的输出与输入之间无反馈途径。③电路中不包含记忆单元。

在数字系统中，有很多逻辑部件如编码器、译码器、加法器、比较器等都属于组合逻辑电路。

一、组合逻辑电路的分析方法

分析组合逻辑电路的目的是为了确定已知电路的逻辑功能。对逻辑电路进行分析，一方面可以更好地对其加以改进和应用，另一方面也可用于检验所设计的逻辑电路是否优化以及是否能实现预定的逻辑功能。

分析组合逻辑电路的步骤一般为：

(1)根据给定组合逻辑电路的逻辑图，从输入开始到输出逐级写出逻辑函数表达式；

(2)利用逻辑代数或卡诺图进行化简或变换，得到仅含有输入变量的最简输出函数表达式；

(3)根据简化的逻辑函数表达式列出相应的真值表；

(4)根据真值表和逻辑函数表达式对逻辑电路进行分析，确定逻辑电路的功能。

例 10-14　分析图 10-30 所示逻辑电路的逻辑功能

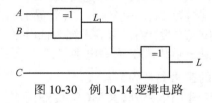

图 10-30　例 10-14 逻辑电路

解　(1) 根据给定逻辑电路，从输入开始到输出逐级写出逻辑函数表达式为

$$Y_1 = A \oplus B = A\overline{B} + \overline{A}B$$
$$Y = Y_1 \oplus C = (A\overline{B} + \overline{A}B) \oplus C$$

(2) 运用逻辑代数化简

$$Y = Y_1 \oplus C = (A\overline{B} + \overline{A}B) \oplus C$$
$$= (A\overline{B} + \overline{A}B)\overline{C} + \overline{(A\overline{B} + \overline{A}B)}C$$
$$= A\overline{B}\overline{C} + \overline{A}B\overline{C} + \overline{A\overline{B} + \overline{A}B}C$$
$$= A\overline{B}\overline{C} + \overline{A}B\overline{C} + \overline{A\overline{B}} \cdot \overline{\overline{A}B}C$$
$$= A\overline{B}\overline{C} + \overline{A}B\overline{C} + (\overline{A} + B)(A + \overline{B})C$$
$$= A\overline{B}\overline{C} + \overline{A}B\overline{C} + \overline{A}\,\overline{B}C + ABC$$

(3) 列真值表，将输入变量 A、B、C 各种可能的取值组合代入所求得的逻辑表达式，可得真值表如表 10-24 所示。

(4) 分析逻辑功能：由表 10-24 可以看出，当输入变量 A、B、C 中，有奇数个取值是 1 时，输出为 1，否则输出为 0。所以该电路用于检测 3 位二进制中 1 的奇偶性，称为奇校验电路。

例 10-15　分析图 10-31 所示逻辑电路的逻辑功能。

解　(1) 根据给定逻辑电路，从输入开始到输出逐级写出逻辑函数表达式为

$$Y_1 = \overline{A \cdot \overline{B}}$$

$$Y_2 = \overline{\overline{A} \cdot B}$$

$$Y = \overline{Y_1 \cdot Y_2} = \overline{\overline{A \cdot \overline{B}} \cdot \overline{\overline{A} \cdot B}}$$

(2) 运用逻辑代数化简

$$Y = \overline{Y_1 \cdot Y_2} = \overline{\overline{A \cdot \overline{B}} \cdot \overline{\overline{A} \cdot B}} = \overline{\overline{A \cdot \overline{B}}} + \overline{\overline{\overline{A} \cdot B}} = A\overline{B} + \overline{A}B$$

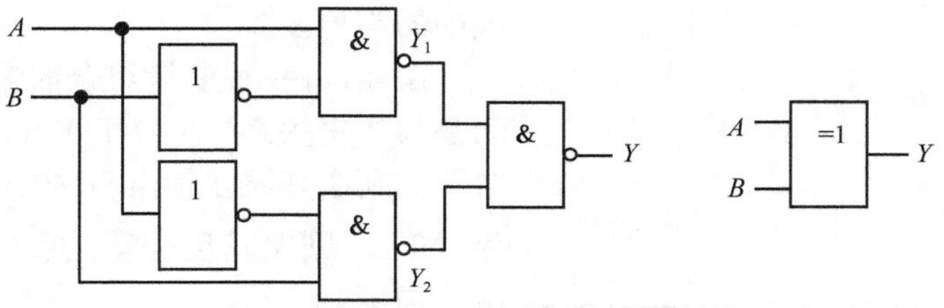

表 10-24　例 10-14 真值表

A	B	C	Y
0	0	0	0
0	0	1	1
0	1	0	1
0	1	1	0
1	0	0	1
1	0	1	0
1	1	0	0
1	1	1	1

图 10-31　例 10-15 逻辑电路

(3) 列真值表，将输入变量 A、B 各种可能的取值组合代入所求得的逻辑表达式，可得真值表如表 10-25 所示。

表 10-25　例 10-15 真值表

A	B	Y
0	0	0
0	1	1
1	0	1
1	1	0

(4) 分析逻辑功能：由表 10-25 可以看出，当输入端 A 和 B 不同为 "1" 或 "0" 时，输出端 Y 为 "1"；否则，输出 Y 为 "0"，输入端和输出端的这种因果关系称异或逻辑关系，即某件事情具有两个条件，只有当两个条件中任何一个条件被满足时，这件事情才能发生，若两个条件同时满足或同时不满足，这件事情就不能发生，故此电路完成的是异或门电路的逻辑功能。

二、组合逻辑电路的设计方法

组合逻辑电路的设计过程与逻辑电路的分析过程刚好相反，它是根据给定的实际逻辑问题，求出满足该逻辑要求的逻辑电路。一般设计过程是：

(1) 根据给定的逻辑功能要求进行逻辑赋值，列出真值表。一是分析所给的逻辑命题，将引发事件的原因确定为输入变量，将事件所产生的各种结果确定为输出变量。二是将输入逻辑变量和输出逻辑变量的两种不同状态分别用 0 和 1 给以赋值。三是将已赋值的输入

变量和输出变量按照给定的因果关系填入真值表。

(2) 由真值表写出逻辑函数式。

(3) 利用逻辑代数或卡诺图对其进行化简或变换。

(4) 最后画出逻辑电路图。

例 10-16 用与非门设计一个三人表决电路，三个裁判中有一个主裁判，两个副裁判，主裁判拥有否决权。

解 (1) 根据给定的逻辑功能要求进行逻辑赋值，列出真值表。

设三个输入变量分别用 A、B、C 表示，其中 A 表示主裁判，B、C 表示副裁判。裁判举手用 "1" 表示同意，裁判不举手用 "0" 表示不同意，输出的结果用 Y 表示。Y 为 "1" 表示通过，Y 为 "0" 表示不通过。

其中，所谓主裁判拥有否决权，是指当主裁判不同意时，输出为不通过。列出符合以上逻辑功能的真值表，如表 10-26 所示。

表 10-26　例 11-16 真值表

A	B	C	Y
0	0	0	0
0	0	1	0
0	1	0	0
0	1	1	0
1	0	0	0
1	0	1	1
1	1	0	1
1	1	1	1

(2) 由真值表列逻辑函数式。

A. 取全部 $Y=1$ 的变量组合组成逻辑表达式中的与项。

B. 对每一种变量组合而言，变量与变量之间是与逻辑关系，对应于 $Y=1$，如果输入变量为 "1"，则取其原变量本身(如 A)；如果输入变量为 "0"，则取其反变量(如 $\overline{A}$)，然后各组变量组成与项。

C. 各组变量组合之间是或逻辑关系，故取以上各与项之和。由此，可列出逻辑函数表达式：

$$Y = A\overline{B}C + AB\overline{C} + ABC$$

(3) 利用逻辑代数化简逻辑函数

$$Y = A\overline{B}C + AB\overline{C} + ABC$$
$$= A\overline{B}C + AB(\overline{C} + C)$$
$$= A\overline{B}C + AB$$
$$= A(\overline{B}C + B)$$
$$= A(C + B)$$
$$= AB + AC$$

(4) 最后画出逻辑电路图。

因题意要求用与非门构成，故对上式进行变换

$$Y = AB + AC = \overline{\overline{AB} \cdot \overline{AC}}$$

由逻辑函数式画出逻辑电路，如图 10-32 所示。

三、常用的组合逻辑电路

常用的组合逻辑电路包括编码器、译码器、数值比

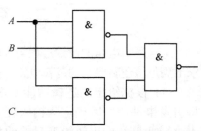

图 10-32　用与非门组成的表决电路

较器、运算器、数据选择器、数据分配器等，下面分别介绍。需要说明的是，这些逻辑电路已有单片集成的标准化集成电路出售，读者在设计电路时可选择使用。

（一）编码器

用代码表示特定信号的过程叫编码。在数字设备中，数据和信息常常用 0 和 1 组成的二进制代码来表示，将若干个"0"和"1"按一定的规律编排在一起，编成不同的代码，并赋予每个代码以固定的含义。如用 3 位二进制数组成的编码来表示十进制数 0～7，十进制数 0 编成二进制数码的 000，十进制数 1 编成二进制数码的 001，十进制数 2 编成二进制数码的 010，等等。用来完成编码工作的数字电路称为编码器。常用的编码器有二进制编码器、BCD 编码器和优先编码器等。

1. 二进制编码器　二进制编码器是将某种信号编成二进制代码的电路。一位二进制代码可以表示 2 个信号；两位二进制代码可以表示 4 个信号；n 位二进制代码可以表示 2^n 个信号。

例如，要把 I_0、I_1、I_2、I_3、I_4、I_5、I_6、I_7 这八个输入信号编成对应的二进制代码并输出，要求用与非门实现，可以分成以下四个步骤进行。

(1) 确定二进制代码的位数。输入有 8 个信号，则编码器输出的位数是 3 位($2^3=8$)，这种编码器又称为 8 线-3 线编码器。

(2) 列真值表。对输入信号进行编码，任一输入信号对应一个编码，将输入与编码一一对应填入表格。表 10-27 所列的是按二进制数加 1 递增规律编码的。

表 10-27　8 线-3 线编码器真值表

输入								输出		
I_0	I_1	I_2	I_3	I_4	I_5	I_6	I_7	Y_2	Y_1	Y_0
1	0	0	0	0	0	0	0	0	0	0
0	1	0	0	0	0	0	0	0	0	1
0	0	1	0	0	0	0	0	0	1	0
0	0	0	1	0	0	0	0	0	1	1
0	0	0	0	1	0	0	0	1	0	0
0	0	0	0	0	1	0	0	1	0	1
0	0	0	0	0	0	1	0	1	1	0
0	0	0	0	0	0	0	1	1	1	1

(3) 根据真值表写出逻辑函数表达式。由表 10-27 可知，8 个输入编码信号 I_0～I_7 中，在同一时刻只能对一个请求信号进行编码，否则，输出二进制代码会发生混乱，也就是说 I_0～I_7 8 个输入信号是相互排斥的。所以，输出函数为其值是 1 的对应输入变量(请求编码信号取值为 1 的变量)进行逻辑或，然后再化为与非的形式，即

$$Y_2 = I_4 + I_5 + I_6 + I_7 = \overline{\overline{I_4 + I_5 + I_6 + I_7}} = \overline{\overline{I_4} \cdot \overline{I_5} \cdot \overline{I_6} \cdot \overline{I_7}}$$

$$Y_1 = I_2 + I_3 + I_6 + I_7 = \overline{\overline{I_2 + I_3 + I_6 + I_7}} = \overline{\overline{I_2} \cdot \overline{I_3} \cdot \overline{I_6} \cdot \overline{I_7}}$$

$$Y_0 = I_1 + I_3 + I_5 + I_7 = \overline{\overline{I_1 + I_3 + I_5 + I_7}} = \overline{\overline{I_1} \cdot \overline{I_3} \cdot \overline{I_5} \cdot \overline{I_7}}$$

(4) 根据逻辑函数表达式画出逻辑图，如图 10-33 所示。需要说明的是，当 I_1～I_7 都为 0 时，输出 $Y_1Y_0=000$，所以 I_0 输入线可以不画出。

2. 二-十进制(BCD)编码器　用若干个二进制代码来表示一位十进制数字的方法称为

二-十进制编码。一般用 4 位二进制代码来表示，4 位二进制有 16 种不同的组合，可以从中取 10 种来表示 0～9 十个数字，常用的有 8421BCD 码。将十进制数编成 BCD 码的电路称为二-十进制编码器。设计这种编码器的步骤与二进制编码器大体相同。

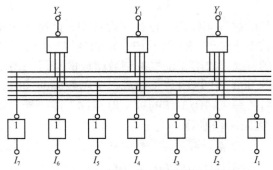

图 10-33　8 线-3 线编码器的逻辑图

(1) 确定二进制代码位数。因为有 10 个数码作为输入，所以输出需要 4 位，这种编码器常称为 10 线-4 线编码器。

(2) 列真值表。按照常用的 8421800 编码规律，在 4 位二进制代码的 16 种状态中取前面的 10 种状态 0000，0001，…，1001 分别表示 0、1～9 这十个数码。输入端分别用 I_0～I_9 表示，有编码请求时，输入信号用 1 表示，没有时用 0 表示，输出端分别用 Y_0、Y_1、Y_2、Y_3 表示，由此可列出二-十进制编码器的真值表，如表 10-28 所示。

表 10-28　10 线-4 线编码器真值表

对应十进制 N	输入										输出			
	I_0	I_1	I_2	I_3	I_4	I_5	I_6	I_7	I_8	I_9	Y_3	Y_2	Y_1	Y_0
0	1	0	0	0	0	0	0	0	0	0	0	0	0	0
1	0	1	0	0	0	0	0	0	0	0	0	0	0	1
2	0	0	1	0	0	0	0	0	0	0	0	0	1	0
3	0	0	0	1	0	0	0	0	0	0	0	0	1	1
4	0	0	0	0	1	0	0	0	0	0	0	1	0	0
5	0	0	0	0	0	1	0	0	0	0	0	1	0	1
6	0	0	0	0	0	0	1	0	0	0	0	1	1	0
7	0	0	0	0	0	0	0	1	0	0	0	1	1	1
8	0	0	0	0	0	0	0	0	1	0	1	0	0	0
9	0	0	0	0	0	0	0	0	0	1	1	0	0	1

(3) 根据真值表写出逻辑函数表达式，然后再变换为与非形式

$$Y_3 = I_8 + I_9 = \overline{\overline{I_8 + I_9}} = \overline{\overline{I_8} \cdot \overline{I_9}}$$

$$Y_2 = I_4 + I_5 + I_6 + I_7 = \overline{\overline{I_4 + I_5 + I_6 + I_7}} = \overline{\overline{I_4} \cdot \overline{I_5} \cdot \overline{I_6} \cdot \overline{I_7}}$$

$$Y_1 = I_2 + I_3 + I_6 + I_7 = \overline{\overline{I_2 + I_3 + I_6 + I_7}} = \overline{\overline{I_2} \cdot \overline{I_3} \cdot \overline{I_6} \cdot \overline{I_7}}$$

$$Y_0 = I_1 + I_3 + I_5 + I_7 + I_9 = \overline{\overline{I_1 + I_3 + I_5 + I_7 + I_9}} = \overline{\overline{I_1} \cdot \overline{I_3} \cdot \overline{I_5} \cdot \overline{I_7} \cdot \overline{I_9}}$$

(4) 根据逻辑函数表达式画出逻辑图，如图 10-34 所示。同样，I_0～I_9 十个输入信号是

相互排斥的，当 $I_1 \sim I_9$ 都为 0 时，输出 $Y_3Y_2Y_0=0000$，所以 I_0 输入线也可以不画出。

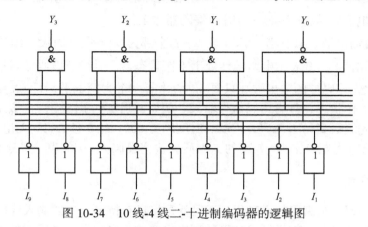

图 10-34　10 线-4 线二-十进制编码器的逻辑图

3. 优先编码器　前面两种编码器有一个共同问题，就是在某一时刻只允许有一个有效输入信号，如果同时有两个或两个以上的输入信号要求编码，编码器的输出就会出现错误状态，这样的编码器使用受到限制。为了解决这一问题，可以将输入信号按轻重缓急，优先顺序排队。当有多个信号输入时，电路只对其中优先级别最高的一个输入端进行编码，这样的编码器称为优先编码器。常用的集成优先编码器有 8 线-3 线和 10 线-4 线两种。

图 10-35 是 8 线-3 线优先编码器 74LS348 的外引脚排列图。它除了有 8 个信号输入端 $I_0 \sim I_7$ 和 3 个信号输出端 $\overline{Y_2}$、$\overline{Y_1}$、$\overline{Y_0}$ 外，还附加了一个输入控制端 $\overline{EN}$ 和两个输出端 $\overline{Y_S}$、$\overline{Y}_{\mathrm{EXP}}$。表 10-29 是 74LS348 的真值表，它的输入和输出都是以低电平作为有效信号(低电平有效的字母上加"—")，输出的是反码。由表 10-29 可知输入信号 $\overline{I_0} \sim \overline{I_7}$ 中 $\overline{I_7}$ 的优先权最高，$\overline{I_0}$ 的优先权最低。

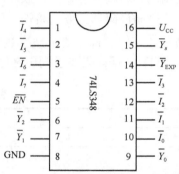

图 10-35　74LS348 优先编码器的外引脚排列图

表 10-29　74LS348 的真值表

输入									输出				
$\overline{EN}$	$\overline{I_0}$	$\overline{I_1}$	$\overline{I_2}$	$\overline{I_3}$	$\overline{I_4}$	$\overline{I_5}$	$\overline{I_6}$	$\overline{I_7}$	$\overline{Y_2}$	$\overline{Y_1}$	$\overline{Y_0}$	$\overline{Y_S}$	$\overline{Y}_{\mathrm{EXP}}$
1	×	×	×	×	×	×	×	×	Z	Z	Z	1	1
0	1	1	1	1	1	1	1	1	Z	Z	Z	0	1
0	×	×	×	×	×	×	×	0	0	0	0	1	0
0	×	×	×	×	×	×	0	1	0	0	1	1	0
0	×	×	×	×	×	0	1	1	0	1	0	1	0
0	×	×	×	×	0	1	1	1	0	1	1	1	0
0	×	×	×	0	1	1	1	1	1	0	0	1	0
0	×	×	0	1	1	1	1	1	1	0	1	1	0
0	×	0	1	1	1	1	1	1	1	1	0	1	0
0	0	1	1	1	1	1	1	1	1	1	1	1	0

注：表中"×"表示可以任意取 0 或 1，Z 表示高阻态。

$\overline{EN}$ 是选通输入端。当 $\overline{EN}=1$ 时，无论有没有编码输入，都没有编码输出($\overline{Y_2}$、$\overline{Y_1}$ 和 $\overline{Y_0}$ 始终处于高电平)。只有当 $\overline{EN}=0$ 时，编码器才工作。

$\overline{Y_S}$ 是选通输出端。只有当 $\overline{EN}=1$ 且 $I_0 \sim I_7$ 全部为高电平(此时没有编码输入信号)时，$\overline{Y_S}$ 才为 0。因此，$\overline{Y_S}=0$ 表示电路虽然处于工作状态，但是没有编码输入信号。

$\overline{Y_{EXP}}$ 是优先编码器的输出端。只要 $I_0 \sim I_7$ 中有一个为低电平，且 $\overline{EN}=0$，则 $\overline{Y_{EXP}}=0$。表示电路处于工作状态，且有编码信号输入。例如，当 $I_7=0$ 时无论 $I_0 \sim I_6$ 输入是 0 或 1，输出端只对优先级最高的 I_7 编码，所以输出反码为 000；$I_6=0$ 且 $I_7=1$，无论 $I_0 \sim I_5$ 输入是 0 或 1，输出端只对优先级比 $I_0 \sim I_5$ 高的 I_6 编码，输出反码为 001，其余状态依次类推。

(二) 译码器

译码又叫解码，是编码的逆过程。译码就是将具有特定含义的输入代码按照愿意转换成相应输出信号的过程。实现译码功能的逻辑电路称为译码器。译码器的种类挺多，常见的中规模集成电路译码器有二进制译码器、二-十进制译码器和七段显示译码器等。

1. 二进制译码器　二进制译码器是将二进制代码转换成相应信号输出。它的输入为二进制码，若输入有 n 位，数码组合有 2^n 种，可译出 2^n 个输出信号。例如，要设计一个三位二进制译码器，要求将输入的 3 位二进制码 $A_2 A_1 A_0$ 译成对应的 8 个低电平有效地输出信号 $\overline{Y_0} \sim \overline{Y_7}$，即 3 线-8 线二进制译码器，其译码过程如下。

(1) 根据译码要求列出真值表，如表 10-30 是 3 线-8 线译码器的真值表。

表 10-30　3 线-8 线译码器的真值表

输入			输出							
A_2	A_1	A_0	$\overline{Y_7}$	$\overline{Y_6}$	$\overline{Y_5}$	$\overline{Y_4}$	$\overline{Y_3}$	$\overline{Y_2}$	$\overline{Y_1}$	$\overline{Y_0}$
0	0	0	1	1	1	1	1	1	1	0
0	0	1	1	1	1	1	1	1	0	1
0	1	0	1	1	1	1	1	0	1	1
0	1	1	1	1	1	1	0	1	1	1
1	0	0	1	1	1	0	1	1	1	1
1	0	1	1	1	0	1	1	1	1	1
1	1	0	1	0	1	1	1	1	1	1
1	1	1	0	1	1	1	1	1	1	1

(2) 根据真值表 10-30 列出逻辑式。

$$\overline{Y_0} = \overline{\overline{A_2} \cdot \overline{A_1} \cdot \overline{A_0}} = \overline{m_0}, \quad \overline{Y_1} = \overline{\overline{A_2} \cdot \overline{A_1} \cdot A_0} = \overline{m_1}$$

$$\overline{Y_2} = \overline{\overline{A_2} \cdot A_1 \cdot \overline{A_0}} = \overline{m_2}, \quad \overline{Y_3} = \overline{\overline{A_2} \cdot A_1 \cdot A_0} = \overline{m_3}$$

$$\overline{Y_4} = \overline{A_2 \cdot \overline{A_1} \cdot \overline{A_0}} = \overline{m_4}, \quad \overline{Y_5} = \overline{A_2 \cdot \overline{A_1} \cdot A_0} = \overline{m_5}$$

$$\overline{Y_6} = \overline{A_2 \cdot A_1 \cdot \overline{A_0}} = \overline{m_6}, \quad \overline{Y_7} = \overline{A_2 \cdot A_1 \cdot A_0} = \overline{m_7}$$

由上式可以看出，3 线-8 线译码器的 8 个输出逻辑函数为输入变量的最小项的反函数，所以可方便地用它实现由最小项之和构成的逻辑函数。

(3) 根据函数表达式画出逻辑图，如图 10-36 所示。

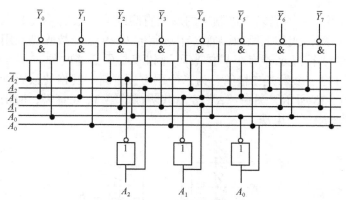

图 10-36　3 线-8 线译码器的逻辑图

为了增加使用的灵活性和扩展功能，在实际使用的译码器电路上通常都附加有选通控制端。图 10-37 是常用的中规模集成电路 74LS138 译码器的外引脚排列图，E_0、$\overline{E_1}$、$\overline{E_2}$ 为选通控制端，用以控制译码器工作与否；A_0、A_1、A_2 为三位地址输入端，$\overline{Y_0} \sim \overline{Y_7}$ 是译码器的输出端，用低电平 0 表示输出译码器的输出端信号有效。

当 $E_0=0$ 或 $\overline{E_1}+\overline{E_2}=1$ 时，$\overline{Y_0} \sim \overline{Y_7}$ 输出全为高电平 1，不受 A_0、A_1、A_2 输入信号控制，译码器不工作。当 $E_0=1$ 或 $\overline{E_1}+\overline{E_2}=0$ 时，译码器工作，对应一组输入码就有一个信号输出为 0。如表 10-30 所示，当 $A_2A_1A_0=001$ 时，$\overline{Y_1}=0$，其余输出为 1，即只有 $\overline{Y_1}$ 输出的译码信号有效。

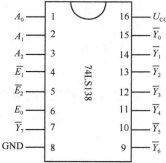

图 10-37　74LS138 译码器的外引脚排列图

2. 二-十进制译码器　将十进制数的二进制编码即 BCD 码译成对应的 10 个输出信号的电路称为二-十进制译码器。

BCD 码是用 4 位二进制数表示十进制数中 0～9 十个数码的一种编码方法。常用的有 8421BCD 码、2421BCD 码、余 3 码、格雷码等。

8421BCD 码是用 4 位二进制数中的 0000 到 1111 共 16 种组合中的前 10 种状态 0000 到 1001 来表示 0～9 十个数码，其余 6 种组合无效。

二-十进制译码器原理与 3 线-8 线译码器类似，当输入端 $A_3A_2A_1A_0$ 为 0000～1001 时，输出端 $\overline{Y_0} \sim \overline{Y_9}$ 依次输出低电平 0。例如，当 $A_3A_2A_1A_0=0000$ 时，$\overline{Y_0}=0$，其余输出为 1，只有 $\overline{Y_0}$ 有效；当 $A_3A_2A_1A_0=0001$ 时，$\overline{Y_1}=0$，其余输出为 1，只有 $\overline{Y_1}$ 输出有效，其余依次类推，完成译码任务。

3. 显示译码器　在数字电路系统中，经常需要将测量数据和运算结果直观地显示出来，以便于观测和查看。因此数字显示电路是许多数字设备的重要组成部分。数字显示电路一般由译码器、驱动器和显示器等几部分组成。

显示译码器能把输入的 8421BCD 码译成驱动数码管的输出信号，使数码管能以十进制数码的方式直观显示 8421BCD 码所表示的数值。显示译码器根据配套的字符显示器又分为共阴极和共阳极两类。

(1) 字符显示器。为了能以十进制数的形式直观地显示数字系统的二进制数，目前广泛使用七段字符显示器(或称七段数码管)。十进制的 0～9 十个数码是利用七段字形组合显示出来的。常见的字符显示器有半导体数码管和液晶显示器两种。半导体数码管又称为 LED 数码管，每段为一个发光二极管。为了使用方便，同一规格的数码管都有共阴极和共阳极两种，如图 10-38 所示。图中"△"表示共阴极的第 3、8 管脚，应把它们接地；而共阳极的第 3、8 管脚应接正电源。

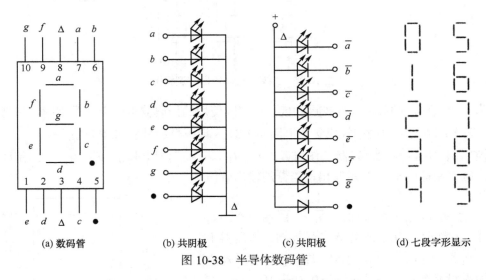

(a) 数码管　　(b) 共阴极　　(c) 共阳极　　(d) 七段字形显示

图 10-38　半导体数码管

共阴极接法时字段接高电平就发光，而共阳极接法时字段接低电平才发光。常用的还有八段数码管，它比七段数码管多了一个发光二极管构成。数码管中的小数点不属于字段，根据数字显示的需要可处理为常亮或常灭。另外，用共阴极或共阳极的字符显示器件时，需要采用与之类型匹配的译码器来翻译输入信号，并点亮相应的字段。例如，若要显示数字 2，需要使 a、b、g、e、d 五个二极管导通而发光，其余熄灭。

(2) 七段显示译码器。一个译码器和一个数码管相配合可以显示一位十进制数。而七段显示译码器的功能就是将 8421BCD 代码译成七段字符显示驱动电路所需要的电平，显示出相应的十进制数码。显然，此译码器需要七个输出端 a、b、c、d、e、f、g，它们分别与七段数码管对应字段的电极相连。同时该译码器还有四个输入端，分别为四位二进制数，可由十进制计数器的输出端提供，其连接关系如图 10-39 所示。

下面以 74LS248 型共阴极七段显示译码器为例来说明

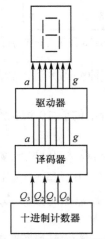

图 10-39　七段译码器连接示意图

其功能。表 10-31 是其真值表，表中以"×"表示任意输入，输出为高电平有效(点亮字段)。

表 10-31　74LS248 七段译码器真值表

输入						输入/输出	输出							字形显示
$\overline{LT}$	$\overline{RBI}$	D	C	B	A	$\overline{BI}/\overline{RBO}$	Y_a	Y_b	Y_c	Y_d	Y_e	Y_f	Y_g	
1	1	0	0	0	0	1	1	1	1	1	1	1	1	0
1	×	0	0	0	1	1	0	1	1	0	0	0	0	1
1	×	0	0	1	0	1	1	1	0	1	1	0	1	2
1	×	0	0	1	1	1	1	1	1	1	0	0	1	3
1	×	0	1	0	0	1	0	1	1	0	0	1	1	4
1	×	0	1	0	1	1	1	0	1	1	0	1	1	5
1	×	0	1	1	0	1	1	0	1	1	1	1	1	6
1	×	0	1	1	1	1	1	1	1	0	0	0	0	7
1	×	1	0	0	0	1	1	1	1	1	1	1	1	8
1	×	1	0	0	1	1	1	1	1	1	1	1	1	9
×	×	×	×	×	×	0	0	0	0	0	0	0	0	灭灯
1	0	0	0	0	0	0	0	0	0	0	0	0	0	灭零
0	×	×	×	×	×	1	1	1	1	1	1	1	1	8

根据真值表 10-31 可以写出译码器各输出端的逻辑函数式，并通过逻辑电路来实现输出与输入之间的函数关系，例如，$Y_a = \overline{m_1 + m_4}$。

74LS248 型共阴极七段显示译码器的输出 $Y_a \sim Y_g$ 为高电平有效，可以直接驱动共阴极数码管各对应的字段发亮，如图 10-40 所示。

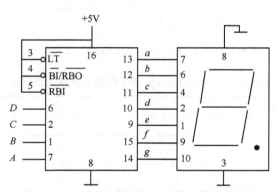

图 10-40　74LS248 驱动 LED 数码管的连接图

$\overline{LT}$ 为试灯输入端。当 $\overline{LT} = 0$ 时，无论输入什么信号，$Y_a \sim Y_g$ 七段输出均为 1，全亮，由此可以检测数码管的好坏。

$\overline{RBI}$ 为灭零输入端，可以将有效数字前、后无用的 0 熄灭，低电平有效。

$\overline{BI}/\overline{RBO}$ 为灭灯输入/灭零输出端。该端可作为输入也可作为输出，$\overline{BI} = 0$ 时，七段数码输出为 0，数码管熄灭；当 $\overline{RBO} = 0$ 时，数码管也熄灭，但是这种情况只有当 $\overline{RBO} = 0$、输入为 0 的二进制码 0000 时，$\overline{RBO}$ 输出才为 0，所以熄灭的是数字 0，对 1～9 照常显示。

(三) 数据选择器

数据选择器又叫多路转换开关，它能够根据需要从多路输入数据中选择一路作为输出，又称多路选择器。在数据选择器中，通常使用选择控制信号来选择所需要的信号。对于采用二进制编码的选择控制信号，若有 n 个选择控制信号，则可控制 2^n 个输入信号。例如，对于数据选择器，若有 $2^2=4$ 个数据输入端，就需要 2 个地址选择端；如果有 2^n 个数据输入端，就需要 n 个地址选择端。

数据选择器是根据地址输入信号来选择某个数据输出的。例如，双 4 选 1 数据选择器 74LS153，它包含了两个完全相同的 4 选 1 数据选择器，图 10-41 是其中的一个逻辑图。图中四个与门和一个或门合并在一起画出，$D_0 \sim D_3$ 是 4 个数据输入端；A_1、A_0 是两个数据选择器公共的地址选择端；$\overline{E}$ 是选通(使能)端，低电平有效。控制门 G_E 输入端加了 "0"，表示输入 $\overline{E}$ 低电平有效，即 $\overline{E}=0$ 时数据选择器正常工作，其真值表如表 10-32 所示。

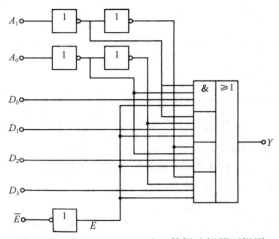

图 10-41　74LS153(双)4 选 1 数据选择器逻辑图

表 10-32　74LS153(双)4 选 1 数据选择器的真值表

地址输入		选通	输出
A_1	A_0	$\overline{E}$	Y
×	×	1	0
0	0	0	D_0
0	1	0	D_1
1	0	0	D_2
1	1	0	D_3

由逻辑图 10-41 可写出 Y 的逻辑表达式

$$Y = \left[D_0(\overline{A_1\,A_0}) + D_1(\overline{A_1}A_0) + D_2(A_1\overline{A_0}) + D_3(A_1A_0) \right] \cdot E$$

如果地址端 A_1、A_0 用最小项表示，上式变为

$$Y = \left[D_0(m_0) + D_1(m_1) + D_2(m_2) + D_3(m_3) \right]$$

由上式可知，$\overline{E}=0, D_0 \sim D_3$ 都为 1 时，数据选择器的输出为输入地址变量的全部最小项之和。所以，数据选择器又称最小项输出器。$\overline{E}=1$ 时，$Y=0$，数据选择器不工作。

例 10-17　逻辑函数 $Y = \overline{ABC} + \overline{A}BC + AC$，试用 8 选 1 数据选择器 74LS151 实现它的功能。

解　把逻辑函数式写成最小项之和

$$Y = \overline{ABC} + \overline{A}BC + AC$$
$$= \overline{ABC} + \overline{A}BC + AC(\overline{B} + B)$$
$$= \overline{ABC} + \overline{A}BC + A\overline{B}C + ABC$$
$$= m_0 + m_3 + m_5 + m_7$$

若把输入变量 A、B、C 分别接到 A_2、A_1、A_0，取输入数据 $D_0=D_3=D_5=D_7=1$，$D_1=D_2=D_4=D_6=0$，此时的输出 Y 就是逻辑函数 Y，如图 10-42 所示。

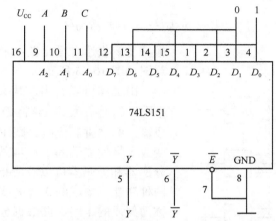

图 10-42　用 8 选 1 数据选择器 74LS151 实现逻辑函数功能

(四) 数据分配器

数据分配器的功能和数据选择器的功能相反，它的功能是将特定的输入信号根据需要送到不同的输出端，又称多路分配器，它由输入选择控制信号控制输出端的选择。同样，n 个输入选择控制信号可控制 2^n 个输出端。

下面分析一下 1 路-4 路数据分配器。1 路-4 路数据分配器有一个输入数据信号 D，两个输入控制信号 A_1、A_0，四个数据输出 Y_3、Y_2、Y_1、Y_0。

假设当 $A_1A_0=00$ 时，将 D 送到 Y_0，即 $Y_0=D$，其余输出端输出低电平；当 $A_1A_0=01$ 时，将 D 送到 Y_1，即 $Y_1=D$，其余输出端输出低电平；当 $A_1A_0=10$ 时，将 D 送到 Y_2，即 $Y_2=D$，其余输出端输出低电平；当 $A_1A_0=11$ 时，将 D 送到 Y_3，即 $Y_3=D$，其余输出端输出低电平。

根据上述说明和约定可得到真值表如表 10-33 所示。

表 10-33　1 路-4 路数据分配器真值表

输入			输出			
数据	地址					
D	A_1	A_0	Y_0	Y_1	Y_2	Y_3
0	0	0	0	0	0	0
1	0	0	1	0	0	0
0	0	1	0	0	0	0
1	0	1	0	1	0	0
0	1	0	0	0	0	0
1	1	0	0	0	1	0
0	1	1	0	0	0	0
1	1	1	0	0	0	1

由上表可得出输出端的逻辑表达式为

$$Y_0 = \overline{A_1}\,\overline{A_0}D, \qquad Y_1 = \overline{A_1}A_0D$$

$$Y_2 = A_1\overline{A_0}D, \qquad Y_3 = A_1A_0D$$

根据逻辑表达可得 1 路-4 路数据分配器的逻辑电路图如图 10-43 所示。

由上图可以看出，其实数据分配器和译码器电路结构是一致的。若将 D 作为使能端，A_1A_0 看成输入的二进制代码，则 1 路-4 路数据分配器就变成了带使能端的 2 线-4 线译码器。因此，数据分配器和译码器可以看成是同一种电路的不同的两种功能。集成的 3 线-8 线译码器 74LS138 也可称为集成的 1 路-8 路数据分配器。

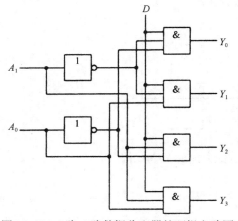

图 10-43　1 路-4 路数据分配器的逻辑电路图

（五）加法器

算术运算是数字系统的基本功能，加法器是构成算术运算器的基本单元。在计算机中，各种运算都是在加法器中进行的。

1. **半加器**　只考虑本位数相加，而不考虑低位向高位进位的不完全的加法运算电路称为半加器。

两个本位数相加的真值表如表 10-34 所示，真值表中，S 为本位和，C 为向高位的进位。

表 10-34　半加器真值表

输入		输出	
A	B	S	C
0	0	0	0
0	1	1	0
1	0	1	0
1	1	0	1

由真值表可得半加器的逻辑表达式为

$$S = \overline{A}B + A\overline{B} = A \oplus B$$
$$C = AB$$

半加器的逻辑图和逻辑符号如图 10-44 所示。

2. 全加器 不但考虑本位数相加,而且还考虑低位向高位进位的完全的加法运算电路称为全加器。在作多位二进制加法运算时,必须使用加法器。

设 A_i、B_i 分别是加数和被加数的第 i 位,C_{i-1} 为第 $i-1$ 位来的进位。本位和为 S_i,本位进位为 C_i。根据二进制的加法运算规则可得真值表如表 10-35 所示。

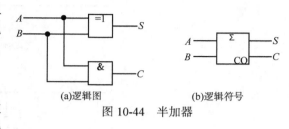

(a)逻辑图　　　　　　　(b)逻辑符号

图 10-44　半加器

表 10-35　全加器真值表

输入			输出	
A_i	B_i	C_{i-1}	S_i	C_i
0	0	0	0	0
0	0	1	1	0
0	1	0	1	0
0	1	1	0	1
1	0	0	1	0
1	0	1	0	1
1	1	0	0	1
1	1	1	1	1

由真值表可得全加器的逻辑表达式为

$$S_i = \overline{A_i}\,\overline{B_i}C_{i-1} + \overline{A_i}B_i\overline{C_{i-1}} + A_i\overline{B_i}\,\overline{C_{i-1}} + A_iB_iC_{i-1}$$
$$C = A_iB_i + A_iC_{i-1} + B_iC_{i-1}$$

根据逻辑表达式可得用与门、或门实现的全加器的逻辑图和逻辑符号如图 10-45 所示。

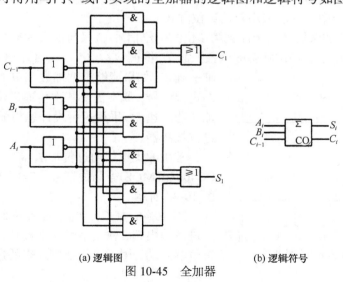

(a) 逻辑图　　　　　　　(b) 逻辑符号

图 10-45　全加器

3. 集成全加器　常用的集成全加器有 74LS183(TTL)、C661(CMOS)，其中 74LS183(TTL) 分别集成了两个全加器，又称集成双全加器。74LS183(TTL) 的管脚图如图 10-46 所示。

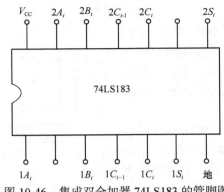

图 10-46　集成双全加器 74LS183 的管脚图

4. 多位加法器

(1) 串行进位加法器。将多个全加器级联起来，便可构成串行进位加法器。4 位串行进位加法器的逻辑图如图 10-47 所示。

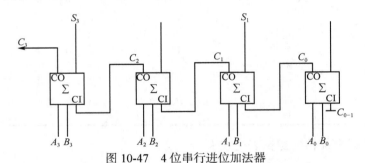

图 10-47　4 位串行进位加法器

这种加法器电路简单，连接方便。但是由于所有进位依次计算，每一位相加的结果必须等到低一位的进位信号产生后才能建立起来，因此运算速度不高。为此在工作速度比较高的数字电路系统中，一般采用超前进位方式。

(2) 超前进位加法器。由于加到第 i 位的进位信号 C_i 只与加数和被加数中比 i 位低的数有关，是第 i 位之前各位状态的函数，故 C_i 将被 A_0，A_1，$\cdots$，A_{i-1} 和 B_0，B_1，$\cdots$，B_{i-1} 唯一确定。如果能够根据加数和被加数预先得出各位的进位信号，就不需要依次传递进位信号，从而提高加法器的速度。采用这种设计思想的加法器即是超前进位加法器。

常用的集成超前进位加法器有 74LS283(TTL)、CC4008(CMOS)等几种型号。74LS283 的管脚图如图 10-48 所示。

图 10-48 中 C_3、C_{0-1} 在加法器级联时使用。C_3 是进位输出端，输出信号是向高位片的进位。C_{0-1} 是进位输入端，用于接收低位片来的进位。无低位片时

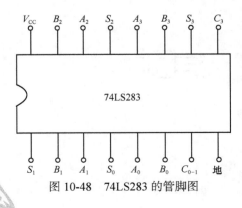

图 10-48　74LS283 的管脚图

该输入端接地。

（六）数值比较器

在数字系统中，用于比较两个二进制数大小的组合逻辑电路称为数值比较器。

1. 1 位数值比较器 1 位数值比较器的输入为两个二进制数 A、B，输出有三种情况，用 L、G、M 三个变量表示，当 $A>B$ 时，令 $L=1$，$G=0$，$M=0$；当 $A=B$ 时，令 $L=0$，$G=1$，$M=0$；当 $A<B$ 时，令 $L=0$，$G=0$，$M=1$，可得真值表如表 10-36 所示。由上表可得到 1 位数值比较器的逻辑表达式为

表 10-36　1 位数值比较器真值表

输入		输出		
A	B	L	G	M
0	0	0	1	0
0	1	0	0	1
1	0	1	0	0
1	1	0	1	0

$$L = A\overline{B}$$

$$G = \overline{AB} + AB$$

$$M = \overline{A}B$$

由上述逻辑表达式可得 1 位数值比较器的逻辑电路图如图 10-49 所示。

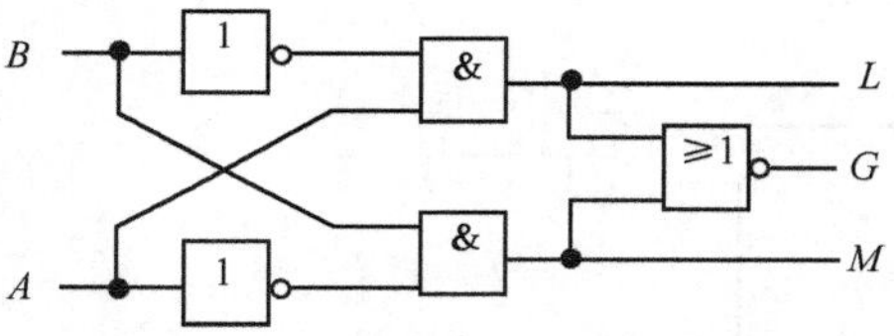

2. 多位数值比较器 当比较两个多位数的大小时，由于高位的权重大，因此需要从高位到低位诸位进行比较，而且只有在高位相等时，才需要比较低位。以下以 2 位二进制数的比较来讨论多位数值比较器。

图 10-49　1 位数值比较器的逻辑电路图

设需要进行比较的 2 位二进制数分别是 $A = A_1A_0$ 和 $B = B_1B_0$，则可首先比较 A_1 和 B_1，若 $A_1 > B_1$，则有 $A > B$；若 $A_1 < B_1$，则有 $A < B$，无需再比较 A_0 和 B_0。只有当 $A_1=B_1$ 时，才需要比较 A_0 和 B_0，若 $A_0 > B_0$，则有 $A > B$；若 $A_0 < B_0$，则有 $A < B$；若 $A_0 = B_0$，则有 $A=B$。

输出用 L、G、M 三个变量表示，当 $A > B$ 时，令 $L=1$，$G=0$，$M=0$；当 $A=B$ 时，令 $L=0$，$G=1$，$M=0$；当 $A < B$ 时，令 $L=0$，$G=0$，$M=1$。可得真值表如表 10-37 所示。

表 10-37　2 位数值比较器真值表

输入		输出		
A_1B_1	A_0B_0	L	G	M
$A_1 > B_1$	×	1	0	0
$A_1 < B_1$	×	0	0	1
$A_1 = B_1$	$A_0 > B_0$	1	0	0
$A_1 = B_1$	$A_0 < B_0$	0	0	1
$A_1 = B_1$	$A_0 = B_0$	0	1	0

由上表可得到 2 位数值比较器的逻辑表达式为

$$L = (A_1 > B_1) + (A_1 = B_1)(A_0 > B_0)$$
$$G = (A_1 = B_1) + (A_0 = B_0)$$
$$M = (A_1 < B_1) + (A_1 = B_1)(A_0 < B_0)$$

设 A_1 和 B_1 的比较结果用 L_1、G_1、M_1 表示。A_0 和 B_0 的比较结果用 L_0、G_0、M_0 表示，则上述逻辑表达式可变为

$$L = L_1 + G_1 L_0$$
$$G = G_1 + G_0$$
$$M = M_1 + G_1 M_0$$

将 1 位数值比较器的逻辑表达式代入 2 位数值比较器的逻辑表达式为

$$L = A_1 \overline{B_1} + (\overline{A_1 B_1} + A_1 B_1) A_0 \overline{B_0}$$
$$G = \overline{A_1 B_1} + A_1 B_1 + \overline{A_0 B_0} + A_0 B_0$$
$$M = \overline{A_1} B_1 + (\overline{A_1 B_1} + A_1 B_1) \overline{A_0} B_0$$

直接利用 1 位数值比较器的结果可得 2 位数值比较器的逻辑电路图如图 10-50 所示。

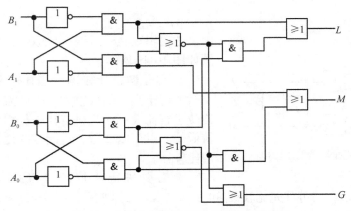

图 10-50 2 位数值比较器的逻辑电路图

习　题　十

10-1　什么叫数字信号和数字电路，数字电路的特点是什么？

10-2　数字电路研究的对象是电路的输入与输出之间的_____关系，因此数字电路又称为_____，分析数字电路的主要工具是_____。

10-3　将下列十进制数转换为二进制数：

(1) $(27)_{10}$；(2) $(12.25)_{10}$；(3) $(36)_{10}$

10-4　将下列二进制数转换为十进制数：

(1) $(11010)_2$；(2) $(10110.01)_2$；(3) $(1100101)_2$

10-5　利用逻辑代数化简下列逻辑函数式：

(1) $Y = \overline{A} + AB + \overline{B}C$；

(2) $Y = AB + \overline{A}C + \overline{B}C$；

(3) $Y = \overline{ABC} + \overline{AB}\overline{C} + \overline{A}C$；

(4)　$Y = A\overline{B} + BD + DC\overline{E} + \overline{A}D$；

(5)　$Y = AB + \overline{AC} + B\overline{C} + \overline{C}D + \overline{D}$

10-6　化简逻辑函数 $Y = \overline{AB} + \overline{AC} + \overline{BC}$ 并画出化简后的逻辑图。

10-7　利用卡诺图化简下列逻辑函数：

(1)　$F(A,B,C) = \sum m(0,1,2,3,5,7)$；

(2)　$F(A,B,C) = \sum m(0,2,4,6,7)$；

(3)　$Y = \overline{A}\,\overline{B}C + \overline{A}BC + B\overline{C}D + AC$；

(4)　$F(A,B,C,D) = \sum m(0,1,2,5,6) + \sum d(4,11)$

10-8　分别指出，哪种逻辑门电路能实现下面的功能：

(1) 只有当全部输入都是低电平时，输出才是高电平；

(2) 只有当全部输入都是高电平时，输出才是高电平；

(3) 只有当全部输入都是高电平时，输出才是低电平；

(4) 只有当全部输入都是低电平时，输出才是低电平；

(5) 只要输入有高电平，输出就是高电平；

(6) 只要输入有高电平，输出就是低电平。

10-9　一个保险柜设有两组密码，A、B 两人各保管一组密码，必须两人同时输入密码才能打开保险柜，这种逻辑关系是_____，其逻辑表达式为_____。

10-10　图 10-51 所示电路中，D_1、D_2 为硅二极管，导通电压为 0.7V，求在下列情形下的输出电压 U_o。

(1) A、B 两端均接 5V。

(2) B 端接地，A 端接 5V。

10-11　简单回答组合逻辑电路的分析方法和设计步骤。

10-12　分析图 10-52 所示的逻辑图的逻辑功能。

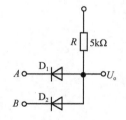

图 10-51　习题 10-10 图

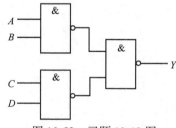

图 10-52　习题 10-12 图

10-13　一表决电路如图 10-53 所示，其中 A、B、C、D 表示 4 个人，同意输入为 1，输出为 1 表示提议通过。

(1) 分析该电路，并写出真值表。

(2) 分析 A、B、C、D 4 个人中谁的权力最大？

10-14　一种比赛有一个总裁判，三个副裁判，总裁判拥有一票否决权，其他裁判少数服从多数，试用与非门设计多数通过的表决逻辑电路。

10-15　写出图 10-54 所示逻辑电路的逻辑表达式，并化简成与非门表达式。

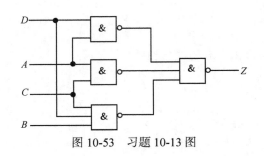

图 10-53　习题 10-13 图

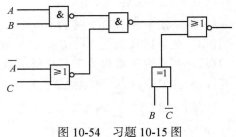

图 10-54　习题 10-15 图

表 10-38　逻辑函数的真值表

输入			输出	
A	B	C	S	Y
0	0	0	0	0
0	0	1	1	1
0	1	0	1	1
0	1	1	0	1
1	0	0	1	0
1	0	1	0	0
1	1	0	0	0
1	1	1	1	1

10-16　一逻辑函数的真值表如表 10-38 所示，请用与非门实现该逻辑函数。

10-17　某工厂有 3 台设备进行生产，用红、黄两灯显示设备故障情况。黄灯亮表示 1 台设备有故障；红灯亮表示 2 台设备有故障；红灯、黄灯亮同时亮表示 3 台设备同时有故障。请用非门设计一个能实现该功能的逻辑电路。

(1) 列真值表；(2) 写出逻辑表达式；(3) 把逻辑表达式化简成与非形式；(4) 根据化简后的表达式画出逻辑图。

10-18　用 4 选 1 数据选择器 74LS153 实现逻辑函数 $Y = A\overline{BC} + \overline{AC} + BC$。

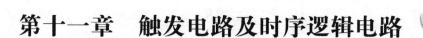

第十一章　触发电路及时序逻辑电路

数字电路分为组合逻辑电路和时序逻辑电路两大类，门电路是组合逻辑电路的基本单元，它能实现二值信号的算术运算或逻辑运算，没有记忆功能，但数字电路还经常需要将这些信号和运算结果保存起来，为此，需要使用具有记忆功能的逻辑单元来存储二进制信息 0 和 1。我们把这种能够存储一位二值信号的基本单元电路称为触发器。

为了实现记忆一位二值信号的功能，触发器必须具备以下几个基本特点：

(1)具有两个能自行保持的稳定状态，用来表示逻辑状态的 1 和 0，或二进制数的 1 和 0。

(2)根据不同的输入信号可以置成 1 或 0 状态。

(3)在输入信号消失后，能将获得的新状态保存下来。

根据触发器在电路结构上的不同特点，可以将它们分为基本 RS 触发器、同步 RS 触发器、主从触发器和边沿触发器等几种，它们有不同的动作特点，掌握其动作特点能帮助我们正确运用这些触发器。根据触发器的逻辑功能的不同，也可以分为 RS 触发器、JK 触发器、D 触发器、T 触发器等。

第一节　触　发　器

一、RS 触发器

根据输入信号 R、S 端取值的不同，把具有"置零 0、置 1 和保持"功能的电路叫做 RS 触发器。常见的有基本 RS 触发器和同步 RS 触发器。

(一) 基本 RS 触发器

基本 RS 触发器是各种触发器中电路结构最简单的一种，也是构成其他触发器的组成部分。

1. **电路结构及工作原理**　基本 RS 触发器可由两个与非门的输入和输出交叉连接而成，如图 11-1(a)所示。用 $\overline{S}$、$\overline{R}$ 表示输入端，Q 与 $\overline{Q}$ 称为输出端，正常情况下，两个输出端的逻辑状态总是相反的。触发器有两种稳定状态，定义 $Q=1$，$\overline{Q}=0$，为触发器的"1"态或置位状态；定义 $Q=0$，$\overline{Q}=1$，为触发器的"0"态或复位状态。与其相对应的输入端分别称为直接置位端 $\overline{S}$(或直接置"1"端)和直接复位端 $\overline{R}$(或直接置"0"端)。

图 11-1(b)所示是基本 RS 触发器的电路结构，图中输入端引线上靠近方框的小圆圈表示触发器是负脉冲(低电平)复位或置位，即低电平有效。

触发器原来的状态称为现态或初态，用 Q^n 表示；触发器新的状态称为次态，用 Q^{n+1} 表示。由于两个输入端有四种不同的状态取值组合，因此，基本 RS 触发器输入与输出的逻辑关系可分为以下四种情况讨论。

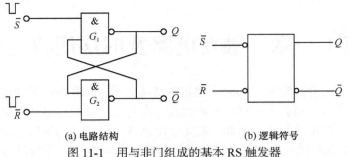

(a) 电路结构   (b) 逻辑符号

图 11-1　用与非门组成的基本 RS 触发器

(1) $\bar{S}$ =0，$\bar{R}$ =0。当 $\bar{S}$ 端和 $\bar{R}$ 端同时加负脉冲时，两个与非门输出端均为 "1"，这就违反了 Q 与 $\bar{Q}$ 的状态应该相反的逻辑要求；而且在 $\bar{S}$ 和 $\bar{R}$ 的低电平信号同时消失后触发器的状态不定，所以正常工作时应遵守约束条件 SR=0，即不允许加以 $\bar{S}$ = $\bar{R}$ =0 的输入信号。

(2) $\bar{S}$ =0，$\bar{R}$ =1。设触发器的初始状态为 "0" 态，即 Q=0，$\bar{Q}$ =1。这时与非门 G_1 有一个输入端 $\bar{S}$ 为 "0"，其输出端 Q 变为 "1"，该 "1" 电平反馈到门 G_2 的输入端，这样与非门 G_2 的两个输入端全为 "1"，其输出端 $\bar{Q}$ 变为 "0"。因此，在 S 端加负脉冲后，触发器由 "0" 态变为 "1" 态。若它的初始状态为 "1" 态，触发器仍保持 "1" 态不变。

(3) $\bar{S}$ =1，$\bar{R}$ =0。所谓 $\bar{S}$ =1，就是将 $\bar{S}$ 端保持高电平；而 $\bar{R}$ =0，就是在 $\bar{R}$ 端加一负脉冲。设触发器的初始状态为 "1" 态，即 Q=1，$\bar{Q}$ =0。这时由于与非门 G_2 的一个输入端 $\bar{R}$ 为 "0"，其输出端 $\bar{Q}$ 必为 "1"，该 "1" 电平反馈到门 G_1 的输入端，这样与非门 G_1 的两个输入端全为 "1"，其输出端 Q 变为 "0"。由以上分析可知，在 $\bar{R}$ 端加负脉冲后，触发器由 "1" 态变为 "0" 态。若它的初始状态为 "0" 态，触发器的状态将保持不变，仍为 "0" 态。

(4) $\bar{S}$ =1，$\bar{R}$ =1。设触发器的初始状态为 "0" 态，即 Q=0，$\bar{Q}$ =1。此时门 G_2 的一个输入端为 "0"，其输出端 $\bar{Q}$ 为 "1"，该 "1" 电平反馈到门 G_1 的输入端，使它的两个输入端全为 "1"，所以门 G_1 的输出端 Q 为 "0"，即状态保持不变；若触发器的初始状态为 "1" 态，即 Q=1，$\bar{Q}$ =0，此时门 G_1 的一个输入端为 "0"，其输出端 Q 为 "1"；该 "1" 电平反馈到门 G_2 的输入端，使它的两个输入端都为 "1"，所以门 G_2 的输出端 $\bar{Q}$ 为 "0"，即状态保持不变。因此，$\bar{S}$ =1，$\bar{R}$ =1 时，触发器保持原状态不变，即具有存储或记忆功能。

综上所述，基本 RS 触发器有两个稳定状态，它可以直接置位或复位，并具有存储或记忆的功能。在直接置位端加负脉冲($\bar{S}$ =0)即可置位，在直接复位端加负脉冲($\bar{R}$ =0)即可复位。当负脉冲除去后，直接置位端和复位端均处于 "1" 态高电平(平时固定接高电平)，此时触发器保持原状态不变，实现存储或记忆功能。但是，$\bar{S}$ 端和 $\bar{R}$ 端不能同时处于低电平状态。由于基本 RS 触发器输出状态受输入信号的直接控制，因此也被称为直接置位、直接复位触发器。

2. 逻辑功能的描述　触发器的逻辑功能可用特性表、波形图等多种方式描述。

(1) 特性表。触发器次态 Q^{n+1} 与输入 $\bar{S}$ 、$\bar{R}$ 和现态 Q^n 之间关系的真值表称为特性表。因此，基本 RS 触发器的逻辑功能可用表 11-1 所示的特性表来表示。

(2) 波形图。触发器的逻辑功能可以用波形图来表示，由表 11-1 可画出基本 RS 触发器的工作波形图，如图 11-2 所示。

表 11-1　　基本 RS 触发器的特性表

$\bar{S}$	$\bar{R}$	Q^n	Q^{n+1}	说明
0	0	0	×	不定
0	0	1	×	
0	1	0	1	置1
0	1	1	1	
1	0	0	0	置0
1	0	1	0	
1	1	0	0	保持
1	1	1	1	

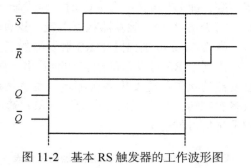

图 11-2　基本 RS 触发器的工作波形图

（二）同步 RS 触发器

在数字电路中为协调各部分的动作，通常要求某些触发器在同一时刻动作。为此就需要引入同步信号，使触发器只有在同步信号到达时才按输入信号改变状态。通常把这个同步信号叫做时钟脉冲信号，或简称为时钟信号，用 CP 表示。

我们把这种受时钟信号控制的触发器统称为时钟触发器，也称为同步触发器，以区别于像基本 RS 触发器那样的直接置位、复位触发器。

电路结构及工作原理　同步 RS 触发器包含两个组成部分：由与非门 G_1、G_2 组成的基本 RS 触发器和由与非门 G_3、G_4 组成的导引电路(图 11-3)。与非门 G_3 和 G_4 构成导引电路，通过这个导引电路实现时钟脉冲 CP 对输入端 R 和 S 的控制，故称为同步 RS 触发器。其中 R 为复位输入端，S 为置位输入端，CP 为时钟信号输入端。

由与非门 G_1 和 G_2 构成基本触发器，$\bar{S}_D$ 和 $\bar{R}_D$ 是直接置位端和直接复位端，它们不受时钟脉冲 CP 的控制，直接使基本触发器置"1"或置"0"，一般用在工作之初，使触发器预先处于某一确定状态，在工作过程中不用时它们处于"1"态(高电平)。

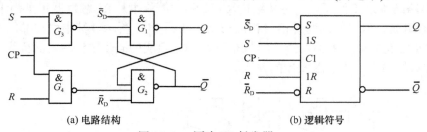

(a) 电路结构	(b) 逻辑符号

图 11-3　同步 RS 触发器

同步 RS 触发器受时钟脉冲 CP 的控制，工作原理分析如下：

(1) 当 CP=0 时，与非门 G_3 和 G_4 截止，其输出均为"1"并送到基本 RS 触发器的输入端，由基本 RS 触发器的工作原理可知其状态保持不变。此时，不论同步 RS 触发器的输入端 R 和 S 状态如何变化，输入信号 R、S 不起作用，同步 RS 触发器的状态保持不变。

(2) 当 CP=1 时，与非门 G_3 和 G_4 打开，R、S 端的输入信号反相后，即 $\bar{R}$ 和 $\bar{S}$ 作用于由与非门 G_1、G_2 组成的基本触发器上，Q 和 $\bar{Q}$ 的状态跟随输入信号 $\bar{R}$ 和 $\bar{S}$ 的变化而改变。所以，在 CP=1 的全部时间内 R 和 S 的变化都将引起触发器状态的相应改变，且同步 RS

触发器的特性表与基本 RS 触发器的特性表相同，如表 11-2 所示。

由表 11-2 可以看出，同步 RS 触发器具有如下逻辑功能：当 $S=R=0$ 时，触发器状态保持不变，即 $Q^{n+1}=Q^n$；当 $R \neq S$ 时，触发器次态 Q^{n+1} 与 S 的状态相同，即具有置 0 和置 1 功能；当 $R=S=1$ 时，触发器状态不定，这种不正常情况应避免出现。

由表 11-2 可画出同步 RS 触发器的工作波形图，如图 11-4 所示。

由同步 RS 触发器的逻辑功能看出，假若 CP=1 期间输入信号多次发生变化，同步 RS 触发器的状态可能发生多次翻转，也就是在一个时钟脉冲 CP 的作用下，引起触发器两次或多次翻转，产生所谓"空翻"现象，造成触发器动作混乱，这一工作特点降低了电路抵御干扰信号的能力。

表 11-2　CP=1 时同步 RS 触发器的特性表

S	R	Q^n	Q^{n+1}	说明
1	1	0	×	不定
1	1	1	×	
1	0	0	1	置 1
1	0	1	1	
0	1	0	0	置 0
0	1	1	0	
0	0	0	0	保持
0	0	1	1	

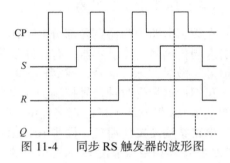

图 11-4　同步 RS 触发器的波形图

（三）主从结构 RS 触发器

为了防止同步 RS 触发器的"空翻"，提高触发器的工作可靠性，希望它的状态在每次 CP 作用期间里只能变化一次。为此，在同步 RS 触发器的基础上又设计了主从结构 RS 触发器。

1. **电路结构及工作原理**　主从结构 RS 触发器(简称主从 RS 触发器)由两个同样的同步 RS 触发器组成，但它们的时钟信号相位相反，如图 11-5 所示。其中由与非门 $G_5 \sim G_8$ 组成的同步 RS 触发器称为主触发器，由与非门 $G_1 \sim G_4$ 组成的同步 RS 触发器称为从触发器，且主触发器的输出作为从触发器的输入。

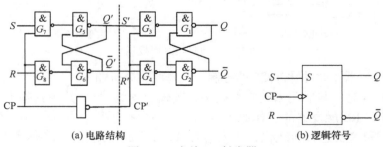

(a) 电路结构　　　　　　　　　　　　(b) 逻辑符号

图 11-5　主从 RS 触发器

当 CP=1 时，门 G_7、G_8 被打开，而门 G_3、G_4 被封锁，所以主触发器根据 R 和 S 的状态翻转，而从触发器保持原来的状态不变。

当 CP 由高电平回到低电平时，门 G_7、G_8 被封锁，此后不管 R、S 的状态如何变化，在 CP=0 的全部时间里主触发器的状态不再改变。与此同时，门 G_3、G_4 被打开，从触发器按照与主触发器相同的状态翻转。因此，在 CP 的一个变化周期中触发器的输出状态只可能改变一次。

举例说明：若设主从 RS 触发器的起始状态为 0 态，当 CP=1 时，由同步 RS 触发器的逻辑功能可知，若 $S=1$、$R=0$，主触发器将被置 1，得到主触发器输出端 $Q'=1$，$\overline{Q}'=0$，但由于此时从触发器的时钟脉冲 $\overline{CP}=0$，从触发器状态不变仍保持 0 态。当 CP 回到低电平后，主触发器的状态不再改变，此时，从触发器的时钟脉冲 $\overline{CP}=1$，由于主触发器的输出作为从触发器的输入，则输入端 $S'=Q=1$、$R'=\overline{Q}'=0$，从触发器被置成 1 态。

由以上看出，在 CP 的一个变化周期中主从触发器的输出状态只改变一次。由于输出状态的变化发生在 CP 信号的下降沿，所以主从 RS 触发器属于下降沿动作型。在逻辑符号中用 CP 输入端的小圆圈表示下降沿动作。在 CP 上升沿动作时，不画这个小圆圈。

2. 逻辑功能描述　主从 RS 触发器的逻辑功能可用特性表表示，如表 11-3 所示。主从 RS 触发器的工作波形图如图 11-6 所示。

表 11-3　主从 RS 触发器的特性表

CP	S	R	Q^n	Q^{n+1}	说明
×	×	×	×	Q^n	保持
⊓	0	0	0	0	保持
⊓	0	0	1	1	
⊓	0	1	0	0	置 0
⊓	0	1	1	0	
⊓	1	0	0	1	置 1
⊓	1	0	1	1	
⊓	1	1	0	1^*	不定
⊓	1	1	1	1^*	

二、JK 触发器

从同步 RS 触发器到主从 RS 触发器的这一演变，解决了 CP=1 期间触发器可能发生多次翻转的问题。但由于主触发器是同步 RS 触发器，所以对输入信号的约束条件仍需遵守，即保证 $RS=0$。为便于使用，希望即使输入信号出现了 $S=R=1$ 的情况，触发器的次态也是确定的。因此，需要进一步改进结构。

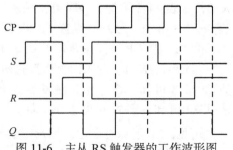

图 11-6　主从 RS 触发器的工作波形图

1. **电路结构及工作原理**　若把主从 RS 触发器的 Q 和 $\bar{Q}$ 端的状态作为一对附加的控制信号接回到输入端，如图 11-7(a)所示，就可以达到这个目的。这一对反馈线通常在制作集成电路时已在内部连好，为表示与主从 RS 触发器的区别，以 J、K 表示两个信号的输入端，并把图 11-7 所示电路叫做主从结构 JK 触发器(简称主从 JK 触发器)。图 11-7(b)是主从 JK 触发器的逻辑符号，图中 CP 输入端靠近方框处的小圆圈表示时钟脉冲下降沿有效。

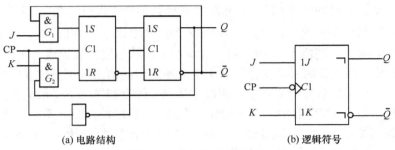

(a) 电路结构　　　　　　　　(b) 逻辑符号

图 11-7　　主从 JK 触发器

根据图 11-7(a)所示电路，主从 JK 触发器的工作原理分析如下：

当时钟脉冲来到后，即 CP=1 时，$\overline{CP}$=0，故从触发器的状态不变。而主触发器的状态取决于输入 J、K 以及 Q、$\bar{Q}$ 所处状态，即 $S=J\bar{Q}$，$R=KQ$。当 CP 从"1"下跳变为"0"时，即 CP=0，$\overline{CP}$=1，主触发器的状态不变，而从触发器打开，主触发器信号可以送到从触发器，两者状态一致。

主从型 JK 触发器的逻辑功能分析如下：

(1) 当 J=0，K=0 时，因为图 11-7(a)中主触发器的输入端 $S=J\bar{Q}$，$R=KQ$，故主触发器 $S=R$=0，查表 11-3 可知，不论 JK 触发器初态 Q^n 为何值，总有次态 $Q^{n+1}=Q^n$，即保持原状态不变。

(2) 当 J=0，K=1 时，设 JK 触发器的初态为"1"，$S=J\bar{Q}$，$R=KQ$，故主触发器 S=0，R=1，查表 11-3 可知，Q^{n+1}=0，触发器置 0；若 JK 触发器的初态为"0"，则 S=0，R=0，查表 11-3 可知，触发器保持，即 Q^{n+1}=0。

可见，当 CP 下降沿来时，当 J=0，K=1 时，JK 触发器置"0"。

(3) 当 J=1，K=0 时，设 JK 触发器的初态为"1"，$S=J\bar{Q}$，$R=KQ$，故主触发器 S=1，R=0，查表 11-3 可知，Q^{n+1}=1，触发器置 1；若 JK 触发器的初态为"0"，则 S=1，R=0，查表 11-3 可知，触发器也置 1，即 Q^{n+1}=1。

可见，当 CP 下降沿来时，当 J=1，K=0 时，JK 触发器置"1"。

(4) J=1，K=1。设 JK 触发器的初态为"1"，$S=J\bar{Q}$，$R=KQ$，故主触发器 S=0，R=1，查表 11-3 可知，Q^{n+1}=0，触发器置 0；若 JK 触发器的初态为"0"，则 S=1，R=0，查表 11-3 可知，触发器也置 1，即 Q^{n+1}=0。

可见，CP 下降沿来时，当 J=1，K=1 时，$Q^{n+1}=\overline{Q^n}$，JK 触发器翻转为与初态相反的状态。

2. **逻辑功能描述**　由以上分析可得出主从 JK 触发器的特性表，如表 11-4 所示。

由表 11-4 可画出主从 JK 触发器的工作波形图，如图 11-8 所示。

如果将上述一个或几个 JK 触发器制作在同一个芯片上，即可构成集成主从 JK 触发器，集成触发器在电子技术中应用广泛。图 11-9 所示是集成 JK 触发器 74LS76 的外引线排列图，它由两个主从 JK 触发器组成，使用时应查阅有关器件手册。

表 11-4　主从 JK 触发器的特性表

J	K	Q^n	Q^{n+1}	说明
0	0	0	0	保持
0	0	1	1	
0	1	0	0	置0
0	1	1	0	
1	0	0	1	置1
1	0	1	1	
1	1	0	1	翻转
1	1	1	0	

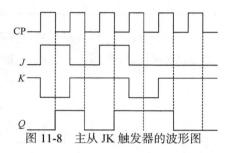

图 11-8　主从 JK 触发器的波形图

三、D 触 发 器

主从 JK 触发器是在 CP 高电平期间接收信号，如果在 CP 高电平期间输入端出现干扰信号，那么就有可能使触发器产生与逻辑功能不符的错误状态。边沿触发器的电路结构可使触发器在时钟脉冲 CP 有效触发沿到来前一瞬间接收信号，在有效触发沿到来后产生状态转换，而其他时刻输入信号对触发器的状态没有影响，不会产生空翻和误翻。

边沿 D 触发器的内部逻辑电路较复杂，在此不再给出，D 触发器的图形符号见图 11-10。图中，R_D 和 S_D 为 D 触发器的直接复位端和直接置位端，低电平有效；D 是信号输入端；CP 为时钟脉冲输入端，且上升沿有效；Q 和 $\bar{Q}$ 是触发器的输出端。

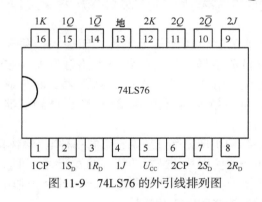

图 11-9　74LS76 的外引线排列图

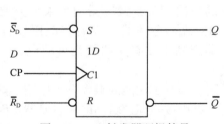

图 11-10　D 触发器逻辑符号

D 触发器的逻辑功能为：如果输入端 $D=1$，当 CP 的上升沿到来时，触发器为"1"态，即 $Q^{n+1}=D=1$；若 $D=0$，当 CP 的上升沿到来时，触发器为"0"态，即 $Q^{n+1}=D=0$。总之，$Q^{n+1}=D$，具有置"0"和置"1"功能。D 触发器的逻辑特点是：触发器的状态翻转只发生在时钟脉冲 CP 的上升沿，在其他时刻触发器状态都将保持不变。

当时钟脉冲 CP 的上升沿到来时，维持阻塞 D 触发器的状态只取决于时钟脉冲 CP 到来之前 D 输入端的状态。CP=1 期间，D 输入端的状态发生变化对触发器的状态不会产生影响。D 触发器的特性表如表 11-5 所示。

表 11-5　D 触发器的特性表

D	Q^n	Q^{n+1}	说明
0	0	0	置 0
0	1	0	
1	0	1	置 1
1	1	1	

由表 11-5 可画出边沿 D 触发器的工作波形图，如图 11-11 所示。图 11-12 所示是 74LS74 双 D 触发器外引线排列图，它由两个维持阻塞 D 触发器组成。

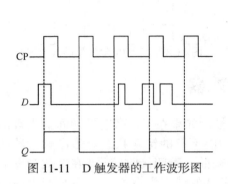

图 11-11　D 触发器的工作波形图

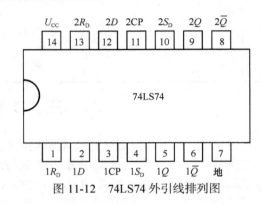

图 11-12　74LS74 外引线排列图

四、不同触发器的转换

上面按电路结构形式的不同特点，介绍了基本 RS 触发器、同步 RS 触发器、主从 RS 触发器、主从 JK 触发器等；若按电路逻辑功能的不同特点则可把触发器分为 RS 触发器、JK 触发器、D 触发器等。

由于输入信号为双端的情况下，JK 触发器的逻辑功能最为完善，而输入信号为单端的情况下，D 触发器用起来最方便，所以目前市场上出售的集成电路触发器大多数是 JK 或 D 触发器。在有些应用场合下，经常要用到 T 触发器和 T′触发器，而集成触发器产品中没有这两种类型的电路，通常 T 和 T′触发器可由 JK 触发器或 D 触发器构成。

同一种逻辑功能的触发器可以用不同的电路结构实现，反过来说，用同一种电路结构形式可以构成不同逻辑功能的触发器。因此，在必须使用其他逻辑功能的触发器时，可以通过逻辑功能转换的方法，把 JK 或 D 触发器转换为所需逻辑功能的触发器。当然，逻辑功能转换的方法也可以用于任意两种逻辑功能触发器之间的互相转换。

1. T 触发器和 T′触发器　图 11-13(a)是 T 触发器的逻辑符号。它有一个信号输入端 T，一个时钟脉冲输入端 CP，输出端 Q 和 $\bar{Q}$。T 触发器的逻辑功能为：在 CP 脉冲作用下，具有"保持"和"翻转"功能。

当 T=0 时，在 CP 脉冲由"0"变为"1"时，触发器的状态保持不变；当 T=1 时，在 CP 脉冲由"0"变为"1"时，触发器的状态翻转一次，具有计数功能。

T 触发器的特性表如表 11-6 所示,图 11-13(b)是 T 触发器的工作波形图,设触发器的初态为"0"态。

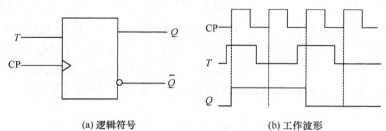

(a) 逻辑符号　　　　　　　　　(b) 工作波形

图 11-13　T 触发器的逻辑符号和工作波形

表 11-6　T 触发器的特性表

T	Q^n	Q^{n+1}	说明
0	0	0	保持
0	1	1	
1	0	1	翻转
1	1	0	

T′触发器在 CP 脉冲的作用下,只有翻转功能。可见,T′触发器只不过是 T 触发器的一个特定工作状态而已。

2. 触发器逻辑功能的转换

(1) JK 触发器转换为 T 触发器。

由于 JK 触发器也具有"保持"和"翻转"功能,因此,把 JK 触发器的 J、K 端接在一起作为 T 端,即可构成 T 触发器,如图 11-14 所示。应该指出,主从 JK 触发器转换成 T 触发器时,转换后的 T 触发器的状态翻转发生在 CP 脉冲下降沿。

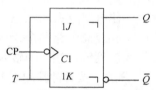

图 11-14　JK 触发器构成的 T 触发器

(2) JK 触发器转换成 T′触发器。

根据 T 触发器的逻辑功能,只要使 T 触发器的输入信号 T 恒为高电平(或悬空),即 $T=1$,就构成了 T′触发器。

(3) D 触发器转换成 T′触发器。

将 D 触发器的 $\bar{Q}$ 端与 D 端相连接,就构成了 T′触发器,如图 11-15 所示。当 $D=0$,即 $\bar{Q}=0$,触发器处于"1"态时,CP 脉冲到来后,触发器的状态由"1"翻转为"0"态;当 $D=1$,即 $\bar{Q}=1$,触发器处于"0"态时,CP 脉冲到来后,

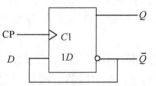

图 11-15　D 触发器构成的 T′触发器

触发器的状态由"0"翻转为"1"态。可见,每来一个 CP 脉冲,触发器的状态就翻转一次,即 $Q^{n+1}=\bar{Q}^n$,符合 T′触发器的逻辑功能。

(4) JK 触发器转换成 D 触发器。

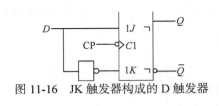

图 11-16 JK 触发器构成的 D 触发器

将 JK 触发器的 J 端作为 D 端，在 D 端与 K 端之间接一"非"门，即构成 D 触发器，如图 11-16 所示。当 $D=0$，即 $J=0$，$K=1$ 时，在 CP 脉冲下降沿到来后，触发器的状态置为"0"；当 $D=1$，即 $J=1$，$K=0$ 时，在 CP 脉冲下降沿到来后，触发器的状态置为"1"，具有 D 触发器的逻辑功能。应该指出，由主从 JK 触发器转换成 D 触发器时，转换后的 D 触发器的翻转是发生在 CP 脉冲下降沿。

第二节 常用时序逻辑电路

一、时序逻辑电路

时序逻辑电路(简称时序电路)是数字电路中的重要组成部分，在现代医学影像设备中广泛应用。本节在介绍时序电路的特点及分类的基础上，着重讨论计数器、寄存器的基本原理、逻辑功能及其应用等。

(一) 时序逻辑电路的特点及分类

1. **特点** 与前面所学的组合逻辑电路不同，时序电路在任何时刻的输出信号不但取决于当时的输入信号，而且还取决于电路原来的状态，所以时序电路中必须具有记忆功能的器件，记住电路过去的状态。在电路结构上，时序电路具有两个特点：第一，时序电路有组合电路和存储电路两个组成部分，而存储电路是必不可少的。第二，存储电路的输出状态必须反馈到输入端，与输入信号一起共同决定组合电路的输出。

2. **分类** 按时钟脉冲 CP 输入方式的不同特点，时序电路可分为同步时序电路和异步时序电路。在同步时序电路中，各触发器状态变化是在同一个时钟脉冲 CP 的控制下同时发生的。在异步时序电路中，电路没有统一的时钟脉冲，各触发器的状态变化不是同时发生的。

二、计　数　器

计数器是时序逻辑电路，它能累计输入脉冲的个数，就像人们数数一样，1，2，3，…，最后给出累计的总数；也常用于数字系统的定时、延时、分频等方面，在现代医学影像仪器和设备中应用十分广泛。

计数器的种类很多，可以从不同的角度来分类。按计数进制不同可分为：二进制计数器、十进制计数器和任意进制计数器；按计数增减不同可分为：加法计数器、减法计数器和可逆计数器；按计数器中的触发器是否同时翻转可分为：同步计数器和异步计数器。下面主要讨论二进制加法计数器、十进制加法计数器以及集成计数器。

(一) 二进制加法计数器

二进制加法是指"逢二进一"，即 0+1=1，1+1=10，也就是当本位是 1，再加 1 时，本位变为 0，并向高位进位，使高位加 1。由于触发器只有 1 和 0 两个状态，所以一个触发器可以表示一位二进制数，如果要表示 n 位二进制数，则需要 n 个触发器。例如，四位二进制加法计数器，必须用四个触发器组成。若采用不同类型的触发器，可有不同的逻辑电路，使用同一种触发器也可得出不同的逻辑电路。下面主要介绍两种二进制加法计数器。

1. **异步二进制加法计数器** 图 11-17 是由四个主从 JK 触发器组成的四位异步二进制加法计数器逻辑电路图。其中各个触发器的 J、K 端悬空，相当于输入高电平，即 $J=K=1$，各个触发器实际上都已接成 T′ 触发器的形式，具有计数功能；各个触发器的时钟脉冲 CP端依次与相邻低位触发器的输出 Q 端相连，用其输出脉冲下降沿(负跳变)进行触发，而最低触发器的 CP 端是计数脉冲输入端，这样各触发器的状态的变换有先有后，因此称电路的这种连接方式为异步。图 11-17 中各个触发器的直接复位端 R_D 连接在一起，作为计数器的清零端。计数之前，向清零端加一置"0"负脉冲，使各个触发器的输出端 Q 均置"0"，于是，计数器的初始状态 $Q_3Q_2Q_1Q_0$ 变为"0000"。

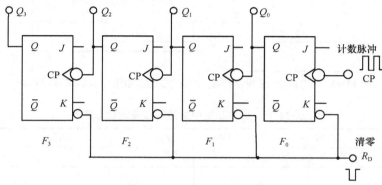

图 11-17 由主从 JK 触发器组成的四位异步二进制加法计数器

当第一个计数脉冲 CP 下降沿到来时，F_0 由"0"翻转为"1"态，即 Q_0 由"0"变为"1"态。Q_0 产生的正跳变信号不能触发 F_1，F_1 的状态不会改变。此时，F_2、F_3 的 CP 端均无触发信号加入，也保持不变。所以，计数器的状态由"0000"变为"0001"。

当第二个计数脉冲下降沿到来时，F_0 由"1"翻转为"0"态。Q_0 产生的负跳变作为进位信号送到 F_1 的 CP 端，使 F_1 由"0"翻转为"1"态。Q_1 状态改变所产生的正跳变不能触发 F_2，所以 Q_2 状态保持不变。F_3 的 CP 端因无触发信号加入，所以 Q_3 状态也保持不变。这时，计数器的状态由"0001"变为"0010"。

当第三个计数脉冲下降沿到来时，F_0 由"0"翻转为"1"态。因 Q_0 无进位负跳变产生，故 F_1 的状态不变，F_2、F_3 的状态仍保持不变。计数器的状态由"0010"变为"0011"。

当第四个计数脉冲下降沿到来时，F_0 再由"1"翻转为"0"态。Q_0 产生的进位负跳变信号加到 F_1 的 CP 端，使 F_1 由"1"翻转为"0"态。Q_1 产生的进位负跳变信号加到 F_2 的 CP 端，使 F_2 由"0"翻转为"1"态。此时，Q_2 所产生的正跳变不能触发 F_3，Q_3 状态保持不变。所以，第四个计数脉冲作用后，计数器的状态为"0100"。

如此继续输入计数脉冲，Q_0 状态对应每个计数脉冲下降沿都要翻转一次。Q_0 翻转两次就产生一个负跳变进位信号输入到 F_1 的 CP 端，使 Q_1 状态翻转一次。Q_1 翻转两次就产生一个负跳变进位信号输入到 F_2 的 CP 端，使 Q_2 状态翻转一次，其余类推。当第 16 个计数脉冲到来后，四个触发器的状态均返回到"0"态，并从 Q_3 端输出一个负跳变进位信号。从第 17 个计数脉冲起，计数器进入新的计数周期。计数器的状态变化可用图 11-18 所示工作波形图来描述，也可用表 11-7 所示的状态表来表示。

显然，状态表与波形图是相互对应的。由表 11-7 可知，计数器的状态 $Q_3Q_2Q_1Q_0$ 按 "0000" → "0001" → "0010" → "0011" →…的递增规律改变，每输入一个计数脉冲，计数器的状态在原来状态的基础上加 1，具有这种特点的计数器称为加法计数器。这个 $N=4$ 位的二进制计数器，总共有 $2^N=16$ 种状态，在输入 16 个计数脉冲后，计数器的状态便循环一次。因此，$N=4$ 位的二进制加法计数器能记录的最大十进制数为 $2^N-1=15$。

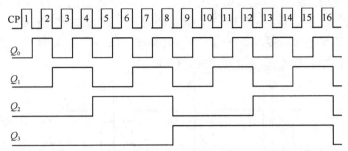

图 11-18　主从 JK 触发器组成的四位二进制加法计数器工作波形图

表 11-7　四位二进制加法计数器的状态表

计数脉冲数	二进制数				十进制数	计数脉冲数	二进制数				十进制数
	Q_3	Q_2	Q_1	Q_0			Q_3	Q_2	Q_1	Q_0	
0	0	0	0	0	0	9	1	0	0	1	9
1	0	0	0	1	1	10	1	0	1	0	10
2	0	0	1	0	2	11	1	0	1	1	11
3	0	0	1	1	3	12	1	1	0	0	12
4	0	1	0	0	4	13	1	1	0	1	13
5	0	1	0	1	5	14	1	1	1	0	14
6	0	1	1	0	6	15	1	1	1	1	15
7	0	1	1	1	7	16	0	0	0	0	0
8	1	0	0	0	8						

从图 11-18 所示工作波形图中可看出，各个触发器的输出脉冲波形频率是逐级减小的。Q_0 端输出脉冲频率是计数脉冲频率的 1/2(称为二分频)，Q_1 端输出脉冲频率是计数脉冲频率的 1/4(称为四分频)，……，第 N 位触发器的输出脉冲频率是计数脉冲频率的 $1/2^N$。所以，四位二进制计数器又称为十六分频电路。计数器的分频作用在数字系统中应用十分广泛，例如数字钟就是以计数器为基础，利用分频获得秒、分、时信号。

如果用 D 触发器组成四位异步二进制加法计数器，其逻辑电路图见图 11-19。图中每一位 D 触发器也都接成 T′ 触发器形式。由于 D 触发器的状态是在时钟脉冲上升沿翻转，因此，进位信号是从低位触发器的 $\bar{Q}$ 端接到高位触发器的 CP 端。当低位触发器由 "1" 翻转为 "0" 时，输出端 Q 产生负跳变，相应的 $\bar{Q}$ 端则产生正跳变进位信号触发高位触发器，使其翻转。

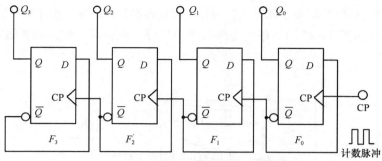

图 11-19　D 触发器组成的四位异步二进制加法计数器

D 触发器组成的四位异步二进制加法计数器，其状态表与表 11-7 相同，也具有十六分频作用，但工作波形稍有不同，读者可自行分析。

2. **同步二进制加法计数器**　异步计数器的进位信号(计数脉冲)是逐级传送的，它的计数速度较慢。为提高计数速度，可采用同步计数器。同步计数器是把计数脉冲同时加到各个触发器的 CP 端，使各个触发器的状态翻转与计数脉冲同步。这就是"同步"名称的由来，并与异步相区别。显然，同步计数器的计数速度较异步计数快。

图 11-20 是由主从 JK 触发器组成的四位同步二进制加法计数器逻辑电路图。由图可以看出，F_0 接成 T′ 触发器形式；F_1、F_2、F_3 接成 T 触发器形式；F_2、F_3 为多个 J 端和 K 端，J 端之间和 K 端之间都是"与"的逻辑关系；各个触发器的直接复位端 R_D 连接在一起，作为计数器的清零端。

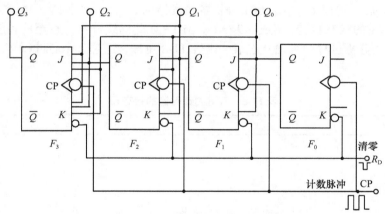

图 11-20　主从 JK 触发器组成的四位同步二进制加法计数器

由图 11-20 可得出各个触发器 J、K 端的逻辑关系。

(1) 第一位触发器 F_0：J_0、K_0 悬空，即 $J_0=K_0=1$，每来一个计数脉冲，F_0 的状态翻转一次。

(2) 第二位触发器 F_1：$J_1=K_1=Q_0$，当 $Q_0=1$ 时，再来一个计数脉冲，F_1 的状态才翻转。

(3) 第三位触发器 F_2：$J_2=K_2=Q_1Q_0$，只有 $Q_1=Q_0=1$ 时，再来一个计数脉冲，F_2 的状态才翻转。

(4) 第四位触发器 F_3：$J_3=K_3=Q_2Q_1Q_0$，只有当 $Q_2=Q_1=Q_0=1$ 时，再来一个计数脉冲，F_3 的状态才翻转。

图 11-20 所示计数器的计数工作过程，读者可自行分析，其工作波形图与图 11-18 相同，

但应该注意，图 11-20 是同步工作方式，即各位触发器都是同时靠计数脉冲触发翻转的。

例 11-1　分析图 11-21 所示逻辑电路的逻辑功能，说明其用途。设各触发器的初始状态均为"0"态。

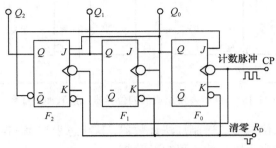

图 11-21　例 11-1 的逻辑电路

解　(1) 由逻辑电路图得出各位触发器，J、K 端的逻辑关系式为

第一位触发器 F_0：$J_0=\bar{Q}_2$，$K_0=1$

第二位触发器 F_1：$J_1=K_1=Q_0$

第三位触发器 F_2：$J_2=Q_1Q_0$，$K_2=1$

(2) 由各 J、K 端的逻辑关系式，分析其逻辑功能。

因初始状态 $Q_2Q_1Q_0=000$，故这时各 J、K 端的电平分别为 $J_0=1$，$K_0=1$；$J_1=1$，$K_1=1$；$J_2=0$，$K_2=1$。根据 JK 触发器的逻辑功能可得出各触发器在第一个计数脉冲到来后的状态为"001"。而后，再以 $Q_2Q_1Q_0=001$ 分析各触发器的 J、K 端的状态，当第二个计数脉冲到来时，F_0、F_1 的状态翻转，得出 $Q_2Q_1Q_0=010$。如此继续分析，直至使各触发器恢复到"0"态为止。在分析过程中列出状态表。由表 11-8 可知，经过五个脉冲循环一次，这是五进制计数器。

表 11-8　五进制计数器的状态表

计数脉冲	Q_2	Q_1	Q_0	十进制数
0	0	0	0	0
1	0	0	1	1
2	0	1	0	2
3	0	1	1	3
4	1	0	0	4
5	0	0	0	0

(二) 十进制加法计数器

二进制计数器虽然结构简单，容易实现，但人们对二进制数毕竟不如对十进制数熟悉。因此，在有些场合下，特别是在数字装置的终端，广泛应用了十进制计数器计数并将其结果加以显示。十进制计数器是以二进制计数器为基础的，因此，十进制计数器又称为二-十进制计数器。

十进制数有 10 个数码，要求用 10 种状态来表示。如前所述，四位二进制数码可以表示 16 种状态，而三位二进制数码只能表示 8 种状态。因此，要用四位二进制数并在 16 种状态中选取 10 种，表示十进制的 10 个数码(称为二-十进制码)。选取的方法有多种，其中最常用的是 8421 编码方式。这种编码方法是取用四位二进制数码的前 10 个（"0000"～"1001"），分别表示十进制的 0～9，而去掉后 6 个状态不用（"1010"～"1111"），如表 11-9 所示。因为四位二进制数码中各数位上的 1 所代表十进制数从高位到低位依次为 $8(2^3)$、$4(2^2)$、$2(2^1)$、$1(2^0)$，故称为 8421BCD 码。

表 11-9　8421BCD 码编码表

十进制数码	Q_3	Q_2	Q_1	Q_0
0	0	0	0	0
1	0	0	0	1
2	0	0	1	0
3	0	0	1	1
4	0	1	0	0
5	0	1	0	1
6	0	1	1	0
7	0	1	1	1
8	1	0	0	0
9	1	0	0	1

1. 异步十进制加法计数器　一位十进制加法计数器和四位二进制加法计数器的区别在于：当十进制加法计数器的状态 $Q_3Q_2Q_1Q_0=1001$ 时，若再输入一个计数脉冲，它不是变为"1010"，而是跳过 1010～1111 六个状态，恢复到初始状态"0000"，经过 10 个计数脉冲循环一次，即利用自然二进制数的前 10 个状态 0000～1001 实现十进制计数。表 11-10 列出了十进制加法计数器的状态表。

表 11-10　十进制加法计数器状态表

计数脉冲数	二进制加法计数器状态表				十进制数码
	Q_3	Q_2	Q_1	Q_0	
0	0	0	0	0	0
1	0	0	0	1	1
2	0	0	1	0	2
3	0	0	1	1	3
4	0	1	0	0	4
5	0	1	0	1	5
6	0	1	1	0	6
7	0	1	1	1	7
8	1	0	0	0	8
9	1	0	0	1	9
10	0	0	0	0	进位

图 11-22 是由主从 JK 触发器组成的一位异步十进制加法计数器的逻辑电路图，由图可得出各触发器 J、K 端的逻辑关系。

(1) 第一位触发器 F_0：J_0、K_0 悬空，即 $J_0=K_0=1$，F_0 为 T′ 触发器，每来一个计数脉冲，F_0 的状态翻转一次。

(2) 第二位触发器 F_1：$J_1=\overline{Q_3}$，$K_1=1$，若 $\overline{Q_3}=1(Q_3=0)$，此时，F_1 可视为 T′ 触发器，则再来一个 Q_0 的负跳变信号，F_1 的状态翻转。如果 $\overline{Q_3}=0$，则来一个 Q_0 的负跳变信号，F_1 为"0"态。

(3) 第三位触发器 F_2：$J_2=K_2=1$，F_2 为 T′ 触发器，每来一个 Q_1 的负跳变信号时，F_2 的状态才翻转。

(4) 第四位触发器 F_3：$J_3=Q_2Q_1$，$K_3=1$，若 $Q_2=Q_1=1$，则再来一个 Q_0 的负跳变信号时，

F_3 的状态翻转。如果 $Q_2Q_1=0$，Q_0 的负跳变信号到来时，F_3 为 "0" 态。

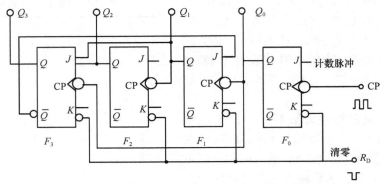

图 11-22　主从 JK 触发器组成的异步十进制加法计数器

根据上述逻辑关系，可分析出图 11-22 所示逻辑电路的工作过程。例如，当第 7 个计数脉冲输入后，计数器的状态 $Q_3Q_2Q_1Q_0=0111$。此时，各触发器 J、K 端的状态分别为：$J_0=K_0=1$；$J_1=\overline{Q}_3=1$，$K_1=1$；$J_2=K_2=1$；$J_3=Q_2Q_1=1$，$K_3=1$。所以，当第 8 个计数脉冲下降沿到来时，F_0 的状态翻转，Q_0 由 "1" 变为 "0"，Q_0 产生的负跳变信号使 F_1 的状态翻转，Q_1 由 "1" 变为 "0"，Q_1 产生的负跳变信号使 F_2 的状态翻转，Q_2 也由 "1" 变为 "0"。同时，Q_0 产生的负跳变信号也使 F_3 的状态翻转，Q_3 由 "0" 变为 "1"。于是，计数器的状态由 "0111" 变为 "1000"。此后，各触发器 J、K 端的状态分别为：$J_0=K_0=1$；$J_1=\overline{Q}_3=0$，$K_1=1$；$J_2=K_2=1$；$J_3=Q_2Q_1=1$，$K_3=1$。所以，第 9 个计数脉冲下降沿到来时，F_0 的状态翻转，Q_0 由 "0" 变为 "1"，Q_0 产生的正跳变信号对 F_1 和 F_3 不影响，F_1、F_3 仍保持原来状态($Q_0=0$，$Q_3=1$)，为此，F_2 的状态也不会改变，计数器的状态变为 "1001"。而后，各触发器 J、K 端的状态分别为：$J_0=K_0=1$；$J_1=\overline{Q}_3=1$，$K_1=1$；$J_2=K_2=1$；$J_3=Q_2Q_1=1$，$K_3=1$。当第 10 个计数脉冲下降沿到来时，F_0 的状态翻转，因 $J_1=0$，故 F_1 在 Q_0 的负跳变信号作用下，其输出 Q_1 仍保持 "0" 态。为此，F_2 的状态也不会改变，Q_2 仍为 "0"。在 Q_0 的负跳变信号作用下，F_3 的状态翻转。于是，计数器的状态由 "1001" 恢复到 "0000"，完成了一次计数循环。

可见，图 11-22 所示逻辑电路符合表 11-10 的计数规律。图 11-23 是十进制加法计数器的工作波形图，由图可知，每输入 10 个计数脉冲，Q_3 端输出一个脉冲，所以十进制计数器称为十分频电路。

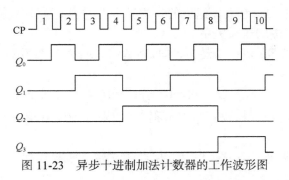

图 11-23　异步十进制加法计数器的工作波形图

2. 同步十进制加法计数器　同步十进制加法计数器的逻辑电路图见图 11-24，它由 4

个主从 JK 触发器和 3 个"与"门构成。从图中可以看出，计数脉冲同时加到各个触发器的 CP 端；F_0 的 J_0、K_0 端悬空，具有 T' 触发器的功能；F_1、F_2 的 J、K 端短接成 T 触发器形式。各触发器 J、K 端的逻辑关系为：

(1) 第一位触发器 F_0：J_0、K_0 悬空，每来一个计数脉冲，F_0 的状态翻转一次，这符合表 11-11 的计数规律。

(2) 第二位触发器 F_1：$J_1=K_1=\bar{Q}_3 Q_0$，只有当 $Q_0=1$、$\bar{Q}_3=1$，即计数器为"0001""0011""0101""0111"状态时，再来一个计数脉冲，F_1 的状态才能翻转。而在 $Q_0=1$、$\bar{Q}_3=0$，即计数器的状态为"1001"时，F_1 的状态不翻转，这保证了计数到 9，即计数器的状态为"1001"时，再来一个计数脉冲，F_1 不会翻转为"1"态，只能保持"0"态。

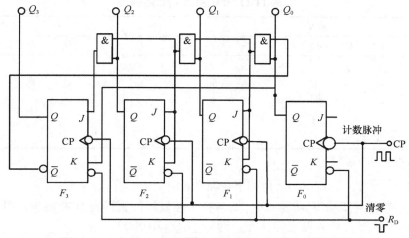

图 11-24　主从 JK 触发器组成的同步十进制加法计数器

(3) 第三位触发器 F_2：$J_2=K_2=\bar{Q}_3 Q_1 Q_0$。只有当 $\bar{Q}_3=Q_1=Q_0=1$，即计数器为"0011""0111"两种状态时，再来一个计数脉冲，F_2 的状态才翻转。

(4) 第四位触发器 F_3：$J_3=\bar{Q}_3 Q_2 Q_1 Q_0$、$K_3=Q_0$，只有在计数器为"0111"状态时，$J_3=1$、$K_3=1$。这时，再来一个计数脉冲，$F_3$ 才能由"0"翻转为"1"态；而当计数器计数到 9，即计数器的状态为"1001"时，$J_3=0$、$K_3=1$，再来一个计数脉冲，F_3 则由"1"翻转为"0"态。显然，上述逻辑关系与表 11-10 所示的计数规律相符合。同步十进制加法计数器的工作波形图如图 11-23 所示。

(三) 集成计数器

中规模集成计数器的产品种类多，通用性强，应用广泛。它们主要分同步计数器和异步计数器两大类。这些计数器通常具有清零、计数、预置数和保持等功能，使用方便。为了进一步提高正确、灵活使用中规模集成计数器的能力，下面以 74LS161 为例来介绍集成计数器的功能和构成任意进制计数器的基本方法。

1. 集成同步计数器　图 11-25 是集成四位二进制同步计数器 74LS161 的外引脚图和功能示意图。图中 Q_3、Q_2、Q_1、Q_0 是计数器由高位到低位的输出端，CO 是进位输出端，用来作级联时的进位信号，$\overline{LD}$ 为同步并行预置数端，D_3、D_2、D_1、D_0 是预置数的数据输入端，$\overline{R}_D$ 是异步清零端，CP 是计数脉冲输入端，EP、ET 是计数控制端，其功能如表 11-11 所示。

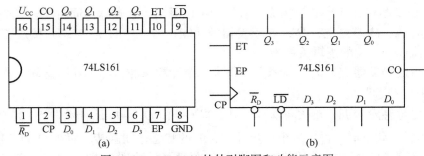

图 11-25　74LS161 的外引脚图和功能示意图

表 11-11　74LS161 的功能表

输入									输出				功能
$\overline{R}_D$	$\overline{LD}$	EP	ET	CP	D_3	D_2	D_1	D_0	Q_3	Q_2	Q_1	Q_0	
0	×	×	×	×	×	×	×	×	0	0	0	0	异步清零
1	0	×	×	↑	d_3	d_2	d_1	d_0	d_3	d_2	d_1	d_0	同步置数
1	1	0	×	×	×	×	×	×		保持			保持原态
1	1	×	0	×	×	×	×	×		保持			保持原态
1	1	1	1	↑	×	×	×	×		计数			计数

注：↑表示 CP 脉冲上升沿触发。

由表 11-11 可知，74LS161 具有如下逻辑功能：

(1) 直接置零(异步清零)功能。$\overline{R}_D$ 端与各个触发器的直接置 0 端相连，当 $\overline{R}_D$ =0 时，无论 CP 为何种状态，计数器立即清零，即 $Q_3Q_2Q_1Q_0$=0000。

(2) 预置数功能。当 $\overline{R}_D$ =1、$\overline{LD}$ =0 时，EP、ET 无论为何种状态，在 CP 上升沿的作用下，并行输入的数据 $d_3d_2d_1d_0$ 被置入计数器，即 $Q_3Q_2Q_1Q_0=d_3d_2d_1d_0$。

(3) 保持功能。当 $\overline{R}_D$ =1、$\overline{LD}$ =1 时，EP、ET 至少有一个是低电平，即 EP·ET=0 时，计数器停止计数，Q_3、Q_2、Q_1、Q_0 保持原态。

(4) 计数功能。当 $\overline{R}_D$ =1、$\overline{LD}$ =1 时，EP·ET=1 时，在 CP 上升沿的作用下，计数器进行四位二进制的加法计数。当计至 1111 时，进位输出端 CO=1，表示低四位计满，向高位进 1。

2. 任意进制计数器　如前所述，74LS161 是四位二进制加法计数器，就是一个十六进制加法计数器。利用 74LS161 的异步清零或同步预置数的功能，可以将一个 74LS161 芯片构成一个小于十六进制的任意进制计数器。下面通过举例给予说明。

例 11-2　应用异步清零法把集成计数器 74LS161 接成六进制计数器。

解　图 11-26 所示电路是采用异步清零法接成的六进制计数器。当计数器计到 $Q_3Q_2Q_1Q_0$ =0110 的同时，与非门 G 输出低电平信号给 $\overline{R}_D$ 端，使计数器置零，使 $Q_3Q_2Q_1Q_0$=0000(在稳定状态下，计数不包括 0110 状态)，所以该电路为六进制计数。

例 11-3　应用同步预置数法把集成计数器 74LS161 接成十进制计数器。

解　图 11-27 所示电路是采用同步预置数法(置入 0000)接成的十进制计数器。当计数器计到 $Q_3Q_2Q_1Q_0$=1001 时，与非门 G 输出低电平信号使 $\overline{LD}$ =0，下一个计数脉冲 CP 到达时置入 0000 状态，从而跳过 1010～1111 这 6 个状态，得到十进制计数器。

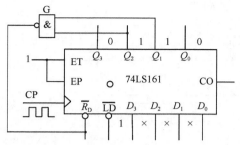

图 11-26　用异步清零法接成的六进制计数器

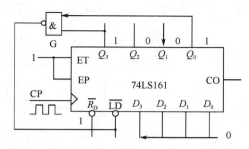

图 11-27　用同步预置数法将 74LS161 接成十进制
计数器

由图 11-22 和图 11-24 可知,十进制计数器可用 4 个分立的 JK 触发器来组成,但更方便的是用集成电路计数器来组成,如图 11-27 所示。

另外,常用的集成计数器还有 TTL 型的 74HC160A、74HC162A、74HC190、74HC192、74HC290 等和 COM 型的 CC4017、CC4016、CC4510 等,可根据实际需要,查阅资料,选择最符合实际需要的品种。

三、寄　存　器

寄存器是用来暂时存放二进制数码、数据或指令的基本时序电路,是数字控制系统中常用的器件。一个触发器可以存储一位二进制数码,n 个触发器能存储 n 位二进制数码。寄存器从功能上分为两类,数码寄存器和移位寄存器,二者的区别在于有无移位功能。

1. **数码寄存器**　它具有接收数码、存放数码和清除原有数码的功能。图 11-28 是一个由 D 触发器组成的四位数码寄存器。$\overline{R}_D$ 为异步复位(清零)端,低电平有效,其作用是清除寄存器中原有的数码,使 4 个触发器全部置零,即 $Q_3Q_2Q_1Q_0=0000$。寄存器在工作时,$\overline{R}_D$ 为高电平。例如,数码 $D_3D_2D_1D_0=1100$ 被送到寄存器的输入端,当寄存指令脉冲的上升沿到达时,由 D 触发器的特性可知,触发器的输出状态由输入状态决定,即 $Q_3^{n+1}Q_2^{n+1}Q_1^{n+1}Q_0^{n+1}=1100$,于是输入端的数码被存入寄存器中。由于各位数码是同时输入的,其输出状态也是同时建立起来的,这种输入、输出方式称为并行输入、并行输出方式。

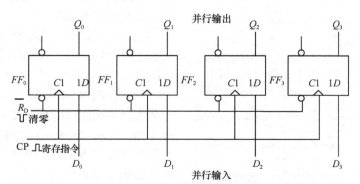

图 11-28　由 D 触发器组成的四位数码寄存器

常用的四位双稳态锁存器有 74LS375、74HCl73、74HC299、CC4076、CC40106 等。现以 74LS375 为例说明其内部结构和功能。74LS375 是四位 D 锁存器,逻辑图如图 11-29

所示，外引脚图如图 11-30 所示，功能表如表 11-12 所示。

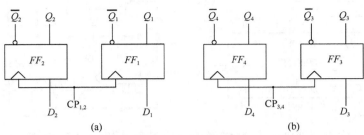

图 11-29　74LS375 逻辑图

由表 11-12 可看出，74LS375 具有如下功能。

接收数码：在 CP=1，$Q=D$ 时，数码存入寄存器。

锁存数码：在 CP=0 时，无论输入如何变化，寄存器的输出状态不变，具有锁存功能。

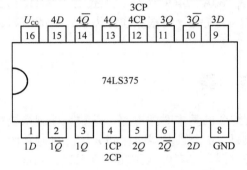

图 11-30　74LS375 外引脚排列图

表 11-12　74LS375 功能表

输入		输出		功能说明
D	CP	Q	$\overline{Q}$	
0	1	0	1	接收 0
1	1	1	0	接收 1
×	0	不变	不变	锁存数码

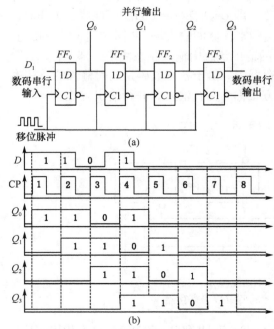

图 11-31　由 D 触发器组成的四位右移
寄存器及工作波形图

2. 移位寄存器　它除了具有数码寄存器的功能外，还能在移位脉冲(时钟脉冲)的控制下，将寄存的数码向左或向右移位；数码的输入、输出方式可以是串行的，也可以是并行的，因此能方便地进行串行码和并行码之间的转换。移位寄存器分为单向移位寄存器和双向移位寄存器。

(1) 单向移位寄存器。图 11-31(a)是由 4 个 D 触发器组成的四位右移寄存器。从图 11-31(a) 可看出，所有触发器的时钟输入端连在一起，由一个移位时钟脉冲 CP 控制。从左至右每个触发器的输出端都接到下一个触发器的输入端，只有 FF_0 的输入端 $D_0=D_1$，寄存的数码在此逐位移入，实现触发器的状态依次移入右侧相邻的触发器中。

图 11-31(a)的工作原理如下：由 D 触发器的逻辑功能 $Q^{n+1}=D$ 可知，每来一个移位脉冲，输入端就有一位数码移入。与此同时

每个触发器的状态便依次移入右侧相邻的触发器中。移位一次,存入一个新数码。在连续4个移位脉冲之后,四位数码从高位至低位全部移入寄存器中存放。例如,D 端输入串行码 1101,按照移位脉冲的节拍,数码在移位寄存器中移位的情况详见表 11-13。

表 11-13 四位右移寄存器数码移动状态表

现态 $Q_0^n Q_1^n Q_2^n Q_3^n$	数码输入 D_1	移位脉冲 CP	次态 $Q_0^{n+1} Q_1^{n+1} Q_2^{n+1} Q_3^{n+1}$	移位情况说明
0000	1	↑	1000	右移 1 位
1000	1	↑	1100	右移 2 位
1100	0	↑	0110	右移 3 位
0110	1	↑	1011	右移 4 位

(2) 双向移位寄存器。从表 11-13 中看到,第 4 个移位时钟脉冲过去后,触发器的输出状态 $Q_3 Q_2 Q_1 Q_0$ 为 1101,与输入的数码是一致的。

取出数码的方式有串行和并行两种。如果将串行码转换成并行码,只要从 4 个触发器的 Q 端并行输出数码即可。否则需再经过 4 个移位时钟脉冲,数码从 Q_3 端串行输出。图 11-31(b)描述了串行数码 1101 向右移位输入、输出过程中,各触发器 Q 端的电压变化情况,可见第 8 个脉冲过后,1101 全部从寄存器中移出。

(3) 双向移位寄存器。所谓双向移位寄存器是指可以实现数据的左移和右移功能,其应用十分灵活。图 11-32 是集成双向移位寄存器 74LS194 的外引脚图,其功能表如表 11-14 所示。

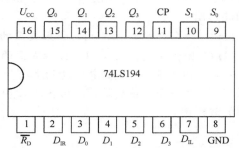

图 11-32 集成双向移位寄存器 74LS194 的外引脚图

表 11-14 双向移位寄存器 74LS194 的功能表

$\overline{R}_D$	S_1	S_0	CP	D_{IL}	D_{IR}	D_0	D_1	D_2	D_3	Q_0	Q_1	Q_2	Q_3	功能说明
0	×	×	×	×	×	×	×	×	×	0	0	0	0	异步清零
1	×	×	0	×	×	×	×	×	×	Q_0^n	Q_1^n	Q_2^n	Q_3^n	
1	1	1	↑	×	×	d_0	d_1	d_2	d_3	d_0	d_1	d_2	d_3	同步置数
1	0	1	↑	×	1	×	×	×	×	1	Q_0^n	Q_1^n	Q_2^n	向右移位
1	0	1	↑	×	0	×	×	×	×	0	Q_0^n	Q_1^n	Q_2^n	向右移位
1	1	0	↑	1	×	×	×	×	×	Q_1^n	Q_2^n	Q_3^n	1	向左移位
1	1	0	↑	0	×	×	×	×	×	Q_1^n	Q_2^n	Q_3^n	0	向左移位
1	0	0	×	×	×	×	×	×	×	Q_0^n	Q_1^n	Q_2^n	Q_3^n	保持

由 $Q_0 Q_1 Q_2 Q_3$ 表 11-14 可见,74LS194 具有如下功能:

(1) 异步清零功能。$\overline{R}_D$ 为异步清零端,当 $\overline{R}_D =0$ 时,无论其他输入端为何状态,都使=0000。

(2) 同步置数功能。S_1、S_0 是两个控制端,可取得四种控制信号($S_1 S_0$=00、01、10、11)。当 $\overline{R}_D$ =1,$S_1 S_0$=11 时,在 CP 上升沿作用下,使 $D_0 \sim D_3$ 端输入的数码 $d_0 \sim d_3$ 以并行送入

寄存器，即寄存器并行置数，$Q_0Q_1Q_2Q_3=d_0d_1d_2d_3$。

(3) 右移位功能。当 $\overline{R}_D=1$，$S_1S_0=01$ 时，在 CP 上升沿作用下，$Q_1=Q^n_0$、$Q_2=Q_1^n$、$Q_3=Q_3^n$，寄存器向右移位。

(4) 左移位功能。当 $\overline{R}_D=1$，$S_1S_0=10$ 时，在 CP 上升沿作用下，$Q_0=Q_1^n$、$Q_1=Q_2^n$、$Q_2=Q_3^n$，寄存器向左移位。

(5) 保持功能。当 $\overline{R}_D=1$，$S_1S_0=00$ 时，无论其他输入端为何状态，寄存器都保持原态不变。

一个 74LSl94 芯片只能寄存四位数码，如果待寄存的数码超过四位，则需要用两个或多个 74LSl94 芯片级联成更多位的寄存器。由于 74LSl94 功能齐全，在实际数字系统中广泛使用，故称为通用型寄存器。

习 题 十 一

11-1 试述触发器的"1"态、"0"态是怎样规定的？

11-2 试述基本 RS 触发器的工作原理。

11-3 输入信号 U_1 的波形如图 11-33 所示，试画出由与非门组成的基本 RS 触发器 Q 端的波形图。

(1) U_1 加在 R 端，且 $\overline{S}=1$，设触发器的初始状态为 $Q=1$；

(2) U_1 加在 S 端，且 $\overline{R}=1$，设触发器的初始状态为 $Q=0$。

11-4 同步 RS 触发器电路结构上有什么特点，时钟脉冲 CP 的作用是什么？

11-5 主从 RS 触发器的初始状态 $Q=0$，画出图 11-34 所示的 CP 信号作用下，触发器 Q 端的波形图。

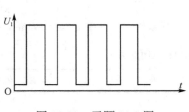

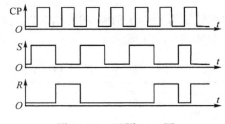

图 11-33　习题 11-3 图　　　　　　图 11-34　习题 11-5 图

11-6 主从 JK 触发器如题图 11-35(a)所示，输入信号 CP、J、K 端的波形如图 11-35(b)所示，画出对应输出端 Q 的波形。设触发器的初始状态为 $Q=0$。

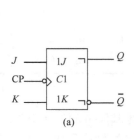

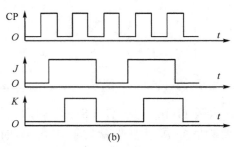

(a)　　　　　　　　　　(b)

图 11-35　习题 11-6 图

11-7　按照逻辑功能的不同可以把触发器分成哪几种类型，每一种类型触发器的逻辑功能分别是什么？

11-8　如何将 JK 触发器转换成 D 触发器?如何将 JK 触发器转换成 T 触发器?

11-9　什么是时序逻辑电路，组合逻辑电路与时序逻辑电路在电路结构与功能上有何区别?

11-10　简述数码寄存器的工作过程。数码寄存器和移位寄存器有什么区别?

11-11　什么是异步计数器，什么是同步计数器?它们之间有什么区别?

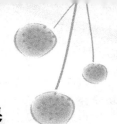

第十二章 模数与数模转换器

由于数字电子技术的迅速发展，尤其是计算机在自动控制、自动检测以及其他领域中的广泛应用，用数字电路处理模拟信号的情况越来越多了。当计算机参与控制时，显然不能把表示温度、电压、时间等物理量的模拟量直接送入计算机进行运算处理，而是首先要把模拟信号转换成对应的数字信号。我们把从模拟信号到数字信号的转换称为模数转换(简称 A/D)，把实现 A/D 转换的电路称为 A/D 转换器(简称 ADC)；计算机的计算结果是数字量，不能用它去直接控制执行部件，往往又将其转换为模拟信号，才能用于控制。我们把从数字信号到模拟信号的转换称为数模转换(简称 D/A)，把实现 D/A 转换的电路称为 D/A 转换器(简称 DAC)。本章对 A/D 与 D/A 转换器的基本工作原理、性能指标和芯片作简单介绍。

第一节 D/A 转换器

一、D/A 转换器的工作原理

D/A 转换器的功能就是把数字量转换成相应的模拟量。对它的要求是输出的模拟量与输入的数字量成正比，即

$$U_0 = DU_R \tag{12-1}$$

式中，U_R 为参考电压，D 为数字量

$$D = d_{n-1}2^{n-1} + d_{n-2}2^{n-2} + d_{n-3}2^{n-3} + \cdots + d_1 2^1 + d_0 2^0 \tag{12-2}$$

每个数字量都是数字代码的按位组合，每一位数字代码都有一定的权，对应一定大小的模拟量。例如，一个 8 位的数字量，当各位均为 1 时对应模拟电压 5V，则最高位的权是 $(5 \times 128 / 256 = 2.5)_{10}$，次高位的权是 $(5 \times 64 / 256 = 1.25)_{10}$，最低位的权是 $(5 \times 1 / 256 = 0.0195)_{10}$，其他各位读者可自行计算。为了将数字量转换成模拟量，应将每一位都转换成相应的模拟量，即把所有数字量中为 1 的位转换成相应的权，然后求和，即得到与数字量成正比的模拟量。一般的 D/A 转换器都是按这一原理设计的，D/A 转换器的种类很多，目前在集成化的 D/A 转换器中经常使用的是 T 型网络 D/A 转换器，其基本原理如图 12-1 所示。

由图 12-1 可知，电路由 T 型电阻网络、模拟电子开关、求和放大器等几部分组成。模拟电子开关受数字量的数字代码控制，代码为 0 时，开关接地，代码为 1 时接参考电压 U_R。T 型电阻网络用来把每位代码转换成相应的模拟量。T 型电阻网络中的电阻只有 R 和 $2R$ 两种，这有利于集成化。

由图 12-1 分析可知，各开关无论接地还是接参考电压，其有源二端网络的等效内阻总是 R，而从左到右当开关接到参考电压上时，每经过一个并联支路等效电源电压减少一半。当 $d_0=1$ 而其他均为 0 时，经过 n 个支路的递减，则到达求和放大器输入端有源二端网络

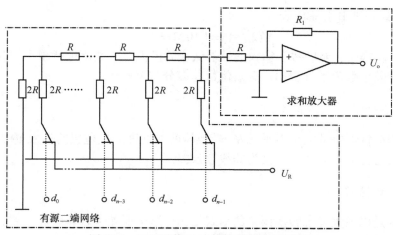

图 12-1　T 型网络 D/A 转换器基本原理图

的开路电压为 $U_R/2^n$，同理当 $d_1=1$ 而其他均为零时，等效到求和放大器输入端有源二端网络的开路电压为 $U_R/2^{n-1}$，当有多个开关接参考电压时，根据叠加定理等效到求和放大器输入端的有源二端网络的开路电压为

$$U_1 = \frac{U_R\left(d_{n-1}2^{n-1} + d_{n-2}2^{n-2} + d_{n-3}2^{n-3} + \cdots + d_1 2^1 + d_0 2^0\right)}{2^n} \tag{12-3}$$

求和放大器输入端的电流为

$$I_I = \frac{U_R\left(d_{n-1}2^{n-1} + d_{n-2}2^{n-2} + d_{n-3}2^{n-3} + \cdots + d_1 2^1 + d_0 2^0\right)}{2R2^n} \tag{12-4}$$

若求和放大器的反馈电阻为 $R_f=2R$，则输出电压为

$$U_0 = I_I R_f = \frac{U_R\left(d_{n-1}2^{n-1} + d_{n-2}2^{n-2} + d_{n-3}2^{n-3} + \cdots + d_1 2^1 + d_0 2^0\right)}{2^n} \tag{12-5}$$

从而实现数模转换的基本要求，输出的模拟量与输入的数字量成正比。

D/A 转换器有许多类型，按照工作原理的不同可以分成两大类：直接 D/A 转换器和间接 D/A 转换器。直接 D/A 转换器是直接把输入的数字信号转换成输出的模拟信号，间接 D/A 转换器是先把输入的数字信号转换成其他中间信号，如频率信号，然后再把中间信号转换成输出的模拟信号。使用较多的是直接 D/A 转换器。直接 D/A 转换器按输入端的结构又可大致分成两种，一种输入端带有数据锁存器，这种 D/A 转换器的数据线可以直接和计算机的数据总线相接；另一种不带锁存器，这种 D/A 转换器使用时要另外配接数据锁存器。

二、D/A 转换器的性能参数

(一) 分辨率

分辨率是指最小输出电压(对应输入的数字量仅最低位为 1，其他位均为 0)与最大输出电压(对应输入的数字量各位全为 1)之比。例如，8 位 D/A 转换器其分辨率为

$$1/(2^8-1)=1/255=0.004$$

而 10 位 D/A 转换器其分辨率为

$$1/(2^{10}-1)=1/1023=0.001$$

分辨率越高，转换时，对应数字输入信号最低位的模拟电压数值也就越小，有时也用数字输入信号的有效位数表示分辨率，有效位数越多分辨率就越强。

(二) 线性度

通常用非线性误差的大小表示 D/A 转换器的线性度。把理想的输入/输出特性的偏差与满刻度输出之比的百分数，定义为非线性误差。

(三) 转换精度

转换精度是以最大静态转换误差的形式给出，这个误差包含非线性误差、比例系数误差、漂移误差等综合误差。

(四) 输出电平

不同型号 D/A 变换器的输出电平相差较大，一般为 5~10V,高压输出型的可达 24~30V。对于电流输出型的，低的几毫安到几十毫安，高的可达 3A。

(五) 输入数字电平

输入数字信号分别为 1 和 0 时，所对应的输入高、低电平的数值。例如 AD751 的输入数字电平：$U_{IH}>2.4V$，$U_{IL}<0.8V$。

(六)工作温度范围

工作温度会影响到运算放大器和权电阻网络，所以只有在一定的温度内，才能保证额定精度指标。民品、工业品和军品有不同的指标，一般以民品为最差，而军品为最优。好的军品器件工作温度可在-40~125℃，但较差的民品仅在 0~70℃。

三、集成 D/A 转换器

目前使用的 D/A 转换器都是集成电路，而且许多电路都把 D/A 转换器的一些外围器件也集成到了芯片的内部。D/A 转换器的内部基本结构框图见图 12-2。

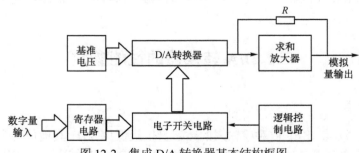

图 12-2　集成 D/A 转换器基本结构框图

其主要结构特征是：内部带有基准电压源，输出放大器可实现模拟电压的单极性和双极性输出，有输入锁存器。有的还在一个芯片中集成了几个 D/A 转换器。根据转换精度不同有 8 位到 16 位的 D/A 转换器，位数越多转换精度越高，但价格也越高。

下面介绍 0830／0831／0832 数模转换器。

0830 系列是 8 位分辨率的 D/A 转换集成电路，具有双缓冲结构，内部主要由 8 位输入锁存器、8 位 DAC 寄存器、8 位 D/A 转换电路和转换控制电路构成，采用 20 脚双列直插封装。

1. 主要特性参数如下

(1) 分辨率 8 位；

(2) 电流稳定时间 1μs；

(3) 可单缓冲、双缓冲或直接数字输入；

(4) 只需在满量程下调整线性度；

(5) 单电源供电(+5~+15V)；

(6) 低功耗(200mW)。

2. 主要特点

(1) 有两级锁存控制功能，能够实现多通道 D/A 的同步输出。

(2) 内部无基准电源，使用时必须外接基准电压源。

(3) 电流输出型，要获得模拟电压输出，需要外接转换电路。典型的两级运算放大器构成的模拟电压输出变换电路如图 12-3 所示。图 12-3 中从 a 点输出为单极性模拟电压，从 b 点输出为双极性模拟电压。如果基准电压为+5V，则 a 点输出电压为 0~−5V，b 点输出电压为 ± 5V。

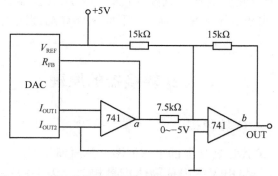

图 12-3　两级运算放大器构成的模拟电压输出变换电路

3. 0830 系列管脚配置如图 12-4 所示，各引脚功能如下。

D_{10}~D_{17}：数据输入线。

ILE：数据允许锁存信号，低电平有效。

$\overline{CS}$：输入寄存器选择信号，低电平有效。

$\overline{WR_1}$：输入寄存器写选通信号，低电平有效。

输入寄存器锁存信号 LE_1 由 ILE、$\overline{CS}$、WR_1 的逻辑组合产生，当 ILE 为高电平，$\overline{CS}$ 为低电平，$\overline{WR_1}$ 输入负脉冲，在 LE_1 上产生正脉冲；LE_1 上为高电平时，输入锁存器的状态随数据输入线的状态变化，LE_1 的负跳变将数据线上的信息锁入输入寄存器。

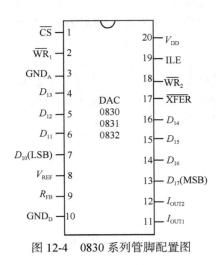

图 12-4　0830 系列管脚配置图

$\overline{XFER}$：数据传送信号，低电平有效。

$\overline{WR_2}$：DAC 寄存器写选通信号。

DAC 寄存器的锁存信号 LE_2 由 $\overline{XFER}$、$\overline{WR_2}$ 的逻辑组合产生，当 $\overline{XFER}$ 为低电平，$\overline{WR_2}$ 输入负脉冲时，则在 LE_2 上产生正脉冲；LE_2 上为高电平时，DLC 寄存器的输出和输入寄存器的状态一致，LE_2 负跳变，输入寄存器的内容打入寄存器。

V_{REF}：基准电源输入管脚。

R_{FB}：反馈信号输入管脚。

I_{OUT1}、I_{OUT2}：电流输出管脚，电流 I_{OUT1} 与 I_{OUT2} 的和为常数，I_{OUT1}、I_{OUT2} 随 DAC 寄存器的内容线性变化。

V_{DD}：电源输入管脚。

GND_A：模拟信号地。

GND_D：数字信号地。

第二节　A/D 转换器

A/D 转换器是用于把模拟量转换成数字量的器件。A/D 转换器按其转换原理可分成两大类，一类是直接转换型，另一类是间接转换型。直接转换型把输入的模拟电压直接转换成数字代码，而间接型是先把输入的模拟电压转换成中间量(如时间、频率、脉冲宽度)，然后再把这个中间变量转换成数字代码。A/D 转换器目前应用地比较广泛的有逐次逼近式、双积分式和电压频率变换式。下面主要介绍逐次逼近式和双积分式 A/D 转换器。

一、A/D 转换器的原理

(一) 逐次逼近式 A/D 转换器

图 12-5 是逐次逼近式 A/D 转换器的工作框图，其原理如下。

逐次逼近式转换原理与用天平去称物体重量相似，天平的一边放被测的物体，另一边放砝码。先放所有砝码中最重的与物体比较，如果物体比砝码轻，则砝码换轻一级的。如物体还轻，则依次换更轻一级的砝码，直到物体刚好重于那个砝码为止。保留这个砝码，再向砝码侧放轻一级的砝码，根据物体轻于还是重于砝码决定砝码的保留还是舍去，直到所有的砝码都用一次为止，则保留的所有的砝码的重量就是物体的重量。逐次逼近式 A/D 转换器工作时，把待转换的模拟输入信号 V_{1N}(相当于物体)与一个推测信号 V_i(相当于砝码)相比较，根据推测信号大于还是小于输入信号来决定增大还是减小该推测信号，以便向输入的模拟信号逼近。推测信号由 A/D 转换器内部的 D/A 转换器输出获得，当推测信号与模拟信号相等时，D/A 转换器输入的数字量就是对应模拟输入量的数字量。

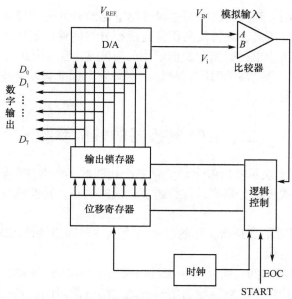

图 12-5 逐次逼近式 A/D 转换器工作框图

推测电压值由 D/A 转换器、输出锁存器、位移寄存器、时钟发生器、逻辑控制单元共同作用获得。让二进制计数器(输出锁存器)中的每一位，从最高位起依次置 1，每置一位都要进行测试，若模拟输入信号 V_{1N} 小于推测信号 V_i，则比较器输出为 0，该位清零；若模拟输入信号大于推测信号，比较器输出为 1，并保持该位为 1。无论上述哪种情况均继续比较下一位，直到最末一值为止，此时 D/A 转换器的数字输入即为对应模拟输入信号的数字量，将此数字量输出就完成了整个 A/D 转换过程。

(二)双积分式 A/D 转换器

图 12-6 是双积分式 A/D 工作框图，其原理如下。

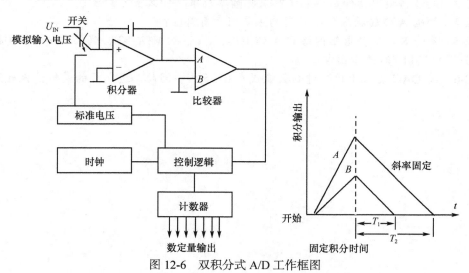

图 12-6 双积分式 A/D 工作框图

在接到转换指令时，电路通过内部逻辑控制首先把积分器接通待转换的模拟电压，进行定时积分，当定时积分到时后，内部逻辑控制电路断开外部待转换的模拟电压，把积分器的插入改接到标准电压上，进行反向积分直至积分器的输出返回到起始值为止，记录下反向积分开始到积分器输出返回到起始值所用的时间 T，该时间正比于模拟输入电压 U_{IN}，输入电压越大则反向积分所需的时间就越长。用高频率标准脉冲来测量时间 T，即可得到相应模拟电压的数字量。

二、A/D 转换器的性能参数

1. 分辨率　　分辨率表示输出数字量变化一个相邻数码所对应的输入模拟量的变化量，常以输出二进制的位数表示分辨率，位数越多，误差越小，转换精度就越高，自然分辨率也就越高。

2. 相对精度　　相对精度是指实际的各个转换点偏离理想特性的误差，在理想情况下所有的转换点应在同一直线上。

3. 转换速度　　转换时间是指完成一次转换所需要的时间。转换时间是指从接到转换指令开始，到输出端得到稳定的数字输出信号所经过的这段时间，采用不同的转换电路转换时间是不同的，逐次逼近型比双积分型快得多。低速的 A/D 转换器完成一次转换需要 1～30 ms，中速的为 50μs 左右，高速的为 50ns 左右。

4. 电源抑制　　在输入模拟电压不变的条件下，当转换电路的供电电源电压变化时对输出的影响，这种变化可以用数字量的绝对变化来表示。

此外，还有量化误差、偏移误差、功率损耗等指标，不再一一介绍。

习 题 十 二

12-1　D/A 转换器在计算机中有何作用？

12-2　详述 D/A 转换器的分辨率和精度。

12-3　A/D 转换器为什么要采样？采样频率应根据什么选定？

12-4　影响 A/D 转换器转换精度的主要因素有哪些？

12-5　有一 8 位 T 型电阻网络 D/A 转换器，设 U_R=+5V，R_F=3R，试求 $D_7 \sim D_1$=1010101、1001001、1111110 时的输出电压 u_0。

12-6　某 DAC 要求十位二进制数能代表 0～50V，问此二进制数的最低位代表几伏？

影像电子学基础实验

实验一　几种常用仪器仪表的使用

一、实验目的

1. 熟悉示波器的面板及其使用方法，能用示波器观测信号波形及读数。
2. 熟悉低频信号发生器的面板及其使用方法。

二、实验设备与器材

在电工和电子电路的检测和维修中，经常要用到各种仪器仪表，如示波器、信号发生器、各种测量仪表(万用表、晶体管毫伏表等)等。本实验主要学习如何使用示波器、低频信号发生器和晶体管毫伏表。学会这些仪器仪表的使用，是操作、维修各种电子仪器的技术人员应该掌握的基本技能。

1. **示波器**　示波器主要用来观察、测量电路中各种信号的波形、性质及大小，检查电路的工作是否正常。按工作频率，示波器可分为低频通用示波器和高频通用示波器。本实验主要介绍低频通用示波器的使用，以及如何用它测量交流电压。

测量交流电压时，一般是测量其峰峰值，再由此计算出其有效值。具体操作是，先将 Y 轴衰减挡调至校准挡(内电压 100mV)，然后调节 Y 轴增益，使机内交流信号的上下峰值占满一格(即 1cm)，则一格代表 100mV，保持 Y 轴增益不动，根据待测信号的强弱选择合适的衰减挡，就可以测量了。例如，显示波形的峰峰值占据三个格，衰减挡为 100(衰减 1/100)，则这个电压的峰峰值为

$$U_{PP} = 100 \times 3 \times 100 = 30000(mV) = 30(V)$$

其有效值为

$$U = \frac{U_{PP}}{2 \times \sqrt{2}} \approx 10.61V$$

2. **低频信号发生器**　这是一种能产生各种不同标准信号的仪器，可产生不同频率的正弦交流电信号、方波信号和三角波信号等。通过把这些信号加在待测电路上，可以检测电路是否工作正常。

3. **晶体管毫伏表**　其主要用于测量各种电压(信号)，尤其是测量较微弱信号的电压。

三、实验电路

实验电路如实验图 1-1 所示。

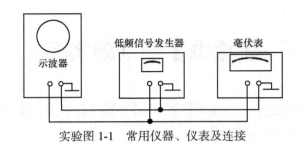

实验图 1-1　常用仪器、仪表及连接

四、实验内容及步骤

1. 熟悉示波器面板上各旋钮和接线柱的作用

(1) 观察示波器面板上各旋钮和各接线柱的位置，了解其作用。

(2) 将示波器上辉度旋钮逆时针旋至最小后，开启示波器开关，预热一段时间后，再调节"辉度""聚焦""Y轴位置"等旋钮，观察其作用。

(3) 将示波器Y轴衰减挡拨至校准挡，调节"辉度""聚焦""X轴位置""Y轴位置""X轴增益""Y轴增益""同步"等旋钮，观察其作用。

(4) 调节"扫描频率"和"扫描微调"旋钮，使屏幕上分别出现清晰、稳定的校准电压波形(1、3、5个周期)。

2. 用示波器观察外部输入信号波形

(1) 按实验图 1-1 把低频信号发生器的交流信号输出端和示波器、晶体管毫伏表连接在一起。信号传输必须用屏蔽线，屏蔽线的屏蔽层应与"地"相连，否则将受到外界干扰，使信号不稳或失真。

(2) 观察信号发生器上的电压表，调节输出电压为 2V(预先将示波器衰减挡置于 10 或 100，毫伏表的量程选为 3V)。拨动频率调节旋钮，使其输出信号频率分别为 100Hz、1kHz、10kHz 和 100kHz。调节示波器观察上述信号，要求在屏上显示两个完整周期、峰峰值为 4 格。

3. 用示波器和毫伏表测信号发生器的输出电压

(1) 首先校准示波器。根据低频型号发生器的输出电压选择毫伏表的量程及示波器上合适的衰减挡。低频信号发生器的输出电压可分别选择 20mV 和 2V。

(2) 读取数据并计算后，将结果填入实验表 1-1 中。

实验表 1-1

信号发生器的输出电压	20mV	2V
毫伏表的读数		
峰峰值电压		
有效值		

五、注意事项

1. 示波器的辉度不要太高，不要让亮点长时间在屏上一点停留。

2. 低频信号发生器在用完后，应调节电压为零。

3. 测量前，毫伏表应先调零。

六、思 考 题

1. 使用示波器观察波形时，为达到下列要求，应调节哪些旋钮？

(1) 波形清晰且亮度适中。

(2) 波形在荧光屏中央大小适中。

(3) 波形稳定。

2. 说明函数信号发生器面板上的 0dB 、20dB、40dB、60dB 在控制输出电压时的合理运用。当该仪器输出电压(有效值)最大为 6V，若需要输出电压为 100mV，衰减应置于多少"dB"合适？

实验二 万用表的使用

一、实 验 目 的

1. 了解万用电表的结构原理。

2. 学会正确使用万用电表测量电学量。

3. 了解数字万用电表的(正确)使用方法。

二、实验设备与器材

(一) 指针式万用电表

指针式万用电表种类很多，面板布置不尽相同，但其面板上都有刻度盘、机械调零螺丝、转换开关、欧姆表"调零"旋钮和表笔插孔。实验图 2-1 是 MF47 型万用电表的面板图。

转换开关是用来选择万用电表所测量的项目和量程的。它周围均标有"Ṽ""Ω"(或"R")"mA""μA""V"等符号，分别表示交流电压挡、电阻挡、直流毫安挡、直流微安挡、直流电压挡。"Ṽ""mA""μA""V"范围内的数值为量程，"Ω"(或"R")范围内的数值为倍率。在测量交流电压、直流电流和直流电压时，应在标有相应符号的标度尺上读数。例如，当选择旋钮旋到"Ω"区的"×10"挡时，测得的电阻值等于指针在刻度线上的读数×10。测量前如发现指针偏离刻度线左端的零点，可转动机械调零螺丝进行调整。

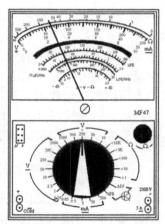

实验图 2-1 MF47 型万用电表的面板图

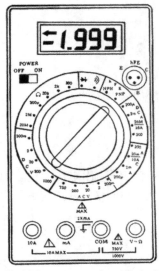

实验图 2-2　DT-831 型数字式
万用电表的面板图

(二) 数字式万用电表

数字式万用电表的种类也很多，其面板设置大致相同，都有显示窗、电源开关、转换开关和表笔插孔(型号不同，插孔的作用有可能不同)。实验图 2-2 是 DT-831 型数字式万用电表的面板图。

转换开关周围的"Ω""DCA""ACA""ACV""DCV"符号分别表示电阻挡、直流电流挡、交流电流挡、交流电压挡和直流电压挡。其周围的数值均为量程。各挡测量数据均由显示窗以数字显示出来。测量时，应将电源开关置于"ON"。

测量直流电压(或交流电压)时，先将转换开关旋至 DCV(或 ACV)区域的适当量程。将黑表棒接入公共(COM)插孔，红表棒连接于"V-Ω"插孔，从显示窗直接读数。

在测量直流电流(或交流电流)时，若待测值小于"200mA"，则将红表棒接在"mA"插孔，黑表棒与公共插孔(COM)相连接，选择旋钮置于相应量程处。若待测值超过"200mA"，则将红表棒改接在"10A"插孔，转换开关旋至"$\frac{20m}{10A}$"位置。显示窗上读数即为测量值。

测量电阻时，将黑表棒接入公共(COM)插孔，红表棒连接于"V-Ω"插孔。将转换开关旋到"Ω"区域的适当量程，然后直接从显示窗中读出电阻值。

值得注意的是在测量时，先要估计被测值，不要让它超出测量范围。若显示"1"或"−1"，表明测量值超出测量范围。标有"！"提示处指明了最大(MAX)测量范围，测量时应特别小心!

三、实　验　原　理

万用电表是最常见的仪表之一。它可以测量交流电压、直流电压、直流电流和电阻等电学量。虽然万用电表的准确度低，但使用方便。因此，在电学实验、电工测量、电子测量等方面得到广泛使用。万用电表类型很多，但结构上都由表头、转换开关、测量电路三部分组成。变动转换开关，便可选择不同的测量量及量程。有的万用电表还可以测量交流电流、音频功率、阻抗、电容、电感、半导体三极管的穿透电流或直流放大倍数。

(一) 指针式万用电表

指针式万用电表是由表头、表盘、表箱、表笔、转换开关、电阻和整流器构成。表头一般为磁电式电流表。它允许通过的最大电流(满偏电流)一般为几微安到几百微安。在它的表盘上，有多种标度尺。转换开关是由一些固定触点和活动触点组成，其作用是使被测对象与表内不同测量线路相接。测量电路是由电阻、整流元件、干电池等组成的，其作用是使表头适用于不同的测量项目和不同的测量范围。对于不同的测量项目，测量线路的结构是不同的。

1. **直流电流挡**　其表头本身就是一个测量范围很小的直流电流表。根据分流原理，表头与电阻并联就可增大测量范围。若表头与不同阻值的电阻并联，就可得到不同的量程(即最大测量范围，也称"挡")。并联电阻越小，量程也就越大。实验图 2-3 是多量程直流电流挡原理简图。

2. **直流电压挡**　表头本身也是一个量程很小的直流电压表，其量程为 $V_g = I_g R_g$(I_g 为表头满偏电流，R_g 为表头内阻)。根据分压原理，表头与不同的电阻串联就能得到不同的量程。实验图 2-4 是多量程电压表挡原理简图。

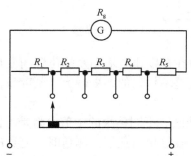
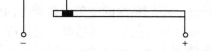
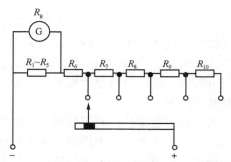

实验图 2-3　多量程直流电流表挡原理简图　　　实验图 2-4　多量程直流电压表挡原理简图

3. **交流电压挡**　磁电式表头内永久磁体的磁场方向恒定，当通过交流电时，作用在可动部件上的力矩方向将随电流方向的变化而变化。由于表头可动部分惯性较大，它在某一方向力矩作用下，还来不及转动，力矩的方向又发生了变化，这样，表头的指针实际上不可能转动。所以，必须把交流电转换成直流电，才能测量。实验图 2-5 是多量程交流电压表原理图，图中 D_1、D_2 为整流元件。

4. **电阻挡**　实验图 2-6 是欧姆表的原理图，它由表头、电池、电阻 R_i 和调零电阻 R_0 组成。在 a、b 两端即红、黑两表棒之间可接入待测电阻 R_x。测量前，先把两表棒短路，即 $R_x=0$。调节调零电阻 R_0 使表头指针指到刻度线右端的满刻度，即欧姆表的零点。此时，电路中的电流

$$I = I_g = \frac{\varepsilon}{R_g + R_0 + R_i + r} = \frac{\varepsilon}{R_z} \tag{s2-1}$$

式中，$R_z = R_g + R_0 + R_i + r$ 称为欧姆表的综合电阻。这一步骤称为欧姆表的调零。

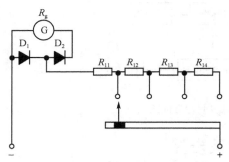
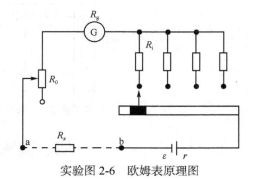

实验图 2-5　多量程交流电压表原理图　　　　实验图 2-6　欧姆表原理图

测量未知电阻 R_x 时，将它接入两表棒之间，则电路中的电流为

$$I = \frac{\varepsilon}{R_z + R_x} \tag{s2-2}$$

从上式可见，当 ε 和 R_z 恒定时，I 仅随 R_x 而变，它们之间有一一对应的关系。如果在刻度线上不同位置刻出相应的电阻值，那么在测量未知电阻时就可以在刻度线上直接读出被测电阻的数值。从式(s2-2)还可以看出，R_x 越大、I 越小，表头指针偏转的角度越小，刻度的间隔也越小。当 $R_x \to \infty$，即 a、b 间开路，$I \to 0$，指针在刻度线左端位置不动，所以刻度线左端的欧姆刻度为 ∞。当 $R_z = R_x$ 时

$$I = \frac{\varepsilon}{R_z + R_x} = \frac{\varepsilon}{2R_z} = \frac{1}{2}I_g$$

指针将在刻度线的中央，所以 R_z 又称为中值电阻。

综上所述，当 R_x 在 $0 \to \infty$ 之间变化时，指针将在刻度线右端到左端位置间变化，正好与电流表、电压表的刻度相反。另外，标尺的刻度是不均匀的，R_x 越大，刻度越密。读数时必须注意。

为了精细地读数，万用电表中欧姆挡都有多种挡次。不同挡次的中值电阻是不同的，不同挡次之间通常采用十进制。具体线路较复杂，不在这里讲述了。测量时，究竟应选择哪一挡次，这要看被测电阻的值而定。原则上应尽量选用 R_x 在该挡次的中值电阻附近。

应该指出，由于新旧电池内阻 r 的变化，或者在换挡使用时，由于电路参数的变化，式(s2-1)的条件往往不能满足。就是说，当 R_x=0 时，电路中的电流将不等于 I_g，表头的指针并不指在刻度线右端的零欧姆处，产生了系统误差。因此测量前必须通过调零，以改变 R_0 的阻值来满足式(s2-1)的要求，从而达到 I 与 R_x 的函数关系式(s2-2)不变的目的。

(二) 数字式万用电表

数字式万用表是根据模拟量与数字量之间的转换来完成测量的，它能用数字把测量结果显示出来。其原理方框图如实验图 2-7 所示，主要包括直流电压变换器、模-数转换器、计数器、显示器和逻辑控制电路等部件。直流电压变换器的作用是把被测量(如电流、电阻等)变换为电压；模-数转换器则是把电压转换为数字量；计数器可对数字量进行运算，再把结果经过译码系统送往显示器进行数字显示；逻辑控制电路主要对整机进行控制及协调各部件的工作，并能使其自动重复进行测量。

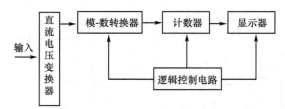

实验图 2-7　数字式万用电表原理方框图

四、实验内容及步骤

(一) 准备

(1) 观察万用表。仔细观察万用表板面(实验图 2-8)，认清各标度尺的意义，并掌握"转

换开关"和欧姆"调零"旋钮的使用。

(2) 注意指针是否指"0"。若不指"0",调节"机械调零"旋钮,使指针指"0"。

(3) 接好表笔(红表笔应插入标有"+"号的孔)。

(4) 根据待测量的种类(交流或直流电压、电流或电阻等)及大小,将"选择开关"拨到合适的位置。若不知待测量的大小,应选择最大量程(或倍率)先行试测。若指针偏转程度太小,可逐次选择较小量程(或倍率)。

(二) 测量

实验图 2-8　实验装置板

(1) 测出实验板所给的电阻 R_1、R_2、R_3、R_4 的阻值。

(2) 测出实验板所给的半导体二极管 D_1、D_2 的正、反向电阻阻值(黑表笔为正电压端)。

(3) 观察电解电容的漏电电流(用"1k"挡)。

(4) 把直流电源调至 5V 左右(不得超过 6V),并把实验板接到电源上,注意正、负端(红接正、黑接负),将开关合上(打在"ON"处),红色灯泡即"亮"。将万用电表转换开关置于直流电压挡(DC10V),测出此时灯泡两端的电压值。

(5) 将开关断开(打在"OFF"处),灯泡熄灭,将万用电表转换开关置于直流电流挡(DC500mA),将红表笔接"1",黑表笔接"2",灯泡变亮,测出此时的直流电流值。

(6) 重复步骤(1)~(5)测出五组数据记录表中。

(7) 用数字万用电表重复上述实验。

五、注意事项

1. 在测量电阻时,人的两只手不要同时和测试棒一起搭在内阻的两端,以避免人体电阻的并入。

2. 若使用"×1"挡测量电阻,应尽量缩短万用电表使用时间,以减少万用电表内电池的电能消耗。

3. 测电阻时,每次换挡后都要调节零点,若不能调零,则必须更换新电池。切勿用力再旋"调零"旋钮,以免损坏。此外,不要双手同时接触两支表笔的金属部分,测量高阻值电阻更要注意。

4. 在电路中测量某一电阻的阻值时,应切断电源,并将电阻的一端断开,更不能用万用电表测电源内阻。若电路中有电容,应先放电,也不能测额定电流很小的电阻(如灵敏电流计的内阻等)。

5. 测直流电流或直流电压时,红表笔应接入电路中高电位一端(或电流总是从红表笔流入电表)。

6. 测量电流时,万用电表必须与待测对象串联;测电压时,它必须与待测对象并联。

7. 测电流或电压时,手不要接触表笔金属部分,以免触电。

8. 绝对不允许用电流挡或欧姆挡去测量电压！

9. 试测时应用跃接法，即在表笔接触测试点的同时，注视指针偏转情况，并随时准备在出现意外(指针超过满刻度，指针反偏等)时，迅速将电笔脱离测试点。

10. 测量完毕，务必将"转换开关"拨离欧姆挡，应拨到空挡或最大交流电压挡，以保安全。

六、数据记录与处理

表型	次数	电阻				二极管				电解电容	小灯泡	
						D_1		D_2				
		R_1	R_2	R_3	R_4	$R_正$	$R_反$	$R_正$	$R_反$	R_c	V	I
指针式	1											
	2											
	3											
	4											
	5											
数字式	1											
	2											
	3											
	4											
	5											

七、思考题

1. 为什么不能用万用电表测电源内阻？

2. 测量电压时，万用电表"转换开关"绝对不能置于电流挡或电阻挡，为什么？

实验三　电阻元件伏安特性测试

一、实验目的

1. 学习直流电压表、直流电流表、电阻箱、滑性变阻器和直流稳压电源的使用方法。

2. 学习用伏安表法测量电阻的伏安特性。

二、实验设备与器材

晶体管直流稳压电源，电阻箱(0～9999Ω)，直流电压表(0～15～30V)，直流电流表(0～50～100～200mA)，小灯泡(6.3V)，单刀单掷开关，导线若干。

三、实验原理

1. 电阻元件的伏安特性　电阻元件的伏安特性可以用该元件两端的电压 u 与流过元件的电流 i 的关系来表示，这种关系称为伏安特性。

线性电阻元件的伏安特性服从欧姆定律，画在 u-i 平面上是一条通过原点的直线。

非线性电阻元件的伏安特性不服从欧姆定律，画在 u-i 平面上是一条通过原点的曲线。

2. 电阻元件伏安特性的测试方法　对线性电阻元件及单调型的非线性电阻元件，调节电压或电流，读取相应的电流或电压，从而获得元件的伏安特性。

四、实验内容与步骤

1. 按实验图 3-1(a)接好电路。取 R_L=100Ω，U_S 为直流稳压电源的输出电压，先将稳压电源输出置于零。

2. 闭合开关 K，调节稳压电源输出电压，使电压 U 分别为 0V、2V、4V、6V、8V、10V，读取对应的电流值，数据记入实验表 3-1 中。然后断开电源，稳压电源电压调回零。

实验表 3-1　电阻元件伏安特性记录表

线性电阻	U/V		
	I/mA		
	$R=U/I(Ω)$		
非线性电阻 (小灯泡)	U/V		
	I/mA		
	$R=U/I(Ω)$		

3. 将电阻 R_L 换成 6.3V 的小灯泡如实验图 3-1(b)所示，闭合开关 K，调稳压电源输出电压，使其分别为 0V、1V、2V、3V、4V、5V、6V，读取对应的电流值，数据记入表中。然后断开电源，稳压电源关闭。

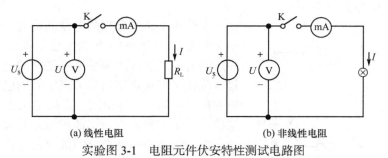

(a) 线性电阻　　　　　　　　(b) 非线性电阻

实验图 3-1　电阻元件伏安特性测试电路图

五、注意事项

1. 应在断电情况下接线。
2. 接完线后确保无误后再通电。
3. 接线时应按电路图，从电源正极出发依次接线，先串后并，最后回到电源负极。

六、实验报告要求

根据实验数在同一 u-i 平面上画出线性电阻 R_L 和非线性电阻小灯泡的伏安特性曲线。

七、思 考 题

1. 通过比较线性电阻与灯丝的伏安特性曲线，分析这两种元件的性质有什么异同?
2. 根据实验结果，总结、归纳被测各元件的特性。

实验四 直流电路中电位的测量

一、实 验 目 的

1. 选择不同的参考点时，观察电压和电位的变化，进一步理解电位和电压的意义及相互关系。
2. 学会测量直流电路中各点的电位。

二、实验设备与器材

双路直流稳压电源，直流电压表，直流毫安表，100Ω、200Ω 定值电阻，电阻箱，开关，导线若干。

三、实 验 原 理

实验电路如实验图 4-1 所示。

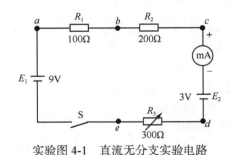

实验图 4-1 直流无分支实验电路

在分析电路中各点的电位问题时，首先必须选定一个参考点(接地点)，作为电位的零点，则电路中某一点的电位等于该点与参考点之间的电压值，所以测量电位就是测量该点与参考点之间的电压。参考点选取的位置不同，电路中同一点的电位也不同，即各点电位的正负和数值与所选的参考点有关。

电压为电路中两点之间的电位差值，它具有绝对意义，大小和正负与参考点的选取无关。电路组成后，其大小和正负即为定值。

四、实验内容及步骤

1. 按实验图 4-1 接好电路。认真检查电路，如电源、仪表的正、负极等接得是否正确，量程是否合适等，无误后方可接通电源。

2. 读出电路中的电流 I，并将数值填入实验表 4-1 中。

实验表 4-1　　$I=$____mA　　　　　　　　　　（单位：V）

参考值	测量值					
	V_a	V_b	V_c	V_d	V_e	U_{ab}
a						
b						
d						

3. 以 a 点为参考点，分别测量 b、c、d、e 各点的电位和 a、b 两点间的电压，填入实验表 4-1 中。测量电位时，先将电压表(用万用表的直流电压挡)的负极与参考点相接，然后把正极与电路中的被测点相接。如果电压表正向偏转，则说明被测点的电位值为正值；如果电压表反向偏转，则立刻将表笔正、负极对调，说明被测点的电位值为负值，此时注意把测出的数值加一负号后填入表中。

4. 以 b 点为参考点，分别测量 a、c、d、e 各点的电位和 a、b 两点间的电压，填入实验表 4-1 中。

5. 以 d 点为参考点，分别测量 a、b、c、e 各点的电位和 a、b 两点间的电压，填入实验表 4-1 中。

五、注 意 事 项

1. 测电位时，用电压表负极接参考点，正极与被测电位点相接触，指针正向偏转，则电位值为正；若指针反向偏转，应调换正、负表笔，然后读出数值，此电位值为负。

2. 测电压值也要注意其正、负。如指针反转，处理同(1)。

六、思 考 题

1. 通过实验观察电压和电位的区别与联系是什么？

2. 以 e 点为参考点，如果电阻箱 R_3 的阻值变大，那么其他各点的电位值如何变化？

实验五　叠加定理的验证

一、实 验 目 的

1. 验证线性电路叠加原理的正确性，从而加深对线性电路的叠加性和齐次性的认识和理解。

2. 加深理解叠加原理对非线性电路不适用。

二、实验设备与器材

序号	名称	型号与规格	数量	备注
1	双输出直流稳压电源	0～30V 可调	1 台	RTDG-1

序号	名称	型号与规格	数量	备注
2	万用表	MF-30 或其他	1 块	RTT01
3	直流数字电压表		1 个	RTT01
4	直流数字毫安表		1 个	RTDG02
5	叠加原理实验电路板		1 个	

三、实 验 原 理

叠加原理包含以下两部分内容:

1. 线性电路的叠加性。在有几个独立源共同作用下的线性电路中,任何一条支路的电流或电压,都可以看成是由每一个独立源单独作用时在该支路所产生的电流或电压的代数和。

2. 线性电路的齐次性。当激励信号(某独立源的值)增加或减小 K 倍时,电路的响应(即电路中各支路的电流和电压值)也将增加或减小 K 倍。

某独立源单独作用是指在电路中将该独立源之外的其他独立源"去掉",即电压源用短路线取代,电流源用开路取代,受控源保持不变。

对含非线性元件(如二极管)的电路,叠加原理不适用。

叠加原理一般也不适用于"功率的叠加", $P = \left(\sum I\right) \cdot \left(\sum U\right) \neq \sum IU$。

四、实验内容与步骤

实验线路如实验图 5-1 所示。

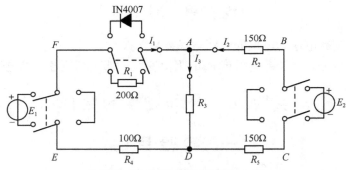

实验图 5-1 叠加原理的验证电路

1. 实验图 5-1 中,取 $E_1 = +12\text{V}$, $E_2 = +6\text{V}$。

2. 令电源 E_1 单独作用(将开关 S_1 投向 E_1 侧,开关 S_2 投向短路侧),用直流数字电压表和毫安表(接电流插头)测量各支路电流及各电阻元件两端的电压,数据记入实验表 5-1。

实验表 5-1　线性电路叠加原理的验证

测量项目 / 实验内容	E_1/V	E_2/V	I_1/mA	I_2/mA	I_3/mA	U_{AB}/V	U_{CD}/V	U_{AD}/V	U_{DE}/V	U_{FA}/V
E_1 单独作用										
E_2 单独作用										
$E_1 + E_2$ 作用										
$2E_2$ 单独作用										
$E_1 / 2$ 单独作用										

3. 令电源 E_2 单独作用时(将开关 S_1 投向短路侧，开关 S_2 投向 E_2 侧)，重复实验步骤 2 的测量和记录。

4. E_1 和 E_2 共同作用时(开关 S_1 和 S_2 分别投向 E_1 和 E_2 侧)，重复上述的测量和记录。

5. 将 E_2 的数值增大两倍，调至(+12V)，重复上述步骤 3 的测量并记录。

6. 将 R_5 换成一只二极管 1N4007(即将开关 S_3 投向二极管 D 侧)重复 1～5 的测量过程，数据记入实验表 5-2 中。

实验表 5-2　含二极管的非线性电路

测量项目 / 实验内容	E_1/V	E_2/V	I_1/mA	I_2/mA	I_3/mA	U_{AB}/V	U_{CD}/V	U_{AD}/V	U_{DE}/V	U_{FA}/V
E_1 单独作用										
E_2 单独作用										
$E_1 + E_2$ 作用										
$2E_2$ 单独作用										
$E_1 / 2$ 单独作用										

五、注　意　事　项

1. 用电流插头测量各支路电流时，应注意仪表的极性及数据表格中"+""–"号的记录。
2. 正确选用仪表量程并注意及时更换。
3. 恒压源输出以接上负载后为准。

六、思　考　题

1. 叠加原理中 E_1、E_2 分别单独作用，在实验中应如何操作？可否直接将不作用的电源(E_1 或 E_2)置零(短接)？

2. 实验电路中，若有一个电阻器改为二极管，试问叠加原理的叠加性与齐次性还成立吗？为什么？

实验六　常用电器元件

一、实验目的

1. 对电阻器、电位器、电容器、电感器、晶体二极管、晶体三极管、场效应晶体管等常用电子元件进行实物识别，并且了解它们的命名方法和主要技术指标。

2. 学习用万用表对电阻、电位器、电容、二极管、三极管等常用电子元件进行测试。

3. 了解晶体管特性图示仪的基本原理，掌握晶体管特性图示仪的正确使用方法。

二、实验设备与器材

万用表、晶体管特性图示仪、电阻器、电位器、电容器、电感器、晶体二极管、晶体三极管、场效应晶体管。

三、实验原理及内容

(一) 常用电子元件的参数测试

对电容器进行测量，一般应借助于专门的测试仪器来进行，常用的有万用电桥等，利用它可以方便地测定电容器的容量大小和损耗等参数。

此处简单介绍如何利用模拟万用表的电阻挡来粗略地检查电解电容器是否失效和漏电。测试前，先将电解电容的两引出线短接一下，使其原先所充的电荷释放。然后将万用表置于 $1k\Omega$ 挡，并将电解电容的正极和负极分别接模拟万用表的黑色测试笔和红色测试笔，如实验图 6-1 所示。正常情况下，可以看到表头指针先是产生向右较大的偏转，以后逐渐地向原位(即高阻值)返回，最后停止在原始位置上，这反映了电容器的充电过程。一般来说，表头指针偏转越大，返回速度越缓慢，则说明电容器的容量越大。若表头指针返回到接近零位(高阻值)，说明电容器的漏电阻很大。若表头指针停留在某一位置上，此时表针所指示的电阻值，即为该电容器的漏电阻。合格的电解电容器，漏电阻通常在 $500k\Omega$ 以上。

若电解电容失效(电解液干涸，容量大幅度下降)，则测量时表头指针偏转就很小，甚至不偏转。已被击穿的电容器，漏电阻阻值接近于零。漏电阻太小的电解电容器不能在电路中使用，否则会影响电路的正常工作。

对于容量较小的电容器，如云母电容、金属化纸介电容等，也可以用同样的方法进行检查，但由于它们容量较小，指针偏转也很小，返回速度又很快，实际上用万用表已很难对它们的性能指标进行测量，最好是使用专门的测试仪器。若用万用表进行测试，则仅能检查它们是否通(因击穿而短路)、断(因失效而开路)，这时万用电表的电阻挡，应选用 $10k\Omega$ 挡进行测量。

晶体二极管的最大特点是单向导电特性：正向偏置时(阳极接电源正端，阴极接负端)，二极管正向导电，管子中流过较大的电流，此时，二极管的等效直流电阻很小；反向偏置时(阳极接电源负端，阴极接正端)，二极管截止，二极管中仅仅流过反向漏电流，所以，其等效直流电阻很大。

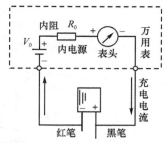

实验图 6-1　用万用表测量电容电路图

用模拟万用表判别二极管时，应将模拟万用表量程置于电阻挡。若将黑色测试笔一端(它与内电池正极相连)接二极管的阳极，红色测试笔一端接二极管的阴极，如实验图 6-2 所示，则二极管处于正向偏置状态，二极管正向导电，因而有较大的电流流过表头，万用表指示低电阻值。反之，如果黑色测试笔接二极管阴极，红色测试笔接二极管阳极，则二极管处于反向偏置状态，流过电流很小，万用表指示高电阻值。因此，根据两种不同方式下测得的电阻值大小就可以判别二极管的极性。

用数字万用表判别二极管时，应该将万用表的量程挡位放置在二极管符号挡。此时红色测试笔(它与内电池正极相连)接二极管的阳极，黑色测试笔接二极管的阴极，则二极管处于正向偏置状态，万用表指示的是二极管导通电压。反之，如果红色测试笔接二极管阴极，黑色测试笔接二极管阳极，则二极管处于反向偏置状态，万用表指示开路。

晶体三极管从结构上可以看成是由两个背靠背的 PN 结组成。对 NPN 型管来说，基极是两个等效二极管的公共"阳极"；对 PNP 型管来说，基极则是它们的公共"阴极"，如实验图 6-3 所示。因此，判别出三极管的基极是公共"阳极"还是公共"阴极"，即能判别出三极管是 NPN 型还是 PNP 型。

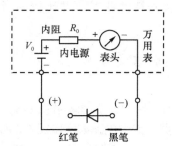

实验图 6-2　用万用表测量二极管电路图

(a) NPN型三极管　　　　(b) PNP型三极管

实验图 6-3　晶体三极管的结构等效图

用模拟万用表电阻挡可以判别三极管的发射极与集电极，以 PNP 型晶体管为例，其测试电路如实验图 6-4 所示。若用红色测试笔接 c 极，黑色测试笔接 e 极，这时万用表指示的电阻值就反映了穿透电流 I_{CEO} 的大小(电阻值小，表示 I_{CEO} 大)。如果 c、b 极之间再跨接一只 $R_b=100k\Omega$ 的电阻，此时由于有 I_B 流过，因此万用表指示的电阻值就反映了集电极电流 $I_C=\beta I_B+I_{CEO}$ 的大小。通常 $\beta \gg 1$，所以 I_C 明显增加，万用表指示的电阻值将比跨接 R_b 前显著减小(指示的电阻值减小越多，表示 β 值越大)。反之，如果将红色测试笔接 e 极，黑色测试笔接c极(相当于将三极管c-e之间的电源反接)，则跨接 R_b 后三极管处于倒置(集电极 c 和发射极 e 互换使用)状态，此时，电流放大系数 β_R 很小(一般 $\beta_R \ll 1$)。因此，万用表指示的电阻值变化不大。据此原理，即可判别 c、e 极。

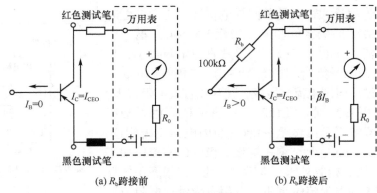

(a) R_b 跨接前　　　　　　　(b) R_b 跨接后

实验图 6-4　万用表电阻挡判别三极管的发射极与集电极

对常用电子元器件的测量，介绍如下：

1. 任意选取两个电阻，用万用表测出两个电阻的阻值，并与其色环所指标的电阻值进行比较。

2. 查看电解电容器上的规格和极性标记，并用万用表测出任意两个电容器的漏电阻值。

3. 用万用表电阻挡的不同挡位测量二极管的正、反向电阻阻值，分析二极管正、反向电阻阻值差异的原因。

4. 用万用表判别 NPN 型和 PNP 型三极管的类型和管脚 c、e，画出底视图。

5. 用晶体管特性图示仪测量晶体三极管的输出特性曲线，同时测出三极管的集-射间的反向击穿电压 V_{CEO}。

6. 用晶体管特性图示仪观测二极管、稳压管的伏安特性曲线，并比较两者之间的异同。注意模拟万用表与数字万用表测量时的区别。

（二）用晶体二极管组成"与"门和"或"门电路实验

将实验数据记录在实验表 6-1 中。

1. 用两只二极管和一只电阻构成二极管"与"门电路，参考电路如实验图 6-5 所示。

2. 用两只二极管和一只电阻构成二极管"或"门电路，参考电路如实验图 6-6 所示。

实验表 6-1　二极管"与"门和"或"门电路实验数据

输入		"与"门			"或"门		
		二极管导电情况		输出	二极管导电情况		输出
V_A	V_B	D_1	D_2	V_0	D_1	D_2	V_0
0V	0V						
0V	3V						
3V	0V						
3V	3V						

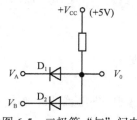

实验图 6-5　二极管"与"门电路

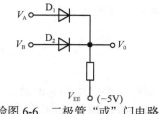

实验图 6-6　二极管"或"门电路

(三) 晶体三极管组成共射基本放大电路

实验参考电路如实验图 6-7 所示，要求完成下列内容：

1. 静态工作点的调节和测试(要求 $V_{CEQ}=6V$ 左右)。

2. 加入 1kHz 的正弦信号，进行动态测试。信号从 0 逐渐增大，使输出波形达到最大不失真，记录此时的有关数据(V_i、V_o 幅度)，并绘制 V_i、V_o 的波形。

3. 小心调节可调电阻 R_w，使输出波形出现失真现象，分析 Q 点的位置对波形失真的影响。

(四) 晶体三极管组成"非"门电路

晶体三极管用在开关工作下的电路如实验图 6-8 所示。

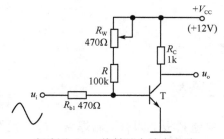

实验图 6-7　共射基本放大电路

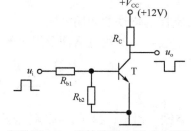

实验图 6-8　晶体管反向器("非"门)

1. 选取电路中 R_{b1} 和 R_{b2}、R_C 参数，使得输入为 0V 时，三极管处于截止状态；输入为+5V 时，三极管处于饱和导通状态。

2. 在 u_i 端加入幅度为 5V 的方波，观察输出波形。

四、实验步骤

1. 测试常用电子元件的参数，并记录所测数据。
2. 用晶体二极管组成"与""或"门电路，并进行功能测试。
3. 用晶体三极管组成共射极基本放大电路，并进行实验。
4. 用晶体三体管组成"非"门电路，并进行实验。

五、注意事项

1. 测二极管正向特性时，稳压电源输出从 0V 开始，由小到大逐渐增加，应时刻注意电流表读数不得超过 25mA，稳压源输出端切勿碰线短路。

2. 进行不同实验时，应先估算电压和电流值，合理选择仪表的量程，勿使仪表超量程，仪表的极性亦不可接错。

六、实验报告要求

1. 画好实验电路图，记录被测电路的实验数据，整理相关实验结果，画出有关图形。
2. 简要描述模拟万用表与数字万用表的异同。

七、思 考 题

1. 为什么用模拟万用表的不同电阻挡测量同一只二极管的正向电阻时，会有不同的测量结果？
2. 如何用万用表判别 NPN 型或 PNP 型三极管的基极、集电极和发射极？

实验七　电烙铁的使用

一、实 验 目 的

1. 掌握电烙铁的使用方法。
2. 学会熟练使用电烙铁及焊锡丝在电路板上焊接元件。

二、实验设备与器材

电烙铁，钳子，镊子，细铜丝若干，焊锡丝，制塑料板上印有铜制焊盘，电子元件。

三、实 验 原 理

电烙铁是加热工具，可将烙铁头加热到 250℃左右，在此温度下，焊锡便可融化为熔融状态，此时便可将与锡相亲的铜制元件与 PCB 板上铜制电路焊接在一起。焊锡丝为锡铅合金，通常用于电子设备的锡焊，其锡铅比为 60∶40。它的熔点低，焊接时，焊锡能迅速散步在金属表面焊接牢固，焊点光亮美观。烙铁头在正常使用下氧化得很快，清理办法是：将烙铁头在有松香的烙铁板上轻轻摩擦。

四、实验方法与步骤

(一) 实验方法

1. **五步法**(实验图 7-1)

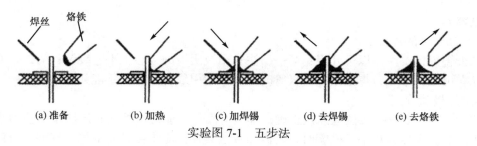

实验图 7-1　五步法

(1) 准备施焊：准备好焊锡丝和烙铁。此时特别强调烙铁头部要保持干净，即可以蘸上焊锡(俗称吃锡)。

(2) 加热焊件：将烙铁接触焊接点，注意首先要保持烙铁加热焊件各部分，如印制板上引线和焊盘都使之受热；其次要注意让烙铁头的扁平部分(较大部分)接触热容量较大的焊件，烙铁头的侧面或边缘部分接触热容量较小的焊件，以保持焊件均匀受热。

(3) 熔化焊料：当焊件加热到能熔化焊料的温度后将焊丝置于焊点，焊料开始熔化并润湿焊点。

(4) 移开焊锡：当熔化一定量的焊锡后将焊锡丝移开。

(5) 移开烙铁：当焊锡完全润湿焊点后移开烙铁，注意移开烙铁的方向应该是大致 45° 的方向。

2. **焊接技术**　这里讲的焊接技术是指电子电路制作中常用的金属导体与焊锡之间的熔合。焊锡是用熔点约为 183℃度的铅锡合金。市售焊锡常制成条状或丝状，有的焊锡还含有松香，使用起来更为方便。小型电烙铁握持方法是握笔法。

3. **在印刷电路板上焊接引线的几种方法**　印刷电路板分单面和双面两种。在它上面的通孔，一般是非金属化的，但为了使元器件焊接在电路板上更牢固可靠，现在电子产品的印刷电路板的通孔大都采取金属化。将引线焊接在普通单面板上的方法如下。

(1) 直通剪头：引线直接穿过通孔，焊接时使适量的熔化焊锡在焊盘上方均匀地包围蘸锡的引线，形成一个圆锥体模样，待其冷却凝固后，把多余部分的引线剪去。

(2) 直接埋头：穿过通孔的引线只露出适当长度，熔化的焊锡把引线头埋在焊点里面。这种焊点近似半球形，虽然美观，但要特别注意防止虚焊。

(二) 实验步骤

1. **焊前准备**　首先要熟悉所焊印制电路板的装配图，并按图纸配料，检查元器件型号、规格及数量是否符合图纸要求，并做好装配前元器件引线成型等准备工作。

2. **焊接顺序**　元器件装焊顺序依次为：电阻器、电容器、二极管、三极管、集成电路、大功率管，其他元器件为先小后大。

3. **对元器件的焊接要求**

(1) 电阻器焊接。

按图将电阻器准确装入规定位置。要求标记向上，字向一致。装完同一种规格后再装另一种规格，尽量使电阻器的高低一致。焊完后将露在印制电路板表面多余引脚齐根剪去。

(2) 电容器焊接。

将电容器按图装入规定位置，并注意有极性电容器其"+"与"−"极不能接错，电容器上的标记方向要易看可见。先装玻璃釉电容器、有机介质电容器、瓷介电容器，最后装电解电容器。

(3) 二极管的焊接。

二极管焊接要注意以下几点：第一，注意阳极阴极的极性，不能装错；第二，型号标记要易看可见；第三，焊接立式二极管时，对最短引线焊接时间不能超过 4s。

(4) 三极管焊接。

注意 e、b、c 三引线位置插接正确；焊接时间尽可能短，焊接时用镊子夹住引线脚，以利于散热。焊接大功率三极管时，若需加装散热片，应将接触面平整、打磨光滑后再紧固，若要求加垫绝缘薄膜，切勿忘记加薄膜。管脚与电路板上需连接时，要用塑料导线。

(5) 集成电路焊接。

首先按图纸要求，检查型号、引脚位置是否符合要求。焊接时先焊边沿的两只引脚，以使其定位，然后再从左到右自上而下逐个焊接。对于电容器、二极管、三极管露在印制电路板面上的多余引脚均需齐根剪去。

4. **拆焊的方法**　在调试、维修过程中，或由于焊接错误对元器件进行更换时就需拆焊。拆焊方法不当，往往会造成元器件的损坏、印制导线的断裂或焊盘的脱落。良好的拆焊技术，能保证调试、维修工作顺利进行，避免由于更换器件不得法而增加产品故障率。

普通元器件的拆焊：①选用合适的医用空心针头拆焊。②用铜编织线进行拆焊。③用气囊吸锡器进行拆焊。④用专用拆焊电烙铁拆焊。⑤用吸锡电烙铁拆焊。

五、注 意 事 项

1. 选用合适的焊锡，应选用焊接电子元件用的低熔点焊锡丝。

2. 用 25% 的松香溶解在 75% 乙醇(重量比)中作为助焊剂。

3. 电烙铁使用前要上锡，具体方法是：将电烙铁烧热，待刚刚能熔化焊锡时，涂上助焊剂，再用焊锡均匀地涂在烙铁头上，使烙铁头均匀地吃上一层锡。

4. 焊接方法：把焊盘和元件的引脚用细砂纸打磨干净，涂上助焊剂。用烙铁头蘸取适量焊锡，接触焊点，待焊点上的焊锡全部熔化并浸没元件引线头后，电烙铁头沿着元器件的引脚轻轻往上一挑，离开焊点。

5. 焊接时间不宜过长，否则容易烫坏元件，必要时可用镊子夹住管脚帮助散热。

6. 焊点应呈正弦波峰形状，表面应光亮圆滑，无锡刺，锡量适中。

7. 焊接完成后，要用酒精把线路板上残余的助焊剂清洗干净，以防炭化后的助焊剂影响电路正常工作。

8. 集成电路应最后焊接，电烙铁要可靠接地，或断电后利用余热焊接，或者使用集成电路专用插座，焊好插座后再把集成电路插上去。

9. 电烙铁应放在烙铁架上。

六、思 考 题

1. 什么是虚焊？虚焊对电路有什么危害？
2. 分析以下焊点的缺陷，填入实验表 7-1。

实验表 7-1　焊点缺陷、外观、危害及原因分析

焊点缺陷	外观特点	危害	原因分析
焊料过多	焊料面呈凸形	浪费焊料，且可能包藏缺陷	
拉尖	出现尖端	外观不佳，容易造成桥接现象	
松动	导线或元器件引线可移动	导通不良或不导通	
焊料过少	焊料未形成平滑面	机械强度不足	
松得焊	焊缝中夹有松香渣	强度不足，导通不良，有可能时通时断	
过热	焊点发白，无金属光泽，表面较粗糙	焊盘容易剥落，强度降低	
冷焊	表面呈豆腐渣状颗粒，有时可有裂缝	强度低，导电性不好	
浸润不良	焊料与焊件交接面接触角过大，不平滑	强度低，不通或时通时断	
不对称	焊锡夹流满焊盘	强度不足	
桥接	相邻导线连接	电气短路	
针孔	目测或低倍放大镜可见有孔	强度不足，焊点容易腐蚀	
气泡	引线根部有时有喷火式焊料隆起，内部藏有空洞	暂时导通，但长时间容易引起导通不良	

实验八　RLC 串联谐振电路

一、实 验 目 的

1. 深入理解 RLC 串联谐振电路的特性。
2. 学会 RLC 串联谐振电路频率的测定方法。
3. 初步了解低频信号发生器、示波器、电子毫伏表的使用方法。

二、实 验 原 理

实验电路如实验图 8-1 所示。

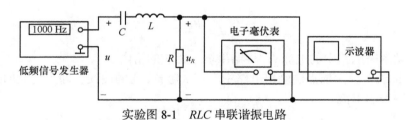

实验图 8-1　RLC 串联谐振电路

RLC 串联谐振电路的总阻抗为

$$Z = \sqrt{R^2 + \left(X_L - X_C\right)^2}$$

$X_L = X_C$ 时，电路与电源频率发生谐振，电路呈现电阻性，阻抗最小；电源电压一定时，电路中电流最大，电路的谐振频率为

$$f_0 = \frac{1}{2\pi\sqrt{LC}}$$

在电源的频率大于或小于 f_0 时，电路的阻抗 Z 都会增大，即电路中的电流都会减小。因此，通过测量电路中电阻 R 两端的电压变化规律，就可能测出电路的谐振频率以及电路中电流随电源频率变化的关系曲线，即谐振曲线。

三、实验设备与器材

低频信号发生器、示波器各一台，电子毫伏表一只，电感线圈(15W日光灯镇流器，L=2.5mH)一个，电容(0.47μF)一个。

四、实验内容与步骤

1. 按实验图 8-1 连好电路后，接信号源、毫伏表及示波器的电源，并使仪器通电预热。

2. 调节低频信号发生器，使用输出电压 u_o 为 2V、频率为 1kHz，用示波器和毫伏表检测电阻两端的电压 u_R。

3. 保持信号电压为 2V，逐渐改变低频信号发生器的频率，观察示波器显示波形幅度的大小及毫伏表读数如何变化。可从小到大反复调节频率，观察 u_R 的变化规律。

4. 当毫伏表读数最大(同时示波器显示的波形幅度最高)时，串联电路发生谐振，此时记录信号发生器的输出频率及毫伏表的读数，该信号发生器的输出频率就是电路的谐振频率。

5. 在谐振频率的上、下各选四个频率，间隔为 500Hz，用毫伏表测出每个频率所对应的 u_R 的读数，将结果记录于实验表 8-1 中。

实验表 8-1　毫伏表测出的频率和对应 U_R 读数

频率 f_0/kHz	f_0-2	$f_0-1.5$	f_0-1	$f_0-0.5$	f_0	$f_0+0.5$	f_0+1	$f_0+1.5$	f_0+2
u_R/V									
I/mA									

6. 根据公式

$$I = \frac{u_R}{R}$$

计算出不同频率时电路中的电流 I，将结果填入相应的格内。

7. 在坐标纸上，用描点法画出电路中电流 I 随 f 变化的曲线，即为谐振曲线，横轴表示频率，纵轴表示电流。

五、注 意 事 项

1. 每次接线完毕，同组同学应自查一遍，然后由指导教师检查后，方可接通电源，必须严格遵守先接线，后通电；先断电，后拆线的实验操作原则。

2. 改变频率时应保持信号源电压不变。

六、思 考 题

用所学理论解释：为什么交流电的频率大于谐振频率 f_0 时，电路中的电流比谐振时的电流要小？

实验九　三相异步电动机及其控制电路

一、实 验 目 的

1. 学会三相异步电动机定子绕组首尾端的判断方法。
2. 学会三相异步电动机星形和三角形的联结方法。

二、实 验 电 路

实验电路如实验图 9-1 所示。

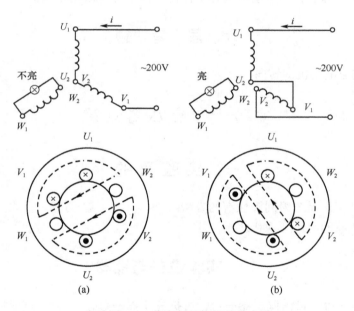

实验图 9-1　确定每相绕组的首末端

三、实验设备与器材

三相异步电动机一台(型号根据条件自定)、220V 的交流电源、万用表一只、白炽灯一个、导线若干。

四、实验内容与步骤

1. 判断定子绕组的首尾   首先用万用表的欧姆挡确定三相绕组的每相绕组,然后再确定每相绕组的首尾,具体方法是:把任意一相绕组的两个线端先标上 U_1 和 U_2,然后按照实验图 9-1 的方法连接电路,根据灯"亮"或"灭"确定第二相绕组的首端 V_1 和尾端 V_2(实验图 9-1 中虽然白炽灯亮,但是仍达不到额定功率)。再利用同样的方法确定第三相绕组的首端 W_1 和尾端 W_2。当灯亮时,与相绕组尾端 U_2 相连的是第一相绕组的首端 V_1(或 W_1)。

2. 星形联结和三角形联结   确定了三相定子绕组的首尾端后,分别将电动机定子绕组接成星形或三角形。检查接线可靠无误后,再接通三相交流电源,观察电动机的转向。

3. 改变电动机的转向   断开电源后,将三相电源的任意两相对调,再接入电动机三相定子绕组,观察电动机的转向是否改变。

五、注 意 事 项

1. 本实验属于强电实验,实验人员应注意安全,严格遵守操作规程。
2. 接通三相电源后,不可接触电路中任何导体部分及改动接线。

六、思 考 题

如何改变交流电动机的转向?

实验十   变压器测试

一、实 验 目 的

1. 学会判别变压器绕组同极性端的方法。
2. 验证变压器的电压变换作用。

二、实验设备与器材

电源变压器一台,自耦调压器一台,可拆变压器一台,一号电池(或稳压电源)一个,万用表一只,开关一个。

三、实 验 原 理

实验电路如实验图 10-1 所示。

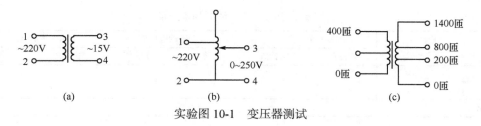

实验图 10-1　变压器测试

1. 同极性端的判断　当变压器绕制好以后，从外观上无法判别出线圈的具体绕向，也就无法判别出同极性端。因此，需要用实验的方法来判别不同绕组的同极性端，常用的方法有交流法和直流法。本实验采用直流法测定绕组的同极性端，电路如实验图 10-2(a)所示。在 S 闭合的瞬间，若表针正向偏转一下，则说明接电源正极的一端和万用表正表笔的一端为同极性端；反之，表针反向偏转一下，则说明这两端为异极性端。

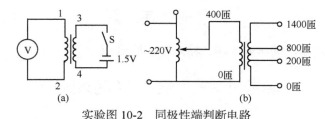

实验图 10-2　同极性端判断电路

2. 验证电压变换作用　一次、二次绕组的电压之比等于它们的匝数之比，即

$$\frac{U_1}{U_2} = \frac{N_1}{N_2} = K$$

四、实验内容与步骤

1. 观察电源变压器、自耦调压器和可拆变压器的结构与特点，并识别各绕组。

2. 用直流法判别绕组的同极性端。按实验图 10-2(a)连接电路，判断 4 端的同极性端，填入实验表 10-1 中。

实验表 10-1　4 端的同极性端和异极性端

4 端的同极性端
4 端的异极性端

3. 验证电压变换作用。

(1) 按实验图 10-2(b)连接好电路。连接自耦变压器时，先将自耦调压器调到零，再用试电笔测出电源的连线，一次、二次绕组共用的端子应和电源的中性线相连。这样，当二次绕组电压 U_2 使用于低值范围时，二次绕组电压对地电位不高，比较安全。

(2) 接好电路，经老师检查后方可调节自耦调压器转柄，使其输出电压为 3V。

(3) 用万用表交流电压 25V 挡分别测量 0～200 匝、0～800 匝和 0～1400 匝三个线圈的电压值，并将实验结果填入实验表 10-2 中。

(4) 调节自耦调压器，使输出电压为 6V，重复上述步骤(3)，将结果填入实验表 10-2 中。

实验表 10-2　三个线圈的电压值

二次绕组 一次绕组		200 匝的电压/V		800 匝的电压/V		1400 匝的电压/V	
		理论值	实验值	理论值	实验值	理论值	实验值
400 匝	3V						
	6V						
K							

五、注 意 事 项

用直流法测试绕组的同极性端时，应注意在开关 S 闭合时瞬间，观察电压表的指针偏转方向，然后将 S 断开，因为不可长时间使 S 处于闭合状态。在直流电路中感抗为零，阻值很小，长时间通电会出现较大电流，从而损坏电源。

六、思 考 题

变压器是否可用输出端作输入端，输入端作输出端？

实验十一　继电器的测试

一、实 验 目 的

1. 了解继电器的基本分类方法及其结构。
2. 熟悉几种常用继电器，如电流继电器、电压继电器、时间继电器、中间继电器、信号继电器等的构成原理。
3. 学会调整、测量电磁继电器的动作值、返回值和计算返回系数。
4. 测量继电器的基本特征。
5. 学习和设计多种继电器配合实验。

二、实 验 设 备 与 器 材

电流继电器，时间继电器，信号继电器多功能表，各种开关及指示灯。

三、实 验 原 理

1. 电流继电器用于电机、变压器及输电线的过负荷和短路保护中，作为启动元件。电流继电器是电磁式继电器，当加入继电器的电流升至整定值或大于整定值时，继电器就动作，动合触点闭合，动断触点断开；当电流降低到 0.8 倍整定值左右时，继电器返回，动合触点断开，动断触点闭合。继电器有两组电流线圈，可以分别接成并联和串联方式，接成并联时，继电器动作电流可以扩大一倍。做实验时可任意选择一种接线方式(出厂时电流继电器线圈默认为串联方式)。

2. 时间继电器用于各种继电保护和自动控制线路中，使被控制元件按时限控制原则进行动作。时间继电器是带有延时机构的吸入式电磁继电器，该继电器具有一付瞬时转换触点，一对滑动主触点和一对终止主触点。当加电压于线圈两端时，衔铁克服塔形弹簧的反作用力被吸入，瞬时常开触点闭合，常闭触点断开，同时延时机构开始启动，先闭合滑动常开主触点，再延时后闭合终止常开主触点，从而得到所需延时，当线圈断电时，在塔形弹簧作用下，使衔铁和延时机构立刻返回原位。从电压加于线圈的瞬间起到延时闭合常开主触点止，这段时间就是继电器的延时时间，可通过整定螺钉来移动静接点位置进行调整，并由螺钉下的指针在刻度盘上指示要设定的时限。

四、实验内容及步骤

1. **电流继电器特性实验**　实验原理图如图 11-1 所示。

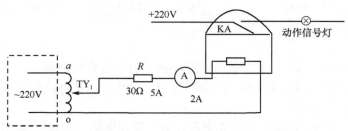

实验图 11-1　电流继电器动作电流值测试实验原理图

实验步骤如下：

(1) 按图接线，将电流继电器的动作值整定为 1.2A，使调压器输出指示为 0V，滑线电阻的滑动触头放在中间位置。

(2) 查线路无误后，先合上三相电源开关(对应指示灯亮)，再合上单相电源开关和直流电源开关。

(3) 慢慢调节调压器使电流表读数缓慢升高，记下继电器刚动作(动作信号灯 XD 亮)时的最小电流值，即为动作值。

(4) 继电器动作后，再调节调压器使电流值平滑下降，记下继电器返回时(指示灯 XD1 灭)的最大电流值，即为返回值。

(5) 重复步骤(2)～(4)，测三组数据。

实验完成后，使调压器输出为 0V，断开所有电源开关，分别计算动作值和返回值的平均值，即为电流继电器的动作电流值和返回电流值。计算整定值的误差、变差及返回系数。

误差=[动作最小值–整定值]/整定值

变差=[动作最大值–动作最小值]/动作平均值×100%

返回系数=返回平均值/动作平均值

2. **时间继电器特性测试实验**　电路原理接线如实验图 11-2 所示。

实验步骤如下：

(1) 按图接好线路，将时间继电器的常开触电接在多功能表的"输入 2"和"公共

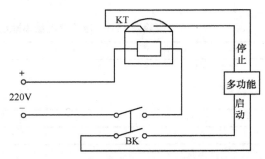

实验图 11-2　时间继电器动作时间测试实验电路原理图

线"，调整时间整定值，将静触点时间整定指针对准一刻度中心位置，如可对准2秒位置。

(2) 合上三相电源开关，使用其时间测量功能(对应"时间"指示灯亮)，使多功能表时间测量工作方式选择开关位置"连续"位置，按"清零"按钮使多功能表显示清零。

(3) 先断开BK开关，合上直流电源开关，再迅速合上BK，采用迅速加压的方法测量动作时间。

(4) 重复步骤(2)和(3)，测量三次，将测量时间值记录于实验表11-1中，且第一次动作时间测量不计入测量结果中。

实验完成后，断开所有电源开关，计算动作时间误差。

3. 多种继电器配合实验：过电流保护实验 该实验内容为将电流继电器、时间继电器、信号继电器、中间继电器、调压器、滑线变阻器等组合构成一个过电流保护。要求当电流继电器动作后，启动时间延时，经过一定时间后，启动信号继电器发信号和中间继电器动作跳闸(指示灯亮)。

实验步骤如下：

(1) 按实验图11-3接线，将滑线变阻器的滑动触头放置在中间位置，实验开始后可以通过改变滑线变阻器的阻值来改变流入继电器电流的大小。将电流继电器动作整定为2A，时间继电器动作整定为3s。

(2) 经检查无误后，依次合上三相电源开关、单相电源开关和直流电源开关。

(3) 调节单相调压器输出电压，逐步增加电流，当电流表电流约为1.8A时，停止调节单相调压器，改为慢慢调节滑线电阻的滑动触头位置，使电流表增大直至电流继电器动作。仔细观察各种继电器的动作关系。

(4) 调节滑线变压器的滑动触头，逐步减小电流，直至信号指示灯熄灭。仔细观察各种继电器的返回关系。

实验结束后，将调压器调回零，断开直流电源开关，最后断开单项电源开关和三相电源开关。

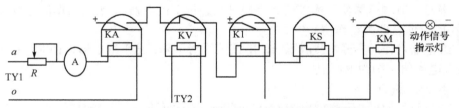

实验图11-3 多个继电器配合的过电流保护实验原理接线图

五、实验数据记录和处理

实验表 11-1 电流继电器串联动作值、返回值测试实验数据记录表

	动作值/A	返回值/A	
1			
2			
3			
平均值			
误差		整定值 I_{zd}	
变差		返回系数	

实验表 11-2　电流继电器并联动作值、返回值测试实验数据记录表

	动作值/A	返回值/A
1		
2		
3		
平均值		
误差		整定值 I_{zd}
变差		返回系数

实验表 11-3　时间继电器动作时间测试

	整定值	1	2	3	平均	误差	变差
T/ms							

六、注 意 事 项

1. 切忌带电连接线路。
2. 实验用导线较多，务必检查后再通电。
3. 实验中出现异常，应立即切断电源，报告指导教师处理。

七、思 考 题

1. 什么叫常开接点、常闭接点？
2. 电流继电器的返回系数为什么在 0.85～0.9，太大或太小有什么问题？
3. 过量继电器与低量继电器的动作值、返回值及返回系数有何区别？
4. 时间继电器的动作电压为什么不得大于 70% 的额定电压？
5. 实验过程中继电器的接点有无抖动现象？什么原因影响继电器接点的压力？

实验十二　晶体管的简单测试

一、实 验 目 的

1. 学会用万用表判断晶体管的管脚极性与好坏。
2. 学会用万用表判断晶体管的类型。

二、实验设备与器材

NPN 型和 PNP 型晶体管各一只，如 3DG6、3AX31，指针式万用表一只。

三、实 验 原 理

使用万用表测量晶体管时,主要利用电阻挡,此时表内的等效电路如实验图 12-1 所示,其中 R_0 为万用表的等效电阻,E_0 为万用表的内电源电压。当万用表处于 $R×1$、$R×10$、$R×100$、$R×1k$ 挡时,一般 $E_0=1.5V$;测量晶体二极管和晶体三极管时,利用万用表电阻挡 $R×100$ 或 $R×1k$ 为好,这时 R 较大,流过的电流较小,可以避免损坏晶体管。不易采用 $R×10k$ 挡,因为该挡万用表内电源电压较高,一般 $E_0=9\sim10V$,容易损坏管子;也不易采用 $R×1$ 挡,因为在该挡可能会造成电流过大而损坏管子。

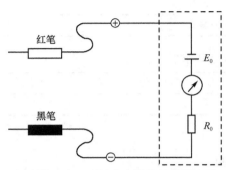

实验图 12-1　万用表电阻挡的等效电路

四、实验内容步骤

(一) 管型及管脚的判断法

当不知道管子型号或无晶体管手册,没法辨认管脚时,可用万用表来测量、判断,具体步骤如下。

1. **判断晶体管的基极**　由于晶体管中有两个 PN 结,所以利用 PN 结单向导电性,可以先判别基极。用万用表的两根表棒分别对三个管脚中的任意两个进行正接测量和反接测量各一次,如果在正、反接时测得的电阻均较大,那么,这次测量时所空下的管脚就是基极。基极确定后,黑表笔接触基极,红表笔接触另外两管脚所测得的电阻值都较大,便可确认该管是 NPN 型;反之,如果电阻较小,则可确认为 PNP 型。

2. **判别发射极与集电极**　基极找出后,如实验图 12-2 所示,把管子基极悬空,用两表笔分别接其余两管脚,并用手捏紧黑表笔所接的管脚,用同一只手的另一手指去碰基极,用万用表欧姆挡(×100 或×1k),记下手指碰基极前后表针偏转角差值,然后把表笔调过来,再操作一次,比较两次操作的结果。偏角值较大的那一次操作中,与黑表笔相连接的管脚则为集电极 c,另一管脚为发射极 e。

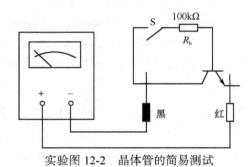

实验图 12-2　晶体管的简易测试

(二) 估算穿透电流 I_{CEO}

如果被测管子为 NPN 型,将基极悬空,用万用表 1kΩ 电阻挡测量集电极和发射极间的电阻,此电阻值一般应为几十千欧以上。若测得的阻值过小,则表明 I_{CEO} 很大。若测得阻值接近于零,则表明管子已经被击穿。

(三) 电流放大系数的估测

NPN 型晶体管的管脚插到万用表左下方的测试插座上,管脚对应。如是 PNP 型晶体管就插到万用表右下方的测试插座上，然后将旋钮调到×10挡，再将旋钮调到h_{FE}挡，表上h_{FE}绿格中表针所指处的读数即是该管的电流放大系数。

(四) 重复测试

用上述方法测试所给的两只晶体管，并将结果填入实验表12-1中。

实验表 12-1　两只晶体管测试结果

晶体管型号	外形	类型	管脚极性	性能说明	放大系数
3DG6					
3AX31					

五、注 意 事 项

1. 数字万用表使用时换挡的顺序：拔下表笔——换挡——插入表笔。
2. 焊接二极管、三极管时，极性不要接错。
3. 二极管、三极管的焊接时间不能过长(一个焊点用1～2s)。
4. 二极管反向击穿特性应是二极管特性测试的最后一项实验内容。
5. 为保证三极管特性测试，E_C不要太高，一般用几伏，最多十几伏。

六、思 考 题

1. 怎样从三极管的输出特性曲线上测得管子的电流放大系数β?
2. 怎样从二极管的伏安特性曲线上测得管子在某点的直流电阻R_F和交流电阻r_F?

实验十三　共发射极单管交流放大电路

一、实 验 目 的

1. 学会放大器静态工作点的调试方法，分析静态工作点对放大器性能的影响。
2. 掌握放大器电压放大倍数、输入电阻、输出电阻及最大不失真输出电压的测试方法。
3. 熟悉常用电子仪器及模拟电路实验设备的使用。

二、实 验 设 备 与 器 材

1. 实验电路板。
2. 函数信号发生器。
3. 双踪示波器。
4. 交流毫伏表。
5. 万用表。
6. 模拟实验箱。

三、实 验 原 理

实验图 13-1 为电阻分压式工作点稳定单管放大器实验电路图。它的偏置电路采用 R_{B1} 和 R_{B2} 组成的分压电路，并在发射极中接有电阻 R_E，以稳定放大器的静态工作点。当在放大器的输入端 B 点加入输入信号 u_i 后，在放大器的输出端便可得到一个与 u_i 相位相反、幅值被放大了的输出信号 u_0，从而实现了电压放大。只有测量放大器输入电阻时，才可以从 A 点加入输入信号。

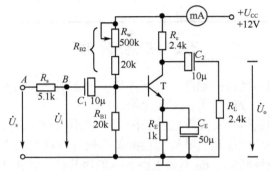

实验图 13-1　共射极单管放大器实验电路

在实验图 13-1 电路中，当流过偏置电阻 R_{B1} 和 R_{B2} 的电流远大于晶体管 T 的基极电流 I_B 时(一般 5～10 倍)，则它的静态工作点可用下式估算

$$U_B \approx \frac{R_{B1}}{R_{B1}+R_{B2}}U_{CC}$$

$$I_E \approx \frac{U_B-U_{BE}}{R_E} \approx (1+\beta)I_B$$

$$U_{CE} = U_{CC} - I_C(R_C+R_E)$$

电压放大倍数

$$A_V = -\beta\frac{R_C/\!/R_L}{r_{be}}$$

输入电阻

$$R_i = R_{B1}/\!/R_{B2}/\!/r_{be}$$

输出电阻

$$R_o = R_c$$

1. 放大器静态工作点的测量与调试

(1) 静态工作点的测量：测量放大器的静态工作点，应在输入信号 $u_i=0$ 的情况下进行，即将放大器输入端与地端短接，然后选用量程合适的直流毫安表和直流电压表，分别测量晶体管的集电极电流 I_c 以及各电极对地的电位 U_B、U_C 和 U_E。一般实验中，为了避免断开集电极，采用测量电压 U_E 或 U_C，然后算出 I_C 的方法，例如，只要测出 U_E，即可用

$$I_C \approx I_E = \frac{U_E}{R_E}$$

算出 I_C(也可根据 $I_C = \dfrac{U_{CC} - U_C}{R_C}$, 由 U_C 确定 I_C), 同时也能算出 $U_{BE} = U_B - U_E$, $U_{CE} = U_C - U_E$。

为了减小误差, 提高测量精度, 应选用内阻较高的直流电压表。

(2) 静态工作点的调试: 放大器静态工作点的调试是指对管子集电极电流 I_C(或 U_{CE}) 的调整与测试。

静态工作点是否合适, 对放大器的性能和输出波形都有很大影响。如工作点偏高, 放大器在加入交流信号以后易产生饱和失真, 此时 u_o 的负半周将被削底, 如实验图 13-2(a)所示; 如工作点偏低则易产生截止失真, 即 u_o 的正半周被缩顶(一般截止失真不如饱和失真明显), 如实验图 13-2(b)所示。这些情况都不符合不失真放大的要求。所以在选定工作点以后还必须进行动态调试, 即在放大器的输入端加入一定的输入电压 u_i, 检查输出电压 u_o 的大小和波形是否满足要求。如不满足, 则应调节静态工作点的位置。

改变电路参数 U_{CC}、R_C、R_B(R_{B1}、R_{B2}) 都会引起静态工作点的变化, 如实验图 13-3 所示。但通常多采用调节偏置电阻 R_{B2} 的方法来改变静态工作点, 如减小 R_{B2}, 则可使静态工作点提高等。

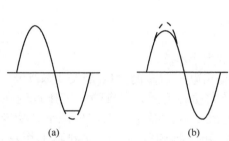

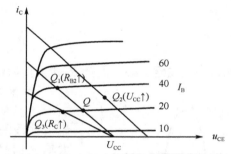

实验图 13-2　静态工作点对 u_o 波形失真的影响　　　实验图 13-3　电路参数对静态工作点的影响

2. 放大器动态指标测试　放大器动态指标包括电压放大倍数、输入电阻、输出电阻、最大不失真输出电压(动态范围)和通频带等。

(1) 电压放大倍数 A_V 的测量: 调整放大器到合适的静态工作点, 然后加入输入电压 u_i, 在输出电压 u_o 不失真的情况下, 用交流毫伏表测出 u_i 和 u_o 的有效值 U_i 和 U_o, 则

$$A_V = \frac{U_o}{U_i}$$

(2) 输入电阻 R_i 的测量: 为了测量放大器的输入电阻, 按实验图 13-4 所示电路在被测放大器的输入端与信号源之间串入一已知电阻 R, 在放大器正常工作的情况下, 用交流毫伏表测出 U_s 和 U_i, 则根据输入电阻的定义可得

$$R_i = \frac{U_i}{I_i} = \frac{U_i}{\dfrac{U_R}{R}} = \frac{U_i}{U_s - U_i} R$$

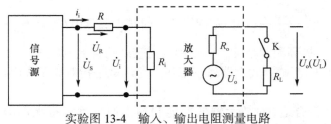

实验图 13-4　输入、输出电阻测量电路

测量时应注意下列几点：

(1) 由于电阻 R 两端没有电路公共接地点，所以测量 R 两端电压 U_R 时必须分别测出 U_s 和 U_i，然后按 $U_R=R_s-U_i$ 求出 U_R 值。

(2) 电阻 R 的值不宜取得过大或过小，以免产生较大的测量误差，通常取 R 与 R_i 为同一数量级为好，本实验可取 $R=1\sim2\text{k}\Omega$。

(3) 输出电阻 R_0 的测量。按图 13-4 所示电路，在放大器正常工作条件下，测出输出端不接负载 R_L 的输出电压 U_o 和接入负载后的输出电压 U_L，根据

$$U_L = \frac{R_L}{R_o + R_L} U_o$$

即可求出

$$R_o = \left(\frac{U_o}{U_L} - 1\right) R_L$$

在测试中应注意，必须保持 R_L 接入前后输入信号的大小不变。

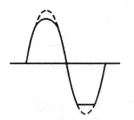

实验图 13-5　静态工作点正常，
输入信号太大引起的失真

(4) 最大不失真输出电压 U_{opp} 的测量(最大动态范围)。如上所述，为了得到最大动态范围，应将静态工作点调在交流负载线的中点。为此在放大器正常工作情况下，逐步增大输入信号的幅度，并同时调节 R_W(改变静态工作点)，用示波器观察 u_c，当输出波形同时出现削底和缩顶现象(实验图13-5)时，说明静态工作点已调在交流负载线的中点。然后反复调整输入信号，使波形输出幅度最大，且无明显失真，用交流毫伏表测出 U_o(有效值)，则动态范围等于 $2\sqrt{2}U_o$,或用示波器直接读出 U_{opp} 来。

四、实验内容与步骤

按实验图 13-1 接线，先将实验板固定到实验箱面板上。电路板上是两级放大电路，本实验用第一级(左边)放大器，实验前用导线短接发射极 100Ω 电阻和+12V 供电支路上开路点，交流毫伏表和示波器的屏蔽线信号线黑笔都连公共端(发射极为公共端，即接地端)，信号源输出信号线红笔接 B 点(与耦合电容 C_1 相连)，交流毫伏表的红笔接 B 点时测量 U_i，接输出端(与耦合电容 C_2 相连)，则测量 U_o。从示波器 CH1、CH2 引出信号线的两个红笔(探针)分别接放大器的输入端和输出端，可观察 u_i 和 u_o 波形。

1. **调试静态工作点**　接通直流电源前，先将 R_W 调至最大，函数信号发生器输出旋钮旋至零。接通+12V 电源、调节 R_W，使 $I_c=2.0\text{mA}$(即 $U_E = 2.0\text{V}$)，用直流电压表测量 U_B、

U_E、U_C 及用万用电表测量 R_{B2} 值。记入实验表 13-1。

实验表 13-1 I_C=2.0mA

	测量值				计算值	
U_B/V	U_E/V	U_C/V	R_{B2}/kΩ	U_{BE}/V	U_{CE}/V	I_C/mA

2. 测量电压放大倍数　在放大器输入端加入频率为 1kHz 的正弦信号 u_S，调节函数信号发生器的输出旋钮使放大器输入电压 $U_i \approx 10\text{mV}$，同时用示波器观察放大器输出电压 u_0 的波形，在波形不失真的条件下用交流毫伏表测量下述三种情况下的 U_0 值，并用双踪示波器观察 u_0 和 u_i 的相位关系，记入实验表 13-2。

实验表 13-2 U_i=10.0mV

R_C/kΩ	R_L/kΩ	U_0/V	A_V	观察记录一组 u_0 和 u_i 波形
2.4	∞			
2.4	2.0			

3. 观察静态工作点对电压放大倍数的影响　置 $R_c = 2.4\text{k}\Omega$，$R_L = \infty$，U_i 设为 20mV，调节 R_W，改变 I_C，用示波器监视输出电压波形，在 u_C 不失真的条件下，测量 U_C 和 A_V 的值，记入实验表 13-3。

实验表 13-3 R_C=2.4kΩ，R_L=∞，U_i=200mV

I_C/mA	0.8	2	2.6
U_C/V			
A_V			

测量 I_C 时，要先将信号源输出旋钮旋至零(即使 U_i=0)。

4. 观察静态工作点对输出波形失真的影响　置 R_C=2.4kΩ，R_L = 2.4kΩ，调节 R_W 使 I_C=2.0mA，再逐步加大输入信号，使输出电压 u_C 足够大但不失真。然后保持输入信号不变，分别增大和减小 R_W，使波形出现失真，绘出 u_C 的波形，并测出失真情况下的 I_C 和 U_{cz} 值，记入表实验 13-4 中。每次测 I_C 和 U_{cz} 值时都要将信号源的输出旋钮旋至零。

实验表 13-4 R_C=2.4kΩ，R_L=∞，U_i=____mV

I_C/mA	U_{CE}/V	u_C 波形	失真情况	管子工作状态
2.0				

五、注 意 事 项

1. 为了避免不必要的电子仪器机壳之间的感应和干扰，各仪器的接地端应连在一起。

2. 为了从电阻压降换算成电流，需要知道电阻阻值，在测量该电阻时，应切断直流电源并切断该电阻所在的支路。

六、思 考 题

1. 列表整理测量结果，并把实测的静态工作点、电压放大倍数、输入电阻、输出电阻之值与理论计算值比较(取一组数据进行比较)，分析产生误差的原因。

2. 总结 R_C，R_L 及静态工作点对放大器电压放大倍数、输入电阻、输出电阻的影响。

3. 讨论静态工作点变化对放大器输出波形的影响。

4. 分析讨论在调试过程中出现的问题。

实验十四　集成运算放大器的应用

一、实 验 目 的

1. 掌握运算放大器的正确使用方法。

2. 熟悉运算放大器线性应用电路的运算关系及其测试方法。

二、实 验 原 理

1. 集成运算放大器是一种具有高电压放大倍数的直接耦合多级放大电路。当外部接入不同的线性或非线性元器件组成输入和负反馈电路时，可以灵活地实现特定的函数关系。

2. 函数信号发生器的信号输入，经过运放之后会产生放大信号，通过示波器的接收和显示之后可在示波器屏幕上观察到两个明显的波形，其中一个为放大信号，一个为原信号，可直观观察到放大倍数和效果。

3. 积分电路。实验图 14-1 是一个典型的积分电路图。由该图可以看出，输入信号经过了一个电阻后经过反馈到电容上，但此时认为电容的初始电量为零，故此时给电容充电。

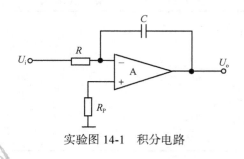

实验图 14-1　积分电路

三、实验设备与器材

THM-2 型模拟电路实验箱，XD2 低频信号发生器，500 型万用表，XJ4318 型双踪示波器，SG1641A 函数信号发生器，集成运算放大器(μA741×1 只)，电阻(色环电阻若干)，信号线(电缆)，各种导线。

四、内容和步骤

1. 反相比例运算放大电路的调试(实验图 14-3)

(1) 根据电路原理图和所用运放的管脚步图，确定实际安装接线图(见实验图14-2，在数字电路实验箱上)，注意用两组电源构成运放正负电源的接法。

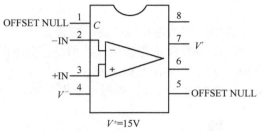

实验图 14-2　μA741 外引线排列图

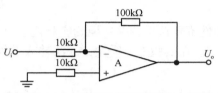

实验图 14-3　反相比例运算放大电路图

(2) $R_1=10\text{k}\Omega$，$R_F=100\text{k}\Omega$，计算 R_2 的值。输入 $U_i=\pm(0\sim0.5\text{V})$，测输出电压 U_o，填入实验表 14-1。

实验表 14-1　反相比例运算放大电路实验记录表

U_i/mV	10	20	40	60	80	100
U_o/mV						
U_o/U_i						

2. 差动运算放大电路调试(实验图 14-4)

测输出电压 U_o 填入实验表 14-2 中。

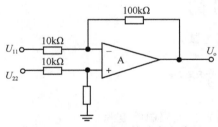

实验图 14-4　差动运算放大电路图

实验表 14-2　差动运算放大电路实验记录表

U_{11}/V
U_{22}/V
U_o/V

3. 反相加法运算电路调试(实验图 14-5)

测输出电压 U_o，填入实验表 14-3 中。

实验表 14-3　反相加法运算放大电路实验记录表

U_{11}/V	1
U_{22}/V	−0.5
U_o/V	

五、注 意 事 项

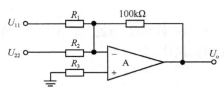

实验图 14-5　反相加法运算电路调试电路图

1. 由于本实验的内容较多，所以在实验前应认真预习，并在原始实验记录单上按实验内容的要求列出有关表格。

2. 组装电路前应特别熟记色环电阻的识别方法。

3. 实验中所用的连接线应逐一检查。

4. μA741 各管脚不要接错，特别是正负电源的极性不要接反，并在原始实验记录单上按实验内容的要求列出有关表格。

5. 在实验上，需给 μA741 输入端加直流电压，不要输入太高，否则也会损坏芯片。

六、思 考 题

1. 输出电压 U_o 的值的大小与电路中哪些参数有关?

2. 如何用双路直流电源来输出正负对称电压? 怎样接?

3. 实验中发现异常现象，说明是如何解决的。

4. 若输入信号与放大器的反相端相连，当输入信号负向增大时，运算放大器的输出是正还是负?

5. 与 μA741 电参数相同的单运算放大器还有哪几种型号?

6. μA741 单运算放大器应用十分广泛，试举出在家用电器中的实例。

实验十五　直流稳压电源电路测试

一、实 验 目 的

学习模拟直流稳压电源的设计与性能指标及其测试方法。

二、实验设备与器材

示波器、信号发生器、交流毫伏表、数字万用表、直流稳压电源。

三、实验原理与内容

直流稳压电源的功能是将交流电压变为直流电压。通常所说的直流稳压电源输出的"直流"电压，严格地说是直流加交流电压，其中以直流为主。只有在对直流电压有很高要求的场合使用的精密直流电源才是没有交流分量的直流电压源。一般地说，若要求直流稳压电源输出电压中交流分量越少，则直流稳压电源的电路越复杂。

通常，直流稳压电源的内阻很小，但不为零。通过直流电源内阻形成的电子系统中的级间耦合，对于电子系统是十分有害的，一般地说，随着直流稳压电源输出电流的增大，直流稳压电源的内阻也将增大。

通常直流稳压电源输出电压随输入电压的变化和输出电流的变化而变化，且随输出电流的增加而增大。一般地说，若要求输入电压的变化随直流稳压电源输出电压变化越小，则直流稳压电源的电路越复杂。

1. 桥式全波整流电路　电路如实验图 15-1 所示。由于交流 220V 会造成人身安全事故，在做本实验时，必须做到安全第一。第一步，切断实验箱的电源，将实验箱的电源插头与接线板断开。第二步，按图接线，这时不接负载 R_L，$R_L=R+R_P$。第三步，打开实验箱上的塑料罩，接上保险丝，盖上塑料罩，然后再接通交流 220V。用万用表仔细测量变压器次级交流电压，该电压应为 15V 左右。

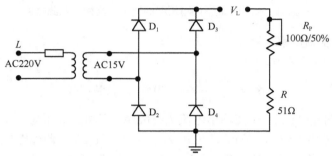

实验图 15-1　桥式全波整流电路

由于要求直流稳压电源要有一定的输出功率，所以在设计直流稳压电源时必须计算所用元件、导线和接插件所能传输和承受的功率，且必须留有余量。例如，实验图 15-1 中输出端的电阻 R，实验中流过它的电流最大可达 0.1A，其上的电压降最大可达 5V，最大功耗为 0.5W，所以应使用功耗为 1W 的电阻。

如实验图 15-1 接上负载，观察并绘制 V_L 的波形图。自行拟定测量方法，通过测量，试述负载 R_L 与输出电压中交流分量均方根值的函数关系。

2. 电容滤波电路　电路如实验图 15-2 所示。在直流输出端接滤波电容可减小输出中的交流分量。

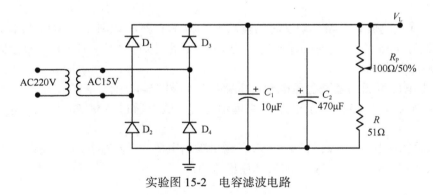

实验图 15-2　电容滤波电路

(1) 先接 10μF 电容。自行拟定测量方法，通过测量，试述负载 R_L 与输出电压中交流分量均方根值的函数关系。

(2) 将输出端滤波电容由 10μF 改为 470μF，重复上述实验，并与(1)的测量结果作比较。

3. 集成三端稳压器的模拟直流稳压电源电路　电路如实验图 15-3 所示。V_i 为直流稳压电源的输出电压，取 10V，记录室温，认为室温在测量过程中不变。

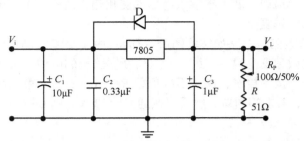

实验图 15-3　集成三端稳压器的模拟直流稳压电源电路

(1) 测输入电压调整率。

输入电压调整率定义为

$$S_{\mathrm{V}} = \frac{\Delta V_0 / V_0}{\Delta V_{\mathrm{I}}} \times 100\% \big|_{\Delta I_0 = 0} \quad (\% / \mathrm{V}) \tag{s15-1}$$

首先，取 V_{I}=9V，调整电位器 R_{P} 使输出电流 I_0=50mA，记输出电压为 V_0。然后，使 V_{I}=10V，调整电位器 R_{P} 使输出电流 I_0=50mA，记录 I_{010}；再使 V_{I}=8V，调整电位器 R_{P} 使输出电流 I_0=50mA，记录 V_{08}。至此有 $\Delta V_0 = V_{010} - V_{08}$，$\Delta V_{\mathrm{I}} = 10 - 8 = 2(\mathrm{V})$，根据式(s15-1)计算出 S_{V}。

(2) 测稳压系数。

稳压系数定义为

$$\gamma = \frac{\Delta V_0 / V_0}{\Delta V_{\mathrm{I}} / V_{\mathrm{I}}} \bigg|_{\Delta I_0 = 0} \tag{s15-2}$$

取 V_{I}=9V，利用式(s15-1)中的数据就可以计算出稳压系数。

(3) 测输出电阻。

输出电阻定义为

$$R_0 = \frac{\Delta V_0}{\Delta I_0} \bigg|_{\Delta V_I = 0} \tag{s15-3}$$

取 V_{I}=9V。首先使负载开路，记这时的输出电压为 V_0；然后如图 15-3 接上负载，调整 R_{P} 使输出电流为 90mA，记这时的输出电压为 $V_{0\mathrm{L}}$。至此可知，$\Delta V_0 = V_0 - V_{0\mathrm{L}}$, ΔI_0 =90mA，根据式(s15-3)计算出 R_0。

4. 输出电压可调的直流稳压电源　电路如实验图 15-4 所示。

(1) 绘制实验图 15-1 所示电路的原理示意图，试述通过调整 R_{P1} 来调节电路输出电路的原理。

(2) 取输入电压 V_{i}= 5V，10V，15V，测量输出电压 V_0 与 R_{P1} 的函数关系。

(3) 取 $V_{\mathrm{i}} = 10\mathrm{V}$，$V_0 = 5\mathrm{V}$，测量其输出电阻。

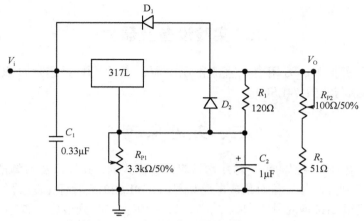

实验图 15-4　输出电压可调直流稳压电源电路

四、注 意 事 项

1. 必须在不带电的情况下才能进行稳压二极管的检测。
2. 在连接线路、更换线路和拆线时，一定要在断电的情况下才能进行。
3. 一定要注意限流电阻和稳压二极管的连线，连线错误将损坏稳压二极管。
4. 在使用数字万用表测量电压时，注意区分交、直流。
5. 使用示波器观察波形，要保持 Y 轴衰减位置不变，始终置于同一挡位。

五、思 考 题

1. 实验图 15-1 中，保险丝为什么一定要接在端线上，而不能接在中线上？
2. 在设计时，实验图 15-3 变压器次级绕组输出交流电压应为多少伏？为什么？
3. 在实验图 15-3 中，在输入端已接了 C_1，其电容量已为 10μF，为什么还要并接 C_2？在输出端仅接了容量为 1μF 的电容 C_3，这样适合吗？应如何改？
4. 分析实验图 15-3 中二极管 D 的作用。
5. 试绘制使用集成三端稳压器的输出为 ±5V 的直流稳压电源的原理图。该电源为交流电路的直流供电电源。若要求正负输出各为 4W，试选择变压器的容量和直流电压输出端所接电容的电容值。

实验十六　门电路和组合逻辑电路

一、实 验 目 的

1. 学会测试门电路的逻辑功能。
2. 学会识别门电路芯片的外形及引脚排列。
3. 学会组合逻辑电路的设计及测试方法。

二、实验设备及器材

多功能电子实验箱、万用表、直流稳压电源；实验用主要芯片：双四输入与非门(74LS20)、四输入与非门(74LS00)。

三、实 验 原 理

数字电路实验中所用到的集成芯片均是双列直插式的，其外形及引脚排列规则如实验图 16-1 所示。识别方法是：正对集成电路型号(如 74LS20)或看标记(左边的缺口或小圆点标记)，从左下角开始按逆时针方向以 1，2，3，…依次排列到最后一脚(在左上脚)。在标准型 TTL 集成电路中，电源端 V_{CC} 一般排在左上端，接地端(GND)一般在右下端。如 74LS20 为 14 脚芯片，14 脚为 V_{CC}，7 脚为 GND，在门电路芯片中，输入端一般用 A，B，C，…表示，输出端用 Y 表示。如集成芯片有几个门电路时，在其输入、输出端的功能标号后(或前)标上相应的序号，如 A_2、B_2、C_2、D_2 为第二个门的输入端，Y_2 为其输出端。集成芯片引脚上的功能标号为 NC，则表示该引脚为空脚，与内部电路不连接。集成芯片内的几个逻辑门电路相互独立，但电源端和接地端共用。

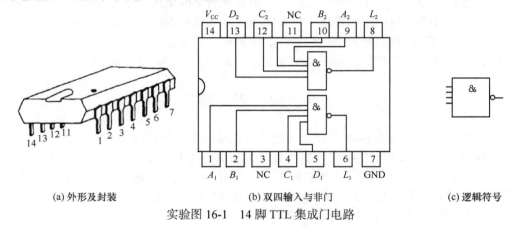

(a) 外形及封装　　　(b) 双四输入与非门　　　(c) 逻辑符号

实验图 16-1　14 脚 TTL 集成门电路

1. 与非门的逻辑功能　与非门的逻辑功能是：当输入端中有一个或一个以上是低电平时，输出端为高电平；只有当输入端全为高电平时，输出端才为低电平(即有 0 出 1，全 1 才 0)。其逻辑表达式为

$$Y = A \cdot B \cdot C \cdot D$$

其逻辑符号如实验图 16-1 (c)所示。

2. 组合逻辑电路　用与非门构成一个举重比赛裁决电路。举重比赛有三个裁判，一个主裁判(A)，两个副裁判(B，C)，杠铃有效举起的裁决要由主裁判和一个或两个副裁判举手决定。

四、实验内容与步骤

1. 与非门功能测试

(1) 在多功能电子实验箱合适的位置选取一个 14P 插座，按定位标记插好 74LS20 集成芯片。

(2) 按实验图 16-2 接线,脚(V_{CC})端接电源+5V,脚(GND)接地。与非门的四个输入端接逻辑开关输出插口;与非的输出端接由 LED 发光二极管组成的逻辑电平显示器插口。

(3) 根据实验表 16-1 的要求在与非门的四个输入端分别加上相应的逻辑电平,观察与非门输出端的状态,LED 亮为逻辑 1,不亮为逻辑 0,并把结果填入表中。由此验证与非门的逻辑功能。

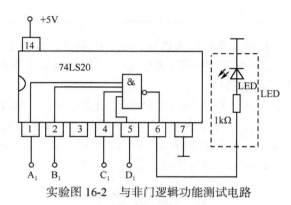

实验图 16-2　与非门逻辑功能测试电路

实验表 16-1　四个输入端及相应逻辑电平

	输入			输出
A	B	C	D	Y
1	1	1	1	
0	1	1	1	
1	0	1	1	
1	1	0	1	
1	1	1	0	
0	0	1	1	
0	0	0	1	
0	0	0	0	

(4) 用万用表测量上述与非门输出端分别为高电平和低电平时的电压值:

V_{OH}=＿＿＿＿＿＿,　V_{OL}=＿＿＿＿＿＿

2. 分析组合逻辑功能

(1) 根据实验图 16-3,写出它的表达式:

Y_1=＿＿＿＿＿＿

(2) 根据逻辑表达式列出真值表,将结果填入实验表 16-2 中。

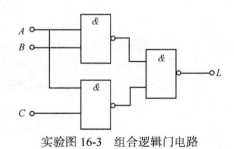

实验图 16-3　组合逻辑门电路

实验表 16-2　逻辑表达式结果

	输入		输出	
A	B	C	Y_1	Y_2
0	0	0		
0	0	1		

续表

输入			输出	
A	B	C	Y_1	Y_2
0	1	0		
0	1	1		
1	0	0		
1	0	1		
1	1	0		

(3) 在多功能电子实验箱合适的位置选取一个 14P 插座，按定位标记好，插好 74LS20 线，输入端 A、B、C 接逻辑电接逻辑开关输出插口；组合逻辑电路的输出端由 LED 发光二极管组成的逻辑电平显示器插口。

(4) 按实验表 16-2 的要求，输入端 A(主裁判)、B(副裁判)、C(副裁判)分别加上相应的逻辑电平，用 1 表示裁判举手；用 0 表示裁判不举手。观察输出端的状态，判决成功时，LED 亮，即为逻辑 1；反之，不亮为逻辑 0，并把结果填入实验表 16-2 相应的格内，将由表达式求出的 Y_1 和实验求得的 Y_2 进行比较，看两者是否一致。

五、注 意 事 项

1. 必须给集成芯片接 V_{CC} 和地。
2. 74LS 系列芯片的输入端如果悬空，相当于输入高电平。

六、思 考 题

1. 试用与非门组成或门电路。
2. 根据组合逻辑的要求，试用其他门电路来实现这一逻辑要求。

实验十七 计数译码和显示

一、实 验 目 的

1. 掌握译码器的基本功能和七段数码显示器的工作原理。
2. 学习中规模计数器的功能测试方法。
3. 用复位法实现计数器不同进制的转换，加深对计数器的工作原理的理解。

二、实验设备与器材

1. 电子技术实验箱(译码器 74LS48 和数码管已装在实验箱中)。
2. 直流稳压电源。
3. 双踪示波器。
4. 元件若干：74LS192 一只 74LS193 一只。

三、实 验 原 理

本实验围绕数字钟电路进行,其电路结构如实验图 17-1 所示,每一数码位包含了计数、译码和显示电路。

1. **计数器**　在实验图 17-1 电路中,通过计数器累计时钟脉冲个数来达到计时的目的。很显然秒计时和分计时用 60 进制计数完成,时计时采用 24 进制或 12 进制计数器完成,个位和十位数则分别实现计数。当个位数计到 9 时,若再来一个脉冲,应回复 0,同时向十位发出进位脉冲。对于分计时和秒计时。当十位和个位计数器分别计数到 5 和 9 时,再来一个脉冲应同时复 0,并向高位计数器发出进位脉冲。由于常用的集成计数器是采用四位二进制码或 BCD 码进行工作,故必须加接外部电路

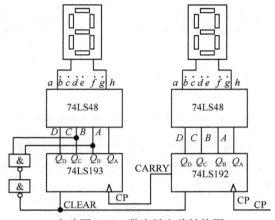

实验图 17-1　数字钟电路结构图

使集成计数器按照所要求的进制工作。在本实验中采用复位法实现计数器进制的构成,利用计数器中的清零功能实现任意进制(N 进制)。在触发器中都有一个直接复位端,在构成计数器时,将各触发器的复位端连在一起作为计数器的清零端(如 CLEAR 端)。通过反逻辑,使清零端起作用,以达到计数器复零的目的。这种方法也称为置零法。实验图 17-2 中(a)和(b)分别是 6 进制和 10 进制计数器的接法。

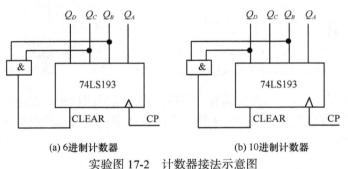

(a) 6进制计数器　　　　　　(b) 10进制计数器

实验图 17-2　计数器接法示意图

在本实验中采用中规模集成计数器 74LS192。它是一种可预置的 BCD 码同步十进制可逆计数器,其外引线如实验图 17-3 所示,A、B、C、D 为预置数置入端,当 LOAD 端接低电平时,预置数被置入。CLEAR 为清零(复位)端,高电平有效。时钟输入端 CP_+、CP_- 分别可使计数器实现加计数和减计数;加计数时,CP_- 必须接高电平,减计数时 CP_+ 必须接高电平。输出端 Q_A、Q_C、Q_B、Q_A 输出 BCD 码(2-10 进制码)。CARRY 为进位端,当加数到 1001 时发出一个负脉冲。"BORRW"为借位端,当减数到 0000 时发出一个负脉冲,功能表如实验表 17-1 所示。表中"1"表示高电平,"0"表示低电平,"X"表示任意态。本实验中的另一个计数器 74LS193 是可预置的四位二进制同步可逆

计数器，其外引线功能与 74LS192 相同。当加数到 1111 时，进位端 CARRY 发出一个负脉冲。

实验表 17-1　74LS192 的功能

输入				输出	工作状态
CLEAR	LOAD	CP$_+$	CP$_-$	$Q_D Q_C Q_B Q_A$	
0	1	∫	1	—	加计数
0	1	1	∫	—	减计数
0	℧	X	X	$Q_D Q_C Q_B Q_A$	置数
Ω	X	X	X	0000	清零

2. **译码、显示**　计数器将时钟脉冲个数按四位二进制数输出，必须通过译码器将这个二进制数码译成适用于七段数码管显示的代码。BCD 七段译码器 74LS48 的外引线如实验图 17-4 所示。

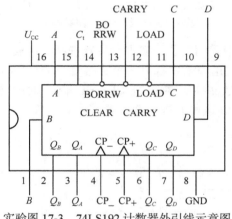
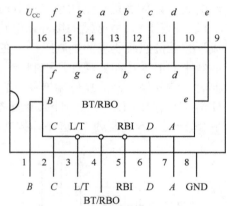

实验图 17-3　74LS192 计数器外引线示意图　　实验图 17-4　译码器 74LS48 的外引线示意图

显示器采用七段显示共阴极数码管。译码器和显示用的数码管在电子技术实验箱中已连接好，只要在译码器的 D、C、B、A 输入端输入相应的四位二进制数码，数码管就会显示相应的数码字形。

四、实验内容与步骤

1. 检查译码、显示功能。接通显示器+5V 电源，将四位逻辑电平通过逻辑开关送入到译码器输入端，使输入 DC—BA 的逻辑电平按四位二进制变化(从 0000 到 1111 变化)，观察显示器显示的字符与输入逻辑电平的对应关系，并记入实验表 17-2。

2. 测试计数器功能。将计数器 74LSl 93 的输出 Q_D、Q_C、Q_B、Q_A 接至发光二极管(LED)，CLEAR 端接低电平。作加计数时，接高电平，在 CP$_+$端逐个加入手动单次脉冲，观察 LED 的发光情况，用真值表记录之。

3. 将计数器 74LS193 接成 6 进制，观察输出发光二极管的发光情况，并用真值表记录之。

4. 将另一只计数据 74LS192 与前面已接成 6 进制的计数器 74LSl93 相互连接成 60 进制计数器，并与译码器相连，如实验图 17-1 所示，观察计数情况。

5. 将 60 进制的计数器改接成 24 进制计数器，观察计数情况。

6. 相邻两组同学可分别接成 60 进制和 24 进制电路，待各组完成本组的实验任务后，可以互连构成数字钟的时、分电路。

实验表 17-2　显示器显示的字符与输入逻辑电平的对应关系表

序号	译码器输入 DCBA	显示字形
1		
2		
3		
4		
5		
6		
7		
8		
9		
10		
11		
12		
13		
14		
15		
16		

五、注意事项

1. 为了防止干扰，集成电路不用的输入端不许悬空，必须进行适当的处理。

2. 检查显示器各段好坏时，可与译码器 CD4511 连接后，用 $L_T = 0$ 来实现，也可经电源+5V 接 1kΩ 电阻限流后接到显示器各段检查。

3. 用示波器观察计数器输出波形 $Q_D \sim Q_A$ 时，应选择外触发方式。

六、思 考 题

1. 用示波器观察 CP、$Q_D \sim Q_A$ 波形时，要想使所有波形符合时序关系，应选择什么触发方式？如果你选用外触发方式，那么应取哪个信号作为外触发信号？

2. 阴、共阳 LED 数码管应分别配用何种输出方式的译码器？

3. 该如何确定数码管驱动电路中的限流电阻值？

4. 如果 60 进制计数器采用高位接 10 进制、低位接 6 进制的方式，计数顺序又如何？